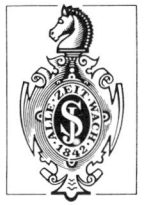

Evozierte Potentiale in der Praxis

Herausgegeben von J. Schramm

Mit Beiträgen von

R. H. Brown · J. B. Cracco · R. Q. Cracco · J. Jörg
K. Lowitzsch · K. Maurer · C. L. Nash · J. Schramm

Mit 97 Abbildungen und 23 Tabellen

Springer-Verlag
Berlin Heidelberg New York Tokyo

Prof. Dr. JOHANNES SCHRAMM
Leitender Oberarzt der Neurochirurgischen Klinik
der Universität Erlangen-Nürnberg
Schwabachanlage 6 (Kopfklinikum)
8520 Erlangen

ISBN 3-540-15062-5 Springer-Verlag Berlin Heidelberg New York Tokyo
ISBN 0-387-15062-5 Springer-Verlag New York Heidelberg Berlin Tokyo

CIP-Kurztitelaufnahme der Deutschen Bibliothek
Evozierte Potentiale in der Praxis / hrsg. von J. Schramm. Mit Beitr. von R. H. Brown ... −
Berlin; Heidelberg; New York; Tokyo; Springer, 1985.
ISBN 3-540-15062-5 (Berlin ...)
ISBN 0-387-15062-5 (New York ...)
NE: Schramm, Johannes [Hrsg.]; Brown, R. H. [Mitverf.]

Das Werk ist urheberrechtlich geschützt. Die dadurch begründeten Rechte, insbesondere die der Übersetzung, des Nachdruckes, der Entnahme von Abbildungen, der Funksendung, der Wiedergabe auf photomechanischem oder ähnlichem Wege und der Speicherung in Datenverarbeitungsanlagen bleiben, auch bei nur auszugsweiser Verwertung, vorbehalten. Die Vergütungsansprüche des § 54, Abs. 2 UrhG werden durch die „Verwertungsgesellschaft Wort", München, wahrgenommen.

© by Springer-Verlag Berlin Heidelberg 1985
Printed in Germany

Die Wiedergabe von Gebrauchsnamen, Handelsnamen, Warenbezeichnungen usw. in diesem Werk berechtigt auch ohne besondere Kennzeichnung nicht zu der Annahme, daß solche Namen im Sinne der Warenzeichen- und Markenschutz-Gesetzgebung als frei zu betrachten wären und daher von jedermann benutzt werden dürften.

Produkthaftung: Für Angaben über Dosierungsanweisungen und Applikationsformen kann vom Verlag keine Gewähr übernommen werden. Derartige Angaben müssen vom jeweiligen Anwender im Einzelfall anhand anderer Literaturstellen auf ihre Richtigkeit überprüft werden.

Gesamtherstellung: Petersche Druckerei GmbH & Co. Offset KG, Rothenburg ob der Tauber
2122/3130-543210

Mitarbeiterverzeichnis

Prof. Dr. R. H. Brown
Division of Surgical Research,
Saint Luke's Hospital,
Shaker Boulevard 11311,
Cleveland, OH 44104, USA

Prof. Dr. J. B. Cracco
State University of New York,
Downstate Medical Center,
Department of Neurology, Box 118,
Brooklyn, NY 11203, USA

Prof. Dr. R. Q. Cracco
State University of New York,
Downstate Medical Center,
Department of Neurology, Box 118,
Brooklyn, NY 11203, USA

Prof. Dr. J. Jörg
Universitätsklinikum der
Gesamthochschule,
Neurologische Klinik und Poliklinik,
Hufelandstr. 55, 4300 Essen

Prof. Dr. K. Lowitzsch
Neurologische Abteilung,
Städtische Krankenanstalten,
Bremserstr. 79, 6700 Ludwigshafen

Prof. Dr. K. Maurer
Universitäts-Nervenklinik,
Abt. für klinische Neurophysiologie
und Elektroenzephalographie,
Füchsleinstr. 15, 8700 Würzburg

Prof. Dr. C. L. Nash, Jr.
Department of Surgery,
Saint Luke's Hospital,
Shaker Boulevard 11311,
Cleveland, OH 44104, USA

Prof. Dr. J. Schramm
Neurochirurgische Klinik
der Universität,
Schwabachanlage 6 (Kopfklinikum),
8520 Erlangen

Vorwort

Der Stellenwert neurophysiologischer Zusatzuntersuchungen hat in den klinischen Neuro-Wissenschaften in den vergangenen Jahren zugenommen. Das Bedürfnis nach sachkundiger Information ist auf Seiten klinisch wie auch praktisch tätiger Ärzte gestiegen, wie wir in einer Reihe von Fortbildungsseminaren über evozierte Potentiale feststellen konnten. Mehrere der an diesem Buch beteiligten Autoren haben an diesen Seminaren mitgewirkt.

Da der Bedarf an Information über die Anwendungsmöglichkeiten evozierter Potentiale weiterhin im Wachsen ist, z.B. in der Neurochirurgie, der Neuropädiatrie, der Ophthalmologie und seit kurzem auch in Anästhesie und Orthopädie, wurde die Darstellung entsprechend ausgeweitet. Evozierte Potentiale werden zunehmend auch in Fachgebieten eingesetzt, in denen bisher mit neurophysiologischer Methodik gar nicht oder nur wenig gearbeitet wurde. In diesem Sinne wendet sich das Buch auch an Kollegen, die sich in die Methodik einarbeiten wollen. Gleichzeitig ist es so angelegt, daß auch Kollegen und technisches Assistenzpersonal Nutzen haben, die schon länger mit evozierten Potentialen arbeiten.

Im Vordergrund der klinischen Arbeit steht der Patient. Der neurologische Befund ist von herausragender Bedeutung und wird es auch bei der Anwendung ergänzender neurophysiologischer Untersuchungstechniken bleiben. Eine Überbetonung der Wertigkeit der Untersuchungstechnik mit evozierten Potentialen muß vermieden werden. Die Überinterpretation von evozierten Potential-Befunden ist schädlicher als der Verzicht auf eine ergänzende Untersuchung.

Unter diesen Leitgedanken soll das Buch dazu beitragen, daß die Technik sachgemäß und kritisch angewendet wird und so letztendlich dem Patienten nützen kann.

Die Methodik evozierter Potentiale hat in vielen Fällen den Nachweis ihres klinischen Wertes erbracht, nämlich in der Darstellung von Läsionen, die mit anderen diagnostischen Methoden nicht nachweisbar waren. Gleichzeitig stellt sie trotz der noch vorhandenen Unzulänglichkeiten eine wertvolle Ergänzung dar, wo sie den *direkten* Nachweis und präzisere topologische Zuordnung von Schäden gestattet, an deren Vorhandensein die klinischen Zeichen keine Zweifel ließen. Sie hat damit die Voraussetzungen für objektive Verlaufsuntersuchungen und die präzisere Bearbeitung der Läsionstopologie in bisher schwer zugänglichen Gebieten des Zentralnervensystems geliefert.

Die Autoren stammen aus unterschiedlichen Fachgebieten und auch unterschiedlichen Denkschulen. Dieser Tatsache verdankt das Buch eine Meinungsvielfalt, die dem tatsächlichen Wissensstand entspricht. Damit ist nicht nur dokumentiert, daß diese Untersuchungstechnik auf unterschiedlichem Wege gehandhabt werden kann, gleichzeitig ist auch dargestellt, daß viele Fragen mit letzter Sicherheit noch nicht beantwortet werden können. Seit der Konzeption dieses Buches haben sich neue Perspektiven für die Anwendung evozierter Potentiale ergeben. So wurden mit dem intraoperativen Monitoring bei Operationen im Kleinhirnbrückenwinkel, am Hirnstamm und am Rückenmark auch im neurochirurgischen Bereich weitere Erfahrungen gewonnen, ohne daß man den Stellenwert der Methode jetzt schon sicher einschätzen könnte.

Allen, die am Entstehen dieses Buches mitgewirkt haben, sei an dieser Stelle herzlich gedankt.

J. SCHRAMM

Inhaltsverzeichnis

Kapitel 1
Grundlagen der Physiologie und Ableitetechnik evozierter Potentiale
J. Schramm. Mit 8 Abbildungen 1

Kapitel 2
SEP – Diagnostik in der Neurologie
J. Jörg. Mit 22 Abbildungen und 13 Tabellen 33

Kapitel 3
Somatosensorisch evozierte Potentiale (SEP)
in der Differentialdiagnose spinaler Erkrankungen
J. Schramm. Mit 12 Abbildungen und 1 Tabelle 97

Kapitel 4
Somatosensorisch evozierte Potentiale bei Kindern:
Reifung und klinische Aspekte
J. B. Cracco und R. Q. Cracco. Mit 10 Abbildungen 133

Kapitel 5
Intraoperative somatosensorisch evozierte kortikale Potentiale
bei spinalen Operationen
R. H. Brown und C. L. Nash, Jr.. Mit 8 Abbildungen und 2 Tabellen 153

Kapitel 6
Visuell evozierte Potentiale bei neurologischen Erkrankungen
K. Lowitzsch. Mit 16 Abbildungen und 4 Tabellen 183

Kapitel 7
Akustisch evozierte Potentiale
in der audiologischen und neurologischen Diagnostik
K. Maurer. Mit 21 Abbildungen und 3 Tabellen 213

Sachverzeichnis 251

Abkürzungen

A_1	Elektrodenposition am Mastoid oder Ohrläppchen (s. 10/20er System, Kapitel 1)
AEP	Akustisch evozierte Potentiale
AN	Akustikusneurinom
BAEP	Brainstem auditory evoked potentials = akustisch evozierte Hirnstammantwort
CM	Cochlear microphonics = Mikrophonpotentiale des Innenohres
CM	Cervicale Myelopathie
CNV	Contingent negative variation
C/P	Elektrodenpositionen der zentralen Region im 10/20er System (s. Kapitel 1)
C_6	Bezeichnung für die Wurzel C_6
Cv6	Bezeichnung für die cervikale Ableiteelektrode in Höhe des 6. Halswirbelkörpers
C_z	Elektrodenposition im 10/20er System
dB	Dezibel
dBHL	Decibel hearing loss, d. h. dB über der Hörschwelle
ECochG	Elektrocochleographie
EMG	Elektromyogramm
EP	Evozierte Potentiale
EP	Erb'scher Punkt
ERA	Elektrische Reaktionsaudiometrie (electric response audiometry)
FAEP	Frühe akustisch evozierte Potentiale
F_3, F_z	Elektrodenposition im 10/20er System (s. Kapitel 1)
HWK	Halswirbelkörper
Hz	Hertz
IPL	Inter peak latency = Zwischengipfelzeit
KΩ	Kiloohm
LA	Linkes Auge
L_3	Bezeichnung für den 3. Lendenwirbelkörper
Lg	Leitgeschwindigkeit
ms	Millisekunden
MS	Multiple Sklerose
MW	Mittelwert
N.	Nervus
$N_{(1)}$	Bezeichnung für (ersten) Gipfel mit negativer Phase

N20	Bezeichnung für den negativen Gipfel mit der Latenz 20 ms
NAP	Nervenaktionspotential
NLG	Nervenleitgeschwindigkeit
ON	Opticusneuritis
$P_{(1)}$	Bezeichnung für (ersten) Gipfel mit positiver Phase
RA	Rechtes Auge
SAP	Summenaktionspotential (des Hörnervs)
SAEP	Späte akustisch evozierte Potentiale
SCEP	Somatosensorische cortikale evozierte Potentiale
SD	Standard deviation = Standardabweichung
SEP	Somatosensorisch evozierte Potentiale
Sh	Elektrodenposition an der Schulter
SP	Summating potential = Summationspotential am Innenohr
T8	Bezeichnung für den 8. thorakalen Brustwirbelkörper
u.F.	Untere Grenzfrequenz
VEP	Visuell evozierte Potentiale
Z.K.	Zeitkonstante

Kapitel 1

Grundlagen der Physiologie und Ableitetechnik evozierter Potentiale

J. SCHRAMM

A. Grundlagen der Anatomie 2
    I. Die afferente sensorische Bahn 2
    II. Die afferente visuelle Bahn 3
    III. Die afferente akustische Bahn 3

B. Physiologische Grundbegriffe 4
    I. Erregungsleitung 4
    II. Evoziertes Potential 5
    III. Artefakte 5
        1. Patientenbedingte Artefakte 5
        2. Instrumentelle Artefakte 6
        3. Extern eingestreute Artefakte 6
    IV. Einteilung der EP 6
        1. Modalitäten 6
        2. Entstehungsorte 7
            a) Subcorticale Potentiale 7
            b) Corticale Potentiale 10
        3. Benennung der EP-Komponenten 11

C. Grundbegriffe der elektronischen Verstärkung und Signalmittlung 11
    I. Elektroden 11
    II. Verstärker 12
        1. Verstärkungsfaktor 13
        2. Verstärkerbandbreite 13
        3. Grenzfrequenz 14
    III. Signalmittlung 14
        1. Digitalisierung 15
        2. Auflösungsvermögen 15
        3. Signalmittlungsvorgang 15
    IV. Stimulationstechniken 15
        1. Somatosensorische Stimulation 15
            a) Reizorte 16
            b) Reizstärken 18
            c) Reizfrequenz 19
        2. Visuelle Stimulation 19
            a) Musterumkehr-VEP 19
            b) Blitz-VEP 20
        3. Akustische Stimulation 20

D. Durchführung der Untersuchung 21
    I. Untersuchungsablauf 21

II. Technische Voraussetzungen 21
      1. Grundausstattung 21
      2. Eichung und Elektrodenimpedanz 22
      3. Elektrodenbefestigung 22
      4. Elektrodenanlegung 23
      5. Räumliche Abschirmung 23
      6. Datenspeicherung 23
   III. Führung des Patienten 24
   IV. Durchführung der Ableitung 24
   V. Artefaktbekämpfung 24
   VI. Kurvenauswertung 25
      1. Kriterien 26
         a) Latenz 26
         b) Amplituden 26
         c) Blockierte Ableitung 26
         d) Kurvenform 26
E. Aufbau eines EP-Meßplatzes 27
   I. Personelle Ausstattung und Räumlichkeiten 27
   II. Ausstattung 27
   III. Ableitungsroutine 28
   IV. Datenarchivierung 28
Literatur 28

A. Grundlagen der Anatomie

I. Die afferente sensorische Bahn

Die sensible Leitungsbahn stellt die Verbindung zwischen den Rezeptoren und den freien Nervenendigungen der Peripherie und dem sensiblen Cortex her. Bei adäquater Reizung entstehen modalitätsspezifische Empfindungen, wobei die sensiblen Cortexareale des Gyrus postcentralis als corticales sensibles Hauptareal eine somatotopische Gliederung aufweisen, bei der aber verschiedene Qualitäten aus denselben Körperarealen im selben Cortexareal repräsentiert werden.

Das periphere Neuron der afferenten sensorischen Bahn liegt in den Spinalganglien. Die afferente sensorische Bahn besteht bis zum Cortex aus drei Neuronen und verläuft nach gängiger anatomischer Vorstellung in zwei Bahnen: Die für Berührung und Tiefensensibilität zuständigen Fasern steigen ungekreuzt in den Hintersträngen bis zum Nucleus cuneatus und gracilis auf. Das zweite Neuron des Hinterstrangsystems beginnt im Nucleus cuneatus und gracilis und verläuft durch den Lemniscus medialis nach Kreuzung zur Gegenseite zum kontralateralen Thalamus. Dieses Kreuzen zur Gegenseite ist im Bereich der oberen Brücke abgeschlossen, so daß auf diesem Niveau die Fasern für alle sensiblen Qualitäten auf der zum Reizort kontralateralen Seite verlaufen. Die Temperatur-, Schmerz- und Oberflächenberührung fortleitenden Axone des Vorderseitenstranges werden nahe der eintretenden Hinterwurzel in den Hinterhörnern bereits auf das zweite Neuron umgeschaltet. Nach Kreuzung in der commissura anterior läuft das zweite Neuron nun im Vorderseitenstrang direkt bis zum Thalamus.

Das dritte Neuron beider Bahnen stellt die Verbindung zwischen den spezifischen Thalamuskernen zum sensiblen Cortex im Bereich des Gyrus postcentralis dar.

II. Die afferente visuelle Bahn

Rezeptoren und die beiden ersten nachgeschalteten Neurone der optischen Bahn liegen in der Retina. Über N. opticus, Chiasma opticum und tractus opticus verläuft sie zum Corpus geniculatum laterale. Der größte Teil der Fasern endet hier und wird als Radiatio optica zur Area striata des Occipitallappens umgeschaltet. Dabei kreuzen im Chiasma nur die Fasern aus der nasalen Hälfte der Retina, die für das temporale Gesichtsfeld zuständig sind. Der lateral im Corpus geniculatum laterale verlaufende Anteil der Fasern zieht in einer weiten Schleife durch den Temporallappen zur Sehstrahlung und kann daher auch bei Temporallappenläsionen direkt geschädigt werden. Diese Fasern versorgen die untere Hälfte der Area striata und sind zuständig für den oberen Quadranten des Gesichtsfeldes. Die Rinde der linken Area striata ist damit für die rechte Gesichtsfeldhälfte zuständig.

Ein kleiner Teil der Tractus opticus-Fasern geht zur Koordination der Augenbewegungen Verbindungen mit den Fasern der Nervenkernsysteme in der oberen Vierhügel-Region ein. Ein weiterer kleiner Teil der Tractus opticus-Fasern verläuft unter Umgehung des Corpus geniculatum laterale direkt in die Gegend der oberen Vierhügel bzw. zum Pulvinar thalami und von dort aus zur primären Sehrinde – sogenannte extragenikuläre Projektion.

III. Die afferente akustische Bahn

Die Ganglienzellen des ersten Neurons der akustischen Bahn sind bipolare Zellen im Ganglion spinale der Schnecke. Der periphere Fortsatz stellt die Verbindung mit den Haarzellen her, der zentrale Fortsatz bildet den cochleären Teil des achten Hirnnerven und verläuft mit ihm durch den inneren Gehörgang und den Porus internus frei durch den Kleinhirn-Brückenwinkel in die Medulla oblongata. Der zentrale Ast des ersten Neurons teilt sich in der Medulla in einen dorsalen und ventralen Ast, die zum Nucleus cochlearis dorsalis und ventralis gehen. In den Cochlearis-Kernen beginnt das zweite Neuron, das für den dorsalen und ventralen Cochlearis-Kern einen getrennten Verlauf nimmt. Die Fasern des dorsalen Cochlearis-Kerns kreuzen zur Gegenseite, schließen sich dem Lemniscus lateralis an und verlaufen zum Colliculus caudalis. Von hier verlaufen sie zum Corpus geniculatum mediale und von dort über die Hörstrahlung zum primären akustischen Rindenfeld des Großhirns, welches am Temporallappen am Boden des Sulcus lateralis liegt.

Die Fasern des ventralen Cochlearis-Kerns gehen teils über den ipsilateralen Lemniscus lateralis zum Colliculus caudalis und Corpus geniculatum mediale der gleichen Seite. Ein weiterer Teil der Fasern des ventralen Cochleariskerns kreuzt im Corpus trapecoideum zu den oberen Olivenkernen, über die oberen Olivenkerne zur Gegenseite und schließt sich dem gegenseitigen Lemniscus lateralis an. Die afferente akustische Bahn besteht also aus mindestens fünf Neuronen und hat ab dem dritten Neuron eine beidseitige Repräsentation im Hirnstamm.

B. Physiologische Grundbegriffe

I. Erregungsleitung

Die Elektrolytlösung des Zellinneren weist gegenüber der des Interstitiums eine Potentialdifferenz auf, die das Ruhe- oder Membranpotential genannt wird. Es liegt zwischen 60–90 mV und wird von der Nervenzelle unter Energieverbrauch ständig aufrechterhalten. An den Rezeptororganen können durch physiologische Reize sogenannte Rezeptor- oder Generatorpotentiale erzeugt werden. Das Generatorpotential entsteht bei Depolarisation der Rezeptormembran und kann ein Aktionspotential auslösen, sobald es einen Schwellenwert überschritten hat. Das Rezeptorpotential unterliegt dem Alles-oder-Nichts-Gesetz und ist ein fortgeleitetes Potential.

Für die Ableitung evozierter Potentiale ist die Erzeugung eines nach zentral fortgeleiteten Aktionspotentials die Voraussetzung. In der EP-Technik werden sowohl physiologisch erzeugte Aktionspotentiale eingesetzt (akustische und visuelle Reize), es werden aber bei somatosensorischer Reizung auch Aktionspotentiale durch die klassische experimentelle Methode der Einwirkung eines fließenden Stromes auf die Membran benützt.

Bei der Nervenstammreizung wird das Aktionspotential (AP) direkt an den Neuriten erzeugt, bei der Dermatomreizung oder bei der taktilen Reizung werden die AP's vermutlich auch über den Umweg eines Rezeptorpotentials erzeugt. Als Aktionspotential bezeichnet man die klassische Abfolge von Spannungsdifferenzen an der Zellmembran, die in der Aufhebung des Membranpotentials durch eine sich selbst verstärkende Depolarisation und die sich sofort anschließende Repolarisation besteht. Wegen der Erregbarkeit und Leitungsfähigkeit der Nervenzellmembranen pflanzt sich das AP entlang den Fortsätzen der Nervenzellen fort. Diese Fortleitung kann prinzipiell in orthodromer und antidromer Richtung erfolgen.

Bei den durch Myelin isolierten markhaltigen Nervenfasern laufen diese Vorgänge nur an den Ranvier'schen Schnürringen ab, es handelt sich hierbei um die sogenannte saltatorische Erregungsleitung. Damit sind die Leitungsgeschwindigkeiten an den myelinisierten Fasern größer als die an nicht-myelinisierten Fasern.

Die Fasern eines gemischten peripheren Nerven bestehen aus unterschiedlichen Faserklassen, die entsprechend ihrer unterschiedlich dicken Markscheide verschiedene Leitungsgeschwindigkeiten aufweisen. Das über einem Neuritenbündel (peripherer Nerv oder Rückenmark) abgeleitete Potential ist also immer ein Summenaktionspotential.

Für die Fortleitung afferenter Impulse im Rückenmark muß an die besonderen Eigenschaften dieses sehr komplexen Nervenfaserbündels erinnert werden (Patton 1965). Die unter den Ableitebedingungen einer Volumenleitung auftretenden Besonderheiten sind besonders hervorzuheben (Woodbury 1965). Weiter muß davon ausgegangen werden, daß bereits im Rückenmark eine deutliche Beeinflussung der afferenten Impulse durch verschiedenartige neurophysiologische Mechanismen auftritt: axo-axonale Synapsen (Valverde 1966; Walberg 1957), rekurrierende Kollateralen und Konvergenz (Norton u. Krüger 1973) sowie Interneuronaktivität (Cracco u. Evans 1978; Cusick et al. 1978, 1979; Happel et al. 1975).

Das EEG ist das Ergebnis der summarischen Registrierung aller corticalen und subcorticalen bioelektrischen Aktivitäten. Neben den Aktionspotentialen dürfte auch die Registrierung der exzitatorischen und inhibitorischen postsynaptischen Potentiale einen Großteil dieser Summenaktivität ausmachen (Cooper et al. 1974).

Eine genaue Identifikation der Generatoren der verschiedenen subcorticalen und corticalen EP-Komponenten ist derzeit noch nicht möglich.

II. Evoziertes Potential

Die in einer festen zeitlichen Beziehung zu einem sensorischen Reiz stehende elektrische Aktivität des ZNS wird als evoziertes Potential (EP) bezeichnet. Es wird als Amplitudenverlauf (in µv) in der Zeit (in ms) dargestellt. Durch Reizwiederholung kann das evozierte Potential summiert werden und sich von der spontanen EEG-Aktivität abheben lassen. Dividiert man ein summiertes evoziertes Potential durch die Anzahl der Reizungen, erhält man ein gemitteltes evoziertes Potential (averaged evoked potential).

Beeinflussung des evozierten Potentials: Neben der natürlichen intraindividuellen und interindividuellen Varianz können Form und Gipfellatenzen des EP erheblich durch Reiztechnik, Ableitetechnik sowie durch zahlreiche patientenbedingte Faktoren beeinflußt werden (Abb. 1.4). So spielt das Lebensalter (Säuglinge gegenüber Erwachsenen) für die akustischen Hirnstammpotentiale (Stockard et al. 1979) und die frühen SEP-Komponenten eine Rolle (Desmedt 1979; Hecox u. Galambos 1974). Die Körperlänge spielt bei Beinnervenreizung eine Rolle, mögliche Armlängenunterschiede können durch die Wahl des Erb'schen Potentials als Bezugsgröße ausgeschaltet werden. Geschlechtsunterschiede sind für VEP beschrieben worden (Lowitzsch 1983). Bei Haut- und Fingerreizung kann die Hauttemperatur eine Rolle spielen.

Verschiedene Pharmaka führen zu meist insignifikanten EP-Veränderungen, die jedoch den in der Neurologie wichtigen Primärkomplex des EP bei therapeutischer Dosierung nicht beeinflussen. Erheblichen Einfluß auf den Primärkomplex haben jedoch Gase und Medikamente für die Narkose, so daß bei intraoperativen Ableitungen die Neuroleptanalgesie bevorzugt wird (Dafny u. Rigor 1978a,b; Dafny 1978; Grundy et al. 1981; Grundy 1982; Clark u. Rosner 1973; Mac Pherson et al. 1983; Jarvis u. Lader 1970). Corticale Potentiale können durch unterschiedliche Aufmerksamkeit oder Schlaf beeinflußt werden, während subcorticale Potentiale dadurch nicht beeinflußt werden. Submaximale Reizstärke und zu hohe Reizfrequenzen können Latenzen und Amplituden erheblich verändern. Die Elektrodenposition, Sitz der Referenzelektrode, die AD-Wandlungsfrequenz, die Anzahl der Analyseintervalle und viele andere apparative Faktoren können Amplituden und Latenzen des EP beeinflussen. Auch die Frequenzgänge der Verstärker haben Einfluß (Abb. 1.3).

Aus diesem Grund empfiehlt sich für jedes Labor eine gleichbleibende Technik, bzw. die Bestimmung neuer Normalwerte nach Änderung der Ableiteroutine.

III. Artefakte

1. Patientenbedingte Artefakte

Myogene Artefakte durch Verspannung der Nacken-, Kopfschwarten- und mimischen Muskulatur. Bulbusbewegung, Schluckbewegungen und Lidschluß, EKG-Artefakte und Schwitzartefakte. Somatomotorische und sonomotorische Potentiale sind myogene Potentiale, die bei wachen Patienten durch somatosensorische und akustische Stimulation in den Muskeln des Nackens und des Kopfes entstehen (Cracco u. Bickford 1968; Goff 1974). Sie können in einer festen zeitlichen Beziehung zum Reiz stehen und sind deswegen schwer als Artefakte zu erkennen. Bei nicht ängstlichen und entspannt liegenden Patienten stellen sie kein Problem dar. Bei lang andauernden Ableitungen über dem Rückenmark und im Nacken empfehlen verschiedene Autoren eine leichte Sedierung des Patienten (Cracco u. Cracco 1975; Stöhr u. Dichgans 1982).

2. Instrumentelle Artefakte

Schlechter Kontakt oder lockerer Sitz der Elektroden sind an Wechselstromeinstreuung erkennbar; Zusammenwirken zweier ungleicher Metalle durch Nulliniendrift. Auch die spontanen, als Rauschen bezeichneten Spannungsschwankungen in den Bauteilen der elektronischen Geräte sind Artefakte. Zur Signalmittlung verwendete Verstärker sollten einen niedrigen Rauschpegel haben, da das Rauschen dem Signal überlagert ist. Stimulus-Artefakte entstehen, wenn bei der somatosensorischen Reizung Reizstrom die Ableiteelektrode und den Verstärker erreicht. Je kürzer der Abstand zwischen Reiz- und Ableiteelektrode, desto größer der Reizartefakt. Bei visueller Stimulation können reizgekoppelte Artefakte durch das Geräusch der Stroboskopentladung in Form von hier unerwünschten akustisch evozierten Potentialen oder durch am Stroboskop erzeugte Interferenzen auftreten. Bei AEP kann die Spule im Kopfhörer in der naheliegenden Ableiteelektrode Artefakte induzieren.

3. Extern eingestreute Artefakte

Sie entstehen durch elektromagnetische oder elektrostatische Induktionen der Netzfrequenz von in der Nähe befindlichen unabgeschirmten Kabeln oder Geräten. Ein häufiger Grund für das Auftreten von Netzfrequenzen im Verstärkersystem sind Erdungsschleifen, die entstehen, wenn nicht alle Komponenten des Ableitesystems einschließlich dem Patienten in Serie mit der Erdung verschaltet sind (ausführlich bei Goff 1974).

IV. Einteilung der EP

1. Modalitäten

Evozierte Potentiale werden nach der Reizmodalität eingeteilt: somatosensorische (SEP), akustische (AEP) und visuelle (VEP) evozierte Potentiale. Untereinteilungen beziehen sich auf die Zeitepoche nach dem Stimulus (z.B. short-latency-potentials) oder auf den angenommenen Entstehungsort (corticale, subcorticale und spinale Potentiale). Die Einteilung nach vermutlichem Entstehungsort ist problematisch, da der Ableiteort nur bedingt Rückschlüsse auf die Generatoren der EP-Komponenten zuläßt.

Bei den corticalen EP wird die Primär- und Sekundärantwort unterschieden (Walter 1975). Die Primärantwort erstreckt sich etwa auf die ersten 100 ms nach Reiz und läßt sich über dem entsprechenden primären sensorischen Kortex ableiten. Die

Sekundärantwort (late components) weist eine diffuse Verteilung über dem Skalp auf, ist im Gegensatz zum Primärkomplex leichter durch Aufmerksamkeit, Gewöhnung, Schlaf und Pharmazeutika zu beeinflussen und wird überwiegend in der neuropsychologischen und pharmakologischen Forschung bearbeitet.

2. Entstehungsorte

a) Subcorticale Potentiale

Subcorticale Potentiale (auch short-latency-potentials genannt) fassen Far-Field-Potentiale, spinale Potentiale und Plexus brachialis-Potentiale zusammen (Iragui 1984). Far-Field-Potentiale sind die über eine Scalp-Elektrode gegen eine noncephale Referenzelektrode abgeleiteten Potentiale, die zeitlich vor dem ersten corticalen Ereignis ($\overline{N20}$ bei Medianusreiz) liegen. Obwohl sie vom Scalp abgeleitet werden, besteht heute an der subcorticalen Lage ihrer Generatoren kein Zweifel mehr (Cracco u. Cracco 1976; Abbruzzese et al. 1979; Kritchevski u. Wiederholt 1978; Anziska u. Cracco 1980; Chiappa et al. 1980). Es handelt sich um drei frühe positive Kurvenkomponenten sehr kleiner Amplitude, die entweder im Plexus ($\overline{P9}$), Rückenmark ($\overline{P11}$) oder im Hirnstamm ($\overline{P13}$) erzeugt werden und durch Volumenleitung mit fast identischer Potentialform über dem ganzen Scalp ableitbar sind (Abb. 1.1 u. 1.2) (ausführliche Diskussion bei Stöhr u. Dichgans 1982; s.a. Kapitel Cracco u. Cracco). Diese Far-Field-Potentiale sind mit einer non-cephalen Referenzelektrode (z.B. an Hand, Knie oder Schulter der nichtstimulierten Seite) besser nachweisbar (Noël u. Desmedt 1980).

α) Zervikale SEP. Wesentlich bedeutender aus der Gruppe der subcorticalen SEP scheinen die zervikalen SEP. Im weitesten Sinn versteht man darunter die über dem

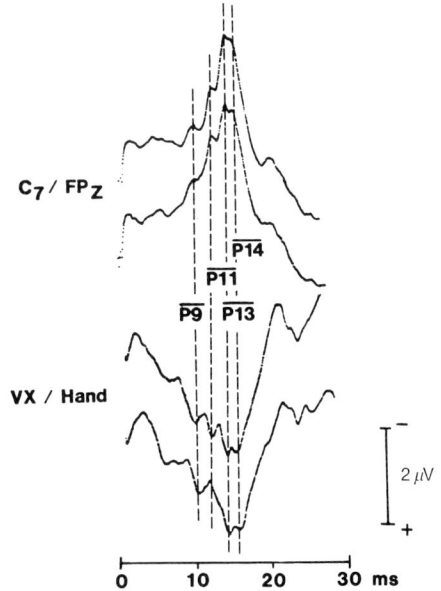

Abb. 1.1. Subcorticale Potentiale nach Medianusstimulation am Handgelenk. *Oben:* Cervikale Potentiale, *unten:* Far-Field-Potentiale. Den positiven Gipfeln der Far-Field-Potentiale entsprechen analoge negative Auslenkungen gleicher Latenzen bei den im Nacken abgeleiteten spinalen SEP

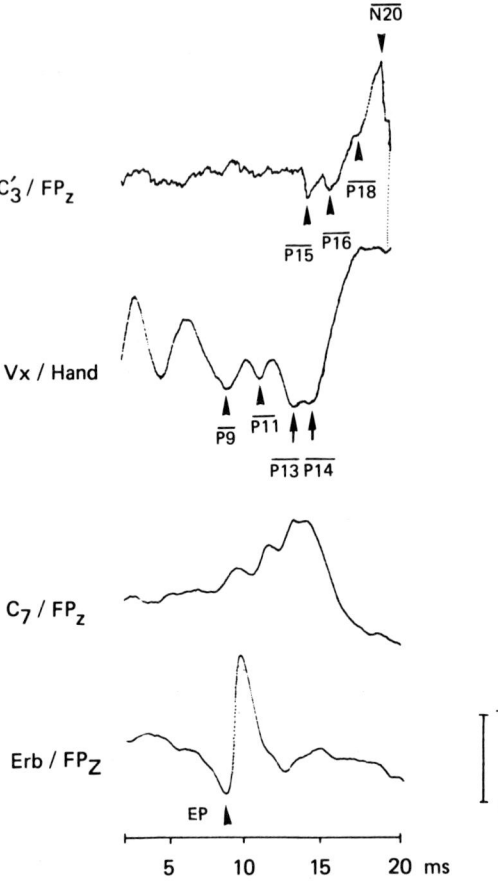

Abb. 1.2. Corticale und subcorticale Potentiale nach Medianusstimulation. Links angegeben die Position der Ableiteelektroden. Das Erb'sche Potential (EP) läßt sich über der Mitte der Clavicula gegen eine frontale Referenz darstellen. Die zweite Kurve von unten zeigt die spinalen Potentiale, abgeleitet bei C7 gegen eine frontale Referenz. Mit einer Vertex-Elektrode gegen eine noncephale Referenz an der Hand lassen sich die frühen subcorticalen Potentiale in der Far-Field-Technik ableiten ($\overline{P9}$–$\overline{P14}$). Die obere Kurve zeigt die corticalen SEP über dem kontralateralen Cortex. Die Zeitspanne zwischen dem Auftreten des Erb'schen Potentials und dem Auftreten des corticalen $\overline{N20}$ wird als Überleitungszeit bezeichnet (Maßstab entspricht 7,4 μV am Erb'schen Punkt, sonst 2,6 μV)

Halsmark und dem Plexus brachialis ableitbaren SEP. Sie werden mit Hautelektroden über der HWS und dem Erb'schen Punkt gegen eine frontale Scalp-Referenz abgeleitet (Jones u. Small 1978; Chiappa et al. 1980; El Negamy u. Sedgewick 1978; Anziska u. Cracco 1981; Stöhr u. Dichgans 1982). Hier werden drei negative Gipfel im Latenzbereich zwischen N9 und N13 unterschieden (Abb. 1.1). Sie können auch epidural, d.h. invasiv, abgeleitet werden (Shimoji et al. 1977; Ertekin et al. 1980; Matsukado et al. 1976). Die These, es handele sich dabei um das Rückenmark heraufziehende Wellenfronten (travelling waves, Cracco 1972), ist zugunsten der These volumengeleiteter, von verschiedenen segmental fixierten spinalen Generatoren erzeugter Potentiale verlassen worden.

Das über dem Erb'schen Punkt an der Klavikula mit 9 ms Latenz nach Medianusreiz ableitbare Potential wird höchstwahrscheinlich im Plexus brachialis erzeugt.

β) Spinale Potentiale können sowohl mit Hautelektroden (Kapitel Cracco u. Cracco) wie auch mit invasiven Methoden über dem ganzen Spinalkanal abgeleitet werden (Kapitel Jörg; Ertekin et al. 1980; Shimoji et al. 1978; Sudo 1980). Die nicht-invasive Ableitung unterhalb des zervikalen Bereiches ist aufwendig, schwierig und wird mit

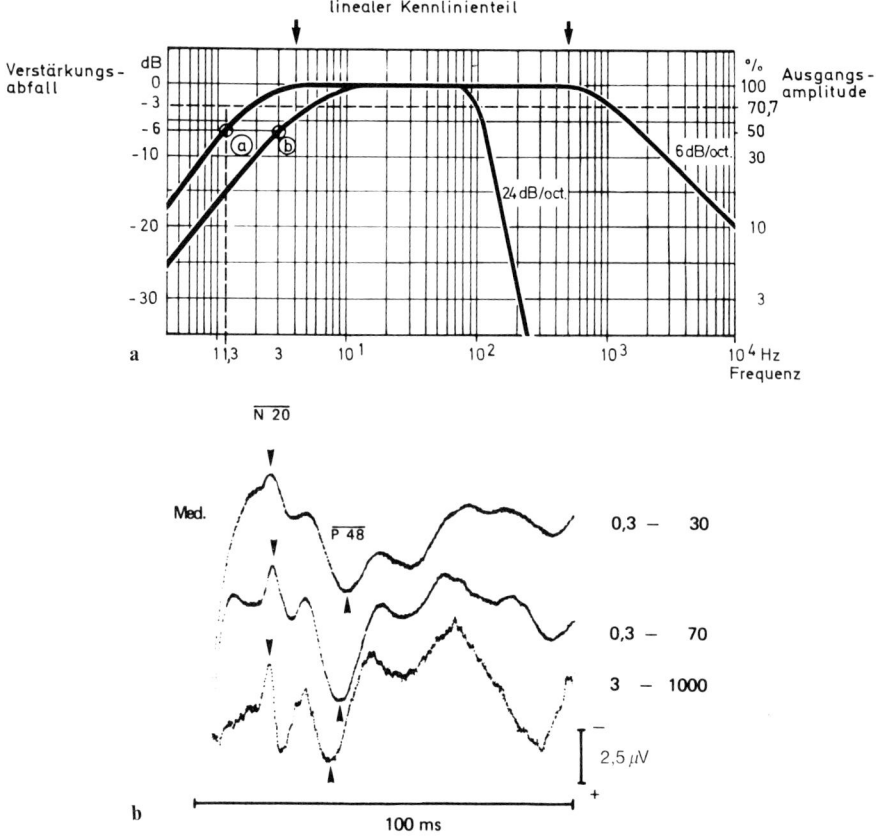

Abb. 1.3a, b. Einfluß von Verstärkereigenschaften auf evozierte Potentiale. **a** Schematische Wiedergabe einer Verstärkerkennlinie im logarithmischen Maßstab. Der horizontal verlaufende Kennlinienteil *(Pfeile)* kennzeichnet den Bereich der vollen Verstärkerleistung von 100 Prozent. Der Abfall der Verstärkung im auf- und absteigenden Teil der Flanke wird links in Dezibel und rechts in Prozent angegeben. Ein Abfall der Verstärkung um −3 dB entspricht einer tatsächlichen Verstärkungsleistung von 70,7 Prozent der Nominalverstärkung. Ein Abfall der Verstärkung um −6 dB entspricht einer tatsächlichen Verstärkungsleistung von 50 Prozent der Nominalverstärkung. Die Grenzfrequenz markiert auf der Verstärkerkennlinie nicht den Übergang vom horizontalen zum schrägen Kurventeil, sondern wird bei einem Verstärkungsabfall im Bereich der Flanke von −6 dB angenommen. Wählt man als untere Grenzfrequenz 3 Hz (Situation b), werden Frequenzanteile von 3 Hz im Eingangssignal mit 50 Prozent der nominalen Verstärkerleistung verstärkt und erst Frequenzen ab etwa 7 Hz mit der vollen Verstärkerleistung verstärkt. Wird die untere Grenzfrequenz auf 1,3 Hz eingestellt (Situation a), werden erst Frequenzen über 4 Hz im Eingangssignal mit voller Leistung verstärkt. **b** Einfluß unterschiedlicher Grenzfrequenzen auf Kurvenform und Latenzen, dargestellt am Beispiel eines corticalen Medianus-SEP. Je größer die hochfrequenten Anteile in dem gemittelten Signal sind, desto kürzer werden die Gipfellatenzen. Gleichzeitig wird das Kurvenbild „unruhiger" und zeigt mehr Detail

klinischer Relevanz nur von wenigen Autoren beherrscht. Für alle subcorticalen Potentiale gilt, daß die Interpretation pathologischer Befunde solange unschlüssig bleiben muß, solange die Entstehungsorte der einzelnen Komponenten nicht gesichert werden konnten (Iragui 1984).

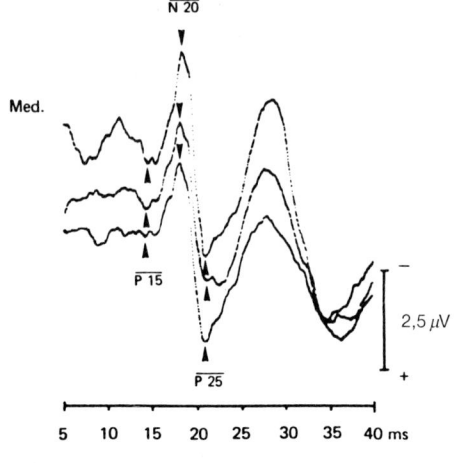

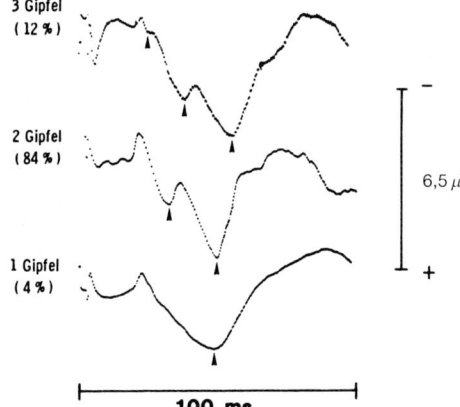

Abb. 1.4. Reproduzierbarkeit und Variabilität am Beispiel der corticalen Medianus-SEP-Ableitung. *Oben:* Nach Medianusreizung am linken Handgelenk wurden corticale SEP (C4-FP$_z$) im Abstand von 5 Minuten bei der gleichen Person abgeleitet (Grenzfrequenzen 1 Hz–2,5 kHz). *Unten:* Typische Kurvenformen normaler Medianus-SEPs. Das $\overline{\text{N}20}$ ist allen Kurventypen gemeinsam. Auswertung von knapp 300 corticalen Medianus-SEP (Dr. T. Fukushima, Neurochirurgische Universitätsklinik, Klinikum Steglitz, Berlin 1975)

γ) *Die akustischen Hirnstammpotentiale* sind eine klinisch bedeutende Untergruppe der subcorticalen Potentiale. Im Gegensatz zu den corticalen Potentialen, die nach akustischer Reizung ableitbar sind, sind sie unter Verwendung anderer Grenzfrequenzen in einem wesentlich kürzeren Latenzbereich (0–10 ms) abzuleiten. Über die topologische Zuordnung der Generatoren der verschiedenen Kurvenkomponenten entlang der afferenten akustischen Bahn bestehen recht präzise Annahmen, die jedoch noch nicht mit letzter Sicherheit bestimmt werden konnten (s. a. Kapitel Maurer). Die akustischen Hirnstammpotentiale werden mit einer Vertex-Elektrode gegen eine Mastoid-Referenz abgeleitet und im Gegensatz zur übrigen Konvention mit der Positivität nach oben dargestellt.

b) Corticale Potentiale

Die corticalen Potentiale umfassen sowohl Anteile der Primärantwort wie der Sekundärantwort des Reizantwortpotentials. Die Primärantwort ist dabei überwiegend auf den kontralateralen somatosensorischen Kortex beschränkt, die Sekundärantwort ist über weiten Arealen des Kortex, auch des ipsilateralen Kortex, abzuleiten. Zur Frühantwort werden die Latenzbereiche zwischen etwa 20–100 ms, zur Spätantwort die über 100 ms hinausgehenden Komponenten gerechnet. Zweifellos fließen in die als corticale Potentiale bezeichneten EP's auch die Summenaktionspotentiale der thalamo-corticalen Projektionsbahnen mit ein. Strenggenommen macht die Ableitung der sogenannten Spätantwort über weiten Anteilen des ipsi- und kontralateralen Kortex die Einschaltung der Assoziationsbahnen erforderlich und impliziert damit den Einschluß auch subcortical, im Marklager ablaufender Aktionspotentiale. Sances et al. (1978), Allison et al. (1980) und Goff et al. (1980) haben Untersuchungen der Lokalisation der Generatoren corticaler EP-Komponenten durchgeführt, konnten jedoch noch keinen präzisen Aufschluß darüber erbringen.

3. Benennung der EP-Komponenten

Die Benennung der Kurvenkomponenten ist aus technischen und historischen Gründen uneinheitlich.

Den Empfehlungen eines internationalen Komitees folgend (Donchin et al. 1977) sollte man eine Kurvenkomponente durch eine Buchstaben-Zahlen-Kombination bezeichnen, mit der die Polarität (P oder N) und die Gipfellatenz angegeben werden. Eine positive Deflektion bei 100 ms heißt demzufolge P100. Wird damit der Mittelwert aus einem Kollektiv beschrieben, so wird die Schreibweise P100 mit einem Querbalken kenntlich gemacht ($\overline{P100}$). Dieses Verfahren schließt ein, daß die normale P100-Komponente innerhalb dieses Kollektivs einige ms vor oder hinter dem Zeitpunkt liegen kann. Es hat sich als sinnvoll erwiesen, den Ausdruck $\overline{P100}$ mit für die klassische VEP-Komponente zu verwenden, obwohl dieser Mittelwert von Labor zu Labor unterschiedliche Werte annehmen kann (gute Übersicht: Shearer u. Dustman 1980). Ebenso wird auch dann von der Kurvenkomponente $\overline{P100}$ gesprochen, wenn diese eine pathologisch erhöhte Latenz von z. B. 120 ms hat.

Bei den akustisch evozierten Hirnstammpotentialen (BAEP) hat sich eine andere Nomenklatur durchgesetzt. Hier werden die positiven Gipfel fortlaufend mit römischen Ziffern von I–VII bezeichnet (Hoke 1979; s. Kapitel Maurer).

Die Darstellung der Kurven soll so gewählt sein, daß eine Positivität an der aktiven Elektrode einen Ausschlag nach unten ergibt. Die BAEP machen hierbei wieder eine Ausnahme, die Positivität wird nach oben dargestellt.

C. Grundbegriffe der elektronischen Verstärkung und Signalmittlung

I. Elektroden

Eine Elektrode ist die Verbindung zwischen der komplexen physiologischen Elektrolytlösung des menschlichen Gewebes und der Ableiteelektronik (Goff 1974).

Diese Kontaktstelle, meistens Metall-Elektrolyt, kann Anlaß zu Potentialdifferenzen geben, die im Vergleich zur Größe evozierter Potentiale erheblich sein können. Diese Elektrodenpotentiale entstehen durch Abgabe von Ionen aus dem Metall in die angrenzende Elektrolytlösung, bereits ohne daß ein Strom durch diese Elektrode fließt. Gleiche Metalle in gleicher Elektrolytlösung erlangen gleiche Elektrodenpotentiale. Falls das Metall jedoch verunreinigt ist, können sehr unterschiedliche Potentiale entstehen, die deutliche Differenzen zu den abgeleiteten Potentialen zur Folge haben. Es ist daher von Wichtigkeit, daß die Oberflächeneigenschaften von Metallelektroden bei allen verwendeten Elektroden gleich sind. Bei Verwendung von Silber, Gold oder Platin wird dies am ehesten erreicht. Die Herstellung des Kontaktes zwischen Elektroden und Haut über eine Elektrolytlösung oder Gel verkleinert die Unterschiede zwischen den Elektrodenpotentialen. Elektroden-bedingte Artefakte sind um so geringer, je geringer die Unterschiede der Elektrodenwiderstände und der materialbedingten Elektrodenpotentiale der einzelnen Elektroden untereinander sind. Aus diesem Grund kommt der Messung und Angleichung der Inter-Elektroden-Impedanz große Bedeutung zu. Problemlos angewendet werden können die in der EEG-Technik gebräuchlichen Silber-Silberchlorid-Elektroden, die regelmäßige Reinigung und Neuchlorierung voraussetzen (Cooper et al. 1974). Am Scalp wie auch bei Hautableitungen können die handelsüblichen Platten oder Becher-Elektroden aus Edelmetall angewendet werden. Hier ist eine Elektrolytpaste erforderlich. Die Kombination von Elektroden aus verschiedenen Metallen verbietet sich.

Die Widerstandsmessung zur Überprüfung der Elektrodenfunktion muß in Form einer Impedanzmessung mit Wechselspannung und nicht in Gleichstrom erfolgen, da Metallelektroden polarisierbar sind und bei Gleichstrom Kondensatoreigenschaften annehmen können, also abschwächend wirken können. Die Elektrodenimpedanz ist eine wichtige Kenngröße, sie beschreibt den Widerstand, den der zur Verstärkung fließende Strom überwinden muß. Für EP-Messungen sollte die Impedanz unter 5000, besser unter 3000 Ohm liegen, die Impedanz-Unterschiede sollten nicht zu groß sein, im Idealfall keine Unterschiede. Die zwei wichtigsten Faktoren, die die Elektrodenimpedanz zu groß werden lassen können, sind erstens ungenügende Verringerung des Hautwiderstandes durch mangelhafte Arrosion der oberen Hautschichten und zweitens Austrocknen der Elektrolytlösung bei chlorierten Silberelektroden bzw. der Elektrolytpaste bei Edelmetallelektroden.

II. Verstärker

Ein Verstärker muß zunächst die Spannung, die er verstärken soll, messen. Daher besteht der Eingangsschaltkreis eines Verstärkers aus einem Spannungsmeßgerät. Die in der EEG-Technik und EP-Technik verwendeten *Differenzverstärker* messen eine Spannungsdifferenz zwischen zwei Eingängen (z.B. einer frontalen und parietalen Elektrode) im Gegensatz zum Gleichspannungsverstärker, der die Spannungsdifferenz eines Eingangs gegen „Erde" mißt. Daneben findet im Verstärker die eigentliche Verstärkung des Eingangssignals statt. Ein guter Verstärker soll das Signal weder bei der Messung noch bei der Verstärkung in dem dafür spezialisierten Arbeitsbereich verzerren.

Eine wichtige Eigenschaft eines Differenzverstärkers ist die sogenannte Gleichtaktunterdrückung (common mode rejection): Signale, die den Elektroden an beiden Eingängen gemeinsam sind, werden im Differenzverstärker deutlich weniger verstärkt als jene, die aufgrund einer Differenz zwischen den beiden Eingängen gegenphasig sind. Viele Artefakte und Indifferenzsignale werden so vom Differenzverstärker als gleichphasig angesehen und mit Hilfe der Gleichtaktunterdrückung von der Verstärkung ausgenommen. Die Gleichtaktunterdrückung wird in Dezibel angegeben, wobei 20 dB die Abschwächung der Spannung eines gleichphasigen Signals um den Faktor 10 ausdrücken. Je höher die Gleichtaktunterdrückung, z.B. 80 dB oder 100 dB, desto besser ist ein Differentialverstärker für die EP-Technik geeignet. Für die Messung des Bereitschaftspotentials, welches ein Gleichspannungssignal ist, können Verstärker mit kapazitativer Koppelung nicht verwendet werden, lediglich direkt gekoppelte Verstärker (Goff 1974). Zwei wichtige einstellbare Verstärkereigenschaften sind die Empfindlichkeit, auch Verstärkungsfaktor genannt (Englisch: gain, amplification) und der Frequenzgang (Englisch: frequency response, band pass).

Phasengang und Dämpfung, ableitbar von letzteren Verstärkereigenschaften, sind von minderer Wichtigkeit und meist nicht manuell regelbar.

1. Verstärkungsfaktor

Der Verstärkungsfaktor wird häufig in Dezibel (dB) angegeben. Die Verstärkung wird als logarithmisches Verhältnis von Eingangsspannung zu Ausgangsspannung charakterisiert:

$$\text{dB ist gleich } 20 \times \log 10 \ \frac{\text{Eingangsspannung}}{\text{Ausgangsspannung}}.$$

Änderungen des Verstärkungsfaktors werden häufig als in dB geregelt beschrieben: Eine Verstärkungsänderung um 3 dB entspricht dem Faktor 1,4, eine Verstärkungsänderung um 6 dB entspricht dem Faktor 2. Eine Verminderung der Verstärkungsleistung um den Faktor 2 oder 50% wird durch den Begriff „−6 dB" ausgedrückt.

2. Verstärkerbandbreite

Der Arbeitsbereich eines Verstärkers wird durch seine Bandbreite gekennzeichnet (band pass, frequency response). Die Bandbreite ist jener Bereich des vom Verstärker verstärkten Frequenzbandes, der an beiden Enden durch die sogenannten Grenzfrequenzen begrenzt wird. Bandbreite, Grenzfrequenzen und Flankensteilheit beschreiben die Charakteristiken des Differenzverstärkers. Im größten Teil der Bandbreite (linearer Kennlinienteil) arbeitet ein Differenzverstärker mit konstanter Verstärkung. Dies bedeutet aber nicht, daß alle Frequenzanteile des Eingangssignals, die unmittelbar bis an die gewählten Grenzfrequenzen heranreichen, überhaupt nicht verstärkt werden, sondern diese werden auch noch mitverstärkt, jedoch schwächer als nominell geschaltet, und zwar in Abhängigkeit von der Steilheit, mit der die Flanken der Verstärkerkennlinien abfallen. Der Abfall der Verstärkung am oberen und unteren Bereich der Bandbreite kann unterschiedlich steil erfolgen. Diese Steilheit im Abfall des Verstärkungsfaktors (roll on, roll off) wird häufig ebenfalls in dB beschrieben. So bedeutet eine untere Grenzfrequenz von 3 Hz (−3 dB), daß ein Eingangssignal der Frequenz von 3 Hz nur noch mit einer Verstärkerleistung von 70,7% der Nominalverstärkung verstärkt wird; eine untere Grenzfrequenz von 3 Hz (−6 dB), daß solch ein Eingangssignal nur mit 50% der Nominalverstärkung im linearen Kennlinienbereich verstärkt wird. Bei der Wahl der Bandbreite des eigenen Verstärkers ist es also empfehlenswert, daß die Bandbreite den gewünschten Frequenzbereich nach oben und unten um ein gewisses Maß überschreitet.

3. Grenzfrequenz

Die Grenzfrequenzen beschreiben den Frequenzwert, an dem die Empfindlichkeit des Verstärkers nur noch 50% seiner maximalen Verstärkung, das heißt im horizontal verlaufenden Teil des Frequenzganges, beträgt. Wenn die Steilheit des Flankenabfalls der Verstärkerkennlinie bekannt ist, läßt sich mit den Grenzfrequenzen die Bandbreite sehr gut beschreiben (s. Abb. 1.3). Eine andere Methode für die Beschreibung der Bandbreite eines Verstärkers liegt in der gleichzeitigen Angabe von Grenzfrequenz und Abfall des Verstärkungsfaktors in dB. Die obere Grenzfrequenz (z. B. 1000 Hz) darf nicht verwechselt werden mit der Einstellung des Hochpaßfilters (high *pass* filter). Die Einstellung des Hochpaßfilters entspricht der unteren Grenzfrequenz und wird so genannt, weil sie Frequenzen höher als die eingestellten Werte *passieren* läßt.

Als Bandbreiten für corticale SEP und VEP sind 0,3–5 Hz als untere Grenzfrequenz und 2–300 Hz als obere Grenzfrequenz beschrieben worden (Baust et al. 1974; Jörg 1977; Schramm u. Hashizume 1977; Dorfman et al. 1980; Scarff et al. 1979). Obwohl bei oberflächlicher Betrachtung in einem EEG kaum Frequenzen oberhalb 70 Hz auftreten, können EEG-Signale in sinusförmige Komponenten mit deutlich höheren Frequenzen zerlegt werden (Cooper et al. 1974). Es ist üblich geworden, für corticale SEP mit einer oberen Grenzfrequenz von 1–3 kHz zu arbeiten (Riffel et al. 1982; Chiappa et al. 1980; s. a. Kapitel Cracco u. Cracco). Einige Autoren arbeiten auch mit oberen Grenzfrequenzen bis 10 kHz (Ertekin et al. 1980; ausführlich bei Desmedt et al. 1974). Bei hochfrequenten Ereignissen (BAEP, spinale SEP, Far-field-Potentiale) sind obere Frequenzen von 2,5–5 kHz erforderlich (s. Kapitel Cracco u. Cracco; Jones 1982).

Die in manchen Verstärkern vorgesehenen selektiven Filter (notch filter) zum Herausfiltern der Netzfrequenz dürfen bei Registrierung evozierter Potentiale nie verwendet werden, da sie gerade bei corticalen EP einen wesentlichen Frequenzbereich der Analyse entziehen und zu erheblich deformierten Potentialen führen (ausführliche Besprechung von Verstärkereigenschaften bei Goff 1974 und Cooper et al. 1974).

III. Signalmittlung

Signalmittlungsgeräte arbeiten auf digitaler Basis. Die bioelektrische Aktivität ist jedoch ein analoges Signal, d. h. eine kontinuierliche Zeitfunktion (Cooper et al. 1974). Auch nach der Verstärkung bleibt das Signal eine analoge Größe. Eine wesentliche Komponente jedes Mittelwertrechners ist daher ein Analogdigitalwandler (AD-Wandler), der das aus dem Verstärker kommende Signal in ein digitales Signal umwandelt.

1. Digitalisierung

Digitalisierung ist die Zerlegung eines kontinuierlichen Kurvenverlaufes in Einzelwerte von diskreten Zeitintervallen, auch Adressen oder Analyseschritte genannt (addresses, points). Sie sind sehr klein: 10–100 Microsekunden.

Eine am Scalp abgeleitete Potentialkurve von 100 ms Dauer kann bei der Digitalisierung in 1000 Analyseschritte von jeweils 100 µs zerlegt werden. Die momentane Größe des corticalen Potentials innerhalb jedes Analysezeitraumes wird als Zahlenwert gespeichert. 1000 solcher Zahlen für jeweils einen Analysezeitraum von 100 µs stellen dann den in 1000 Punkte zerlegten Kurvenverlauf mit der Gesamtdauer von 100 ms dar (s. Abb. 1.5).

Je kürzer die Zeitspanne dieser Analyseschritte, desto größer das Auflösungsvermögen eines AD-Wandlers.

2. Auflösungsvermögen eines AD-Wandlers

Je höherfrequenter das Eingangs-Signal ist, d.h. je mehr Gipfel und Täler die analoge Kurve aufweist, um so mehr Adressen werden benötigt, um das Analogsignal in digitale Zahlenwerte umzusetzen, ohne an Information zu verlieren. Dieser Zusammenhang zwischen der höchsten noch auflösbaren Frequenz des Analogsignals und der AD-Wandlungsfrequenz wird im Nyquist-Kriterium definiert. Die kleinstmögliche AD-Wandlungsfrequenz sollte mehr als doppelt so groß sein wie der höchste Frequenzanteil des zu digitalisierenden Signals. Diese, auch Abtastfrequenz (AD-sampling rate) genannt, läßt sich leicht aus der Länge eines Analyseschrittes errechnen. Umfaßt ein Analyseschritt 100 µs, entsprechend 10000 Analyseschritte pro Sekunde, so beträgt die AD-Wandlungsfrequenz 10 kHz. Die Frequenzbreite des Gesamtsystems wird jedoch durch die AD-Wandlungsfrequenz *und* die Verstärkerbandbreite bestimmt.

Ein Signalmittlungsgerät hat häufig so viele Adressen, daß durch die Aufteilung der Adressen in 2 oder 4 Gruppen die Mittlung gleichzeitig auf 2 oder 4 Kanälen stattfinden kann. Es steht dann für jeden Kanal nur ein Bruchteil der Analyseschritte zur Verfügung, so daß bei Benutzung aller Kanäle das Auflösungsvermögen pro Kanal geringer ist (Cooper et al. 1974).

3. Signalmittlungsvorgang

Der Signalmittlungsvorgang, also die Summation der Einzelwerte und anschließende Division durch die Zahl der Summationen, wird im Rechner für jeden der Analysezeiträume separat durchgeführt, das Ergebnis für alle Analysezeiträume sofort analog auf dem Bildschirm dargestellt (Abb. 1.5).

IV. Stimulationstechniken

1. Somatosensorische Stimulation

Am gebräuchlichsten ist die elektrische Stimulation durch einen Rechteckreiz. Gewöhnlich wird zunächst eine Körperseite, dann die Gegenseite gereizt. Als Reizelektroden werden Silber- Silberchlorid- oder Edelmetallelektroden mit einer Elektro-

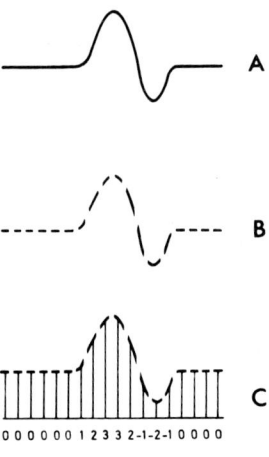

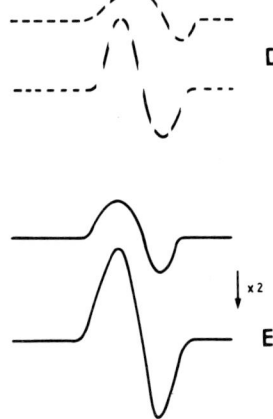

Abb. 1.5. Schematische Darstellung des Signalmittelungsvorganges. Das analoge EEG-Signal *(A)* wird digitalisiert, indem es in zahlreiche kleine Zeitintervalle, sogenannte Analyseschritte, unterteilt wird *(B)*. Der Wert, den das hereinkommende Signal innerhalb jedes solchen Analyseschrittes hat, wird im Mittelwertrechner gespeichert *(C)*. Dieser Vorgang der Zerlegung der Analog-Kurven in kleine Einzelwerte pro Analysezeitraum wird bei jedem Meßschritt *(D)* wiederholt, wobei der Rechner dann für analoge Analyseintervalle die Werte jeweils addiert und durch die Anzahl der Messungen dividiert und damit für jeden einzelnen Analysezeitraum die Signalmittelung durchführt. Am Ende des Signalmittelungsvorganges, z.B. nach 100 oder 200 Durchläufen, erhält man schließlich eine analoge Kurve, die aus mehreren 100 Einzelwerten besteht, die für jeden Analysezeitraum in der eben beschriebenen Weise ermittelt wurden. Zur Darstellung des gemittelten evozierten Potentials kann dann diese Kurve nach Belieben verstärkt werden, um den vertikalen Darstellungsmaßstab nach Belieben zu spreizen *(E)*

paste verwendet. Die Befestigung mit Klebeband oder Paste kann erleichtert werden, wenn Anode und Kathode in einem Kunststoffblöckchen eingelassen sind. Es muß darauf geachtet werden, daß das Elektrolytgel keine Brücke bildet, die zur Minderung des effektiven Reizstromes führen würde.

Die bilaterale synchrone Reizung soll eine bessere Darstellung der Reizantwortpotentiale erbringen (Perot 1976; Terao et al. 1977; Yamada et al. 1978). Dies hat den Nachteil, daß man bei der Auswertung auf die häufig vorkommenden pathologischen Seitendifferenzen verzichten muß (Chiappa et al. 1980).

a) Reizorte

Die häufigsten Reizorte sind periphere Nervenstämme (N.n. medianus, tibialis peroneus), auch Intercostalnerven (Terao et al. 1977). Auch Hautreizung wurde von verschiedenen Autoren verwendet (Baust et al. 1972; Jörg 1977; Schramm et al. 1980; Scarff et al. 1981; Desmedt 1979) (Abb. 1.6–1.8).

Grundlagen der Physiologie und Ableitetechnik evozierter Potentiale 17

Abb. 1.6. Schematische Darstellung der Unterteilung der afferenten sensiblen Bahn in kleine Abschnitte. Diese Unterteilung wird an den beiden gebräuchlichsten Analysemethoden entlang der somato-sensiblen Bahnen dargestellt. *Oben:* Nervenstimulation *(S)* an den Extremitäten mit synchroner Registrierung *(R)* über dem Armplexus, dem Halsmark und dem Kortex. *Unten:* Konsekutive Stimulation in mehreren Segmenten und über verschiedenen Nervenstämmen beider Körperhälften bei kortikaler Registrierung

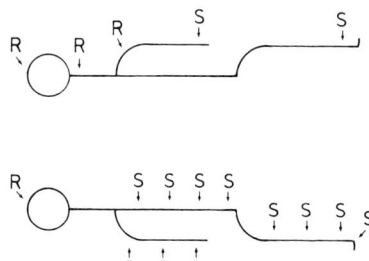

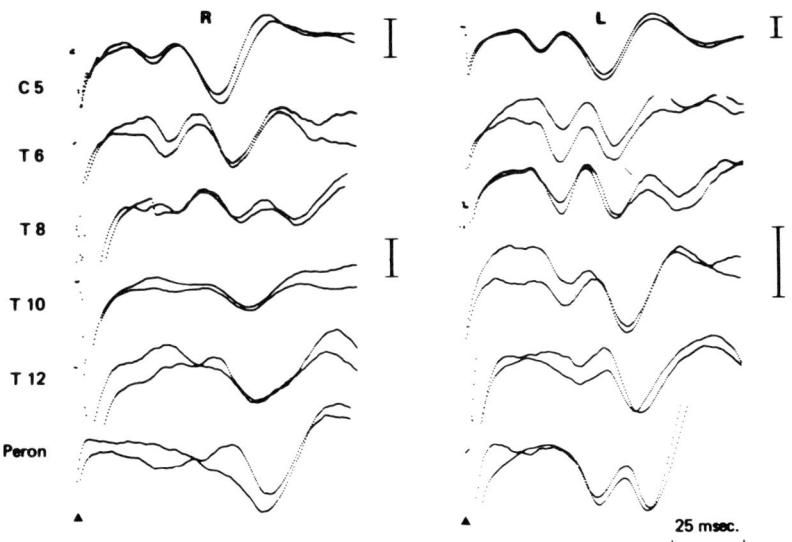

Abb. 1.7. Normale kortikale segmental evozierte SEP. Dargestellt sind jeweils zwei Durchläufe zu 128 Mittelungsvorgängen. Reizorte waren die links angezeigten Dermatome und der N. peroneus an der Kniekehle, Ableiteorte der Skalp über dem kontralateralen somatosensorischen Kortex gegen eine frontale Referenz. Neben der guten Reproduzierbarkeit in den meisten Kurven fällt eine gewisse Variabilität der Ableitungen nach Reizung in T12 und über dem N. peroneus der rechten Seite auf. Analysezeitraum 100 ms, Grenzfrequenzen 0,3 und 300 Hz (Maßstab 2,5 μV)

Die segmentale Reizung mit Elektrodenpositionen in verschiedenen Dermatomen gestattet eine topographisch gestaffelte Reizeingabe in das Rückenmark und damit andere Aussagen bezüglich der Läsionstopographie (Jörg 1982, „Etagendiagnostik") (Abb. 1.7). Die Unterteilung der afferenten Bahn in mehrere Abschnitte (wie bei Nervenstammreizung und synchroner Ableitung über Plexus, Medulla und Cortex) ist auf jeden Fall nützlich, da es Hinweise darauf gibt, daß ein abgeschwächtes Signal auf dem Weg zum Cortex wieder „aufgearbeitet" werden kann (Matthews u. Small 1979; Stöhr u. Dichgans 1982; Ducker et al. 1978; Desmedt u. Noël 1973). Die Kathode sollte direkt auf dem Nervenstamm liegen, sonst besteht die Möglichkeit der anodalen Hyperpolarisation. Die Anode kann über oder lateral vom Nervenstamm, jedoch mindestens 2 cm von der Kathode entfernt sein.

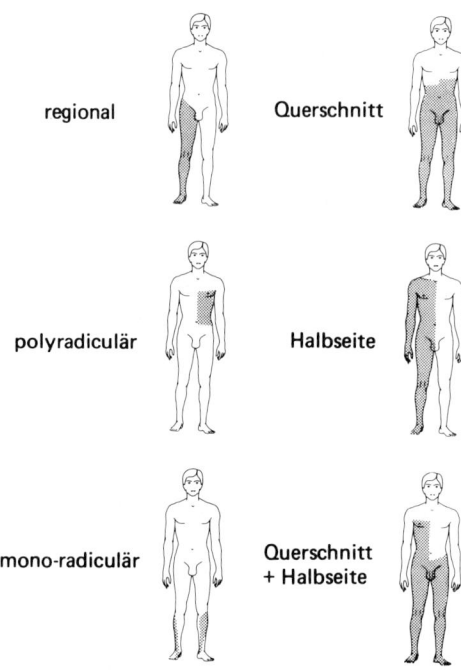

Abb. 1.8. Schematische Darstellung der sogenannten SEP-Schädigungsmuster. Nach bilateraler polysegmentaler Stimulation und kortikaler Registrierung der evozierten somatosensorischen Potentiale werden zahlreiche Kurven erhalten, deren pathologische Veränderung in Form eines topographisch geordneten Schädigungsmusters wiedergegeben werden können (siehe auch Kapitel 3)

b) Reizstärken

Die Länge des Rechteckimpulses beträgt meist 0,1 ms. Je länger die Reizdauer, desto eher treten unangenehme Empfindungen auf. Nach Goff kann die Impulslänge ohne Bedenken bis zu 0,5 ms ausgedehnt werden, wichtig ist der tatsächlich geflossene Strom und nicht die dabei angelegte Spannung. Aus diesen Gründen empfiehlt sich die Verwendung eines Reizgenerators, der die wechselnden Elektrodenimpedanzen automatisch ausgleicht und damit eine konstante Stromstärke garantiert (Constant current stimulation). Noch relevanter ist der physiologische Effekt. Bei Nervenstammreizung wird die motorische Schwelle als Anhaltspunkt genommen. Die Reizstärke wird so einreguliert, daß es zu einer deutlich merkbaren, jedoch nicht kräftigen Muskelkontraktion im Versorgungsgebiet des entsprechenden Nerven kommt. Wenn nicht eine periphere Neuropathie vorliegt, ist die motorische Schwelle auch bei bewußtseinsgestörten und dysphasischen Patienten sowie innerhalb eines Sensibilitätsdefizites anwendbar.

Bei der Dermatom- und Fingerreizung wird die sensible Schwellenstärke zum Maßstab genommen, das Drei- bis Fünffache der Stromstärke der sensiblen Schwelle wird als Reizstrom empfohlen (Jörg et al. 1982; Schramm 1981; Small et al. 1980). Der theoretische Vorteil der kutanen Reizung liegt darin, daß nur bestimmte Faserklassen erregt werden (Desmedt u. Cheron 1980), nachteilig erscheint die mangelnde Vergleichbarkeit der Reizstärke, die als ein mehrfaches der sensiblen Schwellenstärke angegeben wird. Diese ist jedoch von Hautwiderstand und Elektrodenkontakt abhängig. Bei Hautreizung in sensibel gestörten Arealen kann die sensible Schwelle deutlich erhöht sein oder nicht erreicht werden, so daß hier mit Vergleichswerten gearbeitet werden muß. Eine unnötige Erhöhung der Reizstärke ist wegen zunehmender Möglichkeit myogener Verunreinigungen nicht sinnvoll (Goff 1974).

c) Reizfrequenz

Die Reizfrequenz wird von der Geschwindigkeit bestimmt, die das afferente System braucht, um in seinen Ausgangszustand zurückzukehren. Die meist verwendeten Reizfrequenzen von 1–2 Hz stellen einen Kompromiß zwischen der Belastung des Patienten und den physiologischen Erfordernissen dar. Niedrige Reizfrequenzen verlängern die Untersuchungszeit, bei hohen Reizfrequenzen ist die Rückkehr des sensorischen Systems zum Ausgangszustand noch nicht vollständig abgelaufen. Bei spinalen SEP können Reizfrequenzen zwischen 5 Hz (Jörg 1982) und 10 Hz (Small et al. 1980) ohne Veränderung von Kurvenform und Latenzen verwendet werden.

Die Anzahl der erforderlichen Reize pro Mittlungsvorgang (average, run) hängt von Reizort und Ableitort ab. Bei Ableitung corticaler EP nach Nervenstammreizung reichen 126–256 Reize pro Mittelwert, bei zervikalen SEP 512–2048. Spinale SEP mit invasiver Technik benötigen 2000, mit kutaner Ableitetechnik bis zu 4000 oder 8000 Mittlungen pro Durchlauf (Anziska et al. 1980). Man sollte zwei unabhängige Ableitungen durchführen und übereinander darstellen, bei technisch anspruchsvollen spinalen Ableitungen werden 3–5 Durchläufe empfohlen (Goff 1974; Anziska u. Cracco 1980; Riffel et al. 1982; Scarff et al. 1979).

Kurvenkomponenten, die nicht in zeitlicher Beziehung zum Reiz stehen, können so leichter erkannt werden und bei der Auswertung unberücksichtigt bleiben. Zur Minimalisierung des Reizartefaktes empfiehlt sich proximal der Reizelektroden die Anlage einer ringförmigen, die ganze Extremität umfassende Erdungselektrode. Aus Sicherheitsgründen sollte der Patientenausgang des Reizgenerators vom Netzteil abgekoppelt sein; außerdem sollten die Reizelektroden bei Einschalten des Netzstromes nicht am Patienten befestigt sein.

Reizfrequenzen, bei denen das Stimulusintervall ein mehrfaches der Periodendauer der Netzfrequenz ist (20 ms), sollten vermieden werden. Die stufenlose Einstellmöglichkeit der Reizfrequenz auf ungerade Zahlen ist vorteilhaft (z. B. 2,3 Hz).

2. Visuelle Stimulation

Prinzipiell müssen VEP nach dem Reizmuster unterschieden werden. Die bedeutendste Reizart ist die Schachbrettmusterumkehrreizung (Pattern reversal), die zweithäufigste die Blitzlichtreizung (Flash). Die VEP sind durch wesentlich mehr physiologische und technische Variable als SEP zu beeinflussen. Eine detaillierte Diskussion dieser Variablen findet man bei Lowitzsch (1983), Goff (1974) und Halliday (1982). Wenn die im eigenen Labor etablierte Arbeitsweise strikt beibehalten wird, ist ein Teil der Variablen vernachlässigbar. Sie sind aber von Bedeutung, wenn man eigene Ergebnisse mit denen anderer Untersucher vergleichen will.

a) Musterumkehr-VEP

Beim Musterumkehr-VEP sollten folgende Variablen bekannt und kontrolliert sein: Reizintensität (Helligkeit des Schachbrettmusters) – Musterart (Schachbrett oder Linien) – Quadratgröße (Bogenminuten) – Form und Größe des gereizten Gesichtsfeldes – Reizart (Frequenz, Musterumkehr oder Muster im Wechsel mit Dunkelfeld). Bei Musterumkehr-VEP hat die Luminanz deutlich weniger Einfluß als beim Blitz-VEP, da die Zahl der dunklen und hellen Quadrate gleichbleibt, wenn der Kontrast größer als 40% bleibt. Die Normalwerte verschiedener Labore und Ergebnisse von Versuchsperson zu Versuchsperson sind leichter vergleichbar.

Während der Ableitung müssen Brechungsfehler ausgeglichen sein, die Patienten müssen ihre Brille tragen. Die Abdunklung sollte bei allen Ableitungen gleichstark sein. Größe des gereizten Gesichtsfeldausschnitts und Quadratgröße hängen von der Distanz vom Bildschirm ab. Bei fovealer Reizung erzielen Quadratgrößen zwischen 10 und 20 Bogenminuten optimale VEP-Amplituden, bei parafovealer Reizung (rechte oder linke Hemiretina) erhält man bei einer Mustergröße zwischen 50 und 60 Bogenminuten die größten Amplituden. Der gereizte Gesichtsfeldausschnitt soll zwischen 15–20 Grad in der einen und 20–40 Grad in der anderen Richtung liegen. Bei Musterumkehr- und Blitz-VEP liegen die Reizfrequenzen bei 1–2 Hz. Frequenzen über 8 Hz entsprechen bereits einem steady state-VEP (Regan 1975; Lowitzsch 1983; Arden et al. 1977). Bei einer Analysezeit von 150–500 ms werden 64–128 Durchgänge pro Mittelwert ausgeführt. Idealerweise wird der Patient bezüglich seiner Fixation während der Untersuchung überwacht. Der Fixationspunkt liegt leicht oberhalb der Mitte des Bildschirmes. Bei Nachlassen der Aufmerksamkeit wandert der Fixationspunkt nach unten aus, es wird überwiegend die untere Retinahälfte stimuliert, und es kommt anstelle des normalerweise vorhandenen $\overline{P\,100}$ zum Auftreten einer negativen Komponente (Lowitzsch 1983). Reizungen jeweils nur des halben Gesichtsfeldes erlauben eine Stimulation nur einer Hirnhemisphäre, damit sind selektive Untersuchungen der Occipitalregion möglich (Meienberg et al. 1982; Müller-Jensen et al. 1981).

b) Blitz-VEP

Blitz-VEP sind im starken Maß von der Luminanz abhängig, da die tatsächlich in das Auge einfallende Lichtmenge schlecht zu kontrollieren und konstant zu halten ist. Auch die Position der Elektroden und der Wachheitsgrad der Patienten spielt eine bedeutende Rolle. Das elektrische Feld der Blitzentladung und das Geräusch können reizsynchrone Artefakte bzw. AEP in die Ableitung einbringen. Die Latenzen der wichtigsten Gipfel sind beim Blitz-VEP auch etwas größer als die beim Musterumkehr-VEP (Lowitzsch 1983). Der bedeutendste Nachteil scheint die geringere klinische Aussagefähigkeit bei Kontrast-VEP zu sein.

3. Akustische Stimulation

Für die akustische Stimulation werden sehr kurze akustische Reize mit einer Dauer unter 1 ms verwendet. Weit verbreitet ist die Klick-Reizung, bei der durch einen Rechteck-Impuls bis zu maximal 250 µs ein akustisches Signal im Kopfhörer erzeugt wird, das ein breites Frequenzband umfaßt. Das kontralaterale Ohr wird dabei in der Regel mit einem Rauschsignal, das in seiner Intensität um 30 dB unter der Intensität des Reizsignales liegt, abgedeckt. Als zweite Form ist auch die Reizung durch einen Tonpip möglich, also eines ähnlich kurzen Tones definierter Frequenz. Die Reizstärke richtet sich nach dem Ziel der Untersuchung. Bei neurologischen Fragestellungen kommt es auf die sichere Erzielung des BAEP an, so daß man mit einem Signal von etwa 80 dB über der Hörschwelle arbeiten wird (80 dB HL). Verschiedene Durchläufe mit ansteigender Intensität kommen bei otologischen Fragestellungen in Frage. Wegen der besseren Vergleichbarkeit sollte für rechtes und linkes Ohr die gleiche Kopfhörerseite verwendet werden. Die Reizfrequenzen für akustische Stimulation (BAEP) liegen zwischen 9–11 Reizen pro Sekunde. Die Anzahl der Mittlungsvorgänge liegt zwischen 2000 und 3000.

Vor Beginn der Reizung sollte man sich vergewissern, daß die Gehörgänge frei von Cerumen sind. Soweit nicht bekannt, muß eine Bestimmung der Hörschwelle erfolgen, damit die Wahl der Lautstärke des Klick-Reizes entsprechend hoch über die Hörschwelle erfolgen kann.

Bei den Klick-Reizen muß man solche mit Sog- und Druckwirkung unterscheiden. Je nach Schwingungsrichtung der Lautsprechermembran im Kopfhörer entsteht ein Unterdruck und damit ein Sog am Trommelfell, bzw. ein Überdruck und damit eine Eindellung des Trommelfelles. Man weiß heute, daß die BAEP unterschiedlich aussehen, wenn man ausschließlich Sog bzw. Druckreize verwendet (s. Kapitel Maurer; Hughes et al. 1981). Empfehlenswert ist die Benützung der sogenannten Sog-Klick-Reize, da hier eine konstante Erzeugung der IV. und V. Welle gewährleistet ist, verbunden allerdings mit einer minimalen Erniedrigung der Gipfellatenzen. Der Wachheitsgrad des Patienten spielt bei der BAEP-Ableitung keine Rolle, wohl aber ist eine gute Entspannung, insbesondere der Nackenmuskulatur besonders wichtig. Die Durchführung von mindestens drei Durchläufen wird wegen der sehr niedrigen Amplituden im BAEP-Bereich empfohlen.

D. Durchführung der Untersuchung

I. Untersuchungsablauf

Nach Eichung des Ableitungssystems (bei modernen Geräten nicht erforderlich) werden am sitzenden Patienten die Elektroden angebracht, die Kabel angeschlossen und die Impedanz überprüft. Dann wird der Patient in einem Liegesessel oder Bett gelagert und über den Ablauf der Untersuchung aufgeklärt. Gegebenenfalls zunächst Registrierung eines EEG's als biologische Kontrolle. Probeweise Stimulation, anschließend Durchführung der ersten Ableitung. Überwachung der hereinkommenden Signale am EEG oder Bildschirm zur Artefaktbekämpfung. Abschließend dauerhaftes Registrieren der Kurven samt dazugehörigen Reiz- und Ableiteparametern sowie des neurologischen Befundes.

II. Technische Voraussetzungen

1. Grundausstattung

Die Grundausstattung besteht aus einem ruhigen, möglichst elektrisch abgeschirmten Raum mit Liegestuhl oder Bett für den Patienten. Ausreichendes Sortiment von

Reiz- und Ableiteelektroden und genügend Ersatzkabeln sollte vorhanden sein. Neben den verschiedenen Reizgeräten gehören zur apparativen Ausstattung Verstärker, Signalmittlungsgerät, optisches Wiedergabegerät (Bildschirm) und graphisches Wiedergabegerät (Schreiber), evtl. elektromagnetischer Speicher (Plattenspeicher, Floppy disk). Es ist sehr erstrebenswert, mit 4 Verstärkern und 4 Signalmittlungskanälen zu arbeiten. Soweit nicht als Einheit geliefert, ist die Montage aller Komponenten in einem fahrbaren Gestell sehr praktisch. Ausreichender Stauraum für die notwendigen Utensilien ist erforderlich. Soweit nicht eingebaut, muß ein Impedanzmeßgerät und ein Kalibriersignal-Geber vorhanden sein.

2. Eichung und Elektrodenimpedanz

Moderne Signalmittelungsgeräte erlauben die direkte Ablesung von Amplituden und Gipfellatenzen zwischen zwei frei wählbaren Kurvenpunkten (Cursor). Bei älteren Geräten besteht die sicherste Form der Amplitudeneichung in der Einspeisung eines sehr kleinen Eichsignales bei jedem Mittelungsdurchgang in den Verstärker und gleichzeitiger Mitverarbeitung. Die Eichzacke ist am Anfang oder am Ende der Kurve zu erkennen (s. Kapitel Lowitzsch).

Wo diese Möglichkeit nicht gegeben ist, kann ein sehr kleines Eichsignal allein gemittelt werden. Dabei ist zwischen Reizgenerator und Verstärkereingang ein Reduzierglied erforderlich. Der Eichvorgang sollte für alle Kanäle separat durchgeführt werden, da trotz gleicher Einstellung kleine Unterschiede möglich sind. Eine regelmäßige Eichung des Systems schafft reproduzierbare Kurven.

Die Elektrodenimpedanz sollte unter 5 kOhm liegen. Viele Signalmittler haben ein eingebautes Impedanzmeßgerät, jedenfalls sollte ein mit Wechselstromsignal arbeitendes Gerät verwendet werden. Bei zu hoher Impedanz kann mit einer stumpfgefeilten Nadel durch die Öffnung der Becherelektrode die Haut nochmals aufgerauht werden. Die Verdrahtung mit dem Verstärker geschieht in solcher Weise, daß eine Negativität unter der sogenannten aktiven differenten Elektrode einen Ausschlag der Kurve nach oben ergibt. Unter der „differenten Elektrode" wird im allgemeinen die möglichst nahe dem vermuteten Entstehungsort des EP liegende Elektrode verstanden.

3. Elektrodenbefestigung

Je länger die Dauer der Ableitung, desto sicherer sollte der Elektrodensitz sein. Die mit Gummibändern befestigten Silberchlorid-Elektroden reichen für Ableitungen bis zu zwei Stunden aus. Eine Befestigung mit Klebepaste oder mit Kollodium bietet jedoch einige Vorteile. Sie ist gegen Bewegungsartefakte ziemlich unempfindlich und ermöglicht Langzeitmessungen. Die Haut sollte gründlich entfettet werden (Aceton, Benzin); zur Verringerung des Hautwiderstandes dient vorsichtiges Aufrauhen mit Schmirgelpapier oder abgeschliffener Nadel. Ein Kollodium-getränktes Gazestückchen, etwas größer als die Elektrode, wird auf die Elektrode gelegt und die überstehenden Ränder am Kopf angepreßt. Das Trocknen des Kollodiums kann mit einem Föhn oder Gummiballon beschleunigt werden. Dann wird die Becherelektrode von außen mit einer stumpfen Nadel mit dem Elektrogel gefüllt. Die Entfernung des Kollodiums erfolgt mit Aceton, beide Substanzen sind irritativ und brennbar. Sterile Nadel-Elektroden werden aus psychologischen Gründen von einigen Untersuchern für bewußtlose und narkotisierte Patienten reserviert.

4. Elektrodenanlegung

Elektrodenpositionen werden meist in Anlehnung an das internationale 10-20-System beschrieben (Jasper 1958; Cooper et al. 1974). Dieses System beruht auf vier knöchernen Referenzpunkten: Naseon (knöcherne Nasenwurzel), Inion (Protuberantia occipitalis externa) und präauriculärer Punkt (Jochbogen unmittelbar vor dem Tragus). Die Strecken zwischen jeweils zwei dieser vier Punkte werden in Bruchteile von 10 und 20 Prozent unterteilt. Ein Anlegepunkt wird durch eine Buchstaben- und Zahlenkombination charakterisiert (F = frontal, C = central usw.). Positionen der linken Kopfhälfte werden mit ungeraden Ziffern, die der rechten Kopfhälfte mit geraden Ziffern benannt. Die zentral auf der Mittellinie liegenden Punkte erhalten keine Zahl, sondern als zweiten Buchstaben ein z zur Charakterisierung (F_Z, C_Z). Wichtige Positionen für die EP-Technik sind z. B. C_Z und F_Z. C_Z liegt auf der Hälfte der Strecke Inion/Naseon. Die beiden miteinander verbundenen Ohrläppchen, mit A_1 und A_2 bezeichnet, dienen häufig als Referenz. Da der sensorische Kortex nicht exakt unter der Position C_Z bzw. $C_{3,4}$ liegt, wird für EP-Zwecke der Ableitepunkt gerne etwa 2 cm hinter die klassischen 10-20-System-Positionen gelegt. Die zervikalen Ableitungen werden gerne in Höhe des 7. HWK (entsprechend dem 6. Dornfortsatz) und über dem 2. HWK (etwa 3 cm unterhalb des Inions) durchgeführt. Die häufigste Bezeichnung dafür ist Cv_7 und Cv_2. Andere spinale Ableitungspunkte werden durch die Höhe der Wirbelkörper bezeichnet (z. B. T 9 und T 1). Der Erb'sche Punkt liegt oberhalb der Mitte der Clavicula und wird meist durch ein E gekennzeichnet. Die Verdrahtung mit dem Verstärker geschieht in der Weise, daß eine Negativität unter der sogenannten aktiven oder differenten Elektrode einen Ausschlag der Kurve nach oben ergibt. Unter der „differenten Elektrode" wird im allgemeinen die möglichst nahe dem vermuteten Entstehungsort liegende Elektrode verstanden.

5. Räumliche Abschirmung

Ideal ist ein elektrisch abgeschirmter, schallgedämpfter und verdunklungsfähiger Raum (Kriss 1982). Ein Faraday'scher Käfig in einem ruhigen Raum bietet auch sehr gute Bedingungen (Goff 1974). Die Ableitung kann aber auch in jedem Raum mit geringer Netzeinstreuung (Vermeidung von kabelführenden Wänden) durchgeführt werden. Sind Ableitungen unter ungünstigen Bedingungen (Operationssaal, Intensivstation) erforderlich, lassen sich häufig innerhalb dieser Räume relativ einstreuungsarme Stellplätze finden.

6. Datenspeicherung

Neben dem klinischen Befund und den Kurven müssen die Reiz- und Ableiteparameter gespeichert werden. Die Kurven können photographisch mit der Sofortbildkamera, graphisch mit Schreiber oder Drucker, oder elektromagnetisch auf Band oder Floppy disc archiviert werden. Moderne Geräte können häufig außer den Kurven auch Textzeilen mit ausschreiben bzw. drucken. Die kombinierte Speicherung von Kurven und Patientendaten in einem kleinen Computer ist ideal.

III. Führung des Patienten

Der Patient sollte bequem gelagert werden, wir bevorzugen eine flache Rückenlage mit abgepolstertem Kopf, so daß auch die Occipitalelektrode und die Nackenelektroden artefaktfrei gelagert sind. Der Patient wird gebeten, sich zu entspannen, bei Ableitung corticaler Potentiale nicht zu schlafen (bei spinalen Potentialen ist Schlafen günstig). Augenbewegungen sollten eingeschränkt werden, der Patient wird gebeten, die Zähne nicht zusammenzubeißen. Diese Anweisungen können in ruhiger Form mehrfach wiederholt werden. Die Betonung des nicht-invasiven Charakters der Methode und die Hinweise auf die ungefähre Dauer der Untersuchung beruhigen.

Vor Reizbeginn wird der Patient auf die Art der zu erwartenden Empfindungen hingewiesen. Durch Abfragen des Stimulationseffektes läßt sich die korrekte Stimulation überprüfen.

IV. Durchführung der Ableitung

Nachdem der Patient mit angelegten Elektroden gelagert ist, über den Untersuchungshergang und die kommenden Reizeffekte aufgeklärt ist, die Elektrodenimpedanz und gegebenenfalls das EEG überprüft sind, kann mit der Reizung begonnen werden. Bei visueller und akustischer Reizung ergeben sich in der Regel keine Probleme, bei somatosensorischer Reizung wird die Intensität langsam gesteigert und die sensible Schwellenstärke (Empfinden erster Sensationen) bzw. die motorische Schwellenstärke festgestellt. Wenn das vorverstärkte Signal vor der Mittelung beobachtet werden kann, können artefaktüberlagerte Reizantworten (Schwitzartefakte, Bulbusbewegung, Netzeinstreuung usw.) von der Mittelung ausgeschlossen werden, indem der Mittelungsvorgang unterbrochen und neu begonnen wird. Die Beobachtung der Eingangssignale ist einfach, wenn als Verstärker ein EEG-Gerät benutzt wird oder wenn zwischen Verstärker und Mittelungsgerät ein Oszillograph geschaltet ist. Es ist empfehlenswert, zwei bis drei Durchgänge pro Reizort hintereinander durchzuführen und das gemittelte Signal darzustellen. Dies erleichtert die Erkennung von Kurvenkomponenten, die in fester zeitlicher Beziehung zum Reiz stehend allen drei Kurven gemeinsam sind, von solchen Kurvenkomponenten, die zufällig eingestreut auftreten.

Bei der Ableitung von VEP ist besonders die Fixation des Patienten ständig zu überprüfen. Bei der Ableitung von AEP sollte bei monoauraler Beschallung beim Wechsel von einem Ohr zu dem anderen immer die gleiche Kopfhörerseite benutzt werden, weil die Frequenzverteilung der Klicks in beiden Kopfhörern nicht identisch sein muß.

V. Artefaktbekämpfung

Der erste Schritt ist, die hereinkommenden Signale ständig auf Artefakte zu überprüfen. Bei modernen Geräten wird dies durch eingebaute Artefaktunterdrücker erleichtert. Die häufigsten patientenbedingten Artefaktquellen sind myogene und

Bewegungsartefakte, von apparativer Seite Netzeinstreuungen. Das Auftreten myogener Artefakte verhindert man, indem man die entspannte Lagerung des Patienten während der gesamten Ableitedauer sicherstellt und unnötige Bewegungen beim Patienten verhindert (Zähne zusammenbeißen, Schlucken, Bewegen, Umherschauen). Bei lang dauernden Ableitungen spinaler Potentiale wird die Anwendung eines Sedativums oder eines Schlafmittels empfohlen. Wechselstromeinstreuung geschieht am häufigsten durch Lockerung einer Elektrode oder Austrocknen der Elektroden-Haut-Verbindung. Neben dem charakteristischen Aussehen ist sie häufig daran zu erkennen, daß sie nur in einem Kanal auftritt. Eine häufige Quelle ist eine schlecht sitzende Erdungselektrode. Erster Prüfschritt bei Wechselstromeinstreuung sollte die Elektrodenimpedanz und die Erdungselektrode sein. Sind diese in Ordnung, liegt die Quelle in den elektronischen Geräten. Wenn man die beiden Verstärkereingänge kurzschließt und das Netzbrummen verschwindet, ist das System vom Verstärker bis zum Mittelungsgerät artefaktfrei. Eine schwierig zu beseitigende Quelle von Netzeinstreuungen sind Erdungsschleifen. Diese treten immer dann auf, wenn alle bei der Ableitung miteinander verbundenen Geräte und der Patient nicht in der Reihe an einer gemeinsamen Erdungselektrode angeschlossen sind. (Bei hartnäckigen Problemen siehe die Arbeiten von Wohlbarst 1964, Thompson u. Yarbrough 1967 und Goff 1974.) Alle Kabel zwischen Elektroden und Signalmittelungsgerät sollten gebündelt zerlegt werden, weil es sonst zu einer Phasenverschiebung der allen Elektroden gemeinsamen Signale kommt und damit die Gleichtaktunterdrückung des Verstärkers vermindert und somit das Artefaktniveau erhöht wird.

VI. Kurvenauswertung

Die Auswertung beschränkt sich sinnvollerweise auf den je nach Reizmodalität und Ableiteort unterschiedlich langen Analysezeitraum. Um krankheitsbedingte Latenzerhöhungen nicht zu verpassen, sollten die Analysezeiträume nicht zu eng bemessen werden. Bei der Auswertung werden klassischerweise berücksichtigt: Gipfellatenz, Amplitude und blockierte Ableitung. Von Latenzen und Amplituden auch die Rechts/Links-Differenzen bei homologem Stimulationsort. Verschiedene Autoren beziehen auch die Kurvenform, die Zwischen-Gipfel-Latenz und die Leitungsgeschwindigkeiten mit ein. Jeder Untersucher sollte mit seiner Methodik an einem Normalkollektiv seine Normalwerte bestimmen. Mittelwerte und Standardabweichungen können so bestimmt werden. Da sowohl für SEP, VEP und spinale EP eine Beeinflussung durch Reifung, Alter, Geschlecht und Körpergröße nachweisbar ist, kann bei gezielten Fragestellungen auch ein Kollektiv gesunder Normalpersonen benützt werden, deren Alters- und Geschlechtsverteilung dem untersuchten Kollektiv angeglichen ist. Ideal ist die Bestimmung von Normaldaten, getrennt für Männer und Frauen sowie für junge und alte Probanden. Bei der stellenweise sehr präzisen Latenzmessung spinaler und akustischer EP's kann eine Normalverteilung getrennt nach Körpergröße und Lebensalter wichtig sein.

1. Kriterien

a) Latenz

Bei der EP-Technik werden Gipfellatenzen und nicht Anstieglatenzen gemessen. Als Normalbereich wird häufig der Mittelwert plus/minus 2 Standardabweichungen (SD) benützt (Schramm et al. 1980; Larsson et al. 1966; Goya 1976), in Einzelfällen bis zu 3 Standardabweichungen (Yamada et al. 1978). Die Wahrscheinlichkeit, daß ein Wert eines Normalkollektivs außerhalb dieses Bereiches liegt, beträgt 0,3%, außerhalb des plus/minus 2 SD-Bereiches 4,5%. Die Latenzmessung gestaltet sich durch die Mitdarstellung des Reizartefaktes einfach, bei modernen Geräten problemlos durch den Cursor.

b) Amplituden

Amplituden sind weniger häufig verwendbar, da die Variabilität von Messung zu Messung sowohl beim gleichen Individuum wie auch von Individuum zu Individuum größer ist. Durch die größeren Schwankungsbreiten ergäbe die geforderte Verminderung der Amplituden um mehr als 2 Standardabweichungen unter den Mittelwert häufig nicht mehr darstellbare Amplituden. Wichtig für die Verwertbarkeit der Amplituden (und Latenzen) ist, daß die Seitendifferenz zwischen rechter und linker Ableitung gering ist. Die homologen EP's von beiden Körperhälften verhalten sich beim gleichen Individuum sehr ähnlich, d. h. die Schwankungsbreite von Latenz und Amplituden ist deutlich geringer als von Individuum zu Individuum. Eine relativ geringe Rechts/Links-Differenz kann bereits pathologische Bedeutung haben (Halliday 1978b).

c) Blockierte Ableitung

Die fehlende Darstellung eines evozierten Potentials (Synonyme: blockierte Ableitung, Block, flat response) wird im allgemeinen als Kriterium abnormaler SEP verwendet. Bei niedrigamplituden EP's oder bei deformierten EP's kann die Entscheidung schwierig sein. Hilfe wird durch die Wiederholung des Mittelungsvorganges und Übereinanderschreiben der Kurven gegeben oder durch eine Null-Reizung-Mittelung: hierbei wird der Reizgenerator ohne wirksamen Reizausgang, jedoch mit einem wirksamen Triggersignal betrieben. Effektiv wird so nur das an der Ableitungselektrode aufgefangene Rauschen zusammen mit der nicht reizabhängigen Spontanaktivität gemittelt. Ist die so erhaltene Amplitudenhöhe genauso hoch wie die der zur Debatte stehenden Reizantwortkurve, sollte letztere nicht verwendet werden.

d) Kurvenform

Da eine zuverlässig nachvollziehbare Beurteilung von Veränderungen der Kurvenform schwierig ist, wird sie von vielen Autoren in die Beurteilung nicht mit einbezogen. Die Verbreiterung des Hauptkomplexes bei der frühen SEP-Komponente mit gleichzeitiger Amplitudenminderung ist als Kriterium beschrieben worden (Namerow 1972; Giblin 1964; Schramm u. Hashizume 1977). Komplizierte Indizes wie z.B.

Verhältnis Amplitude 1 zu Amplitude 2 haben sich noch nicht durchgesetzt (Takagi u. Kobayashi 1975).

E. Aufbau eines EP-Meßplatzes

Um in Klinik und Praxis einen EP-Meßplatz erfolgreich aufzubauen, bedarf es mehrerer Voraussetzungen: Das wichtigste ist ein engagierter ärztlicher Mitarbeiter mit ausreichender Zeit sowie eine technische Hilfskraft. Weiterhin sollten ausreichende Mittel für die Beschaffung eines guten Gerätes sowie passende Räumlichkeiten zur Verfügung stehen.

I. Personelle Ausstattung und Räumlichkeiten

Als personelle Mindestausstattung muß ein ärztlicher Mitarbeiter und eine technische Hilfskraft gelten. Je nachdem, ob die Ausrichtung mehr auf wissenschaftliche Fragestellungen oder Routine abhebt, kann der ärztliche Mitarbeiter sich den ganzen Tag oder halbtags dem EP-Arbeitsplatz widmen. Als technische Hilfskraft dürfte ein(e) EEG-Assistent(in) am besten geeignet sein. Die idealen räumlichen Voraussetzungen sind beim Vorhandensein von mindestens 3 Räumen gegeben, ein kleiner Archivraum, ein Arztzimmer mit Stellmöglichkeit für einen Schreibtisch, Bücherregal und eine Untersuchungsliege, sowie den Meßraum. Der Meßraum sollte groß genug sein, um bettlägerige Patienten im Bett aufnehmen zu können, daneben muß genügend Platz vorhanden sein, um die Apparate aufzustellen und um am sitzenden Patienten Elektroden anlegen zu können. Der Raum sollte vorzugsweise abdunkelbar sein und eine Klimaregulierung erlauben, um über das Jahr zu krasse Temperaturschwankungen zu vermeiden. Die elektromagnetische Isolierung des Meßraumes wäre ideal.

II. Ausstattung

Der Meßraum sollte einen Untersuchungsstuhl haben, der in eine Untersuchungsliege umgewandelt werden kann. Zwischen dem Stellplatz der Untersuchungsliege bzw. dem Untersuchungsbett und dem Arbeitsplatz der TA sollte das Signalmittelungsgerät Aufstellung finden. In unmittelbarer Nähe soll sich der Stellplatz für die täglich gebrauchten Utensilien (Elektroden, Kabel, Elektrolytpasten usw.) befinden. Ein Waschbecken im Untersuchungsraum ist unbedingt notwendig. Ein Mittlungsgerät mit 4 Kanälen ist sinnvoll, Stimulationsgeräte für somatosensorische, visuelle und auditorische Stimulation ergeben eine sinnvolle Grundausstattung. Geräte mit eingebautem Ohm-Meter und eingebauter Artefaktunterdrückung sind praktisch. Die Anzahl der Analysezeiträume pro Kanal sollte mindestens 256 betragen. Die Wahlmöglichkeit der Analysezeiträume sollte bis 10 ms herunter und bis zu 500 ms hoch gehen. Die Vorverstärker sollten eine hohe Gleichtaktunterdrückung aufweisen, eine hohe Eingangsimpedanz, einen großen Verstärkungsfaktor und die Wahlmöglichkeit der Grenzfrequenzen so vorgegeben haben, daß alle Modalitäten mit den dazu passenden Grenzfrequenzen abgeleitet werden können.

III. Ableitungsroutine

Das Erlernen der Artefaktbekämpfung und die routinierte Artefaktbeseitigung ist erforderlich. Sowohl technisches als auch ärztliches Personal sollten den Ablauf der Ableitungsroutine aller angewendeten Modalitäten sicher beherrschen. Die Beurteilung pathologischer EP-Daten setzt die Schaffung einer laboreigenen Datenbasis voraus. Für jede Modalität und jeden Reizort muß eine ausreichend große Anzahl von Untersuchungen bei gesunden Personen durchgeführt werden, gegebenenfalls nach Alter, Geschlecht und Körpergröße getrennt, um gute Normalwerte für den laboreigenen Standard zu erhalten.

IV. Datenarchivierung

Die Archivierung der EP-Kurven sollte vorzugsweise (soweit technisch möglich) auf elektromagnetischen Medien erfolgen. Die zusätzliche Archivierung graphisch oder photographisch wiedergegebener EP-Kurven kann sich auf interessante Kurven beschränken. Bei ausschließlicher Archivierung mittels graphischer oder photographischer Wiedergabetechniken wird bald ein großer Raumbedarf eintreten. Neben den Kurven müssen selbstverständlich die dazugehörigen Reiz- und Ableiteparameter registriert werden.

Die sorgfältige Registrierung der klinischen und anamnestischen Daten ist unerläßlich. Die gleichzeitige Führung eines kalendarisch geordneten Fallregisters sowie eines alphabetisch geordneten Registers ist Minimalvoraussetzung. Sehr nützlich ist die gleichzeitige Führung eines diagnoseorientierten Registers.

Literatur

Abbruzzese M, Favale E, Leandri M, Ratto S (1979) New subcortical components of the cerebral somatosensory evoked potential in man. Acta Neurol Scand 58:325–332

Allison T, Goff WR, Williamson PD, Van Gilder JC (1980) On the neural origin of early components of the human evoked potential. In: Desmedt JE (ed) Clinical uses of cerebral brainstem and spinal somatosensory evoked potentials. Karger, Basel, pp 51–68

Anziska B, Cracco RQ (1980) Short latency somatosensory evoked potentials: studies in patients with focal neurological disease. Electroencephalogr Clin Neurophysiol 49:227–239

Arden GB, Bodis-Wollner J, Halliday AM, Jeffreys A, Kulikowski JJ, Spekreijse H, Regan D (1977) Methodology of patterned visual stimulation. In: Desmedt J (ed) Visual potentials in man: New developments. Clarendon Press, Oxford, pp 3–15

Baust W, Ilsen HW, Jörg J, Wambach G (1972) Höhenlokalisation von Rückenmarksquerschnittssyndromen mittels corticaler Reizantwortpotentiale. Nervenarzt 43:292–304

Baust W, Jörg J, Lang J (1974) Somatosensorische kortikale Reizantwortpotentiale bei adäquater Reizung und neurologische Erkrankungen mit spezifischen Sensibilitätsstörungen. EEG-EMG 5:31–39

Chiappa KH, Choi KH, Young RR (1980) Short latency somatosensory evoked potentials following median nerve stimulation in patients with neurological lesions. In: Desmedt JE (ed) Prog Clin Neurophysiol, vol 7. Karger, Basel, pp 264–281

Clark DL, Rosner BS (1973) Neurophysiological effects of general anesthetics: I. The electro-encephalogram and sensory evoked responses in man. Anesthesiology 38:564–581

Cooper R, Osselton JW, Shaw JC (1974) Electroencephalographie. Fischer, Stuttgart

Cracco RQ, Bickford RG (1968) Somatomotor and somatosensory evoked responses. Arch Neurol 18:52–68

Cracco RQ (1972) Traveling waves of the human scalp-recorded somatosensory evoked responses. Electroencephalogr Clin Neurophysiol 33:557–566

Cracco JB, Cracco RQ (1975) Spinal evoked response in infants and children. Neurology (Minneap) 25:379–386

Cracco RQ, Cracco JB (1976) Somatosensory evoked potential in man: Far field potentials. Electroencephalogr Clin Neurophysiol 41:460–466

Cracco RQ, Evans B (1978) Spinal evoked potential in the cat: Effects of asphyxia, strychnine, cord section and compression. Electroencephalogr Clin Neurophysiol 44:187–201

Cusick JF, Myklebust J, Larson SJ, Sances A (1978) Spinal evoked potentials in the primate: Neural substrate. J Neurosurg 49:551–557

Cusick JF, Myklebust J, Larson SJ, Sances A (1979) Spinal cord evaluation by cortical evoked responses. Arch Neurol 36:140–143

Dafny N (1978) Neurophysiological approach as a tool to study the effects of drugs on the central nervous system: Dose effect of Pentobarbital. Exp Neurol 59:263–274

Dafny N, Rigor BM (1978a) Dose effects of ketamine on photic and acoustic field potentials. Neuropharmacology 17:851–862

Dafny N, Rigor BM (1978b) Neurophysiological approach as a tool to study the effects of drugs on the central nervous system: Dose effect of ketamine. Exp Neurol 59:275–285

Desmedt JE, Noël P (1973) Average cerebral evoked potentials in the evaluation of lesions of the sensory nerves and of the central somatosensory pathway. In: Desmedt JE (ed) New developments in electromyography and clinical neurophysiology. Karger, Basel, pp 352–371

Desmedt JE, Brunko E, Debecker J, Carmeliet J (1974) The system bandpass required to avoid distorsion of early components when averaging somatosensory evoked potentials. Electroencephalogr Clin Neurophysiol 37:407–410

Desmedt JE (1979) Somatosensory evoked potentials in man: Maturation, cognitive parameters and clinical uses in neurological disorders. In: Lehmann D, Callaway E (eds) Human evoked potentials, applications and problems. Plenum Press, New York, pp 83–103

Desmedt JE, Cheron G (1980) Somatosensory evoked potentials to finger stimulation in healthy octogenarians and in young adults: wave forms, scalp topography and transit times and frontal components. Electroencephalogr Clin Neurophysiol 50:404–425

Desmedt JE, Cheron G (1981) Prevertebral (oesophageal) recording of subcortical somatosensory evoked potentials in man: the spinal P13 component and the dual nature of the spinal generators. Electroencephalogr Clin Neurophysiol 52:257–275

Donchin E, Callaway E, Cooper R, Desmedt JE, Goff WR, Hillyard SA, Sutton S (1977) Publication criteria for studies of evoked potentials: report of a committee. In: Desmedt JE (ed) Progress in clinical neurophysiology, vol I. Karger, Basel, pp 1–11

Dorfman LJ, Perkash I, Bosley TM, Cummins KL (1980) Use of cerebral evoked potentials to evaluate spinal somatosensory function in patients with traumatic and surgical myelopathies. J Neurosurg 52:654–660

Ducker TB, Salcmann M, Perot PL, Ballantine D (1978) Experimental spinal cord trauma. I. Correlation of blood flow, tissue oxygen and neurologic status in the dog. Surg Neurol 10:62–65

El-Negamy E, Sedgwick EM (1978) Properties of a spinal somatosensory evoked potential recorded in man. J Neurol Neurosurg Psychiatry 41:762–768

Ertekin C, Mutlu R, Sarica Y, Uckardesler L (1980) Electrophysiological evaluation of the afferent spinal roots and nerves in patients with conus medullaris and cauda equina lesions. J Neurol Sci 48:419–433

Giblin DR (1964) Somatosensory evoked potentials in healthy subjects and in patients with lesions of the nervous system. Ann NY Acad Sci 112:93–142

Goff WR (1974) Electroencephalography and human brain potentials. In: Thompson RF (ed) Methods in physiological psychology, vol I, part B. Academic Press, New York London, pp 102–157

Goff WR, Williamson PD, Van Gilder JC, Allison T, Fisher TC (1980) Neural origins of long latency evoked potentials recorded from the depth and from the cortical surface of the brain in man. In: Desmedt JE (ed) Clinical uses of cerebral brainstem and spinal somatosensory evoked potentials. Karger, Basel, pp 126–145

Goya T (1976) Diagnostic significance of the evoked electrical responses in neurological diseases. I. Somatosensory evoked responses. Kumamoto Med J 29:187–200

Grundy BL, Jannetta PJ, Procopio TP, Lina A, Boston JR, Doyle E (1981) Intraoperative monitoring of brain-stem auditory evoked potentials. J Neurosurg 57:674–681

Grundy BL (1982) Monitoring of sensory evoked potentials during neurosurgical operations: methods and applications. Neurosurgery 11:556–575

Halliday AM (1978) Clinical applications of evoked potentials. In: Matthews WB, Glaser GH (eds) Recent advances in clinical neurology. Churchill Livingstone, Edinburgh, pp 47–74

Halliday AM (1982) The visual evoked potential in healthy subjects. In: Halliday AM (ed) Evoked potentials in clinical testing. Churchill Livingstone, Edinburgh London Melbourne, pp 71–120

Happel LT, LeBlanc HJ, Kline DG (1975) Spinal cord potentials evoked by peripheral nerve stimulation. Electroencephalogr Clin Neurophysiol 38:349–354

Hecox K, Galambos R (1974) Brain stem auditory evoked responses in human infants and adults. Arch Otolaryng 99:30–33

Hoke M (1979) Appendix: towards a uniform nomenclature of brain stem evoked responses. Scand Audiol Suppl 11:115–117

Hughes JR, Fino J, Gagnon L (1981) The importance of phase of stimulus and the reference recording electrode in brain stem auditory evoked potentials. Electroencephalogr Clin Neurophysiol 51:611–623

Iragui VJ (1984) The cervical somatosensory evoked potential in man: Farfield, conducted and segmental components. Electroencephalogr Clin Neurophysiol 57:228–235

Jarvis MJ, Lader MH (1970) The effects of N_2O on reaction time and cerebral evoked potentials. Brit J Pharmacol 39:254–255

Jasper HH (1958) The ten-twenty electrode system of the international Federation. Electroencephalogr Clin Neurophysiol 10:371–375

Jones SJ, Small DG (1978) Spinal and subcortical evoked potentials following stimulation of the posterior tibial nerve in man. Electroencephalogr Clin Neurophysiol 44:299–306

Jones SJ (1982) Somatosensory evoked potentials: the abnormal waveform. In: Halliday AM (ed) Evoked potentials in clinical testing. Churchill Livingstone, Edinburgh London Melbourne New York, pp 429–470

Jörg J (1977) Die elektrosensible Diagnostik in der Neurologie. Schriftenreihe Neurologie. Springer, Berlin

Jörg J (1982) Die Bedeutung der somatosensiblen evozierten Potentiale (SEP). In: Struppler A (Hrsg) Elektrophysiologische Diagnostik in der Neurologie. Thieme, Stuttgart New York

Jörg J, Düllberg W, Koeppen S (1982) Diagnostic value of segmental somatosensory evoked potentials in cases with chronic progressive para- or tetraspastic syndromes. In: Courjon J, Maugière F, Revol M (eds) Clinical applications of evoked potentials in neurology. Raven Press, New York, pp 347–358

Kriss A (1982) Setting up an evoked potential (EP) laboratory. In: Halliday AM (ed) Evoked potentials in clinical testing. Churchill Livingstone, Edinburgh London

Kritchevsky M, Wiederholt WC (1979) Short-latency somatosensory evoked potentials. Arch Neurol 35:706–711

Larsson SJ, Sances A, Christenson PC (1966) Evoked somatosensory potentials in man. Arch Neurol (Chic) 15:88–93

Lowitzsch K (1983) Visuell evozierte Potentiale. In: Lowitzsch K, Maurer K, Hopf HC (eds) Evozierte Potentiale in der klinischen Diagnostik. Thieme, Stuttgart New York

Matsukado Y, Yoshida M, Goya T, Shimoji K (1976) Classification of cervical spondylosis or disc protrusion by preoperative evoked spinal electrogram. Follow-up study. J Neurosurg 44:435–441

Matthews WB, Small DG (1979) Serial recording of visual and somatosensory evoked potentials in multiple sclerosis. J Neurol Sci 40:11–21

Meienberg OL, Kutak L, Smolenski C, Ludin HP (1979) Pattern reversal evoked cortical responses in normals. J Neurol 22:81–93

Mueller-Jensen A, Zschocke S, Dannheim F (1981) VER analysis of the chiasma syndrome. J Neurol 225:33–40

Namerow NS (1972) The pathophysiology of multiple sclerosis. In: Wolfgram F, Ellison GE, Stevens JG, Andrews JM (eds) Multiple sclerosis, immunology, virology and ultrastructure. Academic Press, New York, pp 143–162

Noël P, Desmedt JE (1980) Cerebral and far-field somatosensory evoked potentials in neurological disorders involving the cervical spinal cord, brain-stem, thalamus and cortex. In: Desmedt JE (ed) Clinical uses of cerebral brain-stem and spinal somatosensory evoked potentials. Karger, Basel, pp 205–230

Norton AC, Kruger L (1973) The dorsal column system of the spinal cord. A review. Brain information service. University of California, Los Angeles

Patton HD (1965) Properties of spinal tracts. In: Ruch TC, Woodbury JD, Tone AL (eds) Neurophysiology. Saunders, Philadelphia, pp 73–85

Perot PL (1976) Somatosensory evoked potentials in the evaluation of patients with spinal cord injury. In: Morley TP (ed) Current controversies in neurosurgery. Saunders, Philadelphia London Toronto, pp 160–167

Regan D (1975) Evoked potentials in psychology, sensory physiology and clinical medicine. Chapman & Hall, London

Riffel B, Stöhr M, Petruch F, Ebensperger H, Scheglmann K (1982) Somatosensory evoked potentials following tibial nerve stimulation in multiple sclerosis and space-occupying spinal cord diseases. In: Courjon J, et al (eds) Clinical applications of evoked potentials in neurology. Raven Press, New York, pp 493–500

Sances AJR, Larson SJ, Cusick JF, Myklebust J, Ewing CL, Jodat R, Ackmann JJ, Walsh P (1979) Early somatosensory evoked potentials. Electroencephalogr Clin Neurophysiol 45:505–514

Scarff TB, Toleikis JR, Bunch WH, Parrish S (1979) Dermatomal somatosensory evoked potentials in children with myelomeningocele. Z Kinderchir 28:384–387

Schramm J, Hashizume K (1977) Somatosensory evoked potentials (SEP) in patients with peripheral, spinal and supraspinal lesions of the sensory system. Adv Neurosurg 4:250–256

Schramm J, Oettle GJ, Pichert T (1980) Clinical application of segmental somatosensory evoked potentials (SEP)—experience in patients with non-space occupying lesions. In: Barber C (ed) Evoked potentials. MTP-Press, Leicester, pp 455–465

Schramm J (1981) Veränderungen somatosensibler Reizantwortpotentiale bei progredienter Rückenmarkskompression. Habilitationsschrift, Freie Universität Berlin

Shea DE, Dustmann RE (1980) The pattern reversal evoked potential: The need for laboratory norms. Am J EEG Techn 20:185–200

Shimoji K, Matsuki M, Shimizu H (1977) Wave-form characteristics and spatial distribution of evoked spinal electrogram in man. J Neurosurg 46:304–313

Shimoji K, Shimizu H, Maruyama Y (1978) Origin of somatosensory evoked responses recorded from the cervical skin surface. J Neurosurg 48:980–984

Small DG, Beauchamp M, Matthews WB (1980) Subcortical somatosensory evoked potentials in normal man and in patients with central nervous system lesions. In: Desmedt JE (ed) Progr Clin Neurophysiol. Karger, Basel, pp 190–204

Stockard JE, Stockard JJ, Westmoreland BF, Corfits JL (1979) Brainstem auditory-evoked responses. Normal variation as a function of stimulus and subject characteristics. Arch Neurol 36:823–831

Stöhr M, Dichgans J (1982) Somatosensible Reizantworten (SEP) von Gehirn und Rückenmark. In: Stöhr M, Dichgans J, Diener HC, Buettner UW (Hrsg) Evozierte Potentiale. Springer, Berlin Heidelberg New York

Sudo N (1980) Clinical application of the evoked spinal cord potentials in cervical lesions. Nippon Seikigeka Gakkai Zasshi 54:1649–1659

Takagi G, Kobayashi H (1975) The somatosensory evoked potentials with lesions of the spinal cord and peripheral nerve. Clin Electroencephalogr (Osaka) 17:678–684

Terao N, Nomura N, Kurihara T, Tawara S, Morimoto K, Araki S (1977) Somatosensory cerebral evoked response in the diagnosis of the spinal cord and the peripheral nerve lesions. Clin Electroencephalogr (Osaka) 19:383–388

Thompson NP, Yarbrough RB (1967) The shielding of electroencephalographic laboratories. Psychophysiology 4:244–248

Valverde F (1966) The pyramidal tract in rodents. A study of its relations with the posterior column nuclei dorsolateral reticular formation of the medulla oblongata and cervical spinal cord. Z Zellforsch 71:297–363

Walberg F (1957) Corticofugal fibres to the nuclei of the dorsal columns. An experimental study in the cat. Brain 80:273–287

Walter WG (1975) Evoked response. In: Van Leewen WS, Lopes da Silva FH, Kamp A (eds) Handbook of electroencephalography and clinical neurophysiology: Evoked responses, vol 8A. Elsevier, Amsterdam, pp 20–32

Woodbury JW (1965) Potentials in a volume conductor. In: Ruch TC, Patton HD, Woodbury JD, Tone AL (eds) Neurophysiology. Saunders, Philadelphia, pp 85–91

Wolbarsht ML (1964) Interference and its elimination. In: Nasfuk WL (ed) Physical techniques in biological research, vol 5. Electrophysiological methods, part A. Academic Press, New York, pp 353–372

Yamada T, Kimura J, Young S, Powers M (1978) Somatosensory evoked potentials elecited by bilateral stimulation of the median nerve and its clinical application. Neurology (Minneap) 28:218–223

Kapitel 2

SEP – Diagnostik in der Neurologie

J. Jörg

Einleitung	34
A. Pathophysiologie der Erregungsleitung	35
B. Methodik	37
I. Technische Voraussetzungen	37
II. Durchführung der Untersuchung	38
C. SEP-Normalbefunde	43
I. SEP nach Armnervenstimulationen	43
II. SEP nach Beinnervenstimulation	46
III. SEP nach Dermatom-, Haut- oder Trigeminusstimulation	48
IV. Krankheitsunabhängige SEP-Beeinflussungen	50
1. Methodische Veränderungen	51
2. Vigilanzabhängige Einflüsse	51
3. Exogene Einflüsse	51
4. Individuelle Einflüsse	52
V. Kriterien der SEP-Befundung	53
D. SEP bei Erkrankungen des peripheren oder zentralen Nervensystems	54
I. Erkrankungen des peripheren Nervensystems	54
1. Umschrieben lokalisierte Nervenläsionen (traumatisch, Kompressionssyndrome), Systemerkrankungen und Polyneuropathien	55
2. Plexus-Paresen	57
3. Wurzelsyndrome	59
II. Encephalomyelitis disseminata	61
III. Rückenmarkserkrankungen	67
IV. Cerebrale Erkrankungen	74
1. Hirnstammerkrankungen	75
2. Thalamuserkrankungen	76
3. Hirninfarkte	78
4. Raumforderungen	78
5. Epilepsien	79
6. Residuale oder degenerative Erkrankungen	80
7. Bewußtseinsstörungen und Hirntod	81
E. SEP als Funktionsprüfung von Therapiemaßnahmen	82
I. Konservative Therapiemaßnahmen	82
II. Operative Maßnahmen	83
F. Würdigung der Ergebnisse, Grenzen der SEP und zukünftige Entwicklung	84
G. Normalwerttabellen	86
Literatur	89

Evozierte Potentiale in der Praxis
Herausgegeben von J. Schramm
© Springer-Verlag Berlin Heidelberg 1985

Einleitung

Sensible Hautreize rufen beim gesunden Menschen im wachen Zustand eine Sinneswahrnehmung hervor; neurophysiologisch führen sie zu einer Änderung der bioelektrischen Hirnaktivität und zum Auftreten sensibler Aktionspotentiale von Nerv und Rückenmark. Die Registrierung dieser somatosensibel bzw. somatosensorisch evozierten Potentiale (SEP) war erstmalig Dawson 1947 bei einer Myoklonusepilepsie gelungen. Mit moderner Untersuchungstechnik erlauben die SEP-Ableitungen heute, Leitung und Verarbeitung sensibler Sinnesreize im peripheren und zentralen afferenten System objektiv zu messen. Die Bedeutung der SEP-Diagnostik liegt dabei in der Objektivierung von Sensibilitätsstörungen oder dem Nachweis klinisch latenter Läsionen im afferenten System.

Die topische Zuordnung einer Läsion des sensiblen Systems („Etagendiagnostik") ist dadurch möglich, daß sich nach Elektrostimulation eines Nerven oder Hautdermatoms nicht nur über dem corticalen Primärfeld oder dem peripheren Nerven bzw. Plexus, sondern auch spinal und vom Hirnstamm eine typische Folge von SEP-Komponenten erhalten läßt. Die objektive Analyse hängt dabei von einer präzisen Relation einzelner anatomischer Strukturen zu bestimmten SEP-Spitzen ab, da die SEP's der einzelnen Ableiteorte von unterschiedlichen Strukturen generiert werden.

Abgesehen von der multilokulären Ableitungstechnik wird das sensible System auch durch die Reizung mehrerer Nervenstämme oder Hautsegmente neurophysiologisch erfaßt. Eine cerebrale Funktionsprüfung ist bei Anwendung von Einzel- und Doppelreizen mit Bestimmung der Refraktärperiode möglich. So besteht beim somatosensorischen System im Gegensatz zu den übrigen Sinnesmodalitäten die Möglichkeit, durch Vergleich zwischen dem Afferenzpotential des von einem gereizten Hautareal ableitenden sensiblen Nerven und dem über der kontralateralen Hemisphäre auftretenden Reizantwortpotential einen Einblick in die Funktionstüchtigkeit des sensiblen Systems zu erhalten. Läsionen des afferenten Systems, die peripher neurogen, spinal oder zerebral lokalisiert sein können und die in der Mehrzahl mit subjektiven und objektiven Sensibilitätsstörungen einhergehen, führen zum Auftreten pathologischer oder fehlender SEP's.

Gerade zur Klärung von Sensibilitätsstörungen bzw. klinisch latenten Affektionen im afferenten System ist aber eine Methode zur Befundergänzung oder Befundobjektivierung in der neurologischen Diagnostik erwünscht, da hier oft das Untersuchungsergebnis sowohl von der Mitarbeit des Patienten als auch von der Qualität des Untersuchers und seiner Geduld und Exaktheit bei der Erhebung der Befunde bestimmt werden.

Das vorliegende Kapitel soll Wertigkeit und Grenzen der SEP-Diagnostik bei nervalen, radikulären, spinalen und corticalen Prozessen aufzeigen und dabei dem Leser vor Augen führen, wie aus der Art der SEP-Veränderungen auf die Funktionstüchtigkeit des geprüften peripheren Organs, auf das erfaßte afferente Leitungssystem oder auf eine adäquate bzw. gestörte Reizverarbeitung der corticalen Neurone geschlossen werden kann. Nach Darstellung der pathophysiologischen Grundlagen werden die Methodik, Normalbefund und anschließend typische SEP-Muster bei den einzelnen Krankheitsbildern beschrieben. Auf die Aussagekraft und Gren-

Tabelle 2.1. Bedeutung der SEP

---
1. Objektivierung von Sensibilitätsstörungen
2. Nachweis latenter Störungen im afferenten System („Funktionsdiagnostik")
3. Topische Zuordnung einer Läsion („Lokalisations- bzw. Etagendiagnostik")
4. Nachweis von psychogenen Sensibilitätsstörungen
5. Anwendung in Gutachtenfragen
---

zen dieser jetzt 10 Jahre alten klinischen Untersuchungsmethode (Tabelle 2.1) wird anhand eigener exemplarischer Beispiele hingewiesen.

A. Pathophysiologie der Erregungsleitung

Auf die Anatomie des somatosensorischen Systems ist in Kapitel 1 ausreichend eingegangen worden. Hinsichtlich der Physiologie des Ruhe- oder Membranpotentials bei der Reizung der Rezeptororgane des Aktionspotentials und der fortgeleiteten Aktionspotentiale sei gleichfalls auf Kapitel 1 verwiesen. Bevor ich die Pathophysiologie der Impulsleitung kurz beschreibe, soll zur normalen Impulsfortleitung und der Übermittlung frequenter Impulsfolgen kurz Stellung genommen werden.

Die Schnelligkeit der *Impulsfortleitung* wird durch die Dicke der als Isolator wirkenden Myelinscheide bestimmt. So ist die periphere NLG einer markhaltigen Faser bis zu 20mal größer als die einer marklosen Faser gleichen Durchmessers.

Mit zunehmender Reizstromstärke wird eine ansteigende Zahl von Nervenfasern rekrutiert, bis die Summe der Einzelpotentiale aller Nervenfasern das Gesamtpotential ergibt. Dieses Gesamtpotential wird bei supramaximaler Reizstärke erreicht.

Das SEP vom Erb'schen Punkt erfaßt z.B. bei distaler Reizung eines gemischten Nervenstammes (N. medianus) neben den Neuriten der antidrom leitenden Alphamotorneuronfasern die kutanen und subkutanen Fasern für protopathische Qualitäten sowie die propriozeptiven Muskelafferenzen von den Golgiorganen und Muskelspindeln, die zur Gruppe der raschest leitenden Fasern gehören. Bei der Hautstimulation werden etwas längere SEP-Latenzen erhalten, da Muskelafferenzen von Muskelspindeln am schnellsten leiten und diese hierbei nicht mitstimuliert werden. Die schnellsten Anteile des corticalen SEP stammen von den Muskelafferenzen (Gruppe I) (Burke et al. 1981).

Neben der Leitgeschwindigkeit ist für die Nervenfasern auch die Fähigkeit zur *Übermittlung frequenter Impulsfolgen* (trains bzw. Doppelreize) funktionell bedeutsam, da schnelleitende Fasern wegen ihrer kürzeren Refraktärperiode imstande sind, bei kleinen Doppelreizintervallen noch mit einer Antwort auf den 2. Reiz zu reagieren bzw. höherfrequente Impulsserien fortzuleiten (Paintal 1978).

Die Reaktionsstärke eines komplexen neuronalen Systems auf einen Extrareiz wird cortical im wesentlichen von der Zahl der aktivierten Einheiten und vom Zeitgang der individuellen Reizantworten bestimmt (Speckmann u. Caspers 1973). Dabei veranlaßt der Extrareiz eine bestimmte Gruppe corticaler Neurone, ihr Potential simultan in jeweils gleicher Richtung zu ändern, wobei Amplitude und

Steilheit der corticalen Reizantwortpotentiale (SEP) mit der Zahl der aktivierten Einheiten zunehmen. Die corticalen SEP stellen dabei eine Funktionsprüfung der jeweiligen sensorischen Leitungsbahn dar und erlauben Rückschlüsse auf deren Funktionsfähigkeit.

Bei der *Pathophysiologie der Impulsleitungen* unterscheidet man Veränderungen durch demyelinisierte Axone und Impulsleitungsstörungen bei Axondegenerationen. *Demyelinisation* an markhaltigen Axonen reicht von diskreten paranodalen Läsionen bis hin zum Verschwinden der Markscheide über ganze Internodien hinweg. Primär tritt die Demyelinisierung häufig in der Paranodalregion ein, wobei bereits geringgradige paranodale Veränderungen zu Impulsleitungsstörungen führen können. Dabei scheinen Demyelinisierungen im peripheren und im zentralen Nervensystem zu identischen funktionellen Auswirkungen zu führen, da hochgradige Demyelinisierungen immer zum Leitungsblock führen, geringere Veränderungen aber eine Verzögerung, Dispersion oder Amplitudenminderung des kranial der Läsion abgeleiteten SEP zur Folge haben (Lehmann u. Ule 1964). Demyelinisierte Nervenfasern sind auch nicht mehr dazu imstande, Impulsserien („trains") oder Doppelreizfolgen ohne Erhöhung der Refraktärperiode zu übermitteln. Die Impulsleitungsgeschwindigkeit hängt dabei immer sowohl von der Axonbeschaffenheit als auch von metabolischen und Temperatureinflüssen ab.

Die Impulsleitungsstörungen auf dem Boden einer Demyelinisierung sind bei der multiplen Sklerose durch Nachweis einer isolierten Leitungsverzögerung am deutlichsten erkennbar. Klinisch machen sie sich durch Störungen des Vibrationsempfindens immer dann bemerkbar, wenn intermittierende Impulsblockierungen nachweisbar sind und die Refraktärperiode verlängert ist.

Variationen der klinischen Symptomatik, z. B. in Abhängigkeit von körperlichen Belastungen (Uthoff'sche Zeichen), sind bei der MS charakteristisch; dieses Fluktuieren der Symptomatik erklärt sich aus der Abhängigkeit der Impulsleitung in demyelinisierten Axonen von der Stoffwechselsituation und von der Körpertemperatur und macht sich elektrosensibel durch Schwankungen der SEP's oder VEP's bemerkbar.

Weitere Charakteristika der Entmarkungserkrankungen sind die Remissionstendenz, neuroanatomisch als Remyelinisation korrelierbar. Mit der Remyelinisierung kommt es zu einer progredienten Leitgeschwindigkeitsbeschleunigung, im zentralen sensiblen System entsprechend zu einer Interpeakverkürzung. Bei der MS tritt die Interpeakverkürzung dann auf, wenn die Oligodendrogliazellen eine Remyelinisierung bewirkt haben. Es darf aber nicht jede Latenzverkürzung im Anschluß an einen MS-Schub als Zeichen einer Remyelinisierung gedeutet werden, weitere Erklärungsmöglichkeiten sind auch Rückbildung einer ödembedingten Nervenfaserkompression oder auch die Anpassung des Gehirns (Adaptation) an die gestörte Informationsübertragung.

Die Störungen der Impulsleitung in demyelinisierten Axonen führen im Extremfall zu einem Leitungsblock mit SEP-Verlust; eine Impulsblockierung nur in einem Teil der sensiblen Fasern führt zu Latenzzunahmen, Amplitudenminderungen und Desynchronisation. Dabei ist die Latenzzunahme durch die verlangsamte Leitgeschwindigkeit in den demyelinisierten Axonen zu erklären, die Amplitudenreduktion kommt durch einen Ausfall eines großen Teils der jeweiligen Leitungsbahnen zustande.

Bei *Axondegenerationen ohne primäre Demyelinisation* ist die Impulsleitung zunächst nur durch eine progrediente Amplitudenreduktion gestört, die Leitgeschwindigkeit bleibt aber unverändert. Solche Axondegenerationen findet man bei metabolischen oder toxischen Einflüssen (Urämie, Fehlernährung, Medikamente, Alkohol). Auch Krankheitsbilder mit neuronaler Degeneration (z. B. der neuronale Typ der neuralen Muskelatrophie, spinale Muskelatrophien) gehen mit einer Amplitudenreduktion und einer allenfalls nur leichten Verlangsamung der Impulsleitung einher. Verlangsamungen sind dann durch den bevorzugten Ausfall der schnelleitenden dicken Axone bedingt. Ähnliche Verhältnisse der Axondegeneration sind auch im ZNS anzutreffen, z. B. bei der Triorthokresylphosphatvergiftung (McDonald u. Robertson 1972).

B. Methodik

Ursache von Fehlbestimmungen können Abweichungen in den apparativen Voraussetzungen, in der technischen Durchführung oder in der Auswertung sein.

I. Technische Voraussetzungen

Zu unserer *Grundausrüstung* gehören 3 Verstärker, 2 Mittelwertbildner (Averager), optische (Oszillograph) und akustische (Lautsprecher) Wiedergabeeinheit, 1 Schreibsystem und eine Stimulationseinheit. Die Verstärker haben eine Empfindlichkeit von 5 µV, die Reizgeräte können Einzelimpulse (Rechteckimpulse) mit einer Dauer zwischen 0,1 und maximal 1 ms abgeben, in der Mehrzahl der Fälle verwenden wir eine Stimulation mit 0,2 ms. Die Reizfrequenz muß zwischen 0,1 und 50/s variabel sein, damit auch die in E. II. beschriebenen Ergebnisse nach Verwendung von Impulszügen bzw. Doppelreizen mit verschiedenem Intervall appliziert werden können.

Für die Scalp-SEP verwenden wir differente Nadelelektroden mit definierter freier Oberfläche von 2 mm^2. Als Referenzelektrode wird eine gleiche oder ähnliche Nadelelektrode gelegt (Ableitort s. u.). Zur Oberflächenableitung werden Silberschalenelektroden von einem Durchmesser von 3–6 mm verwendet, wobei das Ankleben mit Kleberingen und der zentralen Eingabe von Elektrolytpaste für nichtbehaarte Hautregionen am schnellsten durchzuführen ist. In behaarten Hautregionen verwenden wir bei kleinen Oberflächenelektroden eine selbstklebende Elektrolytpaste, oder wir kleben mit Kollodium an und geben mit einer Spritze Elektrolytpaste ein.

Reizung von sensiblen Nerven an Fingern oder Zehen können über Ringelektroden mit einem Abstand von 20 mm voneinander durchgeführt werden, bei kurzen Fingern (Kleinkinder etc.) eignen sich auch metalldurchwirkte Fäden oder Pfeifenreiniger. Zur Reizung der Dermatome (Abb. 2.1) dienen runde AgCl-Oberflächenelektroden mit einem Durchmesser von ca. 11 mm. Der Abstand zwischen den Elektroden beträgt etwa 5 cm. Die Erdung erfolgt über großflächige Oberflächenelektroden (Bänder). Die Oberflächenelektroden werden bei der Dermatomreizung gemäß

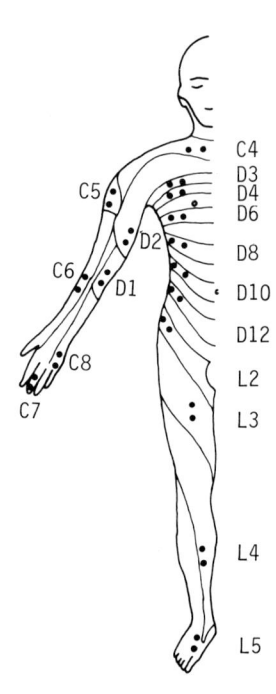

Abb. 2.1. Dermatom-Reizorte

Abb. 2.1 aufgeklebt, bei Nervenstimulation werden die Reizelektroden in Längsrichtung im Abstand von 3–4 cm über dem Nerven angebracht, wobei die Kathode zum Ableiteort hin zu liegen kommt. Vor der Stimulation ist immer die Haut mit Äther oder Alkohol zu entfetten, die Hornhaut ggf. abzuschmirgeln und Kontaktpaste aufzubringen.

II. Durchführung der Untersuchung

Äußere Untersuchungsbedingungen: Der Patient soll in einem geräuscharmen Raum auf einer Liege entspannt ruhen. Für die Cortex-Ableitungen sind die Augen geschlossen zu halten. Er ist angehalten, während der Untersuchung nicht zu schlafen, sich nicht zu bewegen, Unter- und Oberkiefer nicht zusammenzubeißen und ruhig zu atmen. Die Patienten müssen über den Untersuchungsgang genau aufgeklärt werden, um auch dadurch eine möglichst gute Muskelrelaxation zu erlangen. Die Raumtemperatur sollte bei 20–22 Grad liegen. Eine Sedierung zur besseren Artefaktunterdrückung während der Untersuchung ist meist nur dann nötig, wenn über der Brustwirbelsäule die sehr niedrigen spinalen Antwortpotentiale nach N. tibialis- oder N. peronaeus-Stimulation erfaßt werden sollen. Cracco et al. (1980) empfehlen für Erwachsene und ältere Kinder 1–1,5 g Chloralhydrat, kleinere Kinder ab dem 6. Monat bekommen 50 mg/kg Körpergewicht eine Stunde vor der Untersuchung. Statt dessen kann auch 10 mg Diazepam appliziert werden. Für die Medianus-SEP des Nackens ist keine Sedierung notwendig. Die Aufwärmung der gereizten Haut bzw. Nervenstammregionen ist nur dann überflüssig, wenn immer beidseits gereizt und im Seitenvergleich ausgewertet wird.

Stimulationsorte: Die Auswahl der gereizten Dermatome bzw. Nervenstämme richtet sich ebenso wie die Bestimmung der Ableiteorte nach der klinischen Fragestellung. Oft reicht in der Routinediagnostik die *Nervenstammreizung* und die kontralaterale SEP-Ableitung aus. Immer soll beidseitig stimuliert werden. An der oberen Extremität werden der N. medianus am Handgelenk, der N. ulnaris am Handgelenk oder im Sulcus axillaris und als sensibler Nervenstamm die Nn. digiti bzw. der N. radialis-Hautast gereizt. An den unteren Extremitäten hat sich die N. tibialis-Stimulation am Malleolus medialis mit Oberflächenelektroden bei proximal liegender Kathode bewährt; je nach Fragestellung können auch der N. peronaeus am Fibulakopf oder der N. suralis am Malleolus lateralis stimuliert werden. Die Peronaeus-Stimulation wird allerdings oft schlecht toleriert (Jones u. Small 1978). Bei der spinalen SEP-Ableitung, z. B. im Verlauf von Skoliose-Operationen, hat sich die gleichzeitige beidseitige Peronaeus- oder Tibialis-Stimulation bewährt, da dann höhere Amplituden zu erhalten sind (Cracco et al. 1980).

Besteht der Verdacht einer Rückenmarkserkrankung, z. B. ein Querschnittssyndrom, so kann man durch beidseitige Tibialis-Stimulation direkt von den einzelnen Ableiteorten der Wirbelsäule ableiten; in der Erwachsenenneurologie hat sich uns auch die Eingrenzung zwischen geschädigten und gesunden Rückenmarkssegmenten durch die *Dermatomstimulation* bewährt. Dabei wird einerseits die klinisch gefundene Sensibilitätsgrenze berücksichtigt, andererseits wird unmittelbar nach der Reizung jedes Segmentes geprüft, ob das abgeleitete SEP Zeichen einer afferenten Störung erkennen läßt. Die Stimulation im *Trigeminus*areal wird unterschiedlich gehandhabt: Buettner et al. (1980) stimulieren Ober- und Unterlippe am Mundrand gleichzeitig, nur selten auch getrennt, und applizieren mit 2–3facher sensibler Schwelle, so daß es zu keiner M. orbicularis oris-Kontraktion kommt. Wir reizen den 2. und 3. Trigeminusast getrennt in Höhe des Foramen mentalis bzw. infraorbitalis mit 3–4facher sensibler Schwelle.

Reizparameter: Die Nervenstammreizung erfolgt mit der Summe der sensiblen und motorischen Schwelle, bei bewußtlosen Patienten wird die doppelte motorische Schwelle verwandt (Lesser et al. 1979). Diese Stromstärke liegt etwa 4 mA oberhalb der motorischen Schwelle und führt zu einer kräftigen, nie aber schmerzhaften Zuckung der entsprechenden Muskulatur. Wenn es wider Erwarten aber zu einer Schmerzreizung kommt, so ändert sich der SEP-Primärkomplex nicht mehr in seinen Latenzen (Baust et al. 1972; Nan'no et al. 1981). Über der HWS kommt es nach Überschreiten der motorischen Schwelle nur noch zu einem Amplitudenanstieg ohne Latenzverkürzung (Small et al. 1980). Bei der Hautreizung wird eine Stromstärke mindestens der 2fachen, möglichst aber der 3–4fachen sensiblen Schwelle ohne Rechts/Links-Differenz benutzt. Dabei wird der Reiz als starkes Klopfen, nicht aber als Schmerz empfunden, und es darf zu keiner Muskelmitkontraktion kommen. Nur wenn mehr als die 3fache sensible Schwelle, z. B. im Trigeminusgebiet, verwandt wird, tritt eine meist schmerzhafte Muskelkontraktion auf (Buettner et al. 1982). In der Mehrzahl haben sich sowohl bei der Dermatomreizung als auch bei der Trigeminusstimulation die 2–3fache sensible Schwelle als Reizstimulationsstärke bewährt (Buettner et al. 1982; Jörg 1977).

Bei Dermatom- oder Nervenstammreizung muß im klinisch betroffenen Areal immer die Reizstärke der gesunden Seite erreicht werden. Zwischen den beiden Reizelektroden besteht bei der Nervenstammreizung ein Abstand von ca. 3 cm, für die Hautreizung werden AgCl-Oberflächenelektroden verwandt, die an konstanten Stellen innerhalb der spinalen Segmente fixiert werden (Abb. 2.1).

Die Reizfrequenz beträgt für die Nervenstamm- und Hautsegmentreizung bei der corticalen Ableitung 2–3 Hz, bei der Ableitung vom Hirnstamm, Rückenmark oder Plexus 3–5 Hz. Der Rechteckimpuls ist 0,2 ms lang; längere Reizdauern sind nicht zu verwenden, um den Reizeinbruch klein zu halten und nicht cortical nach der „Einantwort" auch eine „Ausantwort" auszulösen (Keidel 1971).

Zwischen Reiz- und Ableiteelektroden soll eine große Erdelektrode liegen, um den Stromfluß zu den Ableiteelektroden zu reduzieren (Picton et al. 1981).

Die Reizparameter sind immer zu dokumentieren und eine Muskelkontraktion wenn, wie bei der gemischten Nervenstammreizung erwünscht, auch zu beschreiben. Burke et al. (1981) haben nämlich aufgezeigt, daß bei der Tibialis-Stimulation die schnellstleitenden Fasern die Muskelafferenzen der Muskelspindeln (Gruppe I) sind und daher bei der alleinigen Stimulation von Haut oder Hautnerven (Hallux, Dermatom L_5, Suralis etc.) die SEP-Latenzen verspätet nachweisbar sind.

Ableitetechnik und -orte: Die *Ableiteorte* sind für die N.medianus- oder N.ulnaris-Reizung am Sulcus axillaris, Erb'schen Punkt, HWK_6 (2 cm oberhalb des Processus spinosus des 7. HWK), bei HWK_2 (4 cm kaudal des Inion), am Mastoid (2 cm oberhalb des Mastoidendes bei A_1 bzw. A_2) und in Höhe der Postzentralregion (C/P). Für die Scalp-Ableiteorte nach Stimulation im Bereich der oberen Extremität liegen die optimalen Ableiteorte bei C/P_3 bzw. C/P_4, d.h. 7 cm vom Vertex nach lateral und 2 cm nach hinten. Dieser Ableiteort entspricht der somatotopischen Gliederung des Gyrus postcentralis und hat nachweislich besser ausgeprägte SEP's als Ableiteorte bei C (Cracco 1980; Desmedt u. Brunko 1980).

Die corticalen Ableiteorte sind für Reizorte im Bereich der oberen Extremitäten bei C/P_3 bzw. C/P_4 verschaltet gegen F_3 bzw. F_4 und für die Reizorte im Bereich der unteren Extremitäten bzw. der Dermatome ab Th 10 bei C/P_Z verschaltet gegen F_Z (Cruse et al. 1982).

Nervenstammreizungen der oberen Extremitäten haben bei Ableitung über dem Erb'schen Punkt, der HWS oder am Mastoid eine Verschaltung gegen die homolaterale Deltoideus-Region (D). Eigene Ergebnisse haben in Übereinstimmung mit der Literatur (Ebner et al. 1981; Ganes 1980a) gezeigt, daß die Verschaltung gegen F_Z nicht oder schlechter den präganglionären Anteil N_0 aufweist. Es ist daher für die Differentialdiagnose Plexus- oder radikuläre Schädigung die beste Information immer dann zu erhalten, wenn HWK oder Erb-Ableiteelektroden gegen die Deltoideus-Region verschaltet sind. Mit der Verschaltung Mastoid-C/P ist es bei der Nervenstimulation an den oberen Extremitäten möglich, sowohl die Hirnstamm- als auch die corticale Antwort mit einem Ableiteschema zu erhalten. Für die Stimulation der Nervenstämme an den unteren Extremitäten können zusätzlich zur corticalen Ableitung auch Ableiteorte bei LWK_1 und HWK_2 verwandt werden; dabei wird für HWK_2 gegen F_Z verschaltet. Bei thorakalen und lumbalen Ableitungen wird gelegentlich auch die bipolare Verschaltungstechnik verwandt, die höchsten Amplituden sind aber bei der Ableitung gegen F_Z oder noch günstiger gegen die Crista iliaca als Referenzort zu erhalten (Jones u. Small 1978; Phillips u. Daube 1980).

Die Ableiteorte für die Trigeminus-Stimulation liegen kontralateral bei C_5 oder C_6 mit Verschaltung gegen F_Z (Jasper 1980).

Für die Routinediagnostik nicht geeignet sind die von Shimoji et al. (1971) und Ertekin (1978) verwandten epiduralen bzw. intrathekalen Ableitetechniken. Je nach Fragestellung bieten sich besondere Ableiteelektroden an, beispielsweise ösophageal (Desmedt u. Cheron 1981) oder in Höhe des Epipharynx (Kano u. Yagishita 1981).

Für die Routinediagnostik sind die Elektrodenpositionen zu bevorzugen, bei denen die Elektroden so nahe wie möglich über dem zu vermutenden Generator liegen, der für die jeweilige SEP-Komponente verantwortlich ist (Chiappa 1980). In der SEP-Ableitetechnik wird neben der Ableitung am Ort der sensiblen Bahnen auch die Ableitung mit Verschaltung einer corticalen gegen eine extrakranielle Elektrode benutzt. Inwieweit die damit zu erhaltenen sog. „far-field-potentials" klinisch von Wert sind, wird die Zukunft zeigen. Einzelheiten zur „far-field-potentials"-Technik sind in Kapitel 1 beschrieben. Für die klinische Routinediagnostik erscheint uns die Methode der „far-field-potentials" nach Medianus-Stimulation oder Tibialis-Stimulation noch nicht ausgereift, da selbst bei Normalpersonen die Potentiale auch bei unterschiedlichen Referenzelektroden nicht immer reproduzierbar erhalten werden können (Chiappa et al. 1980). Oft sind bis zu 8000 Aufsummierungen notwendig, und die Potentiale können dann immer noch außerordentlich klein und demzufolge störanfällig sein (Abb. 2.2).

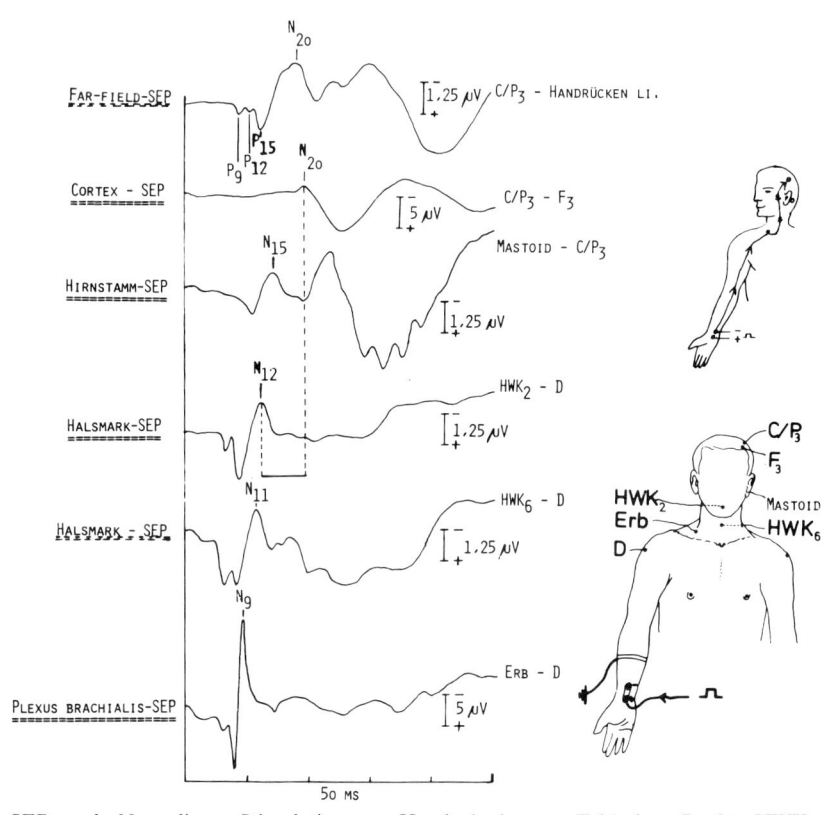

Abb. 2.2. SEP nach N. medianus-Stimulation am Handgelenk vom Erb'schen Punkt, HWK_6, HWK_2, kontralateralen Mastoid und Cortex. Die obere Kurve zeigt keine Verschaltung gegen den homolateralen Deltoideus, sondern gegen den kontralateralen Handrücken mit den typischen „far-field-potentials" P_9, P_{11} und P_{13}. Einzeichnung der „transit-time to cortex"

Tabelle 2.2. Vorbedingungen einer SEP-Wertung

1. Mehrfachuntersuchungen unter gleichen Reiz-, Ableitebedingungen
2. Ausreichend große/kleine Analysezeiten
3. Berücksichtigung von Körpergröße und ggf. Alter
4. Ausschluß eines pathologischen neurophysiologischen Befundes am miterfaßten peripheren NS

Für alle Ableiteorte halten wir den Elektrodenwiderstand möglichst unter 3, immer aber unter 5 kOhm. Die *Verschaltung* wählen wir so, daß ein Kurvenausschlag nach oben Negativität unter der differenten Elektrode bedeutet. Die *Analysezeit* nimmt mit Zunahme der Strecke zwischen Reiz- und Ableiteort von 20 ms bis 50 bzw. 100 ms zu, um eine genaue Spitzenidentifizierung zu ermöglichen. In pathologischen Fällen mit starker Demyelinisierung verwenden wir auch größere Analysezeiten, um nicht fälschlicherweise als Befund „fehlendes SEP" festzustellen. Für die corticalen Ableiteorte sind 32 bis 128 *Aufsummierungen* nötig; vom Erb'schen Punkt summieren wir 16–32, vom Halsmark und Mastoid 256–1024 und von der LWS und HWS nach Tibialis-Stimulation 1024–4096 Stimulationen auf. Über der Brustwirbelsäule können manchmal mehr als 8000 Potentialaufsummierungen trotz Chloralhydrat-Vorbehandlung notwendig werden. Bei Hautsegmentstimulationen summieren wir 256 Einzelpotentiale auf, für den Trigeminus sind 64–512 Aufsummierungen notwendig.

Zum Nachweis der Reproduzierbarkeit der einzelnen SEP-Spitzen sind mehrfache Untersuchungen unter gleichen Reiz- und Ableitebedingungen absolut notwendig (Tabelle 2.2).

Potentialregistrierung und -ausmessung: Die Bestimmung der Spitzenlatenzen und Amplituden erfolgt am Bildschirm und auf dem ausgeschriebenen Papierstreifen bzw. XY-Plotter. Spitzen mit der Ausrichtung nach oben werden mit N, mit dem Ausschlag nach unten mit P und fortlaufender Numerierung gekennzeichnet. Die erste negative Spitze, die unter dem Ableiteort generiert wird, erhält dabei die Bezeichnung N_1, in weiterer Folge werden P_1, N_2, P_2 etc. bestimmt. Leider werden von Labor zu Labor noch unterschiedliche Nomenklaturen verwandt; so bezeichnen Chiappa et al. (1980) die Spitzen über der HWS mit A und B, Jones nennt diese Spitzen N_{11} und N_{13}, Cracco spricht von der 2. und 3. positiven Spitze und Wiederholt von der Spitze P_{12} und P_{14}. Es ist zu hoffen, daß eine rationale Nomenklatur dann allgemein durchsetzbar wird, wenn die Quelle der einzelnen SEP-Spitzen sicher identifiziert ist.

Bei den Ableitungen von Rückenmark und Mastoid hat die Untersuchung unter gleichen Reiz- bzw. Ableitebedingungen mindestens 3mal zu erfolgen, für die corticalen Ableiteorte reichen meist 2 aufeinanderfolgende Aufsummierungen aus. Ist eine Spitze nicht mindestens zweimal sicher reproduzierbar, so ist auf ihre Auswertung zu verzichten.

Bei der Ableitung vom Plexus brachialis, dem N. tibialis in Höhe der Poplitea bzw. LWK_1, ist die Strecke zwischen Reiz- und Ableiteort in Zentimetern zu bestimmen, um die Leitgeschwindigkeit errechnen zu können. Zur genauen Erfassung umschriebener zentraler Überleitungsstörungen ist auch eine Berechnung der Latenzdifferenzen zwischen den entsprechenden SEP-Komponenten (z.B. cervical und cortical) vorzunehmen. So wird auch die zentrale Leitungszeit zwischen HWK_2 und kontralateral cortical bestimmt, die u. a. bei der MS-Diagnostik wertvoll ist.

C. SEP-Normalbefunde

Unabhängig von Reiz- oder Ableiteort werden die Reizleitungen über und zwischen den erfaßten Generatoren wie auch die Reizverarbeitung im zugehörigen corticalen Areal durch Bestimmung von Latenzen, Amplituden und Form der bioelektrischen Primärantwort ($P_0/N_1/P_1/N_2$) beurteilt. SEP-Mittelwerte aller Nervenstamm- oder Hautareale dienen als Grundlage der klinischen Diagnostik. Die Spitzen N_1, P_1 und ggf. P_0 haben sich als konstanteste und brauchbarste initiale Phasen erwiesen, so daß die Mehrzahl der Autoren die klinische Auswertung auf Latenzzeit- und Amplitudenbestimmung des Primärkomplexes beschränkt; daraus lassen sich sowohl Leitungszeiten als auch Rechts-Links-Differenzen errechnen.

I. SEP nach Armnervenstimulationen

Gleichgültig ob der *N. medianus* oder der *N. ulnaris* am Handgelenk stimuliert wird, man erhält immer typisch konfigurierte SEP's vom Sulcus axillaris, Erb'schen Punkt, der unteren oder oberen HWS (HWK_6 bzw. HWK_2) vom Mastoid und cortical (kontra- und homolateral). Über allen Ableiteorten sind die SEP's dieser beiden Nerven in der Konfiguration identisch (Abb. 2.3), hinsichtlich der Latenzen sind die Ulnaris-SEP's durch die schon physiologische Verzögerung im Sulcus ulnaris etwas verspätet (s. Abschnitt „Normalwerttabellen"). Die Latenzen sind aber interindividuell für die beiden Nerven, insbesondere im Bereich des Primärkomplexes, sehr stabil und zeigen nur eine geringe Schwankungsbreite.

Am *Erb'schen Punkt* ist nach Medianus-Stimulation oft, nach Ulnaris-Stimulation seltener ein vorgelagerter negativer kleiner Peak (N_0) zu erkennen; diese kleine Spitze wird nicht wie P_0 und N_1 vom Plexus brachialis, sondern von den den Plexus zuführenden Nerven und distalen Plexusanteilen generiert (Leandri et al. 1981). Diese schon vor dem Plexus generierte Spitze N_0 wird immer über den Ableiteorten der HWS oder dem Mastoid erhalten, wenn eine Verschaltung gegen den homolateralen Deltoideus (D) verwandt wird.

Über der *HWS* (HWK_6 oder HWK_2) wird die Spitze N_0 bei Verschaltung gegen den Deltoideus immer generiert und erlaubt sowohl für Medianus- als auch Ulnaris-Untersuchungen die Differenzierung „prä- bzw. postganglionärer Läsionsort". Bei Verschaltungen gegen F_Z wird die Spitze N_0 nicht konstant beobachtet (eigene unveröffentlichte Befunde; Mauguiere et al. 1982; Nakanishi et al. 1978). Die N_1-Spitze des Erb'schen Punktes (10,9 für den N. medianus, 12,1 für den N. ulnaris) wird im Plexus brachialis generiert, die Amplitude über dem Erb'schen Punkt ist für die Ulnaris-Stimulation kleiner, möglicherweise auch weil dieser Plexusanteil anatomisch tiefer liegt, d. h. von den Ableiteelektroden weiter entfernt ist.

Die *N_1-Spitzen* über der HWS von N. medianus und N. ulnaris haben ihre Generatoren im sensiblen Tractus des Rückenmarks bzw. für HWK_2 auch im Bereich des

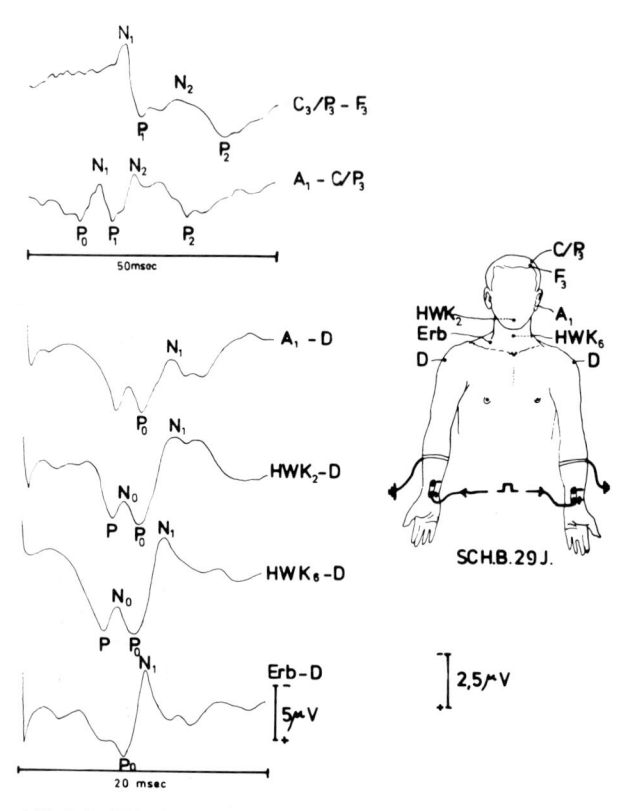

Abb. 2.3. SEP des N. medianus mit Reiz- und Ableiteorten und den typischen Potentialkonfigurationen

Nucleus cuneatus und Nucleus gracilis. Ob die SEP tatsächlich *nur* durch die Hinterstränge generiert werden, ist noch nicht entschieden (s. Kapitel D. III); zweifellos wird aber der größte Anteil des elektrisch evozierten Aktionspotentials über den Goll- und Burdach'schen Strang geleitet, so daß die Hinterstränge den wesentlichen Anteil an der corticalen SEP-Entstehung haben. Bei der Katze konnte durch Schneideversuche aufgezeigt werden, daß die SEP über alle 3 spinalen Fasersysteme (Hinterstränge, dorsolateraler Tractus und anterolateraler Tractus) verlaufen.

Insbesondere bei Verwendung höherer Aufsummierungszahlen kann die N_1-Spitze über der HWS in 2 oder 3 einzelne kleine Spitzen aufgegliedert sein; in einem solchen Fall ist die 2. Komponente dem hier beschriebenen N_1 gleichzusetzen. Desmedt u. Brunko (1980) betonen zu Recht, daß die 2. Komponente die wahre Ankunftszeit des sensiblen Inputs darstellt und am prominentesten und besten reproduzierbar ist. Treten bei niedrigen Aufsummierungszahlen (d. h. 256) auch eine 2., 3. und 4. Spitze auf, so ist die größte negative Spitze für die Diagnostik zu verwerten, da die anderen Spitzen nicht bei allen Normalpersonen reproduzierbar zu erhalten sind (Allison et al. 1982; Eisen et al. 1979; Jones u. Halliday 1982). Man darf vermuten, daß der inkonstante frühe HWS-Anteil in der Region der Hinterwurzeln oder Hinterhörner generiert wird oder aber durch das Spektrum der unterschiedlich schnell leitenden Faserpopulationen bestimmt wird.

Klinisch am wertvollsten ist die Auswertung des spinalen Primärkomplexes P_0/N_1 ohne weitere Unterteilung von N_1. Zur Beurteilung des präganglionären Anteils ist die vorgelagerte kleine negative Spitze N_0 auszumessen.

Die „Hirnstammantwort" über dem Mastoid hat bei Verschaltung gegen D eine kürzere Latenz als bei Verschaltung gegen den kontralateralen sensiblen Cortex. Die Ableitetechnik Mastoid-C/P ist alleine zur Hirnstammdiagnostik brauchbar, da sowohl der primäre corticale SEP-Anteil als auch der frühe Hirnstammanteil mit einer Elektrodenverschaltung erfaßt werden kann. Die Spitzenlatenzen bei 15,3 bzw. 16,4 ms für den Medianus bzw. Ulnaris (sog. P_{15} mancher Autoren) werden nicht vom Thalamus (VPL-Neurone), wie von manchen Autoren vermutet (Allison et al. 1982; Stöhr et al. 1982), sondern subthalamisch generiert. Die Entstehung unterhalb des Thalamus, d.h. insbesondere vom Lemniscus medialis, konnte durch zahlreiche klinische Ergebnisse nachgewiesen werden (s. Kapitel 5 D) (Desmedt u. Cheron 1980a; Mauguiere u. Courjon 1981). Mit einer bipolaren corticalen Verschaltung (z.B. C/P – F_3 oder F_Z) ist eine Spitze bei 15 ms nur in ca. 50% zu erhalten (Jörg et al. 1980c) und reicht daher bei bestimmten Fragestellungen zur Differenzierung einer corticalen oder Hirnstammerkrankung nicht aus (Nakanishi et al. 1978).

Über dem *kontralateralen corticalen Primärfeld* (für die Armnervenstimulation bei C/P_3 bzw. C/P_4) sind die frühen Spitzen N_1, P_1 und N_2 (genannt u.a. N_{20} oder P_{25}) als die stabilsten SEP-Anteile sehr leicht und schnell zu erhalten. Sie zeigen hinsichtlich ihrer Latenzen eine intraindividuell und auch interindividuell sehr geringe Schwankung und sind in bezug auf die nachfolgenden Spitzen (Sekundärantwort) für klinische Fragestellungen am aussagekräftigsten.

Nach Medianus- und Ulnaris-Stimulation erhält man kontralateral cortical das SEP in einer typischen W-Form, wobei für die ersten 100 ms Analysezeit mindestens je 3 negative und positive Spitzen zu erhalten sind (Jörg 1977; Kimura et al. 1978; Rowed et al. 1978). Aufgrund der typischen Latenzwerte bereitet es in der Regel keinerlei Schwierigkeiten, die Potentialauslenkungen als entsprechende Spitze zu identifizieren.

N_1, P_1 und ggf. N_2 werden als primäre Antwort mit der größten Amplitude und kürzesten Latenz am deutlichsten kontralateral in der Umgebung des primären Projektionsrindenfeldes (Gyrus postcentralis) abgeleitet. Die Primärantwort wird vom thalamocorticalen Input und spezifischen somatosensorischen Cortex generiert, die späteren kontralateralen Potentialkomponenten werden überwiegend in den sensiblen Assoziationsfeldern generiert.

Das corticale N_1 und P_1 werden von der thalamocorticalen Bahn und dem primär sensiblen Cortex generiert.

Die *homolateralen corticalen SEP-Anteile* sind im Vergleich zur kontralateralen Antwort latenzverzögert und in der Amplitude deutlich niedriger ausgeprägt; dies kann als Hinweis für ihre Entstehung durch Aktivierung von Assoziationsfeldern nach Leitung über die interhemisphärische Bahn (Corpus callosum) gedeutet werden.

Williamson et al. (1970) und Cohn (1970) fanden kontralateral 5 ms kürzere Potentialspitzen im Vergleich zu den korrespondierenden homolateralen Komponenten, und sie lehnen daher zu Recht sowohl die von Larson et al. (1966) vermutete Volumenleitung nach homolateral als auch die frühere Auffassung eines „Dual-Projektions-Systems" (Bergamasco 1966; Uttal u. Cook 1964) ab. Der überzeugendste Beweis gegen eine ungekreuzte afferente spinocorticale Verbindung und für eine

Leitung über das Corpus callosum von kontralateral nach homolateral ist die Tatsache, daß bei Reizung kontralateral zu einer geschädigten Hemisphäre oft auch die späten ipsilateralen Wellen der nicht betroffenen Hemisphäre pathologisch verändert sind (Tamura u. Kuroiwa 1972; Tsumoto et al. 1973). Die klinische Bedeutung der homolateralen corticalen SEP ist eher gering; frühere Spitzenanteile sind aber im Gegensatz zur Annahme von Amantini et al. (1981) nicht erst ab 50 ms nach dem Reiz zu erhalten (Desmedt u. Brunko 1980; Desmedt u. Cheron 1980b).

„Far-field-potentials" sind von den 3 Armnerven Medianus, Radialis und Ulnaris beschrieben worden (Wiederholt u. Grisolia 1981), wobei aber nur bei Verwendung der Referenzelektrode am kontralateralen Knie immer auch mindestens 3 positive Spitzen (bei 9, 12 und 13 bzw. 14 ms) und eine nachfolgende negative Spitze (sog. N_{20}) bei allen Normalpersonen zu erhalten waren (Abb. 2.2). P_9 ist dem Plexus brachialis, P_{12} dem Halsmark und P_{14} dem Hirnstamm (ggf. auch Cerebellum) zuzuordnen (Yamada et al. 1980). Nicht selten wird in der Literatur auch bei 13 ms eine positive Spitze beschrieben, die dann dem oberen Halsmark und Nucleus cuneatus bzw. gracilis als Generator zuzuschreiben ist (Anziska u. Cracco 1980b). Insgesamt sind die frühen Spitzen der „far-field-potentials" durch die Volumenleitung außerordentlich niederamplitudig (s. Eichzacken Abb. 2.2) und erscheinen nach unserer Erfahrung zur klinischen Diagnostik (noch) nicht geeignet (s. Abschnitt D. I. 3 Wurzelsyndrome).

Die Bestimmung der *Überleitungszeiten zwischen den einzelnen Ableiteorten* haben im Gegensatz zu den volumengeleiteten frühen SEP's einen diagnostischen Wert, dies gilt insbesondere für die von den meisten Autoren bevorzugte Bestimmung der „transit time to cortex" zwischen HWK_2 und dem kontralateralen sensiblen Cortex. Normalwerte sowohl für die Strecken Erb-HWK_6-HWK_2-Mastoid-Cortex als auch die Normalwerte der cerebralen Transitzeit zwischen HWK_2 und sensiblem Cortex sind dem Kapitel „Normalwerttabellen" zu entnehmen. Die große Streuung bei der Bestimmung der Leitungszeit zwischen HWK_2 und Cortex (für Medianus $\pm 1,1$ ms) dürfte durch die gelegentlich zu beobachtende Potentialsplitterung über der HWS zu erklären sein. Hume et al. (1982) haben für die Leitungszeit des Medianus zwischen HWK_2 und Cortex $5,66 \pm 0,44$ ms gefunden, wenn nicht gegen D, sondern F_Z verschaltet wurde. Für die Alterspopulation 50–79 Jahre fanden sie einen Mittelwert von $5,98 \pm 0,43$ ms. Die Rechts/Links-Differenz war nach diesen Autoren dagegen altersunabhängig bei $0,27 \pm 0,18$ ms.

Vergleichbare Werte sind in der Literatur beschrieben worden (Ebner et al. 1981; Van Nechtel et al. 1982). Allison et al. (1982) verwerten auch eine „totale Leitungszeit" vom Plexus bis zum Cortex und ziehen von dem gefundenen Wert von 9,1 ms noch 3 Synapsenzeiten von je 0,3 ms ab. Desmedt u. Cheron (1980) haben die Überleitungszeit zwischen HWK_6 und HWK_2 bestimmt und finden bei $0,95 \pm 0,15$ ms eine Halsmarkleitgeschwindigkeit von 58 m/s.

Die *Bestimmung der Leitgeschwindigkeiten* (LG) zwischen den einzelnen Ableiteorten hat sich aus meßtechnischen Gründen in der täglichen Routine als zu ungenau erwiesen, so daß Messungen der spinalen oder Hirnstammleitungszeit klinisch bisher keine Relevanz erlangten. LG-Bestimmungen haben besonders Arbeitsgruppen um Desmedt vorgenommen: Sie fanden für die Strecke Finger-Erb $71,1 \pm 4,0$ m/s, für das Halsmark von HWK_6 nach HWK_2 eine LG von 58,0 m/s, für die Strecke Lemniscus medialis bis zum Thalamus 40,5 m/s und die thalamocorticale Leitung 33 m/s (Desmedt u. Cheron 1981).

II. SEP nach Beinnervenstimulation

Von den Beinnerven hat sich die Untersuchung des Tibialis-SEP in der Routinediagnostik am besten bewährt. Die typische W-Form ist in den ersten 100 ms Analysezeit gut reproduzierbar, wenngleich N_1 oft schlecht oder nicht bestimmt werden kann. Je nach Fragestellung können aber auch der N. peronaeus, N. saphenus oder N. suralis untersucht werden. Die schlechte oder fehlende Ausprägung des corticalen

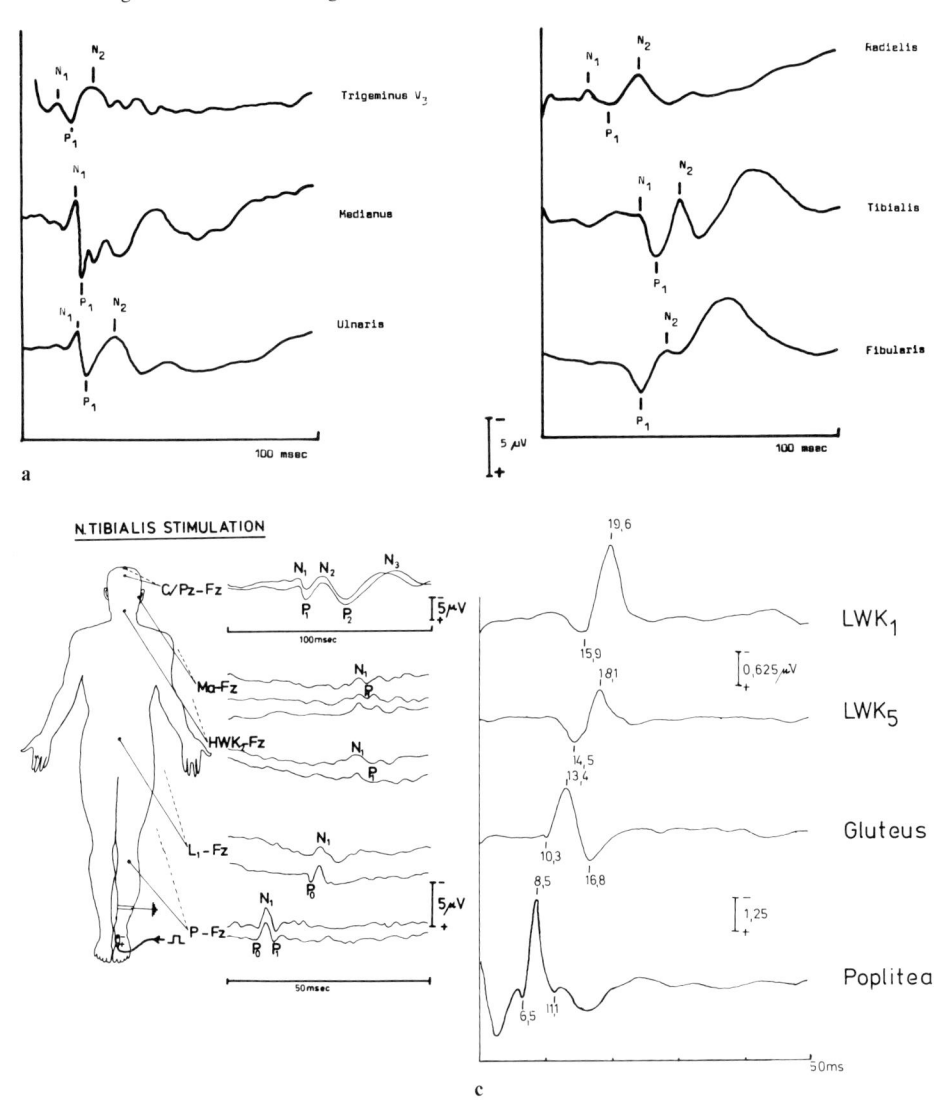

Abb. 2.4a–c. SEP von Normalpersonen. **a** Corticale SEP des Trigeminus, Medianus, Ulnaris, Radialis, Tibialis und Fibularis einer 18jährigen Normalperson mit Ableitung bei C/P$_3$–F$_3$ bzw. C/P$_Z$–F$_Z$. **b** Tibialis-SEP in Höhe der Poplitea, LWK$_1$, HWK$_2$, Mastoid und Scalp. **c** Normale SEP nach N. tibialis-Stimulation in Höhe des Malleolus medialis und Ableitung von der Poplitea, Gluteus, LWK$_5$ und LWK$_1$

N$_1$ ist sowohl für die Tibialis- als auch Peronaeus-Stimulation in der Abb. 2.4 zu erkennen; die klinische Auswertung stützt sich dann ganz auf P$_1$ und ggf. N$_2$. N$_1$ wie auch P$_1$ der Beinnerven sind im Gegensatz zu den Armnerven körpergrößenkorreliert auszuwerten.

Bei einer Körpergröße von 163–192 cm fanden wir N$_1$ zwischen 29,5–39,2 ms bei einem Mittelwert von 34,8 ms. Aus dem Kapitel „Normalwerttabellen" sind die Mittelwerte für die Körpergröße unter bzw. über 175 cm zu ersehen, in einem Nomogramm ist die Korrelation für N_1 und P_1 zur Körpergröße übersichtlich dargestellt. Die Peronaeus-SEP sind wegen der häufigen Bewegungsartefakte oft schlecht zu erhalten. Trojaborg et al. (1981) haben für das Peronaeus-N_1 cortical einen Mittelwert von $27,6 \pm 0,6$ ms bestimmt, wenn am Fibulakopf stimuliert wird. Vergleichbare Peronaeus-Latenzwerte und mit uns übereinstimmende Spitzenkennzeichnungen haben Kimura et al. (1978) gefunden.

Die Amplituden der SEP vom Hirnstamm oder der HWS sind im Vergleich zu den SEP's der unteren Thorakal- oder oberen Lumbalbereiche deutlich kleiner und auch bei Normalpersonen nicht immer zu erhalten.

Die HWS- und Mastoid-SEP sind doppelgipflig, die BWS- und LWK_1-Potentiale doppelgipflig (Monster 1980; Phillips u. Daube 1980), je nach Verschaltung aber auch biphasisch (Jones u. Small 1978). Höhere Amplituden sind mit epiduraler (Cracco et al. 1980) oder intrathekaler Ableitetechnik (Ertekin 1978a, b) zu erhalten. *Peronaeus-SEP* von biphasischer Konfiguration haben Cracco et al. (1980) über der unteren BWS und LWS gefunden, ihre Konfiguration stimmt mit den Caudaequina-Neurographie-Ergebnissen (Jörg et al. 1980b) überein. Auch Cracco weist zu Recht auf die sehr niedrigen Amplituden bei Erwachsenen hin (unter $0,2 \mu V$ bei 8000 Aufsummierungen), wenn man über HWS und oberen BWS ableitet. Chiappa et al. (1980) finden über der HWS nach Peronaeus-Stimulation 2 negative Gipfel und erklären die Polyphasien mit der Impulsdesynchronisation im Rückenmark.

„Far-field-potentials" vom Tibialis und Peronaeus weisen positive Spitzen bei 17, 21 und 27 ms auf, sind als volumengeleitete SEP noch inkonstant und klinisch bisher ohne Relevanz (Vas et al. 1981; Wiederholt u. Grisolia 1981).

„Interpeaklatenzen" sind ebenso wie die Leitgeschwindigkeiten zwischen den einzelnen Ableiteorten bestimmbar. Petersen u. Trojaborg (1981) haben für die Strecke Th_{12} bis zum corticalen Beinfeld eine „central conduction time" von $11,0 \pm 1,3$ ms gefunden (gemessen bis P_{40}). Die von uns bestimmten Interpeakzeiten sind dem Kapitel „Normalwerte" zu entnehmen.

Die *Leitgeschwindigkeiten zwischen den einzelnen Ableiteorten* sind für den Tibialis dem Kapitel „Normalwerte" zu entnehmen. Monster (1980) fand zwischen Poplitea und LWK_2 eine LG von 65 m/s, Picton et al. (1981) fand für die Strecke Malleolus medialis bis LWK_1 eine LG von 51 m/s bei einer Streuung von 44–58 m/s. Für die Strecke LWK_1 bis HWK_2 liegen die eigenen LG-Werte bei $63,8 \pm 11,3$ m/s, entsprechende Werte fanden Jones u. Small 1978. Cracco gibt für Erwachsene eine spinale LG von 62–80 m/s an und betont, daß die Erwachsenen-LG-Werte ab dem 4. Lebensjahr zu erhalten sind und Neugeborene eine LG von 25 m/s von lumbal bis cervical haben.

III. SEP nach Dermatom-, Haut- oder Trigeminusstimulation

SEP nach Haut- bzw. Dermatomstimulation sind in der Routinediagnostik nur vom corticalen Primärfeld her auswertbar und weisen die gleiche Konfiguration wie die ihnen entsprechenden Nervenstamm-SEP auf. Sie haben längere Latenzzeiten, da sie distalere, langsamer leitende Nervenanteile und Rezeptoren miterfassen.

Die Amplituden liegen in einem Bereich von $0,5-3 \mu V$ und zeigen im Gegensatz zu den Latenzen besonders für den letzten biphasischen Ablauf bei einer Analysezeit von 100 ms deutlich größere intraindividuelle und interindividuelle Schwankungen. Im Thorakalbereich besteht eine ausgeprägte Amplitudendepression, die durch die geringere Rezeptorendichte und die kleinere korrespondierende Neuronenzahl in der entsprechenden sensiblen Hirnregion zu erklären sind (Jörg 1977) (Abb. 2.5 und Kapitel „Normalwert").

Eine Korrelation zwischen dem EEG-Ausprägungsgrad und der SEP-Ausprägung besteht nicht. Die erste negative Spitze ist nach Stimulation der Segmente in den unteren Extremitäten oft nicht oder nicht so deutlich ausgeprägt, dies korre-

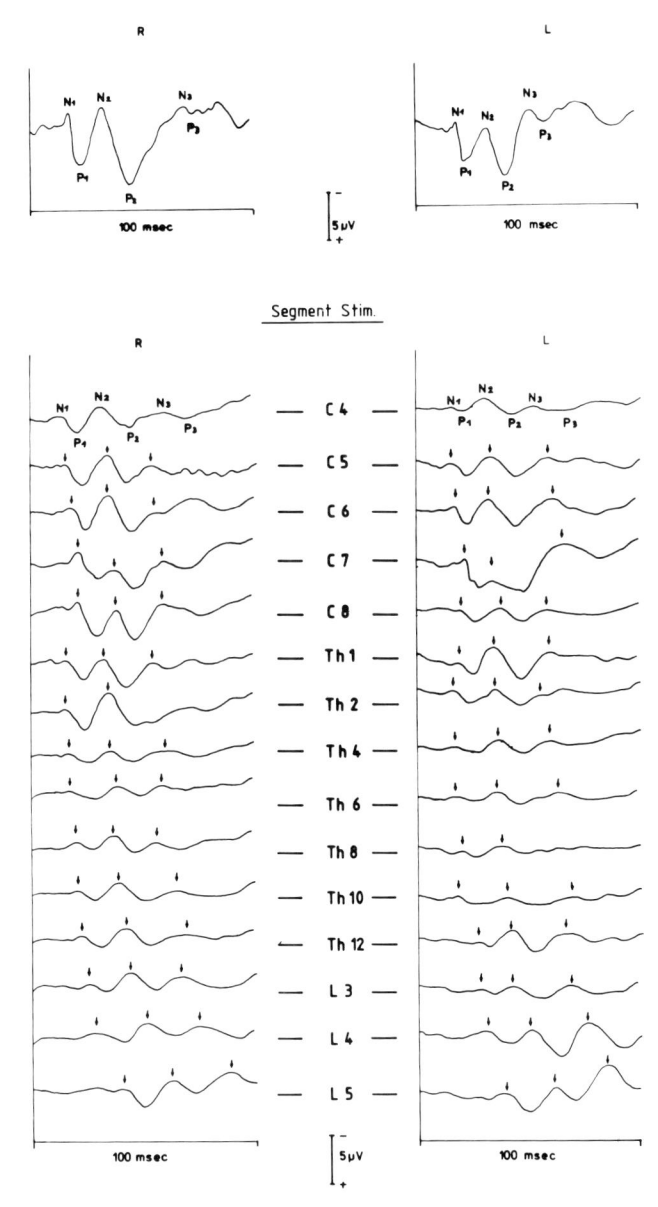

Abb. 2.5. SEP einer Normalperson nach Stimulation des rechten und linken Nn. medianus und der Dermatome C_4–L_5

liert mit den Tibialis- oder Peronaeus-SEP. Diagnostisch relevante Körpergrößenabhängigkeit liegt für die lumbalen Segmente ab L_4 vor.

Die distalen Stimulationsorte (z. B. Fingerreizung) weisen im Gegensatz zu Reizen am Unterarm oder den Nervenstämmen keine homolateral ableitbaren corticalen SEP auf (Desmedt u.

Brunko 1980); „far-field-SEP" nach Fingerstimulation sind bisher nur von theoretischem Interesse (Desmedt u. Cheron 1981).

Die Anwendung der Dermatom-SEP ist trotz der im Vergleich zur Nervenstammreizung größeren Latenz- und Amplitudenvariabilität in der Diagnostik radikulärer oder spinaler Erkrankungen von Wert, insbesondere wenn im Seitenvergleich untersucht wird.

Trigeminus-SEP sind konstant bei 13 ms (N_1) und 19 ms (P_1) nachzuweisen. Stöhr u. Petruch (1979) finden für die Amplitude N_1/P_1 beträchtliche Schwankungen von 0,5–6,5 µV und sie betonen, daß die zu tolerierende Seitendifferenz für P_1 bei maximal 1,93 ms liegt.

Buettner et al. (1982) haben den 2. und 3. Trigeminusast gleichzeitig stimuliert und beschreiben in den ersten 50 ms zwei negative und zwei positive Spitzen; für die Diagnostik verwerten sie nicht N_1, sondern P_1 (Mittelwert 18,5 ms), wobei sie ein Überschreiten von P_1 ab 22,3 ms als pathologisch ansehen. Die Seitendifferenz darf 1,9 ms für P_1 nicht überschreiten.

Bennett u. Janetta (1980) haben nach Oberkieferschleimhautstimulation an der lateralen Zahnreihe für N_1 20 ± 1,8 und für P_1 34 ± 4,0 ms gefunden. Singk et al. (1981) wollen einen frühen Trigeminus-SEP-Anteil bei 3,2 ms gefunden haben und vermuten als Generator das Ganglion Gasseri oder Hirnstammstrukturen.

IV. Krankheitsunabhängige SEP-Beeinflussungen

Die einfache Beziehung „Reiz – Reizantwort" wird durch eine Vielzahl von Größen beeinflußt (Tabelle 2.3).

Tabelle 2.3. Krankheitsunabhängige SEP-Beeinflussungen

I. Methodische Veränderungen:
   - Reizstärke, Reizart
   - Reizfrequenz
   - Frequenzfilter
   - Elektrodenwiderstand
   - Hauttemperatur

II. Vigilanz-abhängige Einflüsse:
   - Schlafstadium
   - Ermüdung bzw. Aufmerksamkeitsminderung

III. Exogene Einflüsse:
   - Psychische Phänomene
   - Medikamente
   - Temperatur

IV. Individuelle Einflüsse:
   - Körpergröße
   - Lebensalter

1. Methodische Veränderungen

Einflüsse auf Latenzen und Amplituden haben unterschiedliche Reiz- oder Ableitetechniken (z. B. zu kleiner Reizimpuls, zu hohe Reizfrequenz, z. B. über 5 Hz, unterschiedliche Frequenzfilter etc.). Bei supramaximaler Reiztechnik sind aber die individuellen Latenzzeiten auch bei Verlaufsuntersuchungen mit gleicher Reizstärke bemerkenswert konstant. Werden statt elektrischer mechanische Reize oder Kalt-Warm- bzw. Schmerz-Reize appliziert, so kommt es bis auf methodisch verursachte geringe Latenzverzögerungen zu keinerlei SEP-Veränderungen (Baust et al. 1977; Pratt et al. 1979). Die SEP zeigen hinsichtlich Amplituden und Latenzen keine charakteristischen Unterschiede bei verschiedenen spezifischen Reizungen, und es ist demzufolge nicht möglich, einzelne SEP-Komponente bestimmten sensiblen Qualitäten zuzuordnen. Das SEP ist nicht als neurophysiologisches Korrelat einer spezifischen sensiblen Empfindung zu interpretieren. Ob dabei die elektrisch oder mechanisch ausgelösten Nervenimpulse auch über den ventrolateralen bzw. spinothalamischen Tractus laufen, soll weiter unten diskutiert werden.

Die Hauttemperatur hat den bekannten Einfluß auf die nervale Leitgeschwindigkeit, es ist daher insbesondere bei der Hautreizung auf ihren Einfluß zu achten und — wenn keine Aufwärmung erfolgt — immer im Seitenvergleich auszuwerten.

2. Vigilanzabhängige Einflüsse

Bei der corticalen SEP-Ableitung ist — wenn nicht nur der frühe SEP-Anteil ausgewertet werden soll — neben einer reizarmen Umgebung auf einen gleichbleibenden, entspannten, nicht schlafenden Zustand zu achten, da trotz konstanter Reizintensität eine deutliche Abhängigkeit der späten Amplitudenausprägung vom Aktivitätsniveau der Hirnrinde nachweisbar ist. Es ist zu vermuten (Speckmann u. Caspers 1973), daß eine größere Zahl neuronaler corticaler Elemente durch physiologische Erregungsprozesse bereits so weit besetzt werden können, daß sie für die Beantwortung eines Extrareizes nicht mehr ausreichend zur Verfügung stehen.

Die späten Potentialanteile zeigen bei Aufmerksamkeitszunahme meistens einen Amplitudenanstieg, bei Zerstreutheit, Ermüdung bzw. Aufmerksamkeitsminderung eine Amplitudenminderung (Giblin 1964; Velasco et al. 1973).

3. Exogene Einflüsse

Die Beeinflussung durch *psychische Phänomene* sind insbesondere bei wechselnder Aufmerksamkeitszuwendung, Handschlußtests und bei Konzentrationsversuchen auf eine von jeweils zwei geprüften Sinnesmodalitäten sehr unterschiedlich. Wichtig ist, daß unter Hypnose oder hypnotischer Anästhesie keine SEP-Veränderungen gefunden wurden (Halliday u. Mason 1964). Es zeigt sich, daß die späten SEP-Anteile eine deutliche Abhängigkeit vom jeweiligen Status, vom Grad der Habituation und anderen mit der Informationsverarbeitung zusammenhängenden Faktoren aufweisen. Dies läßt die Vermutung zu, daß die primären, d. h. frühen SEP-Antworten die Information über das Reizereignis und dessen Modalität tragen, die späten sekundären Entladungen dagegen Zeichen der während der bewußten Empfindung auftretenden Informationsverarbeitung sind.

Einen krankheitsunabhängigen Faktor der SEP-Beeinflussung stellt der *medikamentöse Einfluß* dar. So findet sich nach Methamphetamin und Imipramin eine Latenzverkürzung der ersten Potentialspitze, allerdings ohne Signifikanz (Baust et al. 1977; Saletu et al. 1972). Amplitudenminderungen der späteren Potentialanteile finden sich unter Phenobarbital, deutliche Latenzverzögerungen von P_3 oder N_3 sind unter Haldol- oder Chlorpromazin-Gaben beschrieben. In therapeutischen Dosen führen Sedativa, Hypnotika, Sympathikomimetika oder Neuroleptika zu keinen signifikanten SEP-Veränderungen des Primärkomplexes. Daher ist die gelegentlich verwandte Sedierung der Patienten mit Chloralhydrat oder Rohypnol ohne einen negativen Einfluß auf die SEP-Auswertung.

Der *Einfluß der Umgebungstemperatur* und damit der *Hauttemperatur* ist für die Beurteilung der frühen SEP-Latenzen dann von Bedeutung, wenn distale Regionen (Finger, Zehen) oder Hautareale stimuliert werden. Im Gegensatz zur Nervenstammreizung ist dies nicht ohne Einfluß, und es soll daher bei der SEP-Auswertung bei solchen Stimulationen nur im Seitenvergleich ausgewertet werden, da dann ihr Einfluß vernachlässigt werden kann.

4. Individuelle Einflüsse

Hinweise für einen hereditären Faktor sind von allen evozierten Potentialen für die SEP noch am geringsten erkennbar (Lewis et al. 1972). Auch finden sich keine Korrelationen zur Händigkeit, dominanten Hemisphäre, dem Geschlecht oder EEG-Grundrhythmus.

Im Vordergrund der individuellen SEP-Einflüsse bei Normalpersonen stehen Körpergröße und Alter. Die *Körpergröße* führt bei Armnervenstimulationen von Erwachsenen zu keinen praktisch relevanten Latenzunterschieden der corticalen SEP. Small et al. (1980) finden für den N. medianus bei einer Armlänge bis 75 cm ein spinales N_1 bei 13 ms, bei Armlängen von 85–90 cm ein N_1 bei 14 ms. Weerd hat 2 Mittelwerte des corticalen N_1 bestimmt; für Armlängen unter 70 cm bei 18,3 ms und für Armlängen über 70 cm bei 19,7 ms. In der Routinediagnostik sind armlängenkorrelierte Mittelwerte bei Erwachsenen nicht nötig, wohl aber bei Reizung von Dermatomen oder Nerven der unteren Extremitäten. So verwenden wir 2 Mittelwerte für die corticalen Tibialis-SEP (s. o.). Für P_1 des Tibialis-SEP liegt der Körpergrößenkorrelationskoeffizient bei 0,75.

Keine *Altersabhängigkeit* war für die frühen SEP-Anteile nach Arm- oder Beinnervenstimulation nachzuweisen, wenngleich im höheren Alter eine tendenzielle Latenzzunahme für alle Spitzen zu finden ist (Jörg 1982; Lüders 1970). Nur wenn Altersgruppen unter 30 und über 80 Jahren gegeneinander verglichen werden, sind Latenzdifferenzen von 2,3 ms für das fingerstimulierte corticale N_1 zu finden (Desmedt u. Cheron 1980b).

Nach Desmedt et al. (1980) hat das corticale N_1 nach Fingerreizung beim Neugeborenen eine Latenz von 29 ms; mit 14 Monaten ist es auf 21 ms und mit 4,3 Jahren auf 19 ms verkürzt, wobei dann eine Körpergröße von 120 cm vorliegt. Der Erwachsene hat bei einer Körpergröße von 175 cm ein N_1 von 22 ms, so daß davon auszugehen ist, daß im 5.–6. Lebensjahr die LG im afferenten System auf Erwachsenenniveau liegt. Dies entspricht der Tatsache, daß die sensible NLG gleichfalls ab dem

5. Lebensjahr die Werte der Erwachsenen-NLG-Werte erreicht (Mortier 1971; Tackmann u. Lehmann 1974).

V. Kriterien der SEP-Befundung

Normale SEP sind oft nach Art eines umgekehrten W konfiguriert, immer reproduzierbar, und die Art ihrer Ausprägung eines jeden Ableiteortes sagt nichts über den Charakter der subjektiven Empfindung aus. Der SEP-Nachweis einschließlich normaler Latenz- und Amplitudenwerte über allen Ableiteorten beweist die Funktionstüchtigkeit des erregungsleitenden und zur SEP-Auslösung benötigten afferenten Systems; eine Störung der SEP kann je nach Schädigungsort und krankheitsunabhängiger beeinflussender Faktoren eine funktionsdiagnostische und lokalisationsdiagnostische Bewertung des sensiblen Systems erlauben.

Auf die Pathophysiologie der Impulsleitung ist im Abschnitt A eingegangen worden; zu bemerken ist, daß der SEP-Primärkomplex als primäre Projektion des elektrosensiblen Input verspätet und amplitudenreduziert gefunden werden kann, wenn durch eine verminderte Leitgeschwindigkeit der afferente Impuls desynchronisiert und verzögert wird und ein Verlust leitender afferenter Fasern eintritt. Kommt es zu einem hochgradigen Faserausfall mit entsprechender Sensibilitätsstörung, so kann nicht nur eine erhebliche SEP-Reduktion, sondern ein SEP-Verlust eintreten.

Über allen Ableiteorten kommt gerade dem Ausprägungsgrad und der Latenz der primären Anteile, d.h. der ersten biphasischen Komponente, eine besondere Bedeutung zu. Dieser frühe Anteil ist bei Normalpersonen unabhängig von der subjektiven Empfindung der Reize, d.h. also auch im Schlaf oder gar in hypnotischer Anästhesie immer nachweisbar (Debecker et al. 1971; Halliday u. Mason 1964).

Ein *pathologischer SEP-Befund* liegt dann vor, wenn ein SEP überhaupt nicht nachweisbar ist, eine absolute Latenzverzögerung von N_1/P_1, signifikante Spitze-Spitze-Differenzen für eine erfaßte Leitungsstrecke, signifikante Rechts/Links-Differenzen für Latenzen oder signifikante Amplitudenasymmetrien im Seitenvergleich für die erste biphasische Komponente vorliegen. Für die Latenzen ist von Signifikanz dann zu sprechen, wenn die Werte außerhalb der 2½fachen Standardabweichung vorliegen. Amplitudenasymmetrien im Seitenvergleich für N_1/P_1 bzw. P_0/N_1 sind dann als pathologisch zu werten, wenn sie um mindestens 50% im Seitenvergleich reduziert sind bzw. das 2½fache der normalen Amplitudenwerte überschreiten (Tabelle 2.4). Von pathologischen Rechts-Links-Differenzen wird dann gesprochen, wenn eine Differenz von mehr als den Mittelwert plus der 2½fachen Standardabweichung der Rechts-Links-Differenz zu finden ist. Dies gilt für das corti-

Tabelle 2.4. Pathologische Kriterien bei der SEP-Befundung:

1. SEP-Verlust
2. Absolute N_1/P_1-Latenzverzögerung außerhalb der 2,5 SD
3. Rechts/Links-Differenz für N_1 bzw. P_1 (außerhalb der 2,5 SD der Mittelwertdifferenz)
4. Spitze-Spitze-Differenzen 2,5 SD innerhalb einer erfaßten Leitungsstrecke (z.B. zwischen HWK_2 und Cortex)
5. Amplitudenasymmetrie im Seitenvergleich für N_1/P_1 bzw. $P_0/N_1 \gtreqless 50\%$

cale Tibialis-N_1 bei einer Differenz von mehr als 3,9 ms und für das corticale Tibialis-P_1 bei einer Differenz von mehr als 5 ms im Seitenvergleich. Da die Spitzenlatenzen intraindividuell sehr konstant sind und nur um maximal 1 ms schwanken (Duff 1980), ist die Bestimmung der Rechts/Links-Differenzen insbesondere bei unilateralen Läsionen ein besonders feiner Indikator (Kimura et al. 1978). Normalwerte sind dem Kapitel „Normalwerte" zu entnehmen, sie entsprechen den Literaturangaben (Picton et al. 1981; Rowed et al. 1978). Die Beurteilung der Amplituden ist wegen der größeren Normschwankungen am problematischsten, Amplitudenreduktionen von 50% und mehr erscheinen uns aber als brauchbare Richtmarke (Picton et al. 1981; Van Nechel et al. 1982). Pathologisch erhöhte SEP's, z. B. bei Epilepsien, sind nur im Vergleich zum gefundenen Normalwert anzunehmen.

Der Nachweis eines normalen SEP und normaler Interpeakzeiten erlauben nicht den Schluß auf ein normales Empfinden des Untersuchten. Die Fähigkeit einer normalen Sensibilitätsempfindung geht nämlich über die Intaktheit eines somatosensorischen Systems vom Rezeptor bis zum Gyrus postcentralis hinaus, Wahrnehmungen erfordern immer noch corticale „Assoziationszentren" und ein funktionsfähiges integrierendes psychophysisches Gesamtsystem. Umgekehrt darf nicht aus einem pathologischen SEP-Befund auf eine manifeste Sensibilitätsstörung geschlossen werden. SEP-Veränderungen können den Sensibilitätsstörungen nicht nur zeitlich vorausgehen, sondern sind auch bei vielen Erkrankungen, beispielsweise bei der MS, auch nach klinischer Rückbildung der Sensibilitätsstörung noch als pathologischer Befund nachweisbar.

Normale corticale SEP's schließen keinesfalls automatisch auch pathologische SEP-Befunde im Bereich der erfaßten afferenten Leitungsstrecke aus, z. B. in Höhe des Plexus oder Halsmarkes. Dies erklärt sich aus der Tatsache, daß das Cerebrum auch nur wenige zeitgerecht ankommende sensible Impulse − selbst desynchronisierte und reduzierte − durch seine synaptische Facilitation verstärken kann. Dies zeigen Ergebnisse bei Plexusparesen oder Wurzelsyndromen mit pathologischen Erb'schen oder HWS-SEP, aber wieder normalen corticalen SEP.

Unter Berücksichtigung aller dieser Einschränkungen ist die SEP-Untersuchung als Hilfsmethode der klinisch neurologischen Abklärung von peripher-neurogenen, spinalen oder cerebralen Erkrankungen anzusehen. Verläßliche funktions- und lokalisationsdiagnostische Aussagen sind nur dann zu erwarten, wenn der Auswerter auch über den neurologischen Befund Bescheid weiß und ggf. den EEG-, EMG- und neurographischen Befund hinzuzuziehen vermag.

D. SEP bei Erkrankungen des peripheren oder zentralen Nervensystems

I. Erkrankungen des peripheren Nervensystems

Bei Erkrankungen peripherer Nerven sind schlaffe Paresen, Muskelatrophien, Abschwächung oder Verlust der Eigenreflexe, Sensibilitätsstörungen und ggf. Defekte der vegetativ gesteuerten Funktionen nachweisbar. Wenn alle erwähnten Ausfälle in typischer Weise vorliegen, sollte die Diagnose der Art und der Lokalisation der peripheren Nervenerkrankung ohne neurophysiologische Hilfsmethoden, d.h. insbesondere ohne SEP-Untersuchungen, möglich sein.

Vielfach fehlen aber einzelne oder gar alle erwähnten Ausfälle aufgrund einer bestimmten Lokalisation oder auch wegen des geringen Ausmaßes der Nerven- oder Nervenwurzelschädigung. In solchen Fällen und insbesondere auch bei der Frage nach dem genauen Ort einer Schädigung hat sich neben der EMG- und NLG-Untersuchung insbesondere die SEP-Etagendiagnostik bewährt. Dabei wird die Art der SEP-Untersuchung und der resultierenden pathologischen Befundmuster im wesentlichen davon bestimmt, ob ein mehr diffuses oder streng lokalisiertes Betroffensein peripherer Neurone vorliegt.

1. Umschrieben lokalisierte Nervenläsionen (traumatisch, Kompressionssyndrome), Systemerkrankungen und Polyneuropathien

Bei einem *Carpaltunnelsyndrom* im Initialstadium kann trotz normaler distaler Latenz, normaler motorischer NLG am Unterarm und unauffälligem EMG schon ganz isoliert eine sensible distale NLG-Verzögerung im Handgelenksbereich vorliegen. Dabei ist es gleichgültig, ob man die lokale Leitungsverzögerung mit der orthodromen sensiblen NLG-Bestimmung (Ableitung am N. medianus im Handgelenksbereich) nachweist oder ob man die von Desmedt et al. (1966, 1971) beschriebene Einkreisungsmethode benutzt. Diese Methode erlaubt dadurch den Nachweis einer lokalen Leitungsverzögerung, daß man die corticalen SEP-Latenzen nach Mittelfinger- und Medianusnervenstammreizung am Handgelenk bewertet und die Latenzunterschiede bestimmt. Abbildung 2.6 zeigt, wie man durch Stimulation des Mittelfingers und des N. medianus am Handgelenk bzw. in der Ellenbeuge die Leitungsstörung zwischen den beiden distalen Reizorten durch alleinige corticale SEP-Ableitung ermitteln kann. Für die Mehrzahl der Erkrankungen am peripheren Nervensystem reicht aber zweifellos die sensible und motorische NLG-Bestimmung aus, so daß die SEP-Diagnostik hier klinisch ohne zusätzlichen Wert bleibt.

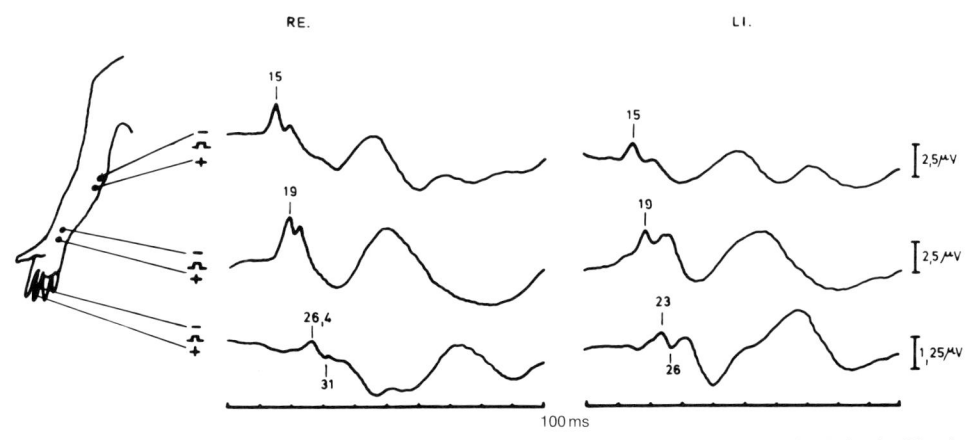

Abb. 2.6. Corticale SEP nach Stimulation des Mittelfingers bzw. des N. medianus in Höhe des Handgelenkes und der Ellenbeuge. *Diagnose:* Carpaltunnelsyndrom rechts einer 47jährigen Patientin (53/82)

Bei Patienten mit schwerem *Sulcus ulnaris-Syndrom* kann vom Erb'schen Punkt erst dann ein SEP erhalten werden, wenn der N. ulnaris nicht distal, sondern proximal der Läsion stimuliert wird (Siivola et al. 1979). Wir fanden in einem Fall mit Lepra-Ulnarisneuritis in Höhe oberhalb des Sulcus ulnaris am Erb und HWK_6 kein SEP, obgleich das Ulnaris-SEP cortical nur um 3 ms verzögert war.

Bei *Polyneuropathien* sind je nach ihren PNP-Formen die SEP der betroffenen Extremitätennerven cortical, aber auch schon an reizortnäheren Ableiteorten wie Erb'schem Punkt oder in Höhe von LWK_1 latenzverzögert nachweisbar. Bei *Polyradikulitiden* vom Typ Guillain-Barré sind sowohl über dem Erb'schen Punkt als auch cortical fehlende Medianus-SEP beschrieben (Chiappa et al. 1980).

Bei *hereditären Neuropathien* mit Neigung zu Druckparesen finden sich eine verlangsamte periphere NLG, verzögerte Leitungszeiten von N_9–N_{13} mit entsprechend verzögerter F-Welle, aber normale spinale und cerebrale afferente Leitungszeiten. Diese Ergebnisse zeigen, daß diese hereditären Neuropathien nicht nur mit einer peripheren Leitungsverzögerung, sondern auch proximal lokalisierten rückenmarksnahen Läsionen am peripheren Neuron mit Myelinscheidenaffektion einhergehen.

Bei der *neuralen Muskelatrophie* Charcot-Marie-Tooth sind nur dann normale, d.h. nicht latenzverzögerte corticale SEP's zu erhalten, wenn proximale Nervenstämme – z.B. eine Ulnarisstimulation am Oberarm – stimuliert werden (Jones u. Halliday 1982). Die typischerweise verzögerte periphere Leitung ist auch dadurch nachweisbar, daß die corticale Latenzdifferenz nach Stimulation des Medianus am Handgelenk und Ellenbogen bestimmt wird. Im Gegensatz zur verzögerten periphe-

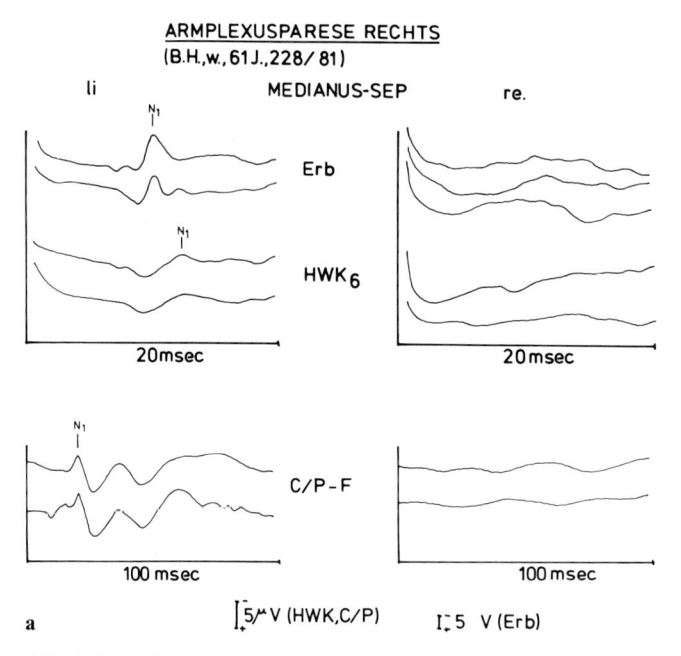

Abb. 2.7a, b. SEP bei Plexus brachialis-Paresen. **a** Schwere Armplexusparese rechts mit fehlendem SEP bei Erb, HWK_6 und cortical. **b** Obere Plexusparese links mit pathologischem Medianus-SEP von der Axilla, Erb'schen Punkt und HWK_6

SEP – Diagnostik in der Neurologie 57

OBERE PLEXUSPARESE LINKS

M.W., m., 22 J. 44/82

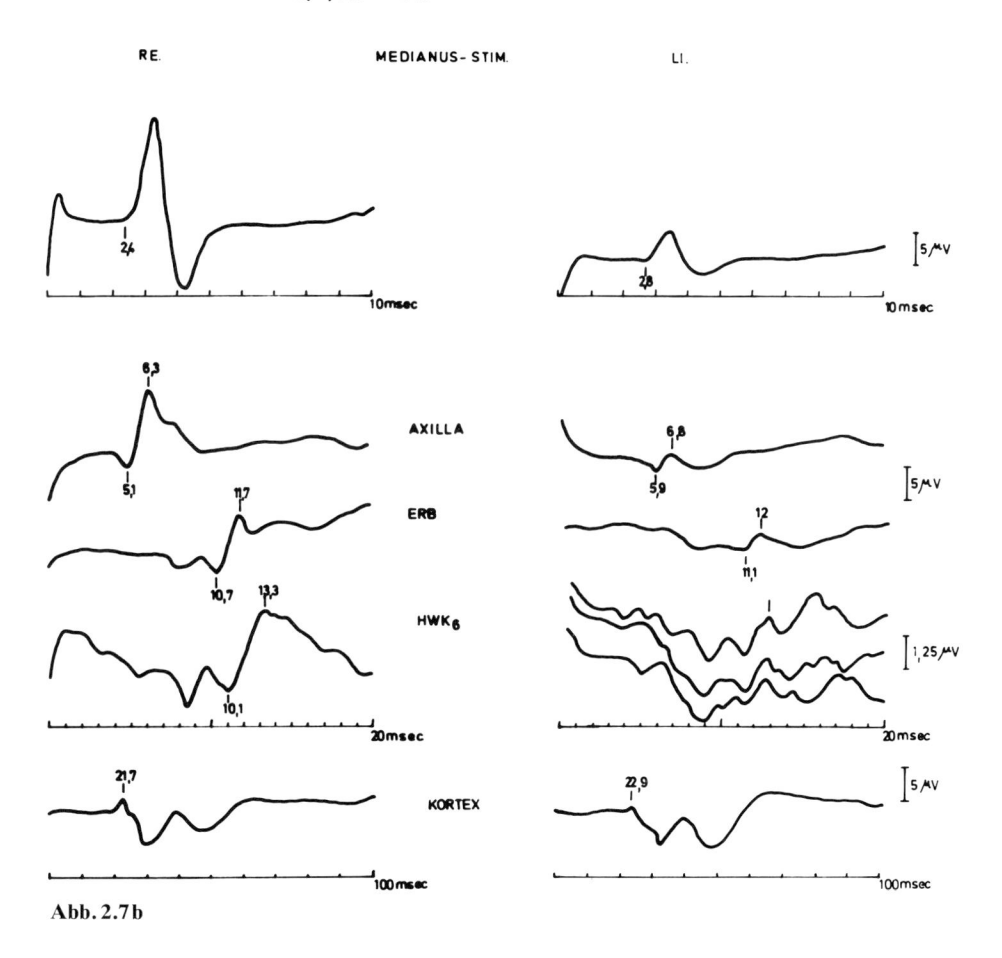

Abb. 2.7 b

ren LG finden sich normale Spitze-Spitze-Leitungsdifferenzen zwischen Nacken- und Cortexableiteorten (Noël u. Desmedt 1980).

Die kombinierte Anwendung der SEP und sensiblen NLG ist immer dann indiziert, wenn eine Läsion z. B. in Höhe oder oberhalb des Erb'schen Punktes durch die motorische und sensible NLG alleine nicht mehr lokalisierbar ist.

2. Plexus-Paresen

Bei *Plexus brachialis-Paresen* kommt es durch die infraganglionäre Läsion zu einem erniedrigten, verzögerten oder ganz fehlenden Erb-SEP bei initial noch normalen Nervenaktionspotentialen (NAP) in Höhe der Axilla. In Abhängigkeit von der Schwere und der Ausbreitung des klinischen Bildes ist aber nicht nur das Erb-SEP, sondern auch das spinale HWK$_6$-SEP amplitudenreduziert und/oder desynchronisiert bzw. überhaupt nicht mehr nachweisbar (Abb. 2.7a).

In Abb. 2.7b ist bereits eine retrograde Waller'sche Degeneration zu erkennen, so daß auch mit der antidormen Bestimmung der sensiblen NLG zum Daumen (oberes Kurvenpaar) ein latenzverzögertes und amplitudenreduziertes NAP nachzuweisen ist. Dies korreliert mit den amplitudenreduzierten und latenzverzögerten SEP über der Axilla und dem Erb'schen Punkt bei polyphasischem bzw. fehlendem HWK_6-Potential. Die corticale Antwort ist bei leichteren Plexusaffektionen wie auch in diesem Falle möglicherweise wieder normal und nicht wesentlich latenzverzögert nachweisbar, da der Cortex als Verstärker und zeitlicher Integrator der verminderten und desynchronisierten Impulse wirksam wird.

Bei oberen Plexusparesen ist die N. medianus- oder N. radialis-Stimulation, bei unteren Plexusparesen die N. ulnaris-Stimulation zur Diagnostik zu bevorzugen, für die Wurzelsyndrome kann der N. medianus auf eine C_6/C_7-Integrität und der N. ulnaris auf eine C_8/Th_1-Integrität hinweisen.

In Abb. 2.8 zeigt sich ein pathologisches Ulnaris- und Medianus-SEP vom Erb'schen Punkt, obgleich klinisch nur ein reines Ulnarissyndrom vorlag und die periphere sensible Neurographie bis zur Axilla keinen Läsionsnachweis erbrachte. Im klinischen Verlauf stellte sich dann als Schädigungsort der Plexus brachialis heraus, obwohl auch nach 2 Monaten eine Medianus-Affektion klinisch noch nicht nachzuweisen war.

Im Gegensatz zu den Plexusparesen mit infraganglionären Läsionszeichen zeigen Wurzelläsionen mit supraganglionärem Läsionstyp ebenso wie Wurzelausrisse ein normales Erb-SEP und einen normalen N_0-Peak über der HWS bei dann fehlenden oder amplitudenreduzierten polyphasischen spinalen HWS-Potentialen. Bei präganglionären, d.h. infraganglionären Läsionen (z.B. Plexusparesen) kommt es im Verlauf auch zu einem pathologischen sensiblen NAP-Befund, so daß sich die kombinierte Untersuchung von NAP und SEP bewährt hat (Zverina u. Kredba 1977).

Sind Plexusparesen und *Wurzelausriß* kombiniert, so ist nicht nur das Erb-SEP, sondern auch das HWK_6-SEP pathologisch oder fehlend; bei schweren Lähmungen kann man auch die corticale Antwort nicht mehr erkennen. Dabei verursacht die infraganglionäre Schädigung eine SEP-Alteration in Höhe des Erb'schen Punktes, die supraganglionäre Schädigung führt zu einem pathologischen HWK_6-SEP-Befund. Bei alleinigen Wurzelausrissen ist das Erb-SEP normal, das HWS-SEP fehlt oder ist pathologisch (Jones u. Halliday 1982). Neben einem pathologischen spinalen SEP mit normalem N_0 über der HWS kommt es auch zu einer Interpeakzunahme zwischen der Leitungsstrecke Erb und HWK_6.

Inwieweit die far-field-Diagnostik mit Hilfe der Radialis-, Ulnaris- und Medianus-SEP eine diagnostische Hilfe bei der Abgrenzung von Plexus- und Wurzelsyndromen darstellt, ist noch nicht entschieden; erste eigene Ergebnisse zeigen, daß Plexusläsionen zu einem alleinigen Verlust der P_9-Spitze, Wurzelsyndrome zu einem pathologischen P_{11}-, P_{12}-Befund bei normalem P_9 führen (Grisolia u. Wiederholt 1980).

Skalenus-Syndrome mit und ohne Halsrippe haben im Gegensatz zu den typischen Kostoklavikulär-Syndromen seltener ein pathologisches Erb-SEP (Siivola et al. 1979). Bei Skalenus-Reizsyndromen fanden wir in einem Falle über dem Erb'schen Punkt erst dann ein pathologisches Ulnaris-SEP, als die Erb-SEP im Addson-Manöver abgeleitet wurden.

Bei *Plexus lumbosacralis-Affektionen* ist nach Tibialis-Stimulation das NAP über der Poplitea normal, über LWK_1 aber pathologisch. In Korrelation dazu finden sich mit Hilfe der Cauda equina-Neurographie pathologische oder fehlende Caudapotentiale (Jörg 1976b; Jörg et al. 1980b).

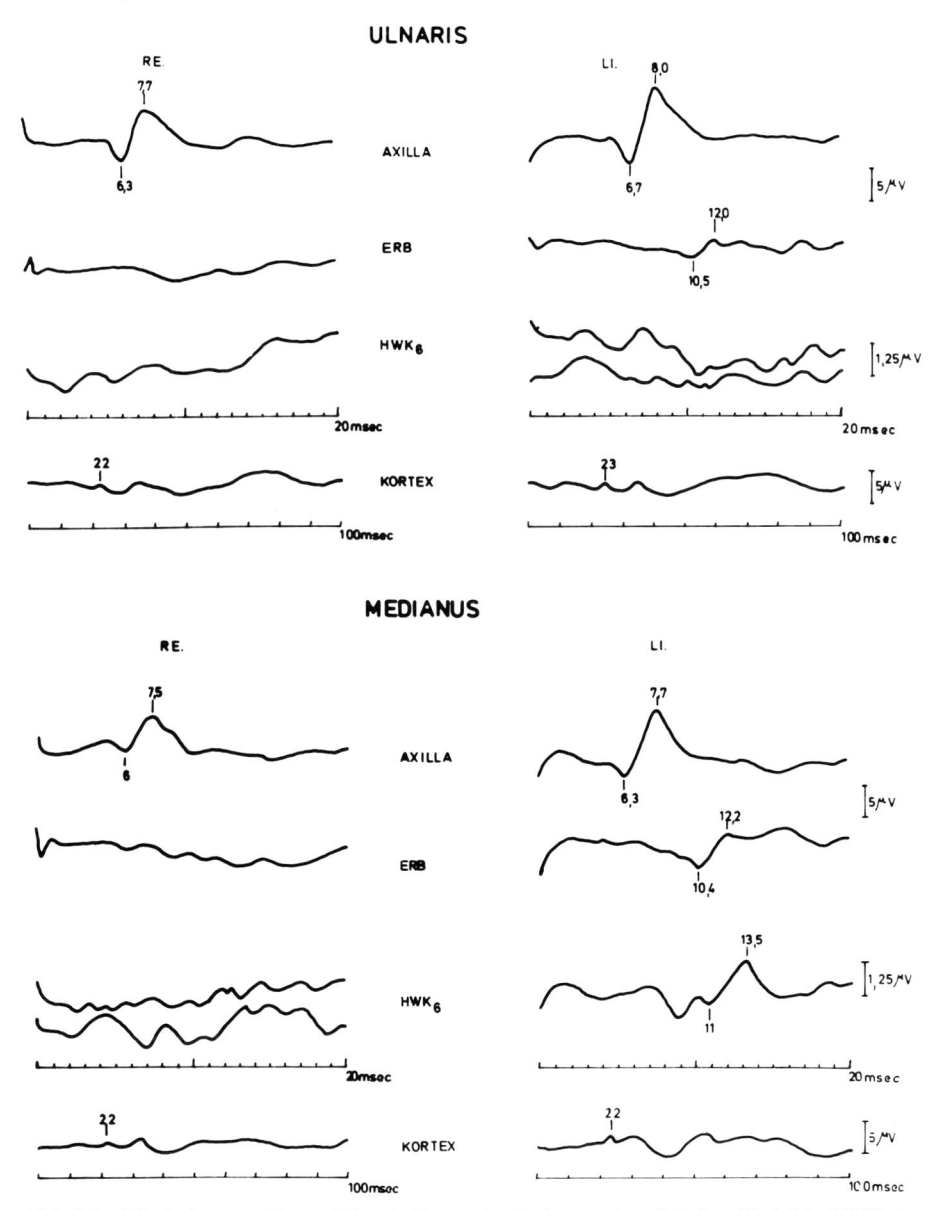

Abb. 2.8. SEP bei progredienter Ulnaris-Parese im Rahmen eines Morbus Hodgkin (56jähriger Patient; Nr. 566/81)

3. Wurzelsyndrome

Im Gegensatz zu Plexus-Schädigungen haben radikuläre Läsionen aufgrund der supraganglionären Schädigung immer normale sensible NAP- und NLG-Befunde (Benecke et al. 1980). Wurzelsyndrome haben – von traumatischen Wurzelausrissen größeren Ausmaßes einmal abgesehen – nur selten eine ausgeprägtere Impulsleitungsstörung zwischen dem normal ableitbaren Erb-SEP und dem HWK_6-SEP, häufiger aber pathologische Segment-SEP (Abb. 2.9). So fanden wir bei 15 cervicalen Wurzelsyndromen (meist monoradikulär bei C_6, C_7 oder C_8 mit Reiz- oder nur geringer Ausfallsymptomatik) keine oder nur geringe Impulsleitungsstörungen zwischen dem Erb-N_1 und dem HWK_6-N_1. Vergleichbare Ergebnisse sind in der Literatur beschrieben (Ganes 1980b). Ganes beschreibt in 2 Fällen mit schweren Wurzelsyndromen und cervicalen Myelopathien normale Interpeakzeiten zwischen N_9 und N_{14}.

Daß bei monoradikulären Prozessen oft normale Befunde der spinalen HWS-SEP zu erhalten sind, verwundert nicht, da die Medianus-Stimulation die Wurzeln C_6 und C_7 und die Ulnaris-Stimulation die Wurzeln C_8 und Th_1 erfaßt und somit über noch eine verbliebene gesunde Wurzel eine normal schnelle Leitung möglich bleibt. Nur wenn mehrere afferente Wurzeln geschädigt sind, ist zu erwarten, daß das Erb-SEP normal ist, statt dessen aber das HWK-SEP nur noch eine normale N_0-Spitze und keine weiteren Potentialanteile mehr aufweist. Der alleinige N_0-Spitzennachweis bei fehlendem weiteren spinalen Potentialanteil weist den typischen prä- oder supraganglionären Schädigungstyp auf und geht nicht selten bei schweren cervicalen multilokulären Wurzelsyndromen auch mit einem fehlenden corticalen SEP einher (Zverina u. Kredba 1977).

Insgesamt ist bei der Diagnostik der Wurzelreiz- und inkompletten Ausfallsyndrome die Nervenstamm-SEP-Diagnostik immer noch unbefriedigend (Ganes 1980b), auch wenn immer wieder in Einzelfällen typische HWK-SEP-Latenzverzögerungen bis hin zum N_1-Potentialverlust bei normalem Erb-SEP beschrieben werden (Chiappa et al. 1980). Die cervicale SEP-Diagnostik hat im Vergleich zum EMG und den segmentalen SEP noch eine untergeordnete Bedeutung. Ob dies in Zukunft durch die Anwendung der „far-field-potentials" oder den Einschluß der Radialis- oder Musculocutaneus-SEP (d.h. Erfassen der C_6-Wurzel) möglich sein wird, ist aufgrund unserer bisherigen Ergebnisse noch offen (Wiederholt u. Grisolia 1981).

Auch für die lumbosacrale Wurzeldiagnostik sind die Segment-SEP als nicht invasive Methode von Wert (Jörg 1977, 1982). Dies hat erstmals Gestring (1969) bei einem Diskusprolaps mit L_4-Syndrom eindrucksvoll zeigen können.

Die Cauda equina-Neurographie mit normalerweise typisch konfigurierten meist biphasischen Potentialabläufen ohne Seitendifferenz weist bei mono- und noch mehr bei polyradikulären Prozes-

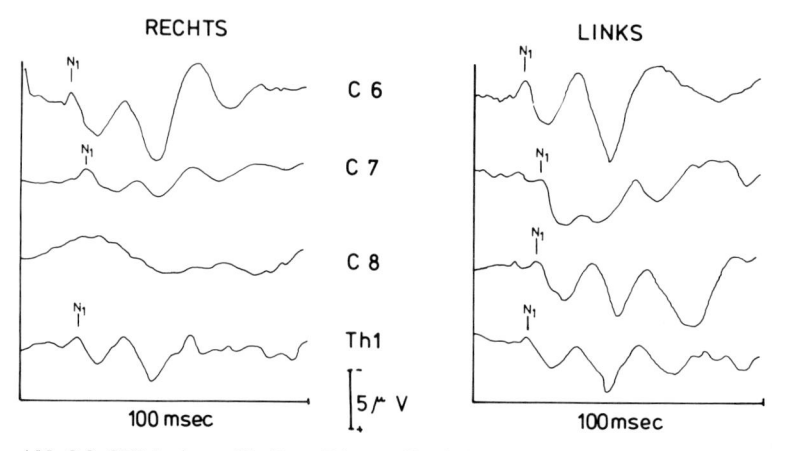

Abb. 2.9. SEP in der radikulären Diagnostik mit Segment-SEP von C_6–Th_1 bei einem rechtsseitigen C_8-Syndrom (55jährige Patientin; 193/81)

sen, sei es durch Bandscheiden oder Radikulitiden bedingt einschließlich Polyradikulitiden Guillain-Barré, ein desynchronisiertes polyphasisches Aktionspotential auf. Ob im Vergleich zur CEN-Diagnostik auch die Ableitung der LWS-SEP mit Oberflächen- oder Nadelelektroden die gleichen diagnostischen Aussagen liefert, ist noch nicht entschieden.

Segmentale Hautstimulation und LWS-Ableitungen haben bisher trotz hoher Aufsummierungszahlen keine reproduzierbaren Antworten erbracht, so daß für die unteren Extremitäten weiterhin eine Nervenstammreizung notwendig bleibt, obwohl der N. tibialis die Wurzeln L_5–S_3 umfaßt. Wurzelreizsyndrome können daher mit normalem LWK_1-SEP einhergehen. Ein normales LWK_1-Potential zeigt in jedem Falle zuverlässig den Funktionszustand der geprüften afferenten Bahn, z. B. zwischen dem Reizort Poplitea und dem Ableiteort LWK_1 auf und kann nicht selten bei einer Beurteilung im Seitenvergleich und unter Berücksichtigung der Normalwerte eine elektrodiagnostische Aussage über den Funktionszustand im radikulären oder Plexusanteil erlauben. Der Vergleich der lumbal abzuleitenden SEP zu den H- und F-Antworten ist hinsichtlich der diagnostischen Wertigkeit noch umstritten (Siivola et al. 1981).

II. Encephalomyelitis disseminata

Bei der MS verursacht die Demyelinisierung absolute N_1/P_1-Latenzverzögerungen der corticalen SEP oder signifikante Rechts/Links-Differenzen der corticalen Primärantwort. Die absoluten Latenzverzögerungen der Primärantwort über dem corticalen sensiblen Feld sind am häufigsten nachzuweisen, methodisch am leichtesten zu erfassen und heute in der Routinediagnostik besonders für die Nervenstamm- oder Hautreizung nicht mehr wegzudenken (Tabelle 2.5). Pathologische SEP-Latenzverzögerungen finden sich insbesondere bei Störungen der epikritischen Funktionen, sie sind aber auch in sensibel ungestörten, ggf. klinisch nie betroffenen Arealen anzutreffen (Noël u. Desmedt 1980; Reisecker u. Wagner 1980; Stöhr et al. 1982). Gelegentlich ist eine Korrelation zwischen der kontinuierlichen Verlängerung der Latenzzeiten und einem zunehmenden neurologischen Sensibilitätsdefizit zu finden. Die absolut verzögerten corticalen N_1- bzw. P_1-Latenzen bleiben auch bei klinischer Besserung im Verlauf der MS bestehen; Latenzverkürzungen nach Eintritt der klinischen Besserung sind aber gleichfalls zu finden (Dorfman et al. 1978).

Bei der MS-Diagnostik hat sich neben den absoluten Latenzverzögerungen die Bestimmung der corticalen Latenzdifferenzen im Rechts/Links-Vergleich besonders bewährt. Pathologische Latenzdifferenzen sind häufiger nach Tibialis- als Medianus-Reizung festzustellen, da hier eine noch größere spinale Leitungsstrecke erfaßt werden kann. Dabei sind absolute Latenzwerte von über 100 ms für die P_1-Antwort nach Tibialisreizung oder von über 60 ms für die N_1-Antwort keineswegs ungewöhnlich

Tabelle 2.5. Typische SEP-Befunde bei Multipler Sklerose

- N_1/P_1-Latenzverzögerung der corticalen SEP (auch bei normaler Sensibilität)
- Rechts/Links-Differenz des corticalen Primärkomplexes N_1/P_1
- Verlängerte Nacken-Scalp-Zeit (pathol. „transit time to cortex")
- Verzögertes HWK_2-SEP
- Verlängerte spinale Leitungszeit
- Verlängerte rel. Refraktärperiode
- Disseminiertes Muster bei Segment-SEP's

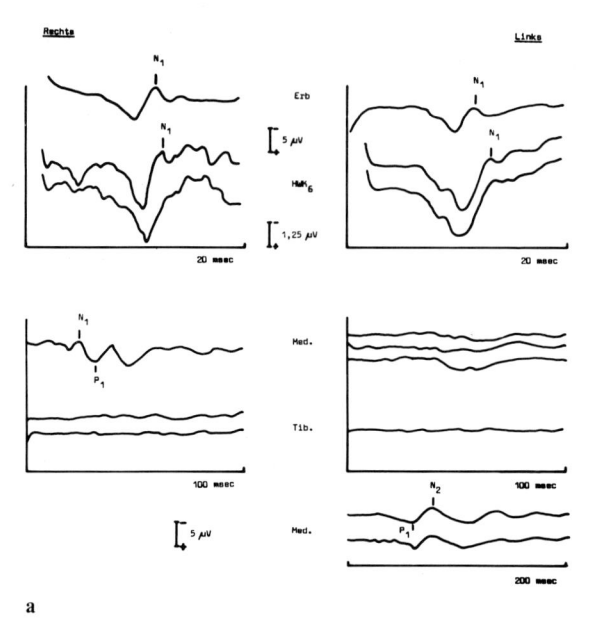

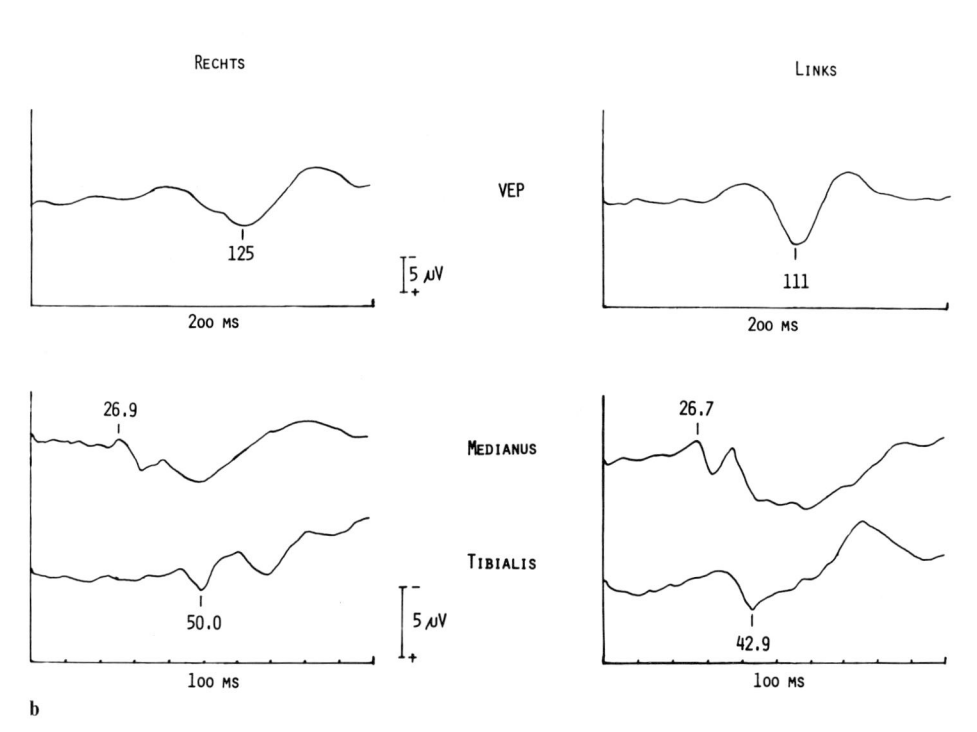

Abb. 2.10a, b. SEP bei Encephalomyelitis disseminata. **a** Tibialis- und Medianus-SEP von Erb, HWK$_6$ und Cortex bei MS (51jähriger Patient; 275/81). **b** Encephalomyelitis disseminata mit typischen VEP- und SEP-Befunden. Klinisch bestand bei der 32jährigen Patientin H.R. eine Tetraspastik; Sensibilitätsstörungen oder Sehstörungen lagen z. Zt. der Elektrodiagnostik nicht vor (265/82)

SEP – Diagnostik in der Neurologie

Tabelle 2.6. Ergebnisse der Medianus-SEP und Tibialis-SEP bei 20 möglichen, 31 wahrscheinlichen und 23 sicheren MS-Patienten. Es zeigt sich, daß bei Summierung aller MS-Patienten die Tibialis-SEP mit 62% pathologischen Befunden am aussagekräftigsten sind, die Kombination mit den Medianus-SEP aber eine weitere zusätzliche Aussagekraft bringen kann. In allen 3 MS-Klassen ist der Anteil pathologischer Resultate unter den Tibialis-SEP größer als unter den Medianus-SEP

MS-Klasse	Pat.-zahl	Medianus-SEP			Tibialis-SEP			Tib.- und/oder Med.-SEP	
		Normal	Pathol.	%	Normal	Pathol.	%	Pathol.	%
Möglich	20	16	4	20	11	9	45	10	50
Wahrsch.	31	19	12	39	9	22	71	22	71
Sicher	23	11	12	52	8	15	65	17	74
Summe	74	46	28	38	28	46	62	49	66

(Abb. 2.10). Die Rechts/Links-Differenz ist besonders für den Medianus bei Bestimmung der P_1-Antwort (links über 50 ms) besonders deutlich.

Die als pathologisch zu wertenden bilateralen Latenzdifferenzen sind dem Kapitel „Normalwerttabellen" zu entnehmen. Für die Stimulation des 3. Trigeminusastes ist eine Seitendifferenz von mehr als 1,9 ms pathologisch, ein Befund, wie er bei ⅔ sicherer MS-Fälle nachzuweisen sein soll (Buettner et al. 1982).

Faßt man die Ergebnisse der corticalen absoluten N_1/P_1-Latenzwerte und der Rechts/Links-Differenzen für die Tibialis-SEP zusammen, so ist bei sicherer MS in bis zu 90% ein pathologischer Tibialisbefund zu erheben (Riffel et al. 1982) (Tabelle 2.6).

Eine zunehmende Wertigkeit hat in der MS-Diagnostik die Bestimmung der Nacken-Skalp-Zeit (sog. „Transit-time to cortex") erlangt. In Abhängigkeit von dem Ort der Demyelinisierung findet man oft verlängerte Nacken-Skalp-Zeiten zwischen HWK_2 und Cortex (Abb. 2.11). Die Nacken-Skalp-Zeit ist im Rechts/Links-Ver-

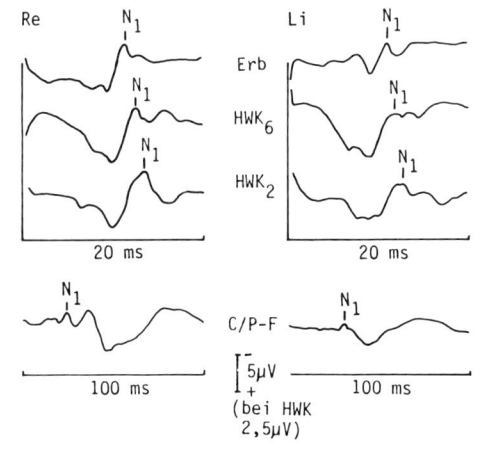

Abb. 2.11. Medianus-SEP von Erb, HWK_6, HWK_2 und Cortex bei MS. Bemerkenswert ist die ausgeprägte Nacken-Skalp-Zeit-Verlängerung links mit 19,4 ms (sog. „Transit-time to cortex") (60jähriger Patient; 403/81)

gleich dann als pathologisch zu werten, wenn sie für N_1 2 ms überschreitet. Ganes (1980) sieht in der Leitungszeitbestimmung zwischen spinalem N_{14} und corticalem N_{20} nach Medianusstimulation eine aussagekräftigere Untersuchung als die alleinige Latenzzeitbestimmung, da bei dieser Interpeak-Bestimmung die peripher neurogenen Leitgeschwindigkeiten nicht mit eingehen (Gambi et al. 1982).

Die „Transit-time to cortex" wird von manchen Autoren bei einseitiger Stimulation schon dann als pathologisch angesehen, wenn sie um mehr als 1,5 ms verlängert ist (Spudis et al. 1980); Gambi et al. haben für die Strecke N_{13}–N_{20} einen Grenzwert von 7,2 ms bestimmt. Die eigenen Ergebnisse sind der Tabelle 2 zu entnehmen.

In Abhängigkeit von dem Ort und dem Grad der Demyelinisierung werden nicht nur verlängerte Nacken-Skalp-Zeiten, sondern auch verlängerte spinale Leitgeschwindigkeiten (zwischen lumbal und cervical), ein disseminiertes Muster in der Dermatomdiagnostik oder eine verlängerte relative corticale Refraktärperiode nach Medianus- oder Tibialis-Stimulation gefunden. Die verlängerte spinale Leitungszeit läßt sich aber nur bestimmen, wenn über dem Halsmark ein Potential reproduzierbar nachweisbar ist (Abb. 2.12). Nicht selten ist aber bei der MS auch eine verzögerte cervicale Antwort, ja bei einem Leitungsblock als Endzustand einer Demyelinisierung gelegentlich auch ein fehlendes cervicales SEP bei wieder normalem corticalen SEP zu finden (Eisen et al. 1979). Die spinale LG ist bei der MS typischerweise besonders deutlich verlängert, ähnliche Leitungsverzögerungen sind aber auch bei der Tabes dorsalis nachzuweisen (s. u.). Klinisch geht die spinale LG-Verlangsamung oft mit Lagesinnstörungen oder Pallhypästhesien einher (Dorfman et al. 1978), selten sind auch bei dissoziierten Sensibilitätsstörungen SEP-Veränderungen zu finden.

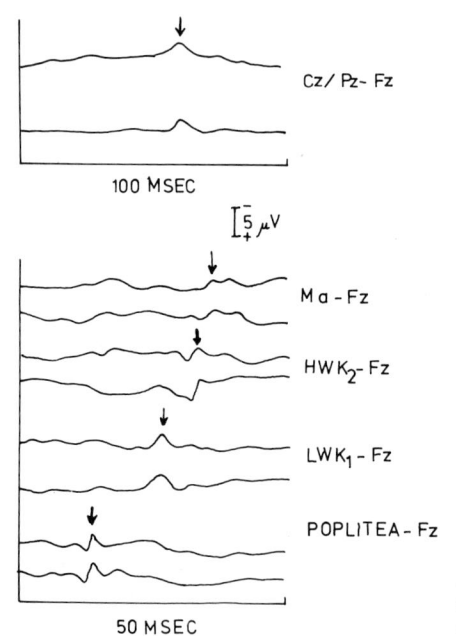

Abb. 2.12. Tibialis-SEP bei MS mit Ableitung über der Poplitea, LWK_1, HWK_2, Mastoid und Cortex. (Aus Gerhard u. Jörg 1983)

Für die Routinediagnostik ist die Bestimmung mehrerer Dermatom-SEP's zum Nachweis eines disseminierten Befalles der afferenten Bahnen nicht notwendig. Ihr Einsatz ist aber bei Differentialdiagnose spinaler MS gegenüber der cervicalen Myelopathie (CM) sinnvoll, da im Gegensatz zur CM gerade bei der Paraspastik auf dem Boden einer spinalen MS ein disseminiertes Muster der Dermatom-SEP mit wechselnder Ausprägung der SEP-Veränderungen nachweisbar ist (Abb. 2.13). Nur selten war bei spinaler MS ein querschnittsartiger SEP-Befund nach dem Bild einer Querschnittsmyelitis zu finden (Jörg et al. 1982).

Der Nachweis einer ggf. klinisch latenten afferenten Störung im Rückenmark gelang Namerow auch durch Applikation von Doppelreizen; mit Hilfe der cerebralen Refraktärperiode ist dies durch die Verlängerung der cerebralen relativen Refraktärzeit gut nachweisbar (Jörg et al. 1980d).

Eine Reihe Autoren haben bei MS häufiger pathologische SEP- als VEP- oder AEP-Befunde beschrieben. Diese Aussage ist zunächst überraschend, wenn man nicht nur die sicheren, sondern auch wahrscheinlichen bzw. möglichen MS-Gruppen berücksichtigt. Der SEP-Wert erklärt sich aber aus der Tatsache, daß die Nervenstimulation alleine der unteren Extremitäten ein sehr viel größeres Areal weißer ZNS-Substanz erfassen kann, als dies mit der VEP- oder AEP-Diagnostik möglich ist (Chiappa 1980; Khoshbin u. Hallett 1981). Die große Aussagekraft der SEP im Vergleich zur AEP, VEP, Blinkreflex und Elektronystagmogramm überrascht nicht mehr, wenn man davon ausgeht, daß sichere MS-Patienten nach McDonald in 73% eine Opticusneuritis, in 84% aber Sensibilitätsstörungen in der Anamnese angeben. Wird diese Patientengruppe nun sowohl mit VEP als auch SEP des anamnestisch betroffenen Areals untersucht, so überrascht es nicht, wenn die SEP-Ergebnisse bei entsprechendem Einsatz im klinisch betroffenen Areal häufiger als die VEP pathologische Befunde erbringen. Werden aber nur 1–2 Nervenstämme stimuliert, so steht in der Ausbeute pathologischer Befunde die VEP-Diagnostik an erster Stelle. Im Vergleich zu VEP und SEP haben die AEP, der Blinkreflex und die Elektronystagmographie eine deutlich geringere diagnostische Aussagekraft (Chiappa 1980; Deltenre et al. 1982; Jones u. Small 1978; Khosbin u. Hallett 1981; Kjaer 1982; Tackmann et al. 1980; Trojaborg u. Petersen 1979). Das Tibialis-SEP ist dem Medianus-SEP in der Ausbeute überlegen, wenn nicht gleichzeitig die Nacken-Skalp-Zeit mitbestimmt wird.

Nun hat in den letzten Jahren die Anwendung der evozierten Potentiale auch bei der MS-Diagnostik in einer Weise zugenommen, daß vor einer Überinterpretierung zu warnen ist. Pathologische Befunde der evozierten Potentiale sind immer unspezifisch, und aus dem Grad der Latenzverzögerung kann nicht ein spezifischer, sondern allenfalls ein typischer Befund im Sinne einer Demyelinisation erwartet werden. Auch kann eine Vielzahl pathologischer Meßwerte von verschiedenen evozierten Potentialen nicht automatisch auf die Existenz zweier oder mehrerer Läsionsorte schließen lassen; so kann ein einziger Schädigungsort im Bereich des Kerngebietes des Hörnerven je nach der Größe des einzelnen Herdes sowohl einen pathologischen AEP- als auch Medianus-SEP-Befund verursachen.

Die spinale MS vom chronisch progredienten Verlaufstyp einer Para- oder Tetraspastik stellt meist ein besonderes differentialdiagnostisches Problem dar, wenn sie mit isolierter Paraspastik ohne schubweisen Krankheitsverlauf, uncharakteristischer Anamnese und fehlender multilokulärer, insbesondere cerebraler Beteiligung ein-

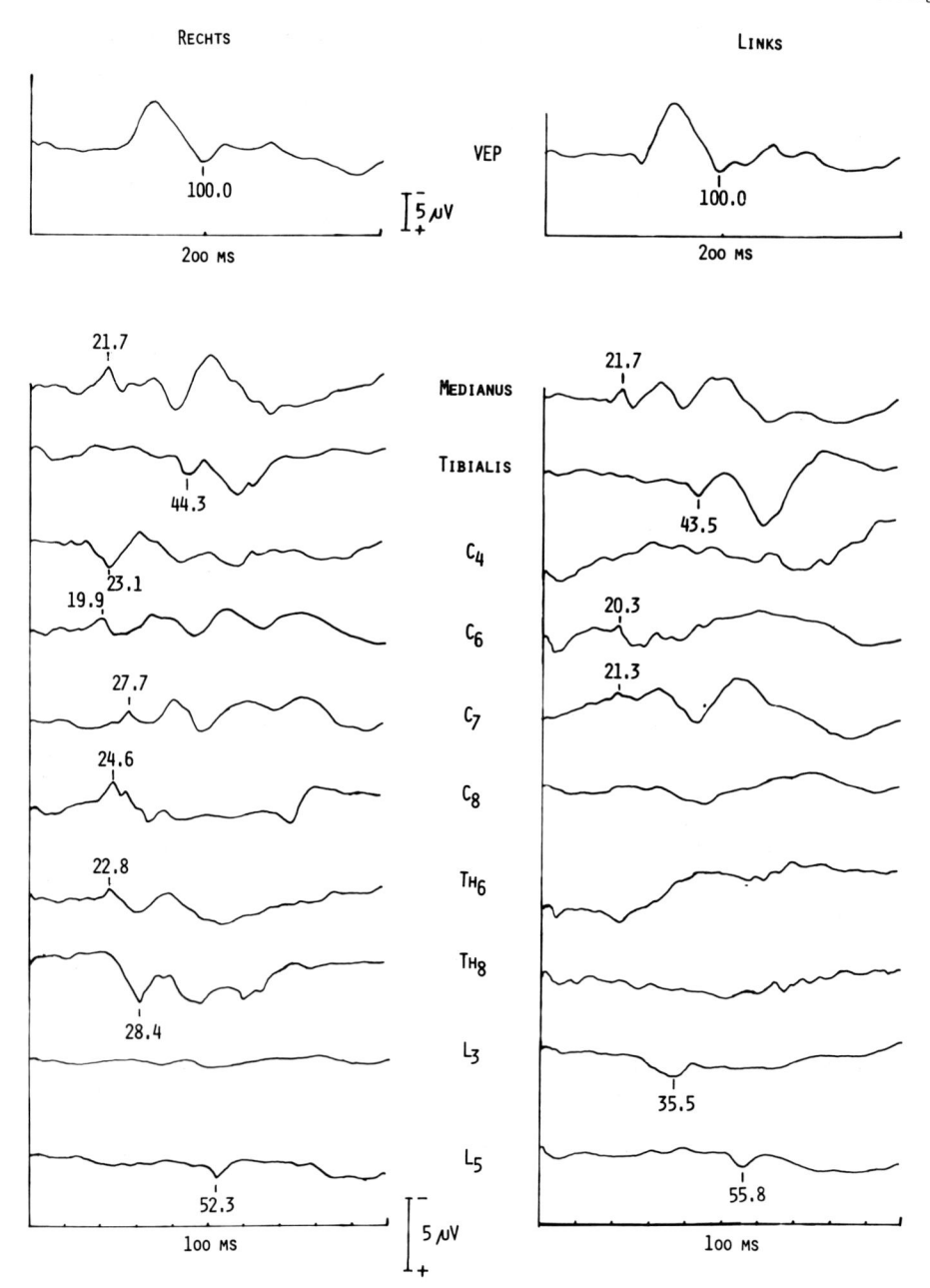

Abb. 2.13. 33jähriger Patient, H.H. (178/82), mit einer Encephalomyelitis disseminata. Es finden sich normale Latenzen ohne pathologische Seitendifferenz für VEP und SEP nach Medianus- bzw. Tibialis-Stimulation beidseitig. Nur im Dermatom-SEP-Befund kommt es zu einem disseminierten Muster mit fehlenden Dermatom-SEP (rechts bei L_3 und links bei C_4, C_8, Th_6 und Th_8), latenzverzögerten SEP für die N_1-Spitze (rechts bei C_7 und links bei L_5)

hergeht. In solchen Fällen kann die herdförmige Demyelinisation im Rückenmark zu so ausgeprägten Tibialis-Latenzverzögerungen oder disseminierten SEP-Mustern führen, daß die Abgrenzung gegenüber einem Rückenmarks-Tumor oder der CM leicht möglich ist. Die Abgrenzung gestaltet sich ja besonders dann schwierig, wenn bei chronischen Paraparesen im mittleren und höheren Lebensalter die VEP-Befunde normal sind (Blumhardt et al. 1982; Jörg et al. 1982). Die Abgrenzung der chronisch progredienten Paraspastik von der CM ist neurophysiologisch besonders dann wichtig und macht alle hier beschriebenen Methoden der MS-Diagnostik notwendig (Tabelle 2.5), wenn die Klinik keine sichere Eingrenzung ermöglicht, im Liquor kein typisches immunreaktives Liquorsyndrom besteht und das cervicale Myelogramm die Abgrenzung von schon altersbedingten Kontrastmittelabhebungen in Höhe der Bandscheibenräume nicht sicher möglich macht.

III. Rückenmarkserkrankungen

Bisher waren bei Rückenmarkserkrankungen die elektrodiagnostischen Möglichkeiten auf das EMG und die Anwendung der F-Welle im Seitenvergleich beschränkt. Bei Störungen am Vorderhorn oder der vorderen Wurzeln sind typische, ggf. auf bestimmte Kennmuskeln beschränkte Denervierungspotentiale und neurogene Umbauzeichen bzw. Latenzverzögerungen mit Zunahme der Leitungszeit zu erfassen und so ggf. auch klinisch noch latente Schädigungen mit spinaler oder radikulärer Läsion nachzuweisen. In gleicher Weise kann mit der SEP-Diagnostik eine Störung im afferenten System abgeklärt werden. EMG- und SEP-Diagnostik erlauben im Gegensatz zur Myelographie einen „direkten" Schädigungsnachweis am peripheren Motoneuron bzw. den afferenten Bahnen. Je nach Art der Rückenmarkserkrankungen kommt es zu unterschiedlichen SEP-Mustern.

Da die einzelnen Rückenmarkserkrankungen im Kapitel 3 bereits umfassend dargelegt worden sind, soll an dieser Stelle nur kurz auf die typischen Merkmale der spinalen SEP-Diagnostik eingegangen werden.

Spinale Tumoren: Die spinalen Tumoren führen im Vergleich zur MS häufiger zu corticalem SEP-Verlust oder deutlichen Amplitudenreduktionen und seltener zu ausgesprochenen Latenzverzögerungen (Tabelle 2.7). Die Ableitung corticaler Reizantworten nach alleiniger Tibialis-Stimulation kann somit in einer Reihe von Fällen eine rasche und hinreichend sichere Differenzierung zwischen einer demyelinisierenden und raumfordernden Rückenmarkserkrankung möglich machen, wenn der klinische Befund im Vordergrund und der SEP-Befund als Hilfsmethode gewertet werden (Abb. 2.14).

Es darf aber keinesfalls aus einer isolierten Amplitudenreduktion ohne oder mit nur geringer P_1-Latenzverzögerung des Tibialis-SEP immer eine spinale Raumforderung als wahrscheinlich angesehen werden.

Ebenso wie Noël u. Desmedt (1980) haben auch wir eine Reihe von Rückenmarkstumoren mit deutlichen Latenzverzögerungen gefunden, wie dies eine Arbeitsgruppe um Riffel (Riffel et al. 1982) in dieser Form nicht gesehen hat. Nach diesen Autoren fanden sich bei 32 Patienten mit spinalen Raumforderungen für das Tibialis-P_1 nie Werte über 48,2 ms. Wir können diese Ergebnisse nur tendenziell, nicht aber für jeden Einzelfall bestätigen. So fanden wir alleine bei einem

Tabelle 2.7. SEP-Befunde einzelner Krankheitsbilder

1. *Spinale Raumforderungen:*
   - Amplitudenreduktion bis Amplitudenverlust der corticalen SEP, meist geringere Latenzverzögerungen als bei MS
2. *Hinterstrangerkrankungen:*
   Tabes dorsalis
   Funikuläre Myelose
   Friedreich
   - Cortical deutliche SEP-Latenzverzögerungen mit Amplitudenreduktion
   - Verzögerte spinale LG
3. *Cervicale Myelopathie:*
   - Schlecht ausgeprägte HWK_2-SEP bei ggf. noch normalen HWK_6-SEP, oft Leitungszunahme zwischen HWK_6 und HWK_2 nach Medianus- oder Ulnaris-Stimulation, ggf. auch Leitungsverzögerung zwischen Erb und HWK_6
   - Gering verzögerte corticale Medianus-SEP, ggf. fehlende oder amplitudenreduzierte SEP der Tibialis- oder Peronaeus-Stimulation
   - Segment-SEP mit cervicalem oder oberem thorakalen Querschnittsbefund (SEP-Verlust bzw. Amplitudenreduktion, geringe Latenzverzögerung)
4. *Radikulopathien:*
   - Segment-SEP-reduziert bzw. Verlust bei geringer N_1/P_1-Verzögerung (besonders im Seitenvergleich!)
   - Ggf. Impulsleitungsstörung zwischen Erb und HWK_6, ggf. HWK_6-SEP reduziert, seltener auch zusätzlich verzögert bei normalem N_0 über HWK_6
   - Supraganglionäres Schädigungsbild mit normalem Erb-SEP und normalem N_0 des HWK_6-SEP bei pathologischem N_1 über HWK_6 (je nach Läsionsort nach Medianus- oder Ulnaris-Stimulation)
   - Bei lumbosacralen Wurzelsyndromen Leitungsstörung zwischen SEP der Poplitea bzw. Glutealfalte bzw. L_5 und dem Ableiteort L_1
   - Pathologischer Cauda equina-Befund bei L_4–S_1-Syndromen (besonders im Seitenvergleich!)
5. *Plexus brachialis-Paresen:*
   - Erb-SEP verzögert/reduziert oder SEP-Verlust
   - HWK_6-SEP zeigt oft fehlendes N_0 bei ggf. wieder normalem oder amplitudenreduziertem N_1
   - Bei schweren Plexus brachialis-Paresen infraganglionäres Schädigungsmuster mit SEP-Verlust über Erb, HWK_6 und cortical
6. *Hirnstammprozesse:*
   - N_{14} nach Mastoid-Ableitung (verschaltet gegen C/P) amplitudenreduziert, latenzverzögert oder fehlend bei gleichzeitig pathologischem ggf. aber auch wieder normalem corticalen SEP
7. *Thalamusprozesse:*
   - Skalp-SEP ggf. reduziert oder verzögert für N_1/P_1 bei normalem Mastoid-SEP für die $N_{14/15}$-Spitze (d.h. N_1 über Mastoid)
8. *Hirninfarkte im Media-Gebiet:*
   - Skalp-SEP für N_1/P_1 erniedrigt, allenfalls gering latenzverzögert
   - Ggf. nur pathologische Medianus-Refraktärperiode für N_1/P_1 (cerebral)
   - Bei ausgeprägten Hirninfarkten mit schwerer neurologischer Symptomatik Skalp-SEP nicht zu erhalten
9. *Epilepsie:*
   - Skalp-Primärkomplex N_1/P_1 zeigt erhöhte Amplituden, ggf. fokusiert (bei Jackson-Anfällen)
   - Verkürzung der relativen Refraktärzeit (cerebral)
10. *Psychogene Sensibilitätsstörungen:*
    - Normales SEP nach Stimulation im gestörten Hautareal

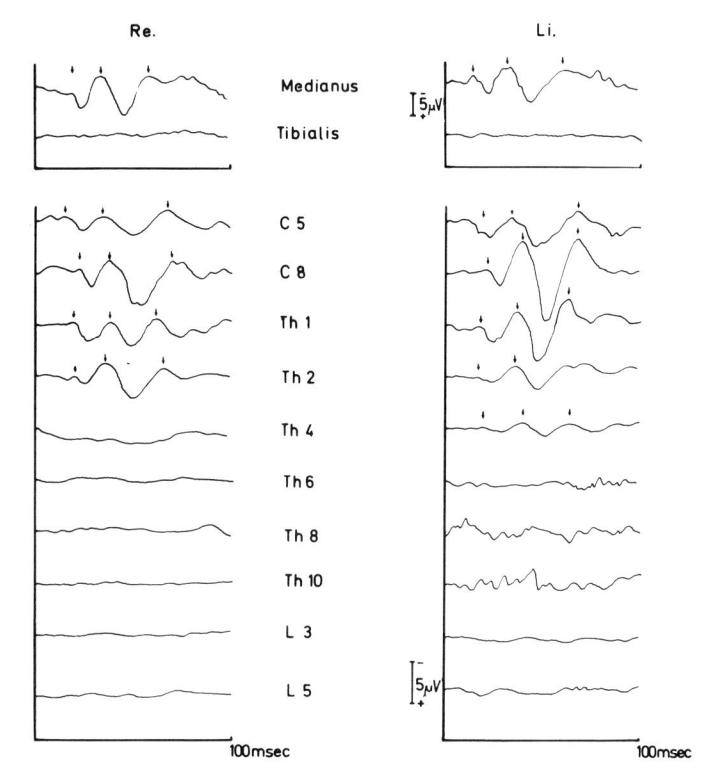

Abb. 2.14. Osteosarkom in Höhe BWK$_3$. SEP nach Dermatom- und Nervenstammreizung mit querschnittsartigem Potentialverlust in Höhe Th$_4$ rechts und Th$_6$ links und fehlenden corticalen Tibialis-SEP

Patienten mit einer Bronchialkarzinommetastase in Höhe HWK$_{4-5}$ und inkomplettem Querschnittssyndrom eine corticale P$_1$-Antwort nach Tibialis-Stimulation von 59 ms. Dieser Befund war dreimal reproduzierbar. Es ist daher intraindividuell außerordentlich gefährlich, wenn aus einer Latenzverzögerung deutlichen Ausmaßes mit großer Sicherheit auf eine Demyelinisierung geschlossen und so ein spinaler Tumor oder auch eine cervicale Myelopathie übersehen werden.

Ein Lokalisationsnachweis einer spinalen afferenten Leitungsstörung gelingt aber nur selten mit Hilfe der Nervenstammreizung, da bei Erwachsenen die spinalen SEP insbesondere über der BWS schon bei Normalpersonen nicht immer reproduzierbar zu erhalten sind (Cracco et al. 1980). Daher kann der in Abb. 2.15 beschriebene Schädigungsnachweis zwischen HWK$_2$ und Mastoid alleine durch Nervenstammstimulation nur als Ausnahme angesehen werden.

Zur Eingrenzung der Querschnittshöhe erscheint uns die Dermatom-Stimulation als besonders günstig, wenngleich auch je nach Fall zeitaufwendig. So zeigen sich als Zeichen eines elektrosensiblen Querschnittssegmentes bei raumfordernden spinalen Prozessen ab einer bestimmten Segmenthöhe ein Potentialverlust oder ausgeprägte Potentialreduktionen. Mit Hilfe der Dermatom-Untersuchung ist ein direkter segmentaler oder querschnittsmäßiger Läsionsnachweis im afferenten System möglich.

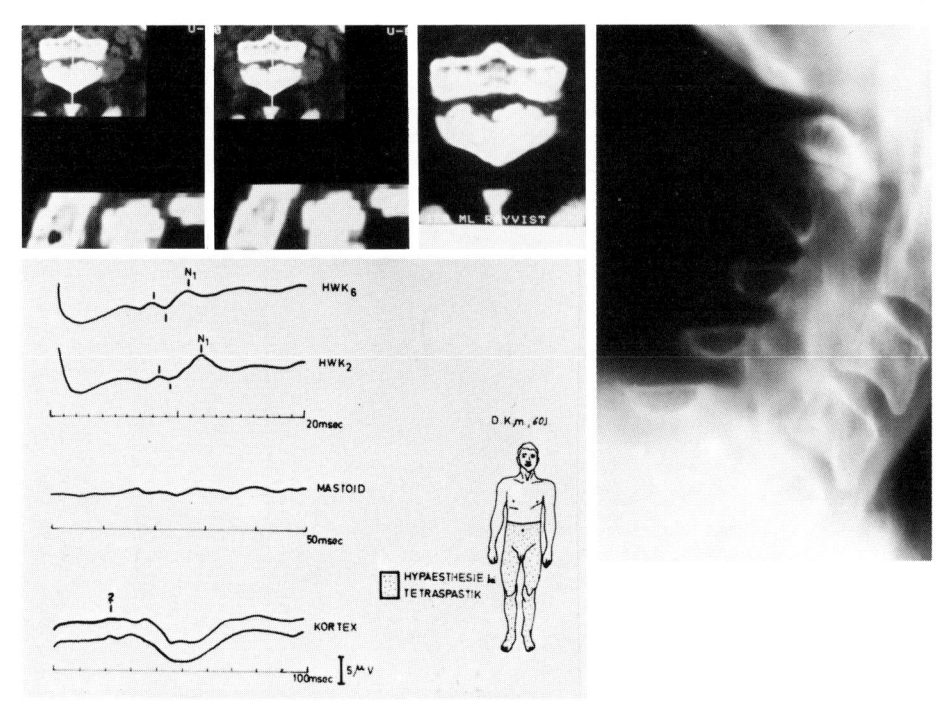

Abb. 2.15. SEP nach rechtsseitiger Medianus-Stimulation mit normaler Ausprägung bei HWK_6 und HWK_2 und Potentialverlust über dem Mastoid und Potential- bzw. Latenzverzögerung cortical. Im Computertomogramm mit sagittalen Schichten bestätigt sich ebenso wie in der Röntgen-HWS-Schicht und operativ eine ossäre Einengung in Höhe HWK_{1-2} bei dorsaler Gelenkbildung von HWK_1 und HWK_2

Nicht selten können dabei die SEP-Veränderungen auch schon vor dem klinischen Nachweis von Sensibilitätsstörungen eintreten.

Cervicale Myelopathien bereiten nicht selten diagnostisch große Schwierigkeiten, da mit Hilfe der Myelographie die Abgrenzung von altersbedingten Veränderungen oft nur schwer möglich ist. In Abhängigkeit von dem Grad der klinischen Ausfälle kann man eine Interpeaklatenzzunahme zwischen Erb und HWK_2 bzw. HWK_6 und HWK_2 nach Medianus- oder Ulnaris-Stimulation finden. Nicht selten ist das corticale N_{20} wieder normal konfiguriert, so daß die afferente Leitungsstörung nur durch die multilokulären Ableitungen mit pathologischem SEP über der HWS nachweisbar ist (Ganes 1980b). Ist die Rückenmarkskompression und cervicale Wurzelsymptomatik gering, so sind die N_9–N_{14}-Intervalle normal (Caccia et al. 1976); bei ausgeprägter neurologischer Symptomatik kann dagegen das HWS-SEP ganz fehlen und auch das corticale Medianus-SEP verzögert und reduziert nachweisbar sein (Jones u. Halliday 1982; Small et al. 1980) (Abb. 2.16).

Bei einer Reihe von Patienten mit alleiniger beinbetonter Paraspastik ohne klinisch bestehende Sensibilitätsstörungen bzw. cervicaler Wurzelsyndrome konnten selbst bei normalen Interpeaklatenzen zwischen Erb, HWK_6 und HWK_2 noch pathologische Dermatom-SEP ab dem unteren Cervicalmark oder oberen Brustmark gefunden werden. Die SEP-Untersuchung ist als spinale Funktionsprüfung bei der

SEP – Diagnostik in der Neurologie

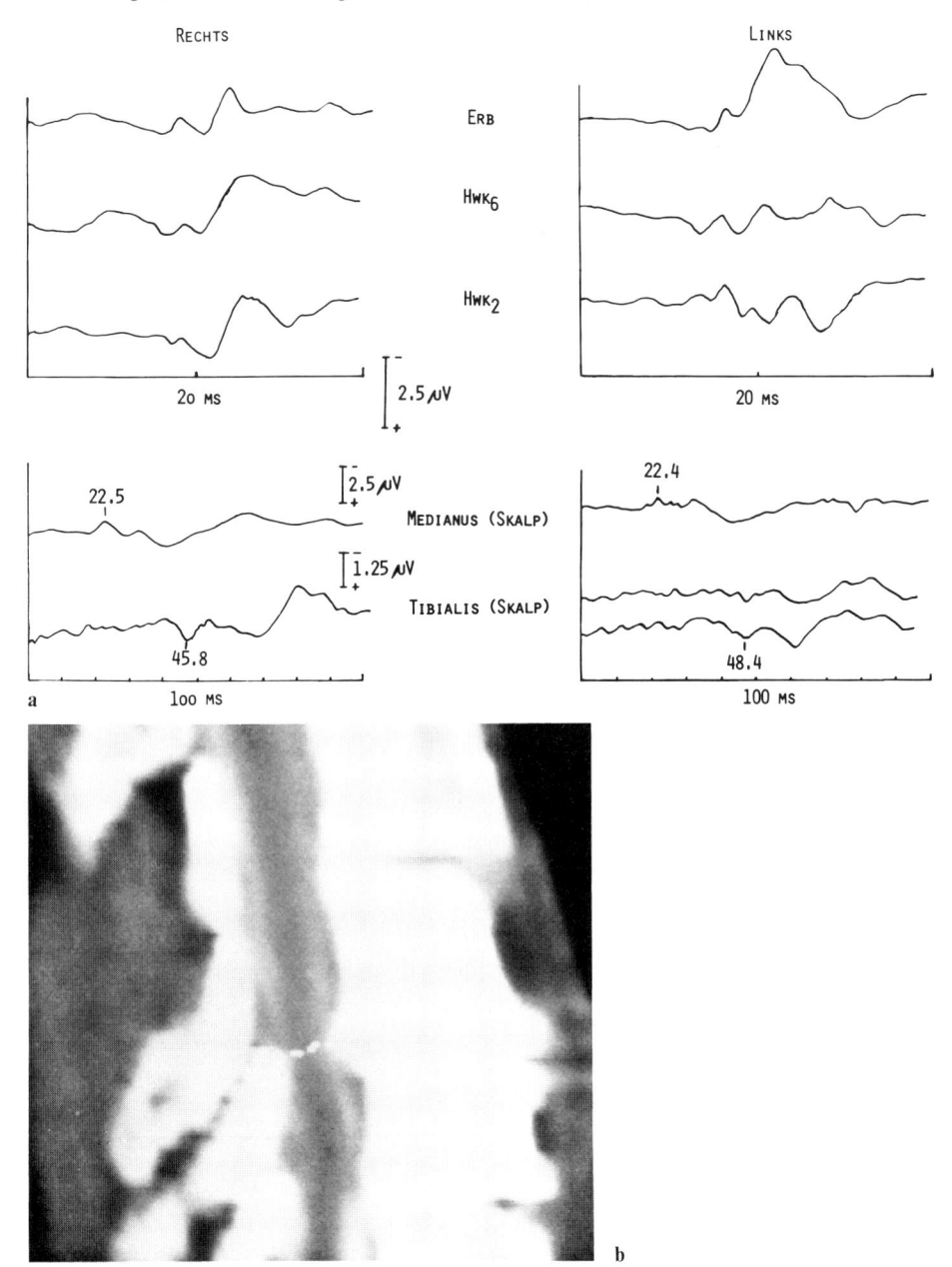

Abb. 2.16 a, b. Cervicale Myelopathie bei einem 64jährigen Mann (V.K., Nr. 408/82) mit einer geringgradigen C_6-Reizsymptomatik links, einer Hypalgesie im C_6-Segment links, mit einer Parese vom Grad IV–V für den M. extensor digitorum, einer beinbetonten und linksbetonten Tetraspastik mit dissoziierter Sensibilitätsstörung rechts ab Th_4. Der präoperative SEP-Befund weist amplitudenreduzierte bzw. gesplitterte Medianus-SEP über dem linken HWK_6 und HWK_2 auf bei amplitudenreduziertem linksseitigen Medianus-SEP und deutlich reduzierten und latenzverzögerten Tibialis-SEP links (beachte Eichzacke). **a** SEP-Befund nach Medianus- bzw. Tibialis-Stimulation. **b** Computertomogramm der HWS mit typischen Zeichen der Spinalkanaleinengung

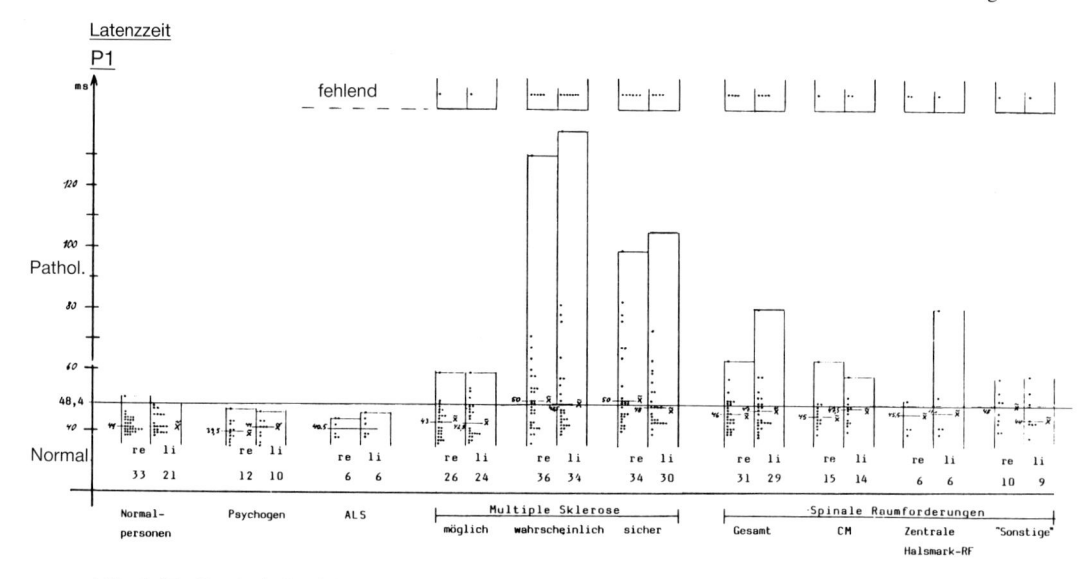

Abb. 2.17. Cortical abgeleitete Tibialis-SEP bei verschiedenen neurologischen Erkrankungen im Seitenvergleich. Die unter Berücksichtigung der fehlenden SEP errechneten und eingezeichneten Mediane sind in der Tabelle 2.8 auf Seite 73 aufgeführt. Einzelheiten siehe Text

CM von besonderem Wert, da pathologische SEP auch bei normaler Sensibilität zu finden sind und sich die SEP-Diagnostik als risikolose Verlaufsuntersuchung postoperativ bewährt hat (Jörg et al. 1982; Schramm et al. 1980).

Ist der elektrosensible Querschnittsbefund nicht in den Cervicalsegmenten, sondern eindeutig bei Th_2 bis Th_4 nachzuweisen, so ist eine zusätzliche spinale Durchblutungsstörung mit Läsionszeichen der hämodynamischen Grenzzone des Rückenmarkes zu vermuten.

Psychogene Querschnittssyndrome bis hin zu Konversionssymptomen mit kompletter Anästhesie weisen immer normal ausgeprägte Segment-SEP auf und sollten dann weitere diagnostische Maßnahmen überflüssig machen (Abb. 2.17).

Conus-Cauda-Syndrome können in Abhängigkeit von der Ursache zu ganz unterschiedlichen SEP-Befunden führen.

Spinale Durchblutungsstörungen können in Korrelation zum Grad der Sensibilitätsstörungen auch zu pathologischen Nervenstamm- oder Segment-SEP führen. Die SEP-Veränderungen sind aber uncharakteristisch bzw. in der Mehrzahl der Fälle auch gar nicht nachweisbar. Liegt ein A. spinalis anterior-Syndrom mit rein dissoziierter Sensibilitätsstörung für Schmerz und Temperatur vor, so finden sich häufiger normale oder nur gering latenzverzögerte und amplitudenreduzierte Potentiale als ausgeprägte pathologische SEP-Veränderungen oder gar SEP-Verlust.

Die SEP-Befunde bei *Syringomyelie* entsprechen auch bei alleinigem Nachweis einer dissoziierten Sensibilitätsstörung dem Bild eines intramedullären Tumors und nicht dem eines A. spinalis anterior-Syndroms (Cracco et al. 1980). Bei der *spinalen Heredoataxie* (Friedreich'sche Erkrankung) sind die corticalen SEP-Latenzzunahmen durch eine Leitungsverzögerung sowohl im peripheren sensiblen Nervenanteil

Tabelle 2.8. Eine vergleichende Gegenüberstellung der P_1-Latenzzeiten nach N. tibialis-Stimulation in den verschiedensten Gruppen neurologischer Erkrankungen. Die psychogenen Querschnittssyndrome und die amyotrophe Lateralsklerose (ALS) zeigen Normalergebnisse. Die Gesamtheit der MS und der spinalen Raumforderungen zeigen beide pathologische Ergebnisse, bei der Berücksichtigung der unterschiedlichen MS-Wahrscheinlichkeiten wird aber die Latenzverzögerung für die P_1-Latenz bei der sicheren MS deutlich (Median rechts 50, links 48). Statistisch gibt es zwischen den Latenzen der gesamten MS-Gruppe von 184 Patienten und den gesamten spinalen Raumforderungen von 60 Patienten keine signifikanten Unterschiede

Einteilung	P_1-Latenzzeit					U-Test[a]
	Fallzahl re. + li. Seiten			Median (ms)		
	Re. + li. gesamt	Normal	Pathol.	Re.	Li.	
Normalpersonen	54			41	41	
Psychogen	22	22	0	39,5	41	$p = 0,387$
ALS	12	12	0	40,5	40,5	
MS						
möglich	50	41	9	43	42,5	
wahrscheinl.	70	32	38	50	48,5	
sicher	64	30	34	50	48	
Gesamte MS	184	103	81	48	47	$p = 0,496$
Gesamte Spin. Raumfordg.	60	36	24	46	47	
CM	29	20	9	45	47,5	
Zentrale Halsmark-Erkrankg.	12	6	6	45,5	46	
Sonstige	19	10	9	48	44	

[a] U-Test auf Unterschied zwischen den Latenzzeiten bei „Psychogenen" und ALS sowie bei allen MS- und spin. Raumforderungs-Fällen

als auch im Bereich der Hinterstränge zu erklären (Bergamini et al. 1965, 1966; Desmedt u. Noël 1973; Pedersen u. Trojaborg 1981). Die *Tabes dorsalis* weist eine verzögerte corticale N_1-Komponente des Tibialis-SEP auf, wohingegen die Medianus-SEP cortical nicht selten normal sind (Conrad et al. 1980; Shimizu et al. 1982). Die spinalen Leitungszeiten liegen bei Tabes dorsalis deutlich unter dem Normwert von 60–65 m/s (Jones u. Small 1978).

Hinsichtlich der Ergebnisse bei funikulärer Myelose und anderen Erkrankungen sei auf Kapitel 3 verwiesen.

Wendet man die spinale SEP-Diagnostik durch Tibialis- oder Peronaeus-Stimulation in Höhe der Poplitea bzw. am proximalen Fibulakopf an, so kann man bei *traumatischen Querschnittssyndromen* nur kaudal, nicht aber kranial der Läsion ein SEP erhalten (Cracco et al. 1980; Perot 1973). Somit kann die SEP-Diagnostik bei klinisch kompletten Querschnittssyndromen dann von Wert sein, wenn noch corticale oder spinale SEP-Antworten zu erhalten sind, dieses Ergebnis gegen ein komplettes Querschnittssyndrom spricht und zu einer aktiven Therapie (z.B. Entlastungslaminektomie) Veranlassung geben kann.

Als *Resümee für alle Rückenmarks-Erkrankungen* ist festzustellen, daß die SEP-Anwendung in der Klinik besonders bei der differentialdiagnostischen Klärung von Querschnittssyndromen und ihrer Höhendiagnostik indiziert ist. Der Wert der SEP-Untersuchung zeigt sich zum einen in der häufigen Überlegenheit gegenüber der klinischen Sensibilitätsbefundung, zum anderen in der möglichen Hilfe bei der Abgrenzung raumfordernder, vaskulärer, degenerativer oder entzündlicher spinaler Prozesse. Der besondere Wert der elektrosensiblen Untersuchung liegt aber in der Tatsache begründet, daß hiermit ebenso wie mit der Elektroneurographie und Elektromyographie *direkte Schädigungsnachweise* erbracht werden können. Dies erscheint uns als ein wesentlicher Vorzug gegenüber der Myelographie, ganz abgesehen von der unterschiedlichen Risikobelastung. Darüber hinaus können die SEP-Ergebnisse von dem Verdacht einer spinalen Raumforderung ablenken und z. B. auf einen demyelinisierenden Prozeß im Bereich der Hinterstränge hinweisen, wenn die Leitungsverzögerungen cortical oder spinal außerordentlich stark sind (Abb. 2.17 und Tabelle 2.8).

IV. Cerebrale Erkrankungen

Die Untersuchung der VEP, AEP und SEP nimmt in der Literatur auch für die cerebralen Erkrankungen einen unübersehbar breiten Raum ein. Im Hinblick auf die EEG-Diagnostik kann man leicht zu der Ansicht kommen, daß die SEP-Untersuchung als neurophysiologische Zusatzmethode in der cerebralen Diagnostik nur einen geringen oder gar keinen zusätzlichen klinischen Aussagewert hat. Diese Vermutung ist aber alleine schon unter Berücksichtigung der anatomischen Gegebenheiten nicht begründet. Die EEG-Ableitung erfaßt nur die oberflächlichen Hirnstrukturen, und es brauchen sich z. B. der Tumor in der hinteren Schädelgrube oder basal lokalisierte Prozesse − von fortgeleiteten Delta-Wellen abgesehen − nicht im Hirnstrombild mitzuteilen. Dagegen wird mit den SEP das afferente sensible System in seinem gesamten räumlichen Verlauf von der Medulla spinalis bis zum Gyrus postcentralis unter Einschluß des Gyrus praecentralis und der Assoziationsfelder erfaßt, und die Lokalisation einer eventuellen Schädigung ist durch die Etagendiagnostik mit multilokulärer Ableitung von oberer HWS, Hirnstamm und kontra- bzw. homolateraler Cortex-Region möglich.

Im Gegensatz zum EEG, das einen ganz bestimmten Zustand beschreibt, sind die SEP als cerebrale Funktionsprüfung bestimmter Hirnareale anzusehen. Dabei ist dem SEP-Primärkomplex zu ersehen, wann der applizierte Impuls cortical ankommt und wie er initial „weiterverarbeitet" wird; die sekundären und tertiären SEP-Anteile ab etwa 40–50 ms lassen im wesentlichen auf die Funktionsfähigkeit der primären Hirnzentren und der Assoziationsfelder schließen.

Methodisch spielen die Segment- oder Hautstimulationen bei der cerebralen Diagnostik keine Rolle, hier ist die Nervenstammreizung, insbesondere des N. medianus oder N. tibialis, für die lokalisationsdiagnostische Aussage immer ausreichend. Eine lokalisatorische Bewertung der geprüften Hirnareale ist nur dann möglich, wenn der gesamte übrige Teil der afferenten Bahnen, d.h. insbesondere der periphere und spinale Anteil, völlig funktionstüchtig ist. Unter diesen Voraussetzungen hat sich die SEP-Diagnostik besonders dann als diagnostisch wertvoll erwiesen, wenn das klinische Zustandsbild keine Sensibilitätsprüfung erlaubt, ein neuroradiologischer Nachweis nicht möglich ist oder eine regionale Ischämie mit gestörtem Funktionsstoffwechsel erwartungsgemäß zu einem normalen CT führt.

1. Hirnstammerkrankungen

Hirnstammerkrankungen, wie z. B. Tumoren, Hirninfarkte oder auch entzündliche Prozesse (Encephalitis cerebelli et pontis), können zu Alterationen der Spitze bei 14–15 ms führen, insbesondere gilt dies für Syndrome, bei denen auch klinisch der Lemniscus medialis betroffen ist. Diese Tatsache bestätigt die Vermutung, daß der Gipfel N_{14-15} subthalamisch generiert wird (Nakanishi et al. 1978; Stockard u. Sharbrough 1980) und über die Mastoid-Cortex-Verschaltung am besten gegen das obere Halsmark abzugrenzen ist.

Hirnstammtumoren verursachen in der Mehrzahl SEP-Amplitudenreduktionen bzw. SEP-Verlust besonders für den N_{14-15}-Gipfel.

Seltener als ein Verlust der Hirnstammantwort finden sich bei Hirnstammtumoren Latenzverzögerungen (Buettner et al. 1982). In solchen Fällen ist nicht selten auch die zentrale Leitungszeit (N_{14} von HWK_2 bis N_{20} vom Cortex) verlängert (Wang et al. 1982).

Ob die von Wang u. Mitarbeitern erfolgte Aufteilung der zentralen Leitungszeit in N_{14}–P_{15} und P_{15}–N_{20} diagnostisch relevant wird, ist noch nicht entschieden. Normale SEP von Mastoid und Cortex schließen aber eine Raumforderung im Hirnstammbereich nicht aus, wie wir bei einem 46jährigen Patienten mit einem raumfordernden Hippel-Lindau-Tumor im Dach des IV. Ventrikels finden konnten.

Bei Patienten mit einem Wallenberg-Syndrom und dissoziierter Sensibilitätsstörung der linken Extremitäten war auch ohne klinische Zeichen einer Lemniscus-Läsion der N_{14}-Gipfel nicht zu erhalten (Abb. 2.18). Der Hirnstammgipfel wird nach linksseitiger Medianus-Stimulation nicht generiert, die corticale Antwort ist beidseits für N_1 wieder bei 21 ms nachzuweisen.

Bei Hirnstammerkrankungen ist auch die Trigeminus-Stimulation von Wert, da sie als Zeichen einer Kernaffektion auch dann ein fehlendes corticales SEP oder eine Latenzverzögerung für den P_{19}-Gipfel aufweist, wenn klinisch keine Sensibilitätsstörung vorliegt (Buettner et al. 1982).

Verwendet man zur Hirnstammdiagnostik die „far-field-potentials", so erbringt die Medianus-Stimulation einen Verlust des P_{14}-Gipfels im Gegensatz zu dem Verlust des N_{18}-Gipfels bei Thalamusprozessen. Der P_{14}-Gipfel muß also subthalamisch generiert werden, d. h. der Generator der 3. positiven Spitze bei der far-field-Ableitung liegt rostral der Medulla und caudal des Thalamus (Anziska u. Cracco 1980a; Yamada et al. 1981).

Für die Hirnstammdiagnostik ist die Mastoid-Cortex-Ableitung besonders wertvoll, da sie einen Schädigungsnachweis im Bereich der Medulla bis hin zum Thalamus erbringt und somit eine lokalisationsdiagnostische Aussage erlaubt. Dies zeigt sich in Abb. 2.19 bei einer Syringomyelie-Patientin, bei der gleichfalls nach Medianus-Stimulation die HWK_2-SEP normal generiert werden, die Hirnstammantwort nur nach rechtsseitiger Stimulation zu erkennen ist und links sowohl die Hirnstammantwort als auch die corticale Antwort fehlen. Klinisch bestand im stimulierten Bereich neben einer dissoziierten Sensibilitätsstörung auch eine Pallhypästhesie.

Die *Trigeminus-Neuralgie* hat auf der betroffenen Seite auch bei einer sog. idiopathischen Genese nicht selten eine latenzverzögerte 1. positive Spitze bei 19 ms. Dabei sind die Latenzverzögerungen am deutlichsten, wenn als Pathogenese eine MS zu vermuten ist (Buettner et al. 1982). Salar u. Mitarbeiter fanden bei präopera-

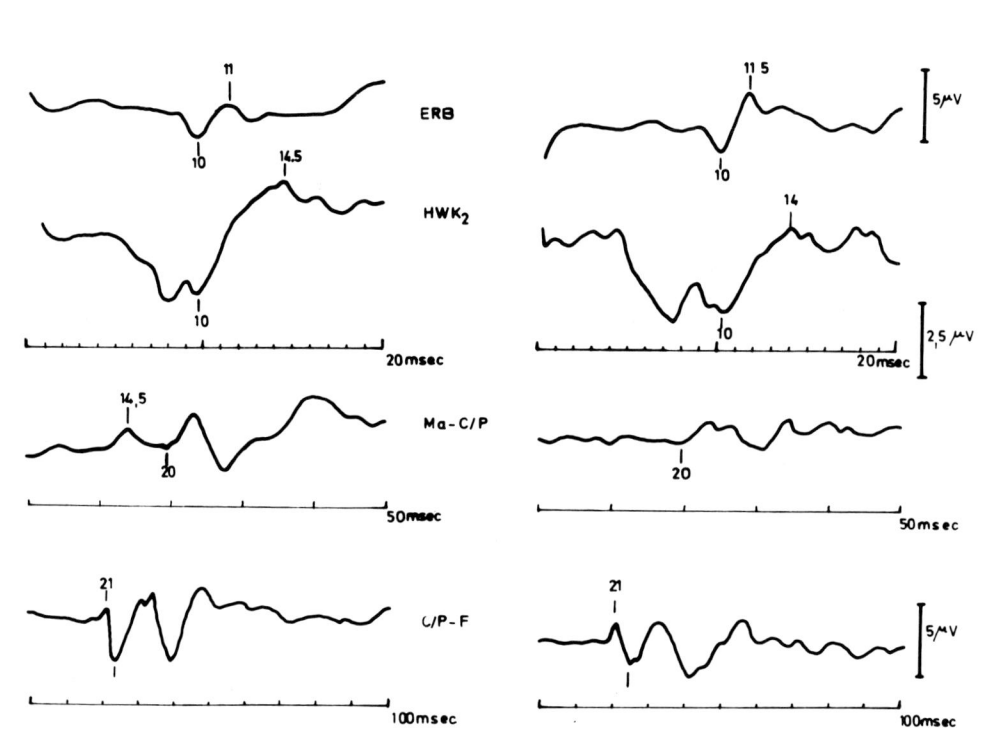

Abb. 2.18. Medianus-SEP bei einem Wallenberg-Syndrom eines 37jährigen Patienten (515/81) mit linksseitiger dissoziierter Sensibilitätsstörung im Bereich der Extremitäten und rechtsseitiger Extremitäten-Hemiataxie. Die rechte Hirnstammantwort nach linksseitiger Medianus-Stimulation ist nicht zu erhalten

tiv normalem Trigeminus-SEP nach der Koagulation latenzverzögerte und amplitudenreduzierte SEP. Pathologische Trigeminus-SEP wurden bei der Mehrzahl der 25 untersuchten Patienten nur dann erhalten, wenn auch die Berührungssensibilität einen pathologischen Befund erbrachte. Alleinige postoperative Hypalgesien machten die Patienten weder schmerzfrei noch gingen sie mit einem pathologischen SEP-Befund einher.

2. Thalamuserkrankungen

Thalamuserkrankungen gehen auch dann schon mit einer Veränderung des corticalen N_1 (sog. N_{20}) einher, wenn lediglich Affektionen des VPL-Kernes vorliegen.

Im Gegensatz zu Stöhr et al. (1981), die bei VPL-Läsionen im Thalamus einen Verlust der positiven Vorwelle P_{15} beschreiben, gilt für die Mehrzahl der Autoren, daß das corticale N_1 bei VPL-Affektionen pathologisch wird, die positive Spitze bei 15 ms aber nur bei subthalamischen Läsionen Veränderungen aufweist (Anziska u. Cracco 1980a; Noël u. Desmedt 1980; Scherg u. von Cramon 1981). So fanden Nakanashi u. Mitarbeiter (1978) bei *Thalamusglioblastomen* ein fehlendes corticales N_1

SEP – Diagnostik in der Neurologie   77

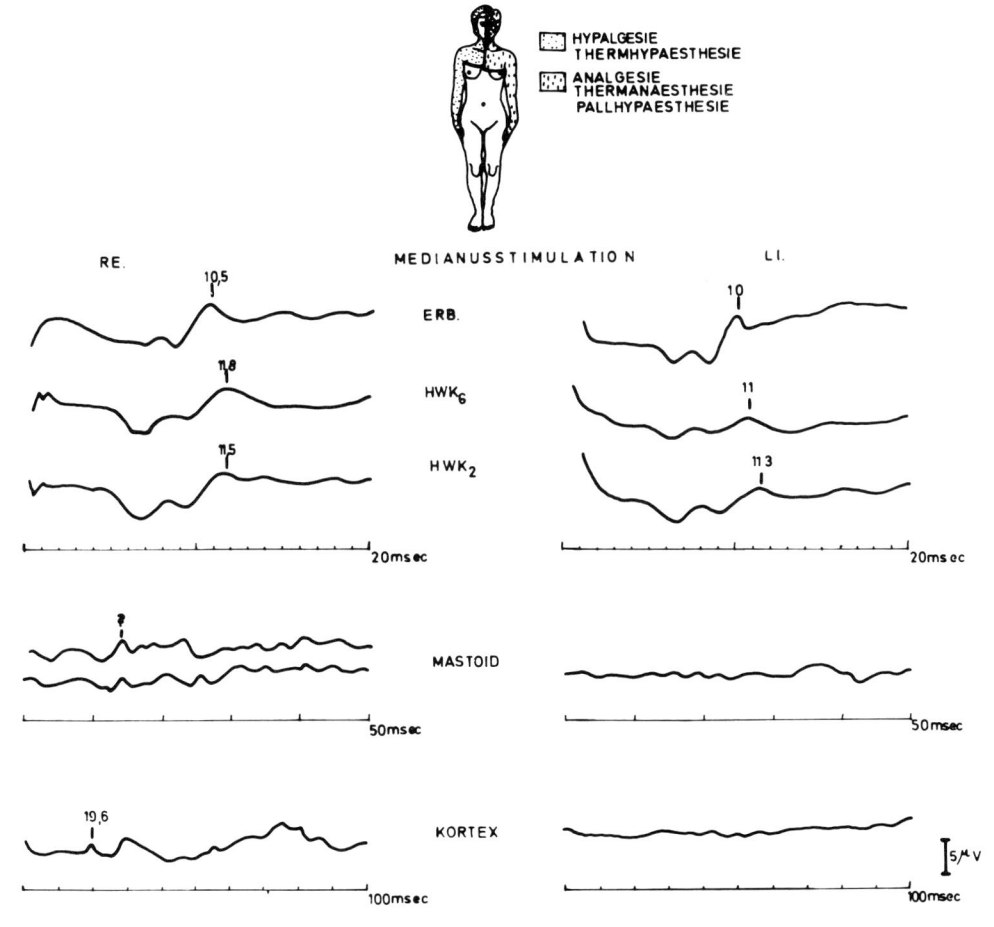

Abb. 2.19. Medianus-SEP bei Syringobulbie einer 52jährigen Patientin (532/81) mit fehlender Hirnstamm- und Cortex-Antwort nach Linksstimulation

bei normalem P_{15}-Gipfel. Der corticale N_1-Gipfel war auch bei *Thalamuseinblutungen* oder *vaskulären Thalamusprozessen* nicht nachweisbar (Scherg u. von Cramon 1981). Die N_{20}-Alterationen kommen oft durch desynchronisierte thalamo-corticale Afferenzen oder desorganisierte postsynaptische Antworten zustande; das Nacken-SEP und die P_{15}-Hirnstammantwort zeigen normale Latenzen und Amplituden (Mauguiere et al. 1982).

Bei der Verwendung der far-field-SEP's zeigen Thalamuserkrankungen ein normales P_{14}, ein weiterer Beweis dafür, daß der Generator unterhalb des Thalamus liegen muß (Desmedt u. Cheron 1980a).

3. Hirninfarkte

Hirninfarkte besonders im Versorgungsgebiet der A. cerebri media führen oft zu amplitudenreduzierten oder fehlenden corticalen SEP's (Abb. 2.20). Der Grad der

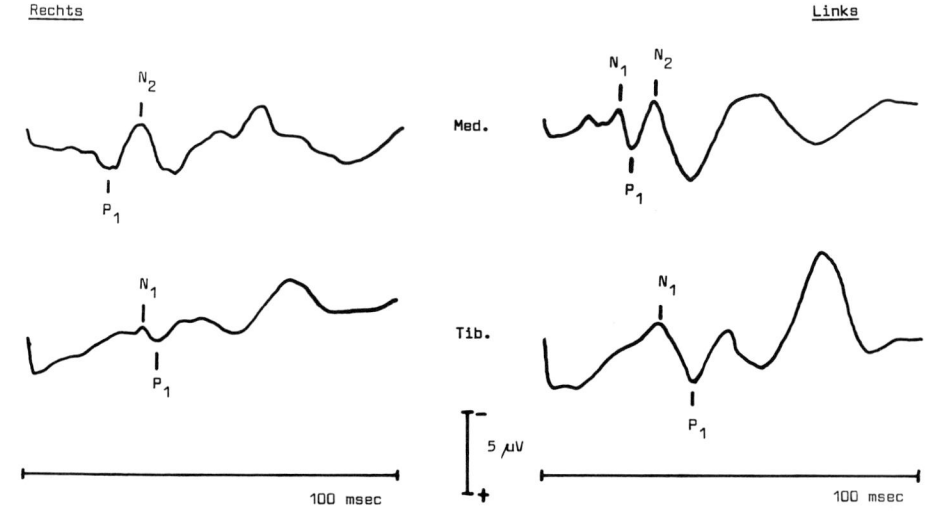

Abb. 2.20. Medianus- und Tibialis-SEP bei einem A. cerebri media-Infarkt mit Hemihypästhesie rechts (56jährige Patientin; 261/81)

SEP-Veränderungen bis hin zum kompletten N_{20}-Ausfall nach Medianus-Stimulation hängt von dem Ausmaß des Media-Infarktes ab. Aber auch signifikante Latenzverzögerungen sind bei Läsionen im hinteren Schenkel der Capsula interna beschrieben worden (Scherg u. von Cramon 1981).

Während transitorisch ischämische Attacken nach Ablauf des akuten Ereignisses nahezu immer normale Einzel-SEP aufweisen, finden sich bei Anwendung der Doppelreizuntersuchungen mit Bestimmung der absoluten und relativen Refraktärzeit pathologisch verlängerte relative Refraktärzeiten, in manchen Fällen auch ohne EEG-Herdbefund. Diese Überlegenheit gegenüber dem EEG war bei der Doppelreizuntersuchung der Medianus-SEP nur bei der Gruppe der TIA, nicht aber bei der Gruppe der Insulte nachzuweisen. Bei Verlaufsuntersuchungen vor und nach der Durchführung eines extra-intrakraniellen Bypasses war in Korrelation zur Klinik nicht selten die Refraktärperiode verkürzt (Jörg et al. 1980a).

4. Raumforderungen

Großhirnhemisphärentumoren (insbesondere Astrozytome und Glioblastome) führen bei Schädigung des primär sensiblen Rindenfeldes zu schweren Deformierungen bis hin zum völligen Verlust der primären corticalen SEP-Antwort. Sind nach beidseitiger Stimulation im Bereich der oberen Extremitäten nur die kontralateralen, nicht aber homolateralen SEP nachweisbar, so kann dieser Befund Hinweis für eine Schädigung im Bereich des Corpus callosum sein. Ein Verlust der homolateralen SEP-Antworten als Zeichen für einen Corpus callosum-Defekt findet sich auch nach Hemisphärektomien (Noël u. Desmedt 1980).

Die SEP-Untersuchung hat aber bei Hirngliomen im Vergleich zum EEG generell keine besondere lokalisationsdiagnostische Aussagekraft. Auch die gleichzeitige Ableitung von Hirnstamm und Cortex erlaubt im Vergleich zum EEG und CT keine bessere Lokalisationsdiagnostik. Insgesamt besteht aber bei Hemisphärentumoren ebenso wie bei den vaskulären cerebralen Syndromen eine gute Korrelation zwischen dem Grad der SEP-Veränderungen und dem sensiblen Defizit. Es darf aber nicht überraschen, wenn pathologische SEP-Befunde auch ohne begleitende Sensibilitätsstörung nachweisbar sind; sensible thalamo-corticale Bahnen ziehen ja nicht nur in den Gyrus postcentralis, sondern auch Gyrus praecentralis und weitere Assoziationszentren, und sie können so zur primären SEP-Ausprägung beitragen. SEP-Veränderungen sind immer dann nicht zu erwarten, wenn der Tumor frontal oder occipital lokalisiert ist.

Bei bösartigen, stark raumfordernden Tumoren (entdifferenzierte Astrozytome oder Glioblastome) sind nicht selten auch die SEP der nichtbetroffenen Hirnhälfte alteriert oder gar nicht nachweisbar; in solchen Fällen kann der schnellwachsende Tumor durch sein Begleitödem und die Verdrängung der gesunden Hemisphäre den lokalisatorischen Aussagewert der SEP einschränken.

Inwieweit bei *Kleinhirnbrückenwinkeltumoren* nicht nur die AEP, sondern auch die Trigeminus-SEP für die Frühdiagnostik von Wert sind, wird die Zukunft zeigen.

Hinsichtlich der Art der SEP-Veränderungen überwiegen neben den kompletten Potentialverlusten und Amplitudenreduktionen mäßige Latenzverzögerungen. Dieser Befund kann auch dann vorliegen, wenn eine symptomatische Epilepsie besteht. Wir haben in einer Reihe von Fällen mit Jackson-Anfällen nicht wie zu erwarten SEP-Amplitudenerhöhungen, sondern trotz fehlender Sensibilitätsstörungen einen isolierten SEP-Verlust im gestörten Hirnareal gefunden. Pathologische Amplitudenerhöhungen, ggf. in Kombination mit Latenzverzögerungen, sind demgegenüber sehr viel seltener und lassen auf eine lokale oder allgemeine cerebrale Übererregbarkeit schließen.

Subdurale *Hämatome* können auch dann einen Herdhinweis mit Hilfe der SEP durch Nachweis einer Amplitudenminderung aufzeigen, wenn ein normales EEG vorliegt (Bergamini u. Bergamasco 1967).

Die Ursache der SEP-Reduktion über dem Hämatombereich – sei es nun ein epidurales oder subdurales Hämatom – dürfte in Korrelation zum EEG weniger durch eine corticale Störung als vielmehr durch den größeren Abstand zwischen Ableitort und der SEP-produzierenden Cortexregion erklärt werden.

5. Epilepsien

Epilepsie verursacht je nach Genese eine generalisierte oder fokale SEP-Amplitudenerhöhung und eine verkürzte relative Refraktärperiode des corticalen Medianus-SEP. Ein über das EEG hinausgehender diagnostischer Wert findet sich allenfalls bei Angiomen oder Meningiomen mit symptomatischer Epilepsie (Jackson-Anfälle), da hier oft normale EEG-Kurven zu finden sind (Jörg 1976a).

Bei der *Myoklonus-Epilepsie* kommt es zu bis auf das 10fach erhöhten corticalen SEP-Antworten für N_1/P_1, die bei erhöhter Anfallsbereitschaft in ihrer Amplitude noch zunehmen, aber normale HWK_2-SEP besitzen (Halliday u. Halliday 1980; Chiappa et al. 1980; Jones u. Halliday 1982).

Ob sich bei *symptomatischen Epilepsien* die gesteigerte Exzitabilität im Tumorbereich selbst oder in der Randzone entwickelt, ist mit der SEP-Anwendung nicht zu klären. Es kommt aber auch bei fokalen Epilepsien nicht nur zu SEP-Amplitudenerhöhungen, sondern besonders bei den fokal beginnenden Grand mal-Anfällen, weniger häufig auch bei den psychomotorischen Anfällen und Jackson-Anfällen, zu Latenzverzögerungen, Amplitudenreduktionen oder SEP-Verlusten. Eine Zuordnung einzelner pathologischer SEP-Charakteristika zu bestimmten Epilepsieformen, dem EEG-Befund oder dem klinischen Korrelat ist aber nicht möglich. Die Feststellung, daß eine SEP-Amplitudenerhöhung für das Überwiegen eines exzitatorischen Faktors und somit für eine Epilepsie unterschiedlicher Genese spricht, darf nicht zu der Schlußfolgerung führen, daß eine Amplitudenreduktion gegen eine Epilepsie und für eine klinische Sensibilitätsstörung spricht.

Die *genuine Epilepsie* vom Aufwachtyp zeigt als Beweis für eine Photosensibilität deutlich erhöhte VEP-Amplituden, aber auch amplitudenerhöhte SEP's, da der Basisdefekt der Photosensibilität oft multimodaler Genese im Sinne einer diffusen Exzitabilität ist (Jörg 1976a).

6. Residuale oder degenerative Erkrankungen

Angeborene Defektbildungen können je nach dem klinischen Bild zu SEP-Veränderungen führen. So fanden wir bei einem Patienten mit einer Defektbildung im rechten Beinfeld und Monospastik im linken Bein ein sicher amplitudenreduziertes corticales SEP, obgleich Sensibilitätsstörungen nicht vorlagen (Abb. 2.21).

Hirnatrophische Prozesse, seien sie nun pimär (M. Alzheimer oder M. Pick) oder auch sekundär (Arteriosklerose; Enzephalitisfolge), verursachen oft pathologische oder ganz fehlende SEP's. Doppelreizuntersuchungen mit Hilfe der Medianus-SEP weisen eine verlängerte relative Refraktärperiode bei normaler absoluter Refraktärzeit auf (Gerhard et al. 1982; Jörg et al. 1980d).

Die *Chorea Huntington* hat für die Spitzenanteile ab P_2 nach Medianus-Stimulation Amplitudenreduktionen und Latenzverzögerungen, der Primärkomplex ist aber meist normal (Oepen et al. 1981). Engel u. Mitarbeiter (1982) haben die corticalen

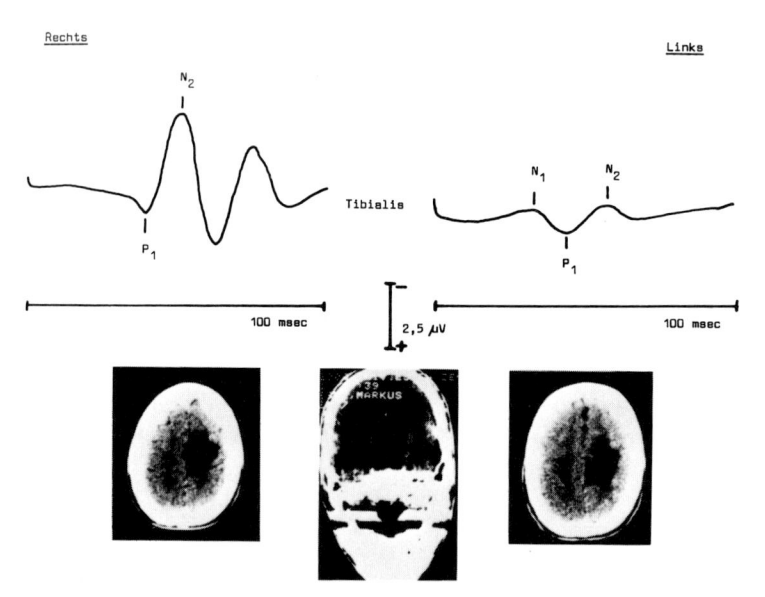

Abb. 2.21. Amplitudenreduzierte corticale Tibialis-SEP bei einer angeborenen Defektbildung im rechten motorischen und sensiblen Beinfeld. Klinisch bestand bei dem 16jährigen Patienten (304/81) eine seit Geburt bestehende Spastik im linken Bein ohne Sensibilitätsstörungen

SEP des Medianus und Tibialis bei einer Risikogruppe von 33 und einer Chorea-Gruppe von 35 Patienten untersucht und fanden signifikante Amplitudenreduktionen für N_1/P_1. Sie ziehen daraus den Schluß, daß die Ableitung der corticalen SEP's für die Diagnostik und Früherkennung der Chorea Huntington wichtige Entscheidungskriterien liefert (Engel et al. 1983).

Die *hereditäre cerebelläre Ataxie vom Typ Nonne-Marie* geht oft mit einer verlängerten Leitungszeit zwischen der N_{14}- und N_{20}-Spitze nach Medianus-Stimulation einher; nicht selten ist auch die corticale SEP-Antwort nach Medianus- oder Tibialis-Stimulation verlängert nachweisbar (Pedersen u. Trojaborg 1981).

Bei *Neurolipidosen und Leukodystrophien* sind Latenzverzögerungen der corticalen SEP beschrieben worden (Allest et al. 1982; Markand et al. 1982).

7. Bewußtseinsstörungen und Hirntod

Patienten mit *apallischen Syndromen* haben meist eine normale afferente Leitung bis hoch zum Cortex, es fehlen nur die SEP-Anteile der Assoziationsfelder (d. h. ab N_2) (Abb. 2.22). Chiappa (1980) beschreibt vergleichbare SEP-Befunde und vermutet, daß das N_{20} subcortical generiert wird, da die Autopsie oft eine corticale Nekrose aufzeigte.

Bewußtseinsstörungen bis hin zum Koma können signifikant verlängerte zentrale Leitungszeiten zwischen HWK_2 und Cortex aufweisen (Ganji u. Peters 1981). Die späten SEP-Anteile sind wie beim apallischen Syndrom oft latenzverzögert oder feh-

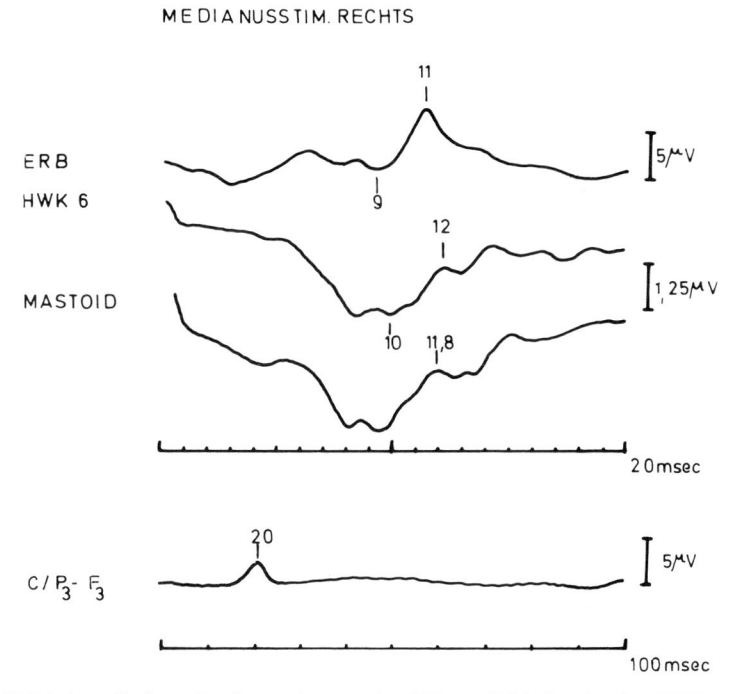

Abb. 2.22. Medianus-SEP bei apallischem Syndrom mit normalen SEP am Erb'schen Punkt, HWK_6 und Mastoid und fehlenden corticalen SEP-Spitzen ab P_1

lend, und es kommt mit der Bewußtseinsaufklarung zu einer SEP-Besserung besonders der späten Anteile ab N_{20} (Cant 1980).

Eine brauchbare Methode zur prognostischen Beurteilung komatöser Patienten scheint auch mit Hilfe der SEP gegeben. So zeigen im Verlauf komatöse Patienten mit einer guten Prognose häufiger SEP-Antworten nach Medianus- oder Peronaeus-Stimulation als Patienten mit einer schlechten Prognose (de la Torre 1980). Auch kann die konstante zentrale Leitungszeitverlängerung selbst dann auf eine schlechte Prognose hinweisen, wenn noch Hirnstammreflexe und eine EEG-Aktivität vorliegen (Ganji u. Peters 1981).

In der *Hirntoddiagnostik* sind die corticalen SEP meist wertlos, da sie auch schon vor Eintritt des Hirntodes oft nicht mehr nachweisbar sind. Bei Hirntoten soll aber nicht selten noch die N_{13}–N_{14}-Spitze nach Medianus-Stimulation zu erhalten sein, obgleich der Generator auch in der unteren Medulla vermutet wird (Chiappa 1980).

In der Mehrzahl der mitgeteilten Fälle geht mit zunehmender Komatiefe der corticale SEP-Verlust dem Erlöschen der EEG-Aktivität voraus, so daß die SEP schon vor Eintritt des Hirntodes nicht mehr generiert werden. Umgekehrt ist bei schweren rückläufigen cerebralen Störungen − beispielsweise nach Herzstillständen oder Narkosezwischenfällen − ein Potentialverlust auch dann noch festzustellen, wenn sich im EEG schon wieder „burst-suppression-Muster" aufzeigen lassen.

Wenn auch die Fälle von SEP-Nachweis bei Null-Linien-EEG's sicher selten bleiben, so relativiert alleine schon ihr Vorkommen die Wertigkeit des Null-Linien-EEG's für die Todeszeitbestimmung und unterstreicht die unabdingbare Forderung einer genauen neurologischen Befunderhebung. Nur eine entsprechende Anamnese, fehlende Hirnstammreflexe bei tiefer Bewußtlosigkeit und Ausfall der Atemregulation, Null-Linien-EEG und − wenn untersucht − der SEP-Verlust von Cortex und Hirnstamm können den Hirntod aufzeigen. Eine elektrodiagnostische Hirntodfeststellung aber gibt es alleine für sich sicher nicht (siehe hierzu Jörg 1983).

E. SEP als Funktionsprüfung von Therapiemaßnahmen

Bei der Untersuchung von ZNS-Erkrankungen dienen SEP-Veränderungen nicht nur zur Lokalisationsdiagnostik, sondern auch als Hinweis für eine Funktionsstörung des dem Reiz zugeordneten primären und sekundären Rindenfeldes. Eine solche neurophysiologische Funktionsprüfung bietet sich insbesondere zur Beurteilung von Therapiemaßnahmen an und ist bei Einzel- und besonders auch Doppelreizen mit Bestimmung der Refraktärperiode anderen neurophysiologischen Untersuchungsmethoden wie dem EEG oft überlegen (Jörg et al. 1980a).

I. Konservative Therapiemaßnahmen

Medikamentöse Maßnahmen können je nach Medikamentenart zu krankheitsunabhängigen SEP-Beeinflussungen führen (s. Abschnitt C. IV). Aber auch bei den verschiedensten Erkrankungen hat sich die SEP-Untersuchung im Verlauf einer Therapie als aussagekräftig erwiesen. So zeigt sich bei der progressiven *Myoklonus-Epilepsie* eine Korrelation zwischen der kleiner werdenden N_1/P_1-Amplitude über dem sensiblen Cortex und der Qualität der antikonvulsiven Einstellung (Halliday u. Halliday 1980). Bei *MS-Kontrolluntersuchungen* zeigten sich als möglicher Hinweis für eine noch bestehende entzündliche Aktivität schon vor medikamentösen Maßnahmen verschiedene SEP-Veränderungen unabhängig vom klinischen Bild. Unter ACTH-Therapien sind sowohl SEP-Verbesserungen als auch Verschlechterungen beschrieben worden (Weerd u. Jonkman 1982).

Bestrahlung von *malignen Hirngliomen* kann ebenso wie die anschließende Chemotherapie mit CCNU in klinisch nicht betroffenen Hirnarealen zu einer tendenziellen Medianus-SEP-Latenzverzögerung führen (Jörg 1983). Bei *Pulpa-Schmerzreizung* sollen nach Gabe der Analgetika Acetylsalicylsäure oder Paracetamol in Korrelation zur abnehmenden Berührungs- und Schmerzschwelle Amplitudenreduktionen nachzuweisen sein (Rohdewald et al. 1982). Würde letzteres auch von anderen Autoren zweifelsfrei bestätigt werden, könnten die Schmerzreiz-SEP auch zur Analgetika-Wirksamkeitsprüfung herangezogen werden; eigene Untersuchungen stützen diese Annahme aber nicht.

Unter der *Elektrotherapie* nach Nervenverletzungen ist die Kenntnis des Reinnervationsverlaufes wichtig, um Indikation und Zeitpunkt einer möglichen Reoperation bestimmen zu können. Ebenso wie das EMG erlaubt die SEP-Untersuchung eine frühzeitige Feststellung, ob die Reinnervation erwartungsgemäß erfolgt. In Korrelation zum sich ändernden Lokalisationsbefund des Hoffmann-Tinel'schen Zeichens kann man durch Stimulation der reinnervierenden Nerven an unterschiedlichen Punkten bei Verlaufsuntersuchungen feststellen, ob überhaupt und in welcher Form die sich regenerierenden Axone vorwachsen (Assmus 1978; Desmedt u. Noël 1973).

II. Operative Maßnahmen

Bei Rückenmarksoperationen oder Skolioseaufrichtungsoperationen kann mit Hilfe auf dem Monitor sichtbar gemachter SEP's die spinale afferente Funktion fortlaufend kontrolliert werden, da Operationen am Rückenmark und an der Wirbelsäule zu einer intraoperativen Rückenmarksschädigung führen können und bei Schäden insbesondere an den Hintersträngen auch unter Narkose SEP-Veränderungen zu beobachten sind (Worth et al. 1982). Darauf wird in einem gesonderten Kapitel dieses Buches eingegangen.

Die *transkutane elektrische Nervenstimulation* soll zu einer Reduktion der späten SEP-Anteile (P_{95} und N_{130}) bei Fingerstimulation führen (Satran u. Goldstein 1973). Eigene Untersuchungen bestätigten dies nicht (Jörg u. Mauelshagen 1978). Auch sollen SEP-Veränderungen bei MS-Patienten im Verlauf von *epiduralen Rückenmarksstimulationen* nachweisbar sein (Francini et al. 1982).

Eine *Rückenmarksbegleitbestrahlung* bis 36,5 Gy läßt bei Untersuchungen der Medianus-SEP vom Erb, über der HWS und cortical keine Hinweise für eine subklinische radiogene Demyelinisierung erkennen. Trigeminus-SEP zeigen nach *Koagulation des Ganglion Gasseri* immer dann eine Amplituden- und Latenzverschiebung, wenn klinisch auch für die Berührungswahrnehmung eine Sensibilitätsstörung eingetreten und auch ein Therapieerfolg postoperativ zu verzeichnen war (Salar et al. 1982).

Zur Funktionsprüfung der afferenten Bahnen im Halsmark, Hirnstamm und Cortex ziehen wir der Einzelstimulation die Doppelreizuntersuchung bzw. train-Anwendung vor. Die Generatoren der einzelnen SEP-Spitzen von Erb, Halsmark, Hirnstamm und Cortex haben unterschiedliche Refraktärperioden und lassen sich so bei Normalpersonen gut differenzieren. Bei 3/s-Epilepsien ist die cerebrale relative Refraktärperiode nach Medianus-Stimulation verkürzt, bei Hirnatrophien unterschiedlicher Genese, MS oder cerebralen Durchblutungsstörungen sind die relativen cerebralen Refraktärperioden deutlich verlängert. Postoperativ ist nach Anlegen eines extra-intrakraniellen Bypasses über die A. temporalis in Korrelation zur klinischen Besserung auch eine Verkürzung der cerebralen relativen Refraktärperiode zu finden (Jörg et al. 1980a). Inwieweit diese Untersuchungstechnik aber den Effekt sog. psychotroper Substanzen bei der Behandlung hirnatrophischer Prozesse oder eine ausreichende antikonvulsive Medikation bei einer Epilepsie-Therapie aufzeigen können, ist noch nicht entschieden.

SEP-Untersuchungen vor, unter und nach einer *Chordotomie* sind unseres Wissens bisher nicht publiziert worden. Die Frage, ob die corticalen SEP nur die Integrität der Hinterstränge oder gering auch der Vorderseitenstränge repräsentieren oder ob demzufolge bei Elektrostimulation von Hautarealen oder Nervenstämmen auch eine geringe Zahl von Impulsen über die Vorderseitenstränge geleitet werden, könnte sich leicht durch intraoperative Ableitungen bei der Chordotomie klären lassen. Möglicherweise wäre auch aus der Art der SEP-Veränderungen unter der Koagulation auf einen Therapieeffekt zu schließen.

F. Würdigung der Ergebnisse, Grenzen der SEP und zukünftige Entwicklung

Die SEP-Ableitungen sind eine wertvolle Ergänzung des bisherigen neurophysiologischen Instrumentariums zur Erfassung des sensiblen Systems im peripheren wie auch zentralen Abschnitt, da sie eine gute topische und funktionelle Untersuchung erlauben und so zusätzlich zu den bisherigen neurophysiologischen Untersuchungsmethoden (EMG, NLG, EEG) eine diagnostische Lücke schließen helfen. Die Ergebnisse von Normalpersonen und Patienten weisen nach, daß mit Hilfe dieser risikolosen Methode eine Lokalisations- und Funktionsdiagnostik peripher neurogener, spinaler und cerebraler Erkrankungen möglich ist. Es zeigt sich aber, daß die SEP nicht als neurophysiologisches Substrat einer spezifischen sensiblen Empfindung angesehen werden dürfen, die SEP keine objektive Sensibilitätsprüfung darstellen und eine Korrelation zwischen der Art der Sensibilitätsstörungen und den jeweiligen SEP-Veränderungen nicht zu erwarten ist. Unabhängig von der Art des pathologischen Prozesses sind nur typische, nie aber spezifische SEP-Muster an einem oder mehreren Ableiteorten zu finden. Aus der Art eines pathologischen SEP-Befundes kann aber nicht auf eine sog. neurophysiologische Diagnose geschlossen werden.

Normale corticale SEP's schließen aber − wenn die geklagten und angegebenen Sensibilitätsstörungen wesentlich über eine Schmerz- und Temperaturwahrnehmungsstörung hinausgehen − eine Affektion im geprüften sensiblen System aus.

Voraussetzung ist aber dafür, daß nicht nur an einem, z.B. corticalen Ableiteort untersucht wird, sondern es muß insbesondere direkt über und rostral des vermuteten Läsionsortes abgeleitet werden.

Ob sich in der Zukunft auch die „far-field-Untersuchungstechnik" für die klinische Diagnostik als brauchbar erweisen wird, erscheint zweifelhaft. Auch die Anwendung von Doppelreizen oder „trains" ist trotz ihrer interessanten neurophysiologischen Aspekte nur in Sonderfällen im klinischen Routineeinsatz berechtigt. Nicht umsonst ist das Kapitel über die SEP als Funktionsprüfung im Verlauf von Therapiemaßnahmen am kürzesten; hier sind die klinischen Erfahrungen noch gering, da der SEP-Einsatz gerade unter Operationsbedingungen erst in wenigen Zentren erfolgt ist. In der Zukunft dürfte neben der Ausfeilung klinisch diagnostischer Anwendungsmöglichkeiten der Schwerpunkt der SEP-Anwendung intraoperativ liegen (s. Kapitel von Brown u. Nash).

Trotz der stürmischen Entwicklung der SEP-Diagnostik sollte vor allzu großem Optimismus gewarnt werden, da der Lokalisation bestimmter Prozesse mit Hilfe der SEP Grenzen gesetzt bleiben und die SEP-Diagnostik ebenso wie die VEP- oder EMG-Untersuchungen lediglich eine klinische Hilfsmethode darstellen. Ein pathologischer SEP-Befund darf niemals mit einer bestimmten Sensibilitätsstörung und schon gar nicht mit einer klinischen Diagnose gleichgesetzt werden; die von manchen Autoren beschriebenen Auswertungen erscheinen mir in der Interpretation überspitzt, und es ist zweifellos bei allem Optimismus auch in der Zukunft mit der ausgefeiltesten Technik nicht möglich, eine „neurophysiologische SEP-Diagnose" zu stellen.

G. Normalwerttabellen

Tabelle 1. SEP-Normalwerte vom N. medianus (**a**) und N. ulnaris

Ableiteorte	Latenzen (ms)		
	P	N_0	P_0
a			
Axilla–D			$5{,}4 \pm 0{,}6$
Erb–D			$9{,}4 \pm 0{,}8$
HWK_6–D	$6{,}9 \pm 0{,}6$	$8{,}0 \pm 0{,}7$	$9{,}0 \pm 0{,}9$
HWK_2–D	$7{,}6 \pm 1{,}0$	$8{,}7 \pm 0{,}9$	$10{,}2 \pm 0{,}9$
A_1–D	$7{,}7 \pm 0{,}9$	$8{,}7 \pm 0{,}9$	$10{,}3 \pm 0{,}9$
A_1–C/P_3			$12{,}1 \pm 1{,}3$
C/P_3–F_3		$(12{,}6 \pm 1{,}7)$	$(15{,}0 \pm 1{,}5)$
b			
Axilla–D			$6{,}2 \pm 0{,}7$
Erb–D			$10{,}3 \pm 1{,}0$
HWK_2–D	$8{,}2 \pm 0{,}7$	$9{,}5 \pm 0{,}7$	$11{,}3 \pm 0{,}8$
A_1–D	$8{,}4 \pm 0{,}9$	$9{,}6 \pm 1{,}1$	$11{,}6 \pm 1{,}4$
A_1–C/P_3			$13{,}4 \pm 1{,}3$
C/P_3–F_3		$13{,}9 \pm 1{,}4$	$16{,}2 \pm 1{,}2$

Tabelle 2a, b. Überleitungszeiten vom N. medianus (**a**) und N. ulnaris (**b**). Normalwerte für die Medianus- und Ulnaris-SEP. Latenzdifferenzen ($\bar{x} \pm s$) zwischen einzelnen Ableiteorten nach Medianus- bzw. Ulnaris-Stimulationen bei Normalpersonen unterschiedlicher Altersgruppen. (Aus Jörg 1983)

	Gruppe I 15–38 J.	Gruppe II 39–71 J.	15–71 J.
a			
Erb–HWK_2 (ms)	$1{,}7 \pm 0{,}8$ ($n=16$)	$1{,}3 \pm 1{,}1$ ($n=14$)	$1{,}6 \pm 0{,}9$ ($n=30$)
Erb–Cortical (ms)	$9{,}2 \pm 1{,}0$ ($n=16$)	$9{,}1 \pm 1{,}2$ ($n=15$)	$9{,}2 \pm 1{,}1$ ($n=31$)
HWK_2–Cortical (ms)	$6{,}8 \pm 0{,}7$ ($n=16$)	$7{,}8 \pm 1{,}7$ ($n=14$)	$7{,}4 \pm 1{,}5$ ($n=30$)
HWK_2–Mastoid/C/P (ms)			$1{,}8 \pm 0{,}5$ ($n=16$)
Mastoid/C/P–C/P (ms)			$5{,}4 \pm 1{,}0$ ($n=12$)
b			
Erb–HWK_2 (ms)	$1{,}6 \pm 1{,}1$ ($n=14$)	$1{,}4 \pm 1{,}5$ ($n=11$)	$1{,}4 \pm 1{,}3$ ($n=25$)
Erb–Cortical (ms)	$9{,}0 \pm 1{,}7$ ($n=16$)	$8{,}6 \pm 0{,}9$ ($n=15$)	$8{,}8 \pm 1{,}4$ ($n=31$)
HWK_2–Cortical (ms)	$6{,}7 \pm 1{,}9$ ($n=14$)	$7{,}3 \pm 1{,}9$ ($n=11$)	$7{,}0 \pm 1{,}9$ ($n=25$)
Mastoid/C/P–C/P (ms)			

SEP – Diagnostik in der Neurologie

...terspopulation 15–71 Jahre; $n = 32$). (Aus Jörg 1983)

			Amplituden (µV)			Seitendifferenz
N_1	P_1	N_2	P/N_0	P_0/N_1	N_1/P_1	re. N_1 / li. N_1
6,9 ± 0,6	9,1 ± 0,8			14,2 ± 6,2		
10,9 ± 0,9	12,9 ± 1,7			6,8 ± 3,3		0,4 ± 0,2
11,6 ± 0,9			1,7 ± 0,6	4,7 ± 1,3		0,4 ± 0,3
12,8 ± 1,2	15,1 ± 0,7		1,5 ± 0,9	4,1 ± 1,1		0,8 ± 0,5
12,7 ± 0,9	14,6 ± 1,0		1,4 ± 0,8	3,2 ± 1,1		0,6 ± 0,8
15,3 ± 1,3	19,8 ± 1,8	24,8 ± 1,9		2,3 ± 1,0		0,7 ± 0,6
20,0 ± 1,6	26,0 ± 2,6	32,4 ± 4,1			6,2 ± 2,7	0,6 ± 0,6
7,7 ± 0,9	9,8 ± 1,4			10,0 ± 4,8		
12,1 ± 1,4	13,9 ± 2,2			4,1 ± 1,8		
13,8 ± 1,0	16,0 ± 1,2		1,2 ± 0,9	2,9 ± 0,9		
13,8 ± 2,0	15,1 ± 1,0		1,3 ± 0,8	2,8 ± 1,5		
16,4 ± 1,3	20,9 ± 1,8	26,8 ± 3,1		2,3 ± 1,6		
20,9 ± 1,6	26,2 ± 2,4	34,5 ± 3,0			4,8 ± 2,7	

Tabelle 3a–c. Normalwerte für Latenzen, Amplituden und Körpergrößen-korrelierte Latenzen der Tibialis-SEP. **a** Normalwerte der Tibialis-SEP, **b** Tibialis-SEP in Korrelation zur Körpergröße, **c** Tibialis-Nomogramm. (Aus Jörg 1983)

	Latenzen (ms)				Amplituden (µV)
Ableiteorte	N_1	P_1	N_2	P_2	N_1/P_1
a					
C_Z/P_Z–F_Z	34,8 ± 2,5	41,4 ± 2,8	49,5 ± 3,2	58,9 ± 2,6	2,8 ± 1,0
HWK_2–F_Z	31,5 ± 1,8	35,3 ± 3,0	38,9 ± 4,8	40,2 ± 4,8	1,9 ± 0,7
LWK_1–F_Z	24,1 ± 1,9	27,3 ± 2,6	30,8 ± 2,7	32,5 ± 2,8	2,4 ± 1,0
P_0–F_Z	8,8 ± 1,6	10,9 ± 2,0			5,3 ± 1,6
b					
> 175 cm	36,4 ± 1,9	42,7 ± 3,1			
< 175 cm	33,4 ± 2,2	40,1 ± 1,6			

c Nomogramm: N_1 (ms) – Größe (cm) – P_1 (ms); Referenzlinie bei $N_1 = 34{,}8$ ms und $P_1 = 41{,}4$ ms.

Tabelle 4. Interpeaklatenzen und Leitgeschwindigkeiten der Tibialis-SEP. Leitgeschwindigkeiten und Latenzzeitdifferenzen für N_1 bzw. isoliert für die Strecke HWK_2–C/P_Z für P_1 einer Normalpopulation nach rechtsseitiger N.tibialis-Stimulation und Benutzung der Ableitepunkte Poplitea, LWK_1, HWK_2 und C/P_Z. (Aus Jörg 1983)

Ableitepunkte	Latenzzeitdifferenzen (ms)		Leitgeschwindigkeiten (m/s)
Malleolus medialis–Poplitea	$8,8 \pm 1,6$	$n = 28$ (N_1)	$52,2 \pm 9,8$
Poplitea–LWK_1	$15,0 \pm 1,6$	$n = 22$ (N_1)	$46,7 \pm 4,6$
LWK_1–HWK_2	$7,7 \pm 1,3$	$n = 22$ (N_1)	$63,8 \pm 11,3$
HWK_2–C/P_Z	$5,4 \pm 3,6$	$n = 24$ (P_1)	

Tabelle 5. Latenzen und Amplituden der Dermatom-SEP. (Aus Jörg 1983)

	Dermatom-SEP's					
	Latenzen (ms)				Amplituden (µV)	
Reizorte	N_1	P_1	N_2	P_2	N_1/P_1	N_2/P_2
C4	$13,3 \pm 1,8$	$20,9 \pm 1,1$	$31,5 \pm 2,6$	$44,4 \pm 3,2$	$1,7 \pm 1,6$	$1,9 \pm 1,4$
C5	$17,2 \pm 2,7$	$25,4 \pm 3,0$	$36,4 \pm 2,4$	$50,2 \pm 5,9$	$1,4 \pm 0,9$	$1,6 \pm 1,3$
C6	$19,7 \pm 1,5$	$27,3 \pm 2,5$	$38,9 \pm 2,3$	$51,9 \pm 3,0$	$2,3 \pm 1,8$	$2,6 \pm 2,0$
C7	$22,7 \pm 3,4$	$30,3 \pm 4,3$	$41,8 \pm 7,0$	$50,6 \pm 6,7$	$2,7 \pm 1,5$	$1,4 \pm 1,0$
C8	$23,4 \pm 2,1$	$31,6 \pm 2,4$	$41,9 \pm 1,9$	$55,6 \pm 3,3$	$2,3 \pm 1,6$	$1,7 \pm 1,3$
Th1	$18,9 \pm 1,3$	$25,8 \pm 2,6$	$36,0 \pm 2,5$	$51,4 \pm 7,0$	$1,9 \pm 1,5$	$2,4 \pm 1,8$
Th2	$18,1 \pm 1,4$	$26,4 \pm 2,4$	$37,0 \pm 2,8$	$54,2 \pm 5,9$	$1,5 \pm 1,0$	$2,0 \pm 1,3$
Th3	$18,5 \pm 1,1$	$25,7 \pm 1,8$	$37,5 \pm 2,2$	$54,9 \pm 5,4$	$1,2 \pm 0,9$	$2,1 \pm 1,4$
Th4	$18,4 \pm 2,2$	$26,4 \pm 1,8$	$38,1 \pm 1,8$	$51,1 \pm 6,6$	$0,9 \pm 0,9$	$1,5 \pm 1,1$
Th6	$19,8 \pm 1,6$	$27,2 \pm 1,9$	$38,3 \pm 3,8$	$49,5 \pm 5,5$	$1,4 \pm 1,3$	$1,5 \pm 1,2$
Th8	$21,0 \pm 2,3$	$28,6 \pm 4,5$	$41,6 \pm 4,0$	$52,6 \pm 4,6$	$1,2 \pm 0,7$	$1,1 \pm 0,6$
Th10	$21,7 \pm 1,6$	$30,0 \pm 4,0$	$43,6 \pm 5,7$	$53,4 \pm 7,3$	$1,0 \pm 0,7$	$1,5 \pm 1,4$
Th12	$22,2 \pm 1,3$	$30,0 \pm 1,1$	$40,3 \pm 2,2$	$56,3 \pm 4,0$	$1,0 \pm 0,6$	$1,5 \pm 1,3$
L2	$24,0 \pm 1,2$	$31,1 \pm 2,7$	$40,9 \pm 1,7$	$55,4 \pm 4,6$	$1,1 \pm 0,8$	$1,6 \pm 1,4$
L3	$26,1 \pm 1,5$	$32,9 \pm 2,1$	$45,0 \pm 5,1$	$57,9 \pm 5,5$	$1,0 \pm 0,6$	$1,2 \pm 0,9$
L4	$31,4 \pm 3,6$	$39,5 \pm 5,6$	$49,7 \pm 5,4$	$62,1 \pm 8,6$	$1,4 \pm 1,1$	$1,2 \pm 1,3$
L5	$34,9 \pm 8,5$	$42,2 \pm 9,0$	$53,7 \pm 9,5$	$65,8 \pm 9,8$	$1,3 \pm 0,7$	$1,9 \pm 1,2$

Literatur

Allest AM, Laget P, Raimbault J (1982) Visual and somesthetic potentials in neurolipidosis. In: Courjon J, Mauguière F, Revol M (eds) Advances in neurology, vol 32: Clinical applications of evoked potentials in neurology. Raven, New York, pp 397–407

Allison T, Wood CC, McCarthy G, Hume AL, Goff WR (1982) Short-latency somatosensory evoked potentials in man, monkey, cat and rat: Comparative latency analysis. In: Courjon J, Revol M (eds) Advances in neurology, vol 32: Clinical applications of evoked potentials in neurology. Raven, New York, pp 303–312

Amantini A, Ragazzoni A, Ronchi O, Rossi L, Zappoli R (1981) Comparison between ipsilateral and contralateral somatosensory evoked potentials in normal man. Electroencephalogr Clin Neurophysiol 50:72P

Anziska B, Cracco RQ (1980a) Short latency somatosensory evoked potentials: studies in patients with focal neurological disease. Electroencephalogr Clin Neurophysiol 49:227–239

Anziska B, Cracco RQ (1980b) Short latency somatosensory evoked potentials in brain dead patients. Arch Neurol 37:222–225

Assmus H (1978) Das somato-sensorische evozierte kortikale Potential (SSEP) im Verlauf der sensiblen Regeneration nach Nervennähten. Z EEG-EMG 9:167–171

Baust W, Ilsen HW, Jörg J, Wambach G (1972) Höhenlokalisation von Rückenmarksquerschnitts-Syndromen mittels corticaler Reizantworten. Nervenarzt 43:292–304

Baust W, Jörg J, Wortmann R, Zimmermann A (1977) Untersuchungen zur Beeinflussung kortikaler somatosensorischer Reizantwortpotentiale durch Pharmaka. Arzneim Forsch 27:440–446

Benecke R, Conrad B, Dust G (1980) Das distale sensible Nervenaktionspotential bei radikulären und nichtradikulären peripheren Sensibilitätsstörungen. Z EEG-EMG 11:45

Bennett MH, Jannetta RJ (1980) Trigeminal evoked potentials in humans. Electroencephalogr Clin Neurophysiol 48:517–526

Bergamasco B (1966) Excitability cycle of the visual cortex on normal subjects during psychosensory rest and cardiazolic activation. Brain Res 2:51–60

Bergamini L, Bergamasco B, Fra L, Gandiglio G, Mombelli AM, Mutani R (1965) Somatosensory evoked cortical potentials in subjects with peripheral nervous lesions. Electromyography 5:121

Bergamini L, Bergamasco B, Fra L, Gandiglio G, Mombelli AM, Mutani R (1966) Résponses corticales et périphériques évoquées par stimulation du nerf dans la pathologie des cordons postérieus. Rev Neurol (Paris) 115:99

Bergamini L, Bergamasco B (1967) Cortical evoked potentials in man. Thomas, Springfield

Blumhardt LD, Barrett G, Halliday AM (1982) The pattern visual evoked potential in the clinical assessment of undiagnosed spinal cord disease. In: Courjon J, Mauguière F, Revol M (eds) Advances in neurology, vol 32: Clinical applications of evoked potentials in neurology. Raven, New York, pp 463–471

Buettner UW, Petruch F, Scheglmann K, Stöhr M (1982) Diagnostic significance of cortical somatosensory evoked potentials following trigeminal nerve stimulation. In: Courjon J, Mauguière F, Revol M (eds) Advances in neurology, vol 32: Clinical applications of evoked potentials in neurology. Raven, New York, pp 339–346

Burke D, Skuse NF, Lethlean AK (1981) Cutaneous and muscle afferent components of the cerebral potential evoked by electrical stimulation of human peripheral nerves. Electroencephalogr Clin Neurophysiol 51:579–588

Caccia MR, Ubiali E, Andreussi L (1976) Spinal evoked responses recorded from the epidural space in normal and diseased humans. J Neurol Neurosurg Psychiat 39:962–972

Cant BR (1980) Somatosensory and auditory evoked potentials in patients with disorders of consciousness. In: Desmedt JE (ed) Clinical uses of cerebral brainstem and spinal somatosensory evoked potentials. Karger, Basel, pp 282–291

Chiappa KH (1980) Short-latency somatosensory evoked potentials in patients with restricted CNS lesions and with brain death. In: Symposium International. Applications cliniques des potentials évoqués en neurologie. Résumés. Lyon, p 94 (Abstracts)

Chiappa KH, Choi SK, Young RR (1980) Short-latency somatosensory evoked potentials following median nerve stimulations in patients with neurological lesions. In: Desmedt JE (ed) Clinical

uses of cerebral brainstem and spinal somatosensory evoked potentials. Karger, Basel, pp 264–281
Cohn R (1970) Simultaneous bilateral summated cortical responses to single and to variably delayed median nerve stimulation. Electroencephalogr Clin Neurophysiol 29:324
Conrad B, Benecke R, Schwarz D, Prange H, Behrens-Baumann W (1980) Elektrophysiologische Befunde bei unterschiedlichen Manifestationsformen der Neuro-Lues unter besonderer Berücksichtigung der Tabes dorsalis. In: Reisner H, Schnaberth G (Hrsg) Fortschritte der technischen Medizin in der neurologischen Diagnostik und Therapie. Kongreßband
Cracco RQ (1980) Scalp-recorded potentials evoked by median nerve stimulation: subcortical potentials, traveling waves and somatomotor potentials. In: Desmedt JE (ed) Clinical uses of cerebral brainstem and spinal somatosensory evoked potentials. Karger, Basel, pp 1–14
Cracco RQ, Cracco JB, Sarnowski R, Vogel HB (1980) Spinal evoked potentials. In: Desmedt JE (ed) Clinical uses of cerebral brainstem and spinal somatosensory evoked potentials. Karger, Basel, pp 87–104
Cruse R, Klem G, Lesser RP, Lueders H (1982) Paradoxical lateralization of cortical potentials evoked by stimulation of posterior tibial nerve. Arch Neurol 39:222–225
Dawson GD (1947) Cerebral responses to electrical stimulation of peripheral nerve in man. J Neurol Neurosurg Psychiatry 10:134–137
Debecker J, Noël P, Desmedt JE (1971) The use of average cerebral evoked potentials in the evaluation of sensory loss in forensic medicine. Electromyography 11:131–135
de la Torre JC (1980) Somatosensory evoked potentials in coma and brain death. In: Symposium International. Applications cliniques des potentials évoqués en neurologie. Résumés. Lyon, pp 1–2 (Abstracts)
Deltenre P, Van Nechel C, Vercruysse A, Strul S, Capon A, Ketelaer P (1982) Results of a prospective study on the value of combined visual, somatosensory, brainstem auditory evoked potentials and blink reflex measurements for disclosing subclinical lesions in suspected multiple sclerosis. In: Courjon J, Mauguière F, Revol M (eds) Advances in neurology, vol 32: Clinical applications of evoked potentials in neurology. Raven, New York, pp 473–479
Desmedt JE (1971) Somatosensory cerebral evoked potentials in man. In: Cobb WA (ed) Somatic sensation (Handbook of electroenceph clin neurophysiol, vol 9). Elsevier, Amsterdam, pp 55–82
Desmedt JE, Franken L, Borenstein S, Debecker J, Lambert C, Manil J (1966) Le diagnostic des ralentissements de la conduction afférente dans les affections des nervs périphériques: intérèt de l'extraction du potentiel évoqué cérébral. Rev Neurol 115:255–262
Desmedt JE, Noël P (1973) Average cerebral evoked potentials in the evaluation of lesions of the sensory nerves and of the central somatosensory pathway. In: Desmedt JE (ed) New developments in electromyography and clinical neurophysiology, vol 2. Karger, Basel, pp 352–371
Desmedt JE, Brunko E (1980) Functional organization of far-field and cortical components of somatosensory evoked potentials in normal adults. In: Desmedt JE (ed) Clinical uses of cerebral brainstem and spinal somatosensory evoked potentials. Karger, Basel, pp 27–50
Desmedt JE, Brunko E, Debecker J (1980) Maturation and sleep correlates of the somatosensory evoked potential. In: Desmedt JE (ed) Clinical uses of cerebral brainstem and spinal somatosensory evoked potentials. Karger, Basel, pp 146–161
Desmedt JE, Cheron G (1980a) Central somatosensory conduction in man: generators and interpeak latencies of the far-field components recorded from neck and right or left scalp and earlobes. Electroencephalogr Clin Neurophysiol 50:382–403
Desmedt JE, Cheron G (1980b) Somatosensory evoked potentials to finger stimulation in healthy octogenarians and in young adults: wave forms, scalp topography and transit times of parietal and frontal components. Electroencephalogr Clin Neurophysiol 50:404–425
Desmedt JE, Cheron G (1981) Prevertebral (oesophageal) recording of subcortical somatosensory evoked potentials in man: the spinal P_{13}-component and the dual nature of the spinal generators. Electroencephalogr Clin Neurophysiol 52:257–275
Dorfman LJ, Bosley TM, Cummins KL (1978) Electrophysiological localization of central somatosensory lesions in patients with multiple sclerosis. Electroencephalogr Clin Neurophysiol 44:742–753
Duff TA (1980) Multichannel topographic analysis of human somatosensory evoked potentials. In: Desmedt JE (ed) Clinical uses of cerebral brainstem and spinal somatosensory evoked potentials. Karger, Basel, pp 69–86

Ebner A, Dengler R, Meier C (1981) Peripheral and central conduction times in hereditary pressure-sensitive neuropathy. J Neurol 226:85–99

Eisen A, Stewart J, Nudleman K, Cosgrove JBR (1979) Short-latency somatosensory responses in multiple sclerosis. Neurology (Minneap) 29:827–834

Engel L, Friedemann H, Lange HW, Noth J (1983) Zur diagnostischen Bedeutung der SEP's bei Huntington-Kranken und ihren Nachkommen. Z EEG-EMG 14 (im Druck)

Ertekin C (1978a) Comparison of the human evoked electrospinogram recorded from the intrathecal, epidural and cutaneous levels. Electroencephalogr Clin Neurophysiol 44:683–690

Ertekin C (1978b) Evoked electrospinogram in spinal cord and peripheral nerve disorders. Acta Neurol Scand 57:329–344

Francini F, Maresca M, Procacci P, Zoppi M (1982) Relationship between somatosensory evoked potential components and cutaneous pain threshold: effects of transcutaneous electrical nerve stimulation. In: Courjon J, Mauguière F, Revol M (eds) Advances in neurology, vol 32: Clinical applications of evoked potentials in neurology. Raven, New York, pp 383–388

Gambi D, Rossini PM, Marchionno L, Iarlori T, Finarelli A, Pirchio M (1982) Multimodal evoked potentials in multiple sclerosis: basal and follow-up data. In: Courjon J, Mauguière F, Revol M (eds) Advances in neurology, vol 32: Clinical applications of evoked potentials in neurology. Raven, New York, pp 551–557

Ganes T (1980a) Somatosensory evoked responses and central afferent conduction times in patients with multiple sclerosis. J Neurol Neurosurg Psychiatry 43:948–953

Ganes T (1980b) A study of peripheral, cervical and cortical evoked potentials and afferent conduction times in the somatosensory pathway. Electroencephalogr Clin Neurophysiol 49:446–451

Ganji S, Peters G (1981) Somatosensory evoked potentials and EEG in comatose patients. Electroencephalogr Clin Neurophysiol 51:67P

Gerhard H, Jörg J, Lehmann HJ (1982) Die cerebrale Refraktärperiode des somatosensorischen Systems bei der Diagnostik hirnatrophischer Erkrankungen. Nervenarzt 53 (im Druck)

Gestring GF, Jantsch H (1969) EEG-Computer-Analyse zur objektiven Registrierung der Reizantwort auf periphere elektrische Stimuli. Wien Klin Wochenschr 81:83–86

Giblin DR (1964) Somatosensory evoked potentials on healthy subjects and in patients with lesions of the nervous system. Ann NY Acad Sci 112:94–142

Grisolia JS, Wiederholt WC (1980) Short latency somatosensory evoked potentials from radial, median and ulnar nerve stimulation in man. Electroencephalogr Clin Neurophysiol 50:375–381

Grobe Th, Skiba N (1983) Segmentale SEP in der nervenärztlichen Praxis: Erfahrungen mit vereinfachter Ableitetechnik. Z EEG-EMG 14 (im Druck)

Gupta PR, Dorfman LJ (1981) Spinal somatosensory conduction in diabetes. Neurology 31:841–845

Halliday AM, Mason AA (1964) The effect of hypnotic anaesthesia on cortical responses. J Neurol Neurosurg Psychiatry 27:300

Halliday AM, Halliday E (1980) Cerebral somatosensory and visual evoked potentials in different clinical forms of myoclonus. In: Desmedt JE (ed) Clinical uses of cerebral brainstem and spinal somatosensory evoked potentials. Karger, Basel, pp 292–310

Hume AL, Cant BR, Shaw NA, Cowan JC (1982) Central somatosensory conduction time from 10 to 79 years. Electroencephalogr Clin Neurophysiol 54:49–54

Iizuka T, Kurokawa T, Tanaka H, Kobayashi M, Machida A, Nakamura K, Hoshino Y, Tsuyama N (1981) Transient augmentation of the evoked spinal cord and peripheral nerve action potentials through ischemia. Electroencephalogr Clin Neurophysiol 52:109

Jasper HH (1980) Das 10-20-Elektrodensystem der Internationalen Föderation. Das EEG-Labor 2:143–149

Jones SJ, Small DG (1978) Spinal and subcortical evoked potentials following stimulation of the posterior tibial nerve in man. Electroencephalogr Clin Neurophysiol 44:299–306

Jones SJ, Edgar MA, Ransford AO (1982) Sensory nerve conduction in the human spinal cord: epidural recordings made during scoliosis surgery. J Neurol Neurosurg Psychiat 45:446–451

Jones SJ, Halliday AM (1982) Subcortical and cortical SEPs: characteristic waveform changes associated with disorders of the peripheral and central nervous system. In: Courjon J, Mauguière F, Revol M (eds) Advances in neurology, vol 32: Clinical applications of evoked potentials in neurology. Raven, New York, pp 313–320

Jörg J (1973) Pathologische SEP bei neurologischen Erkrankungen ohne Sensibilitätsstörungen. Nervenarzt 44:248–254

Jörg J (1976a) Cortical somatosensory evoked potentials to localize the focus of symptomatic epilepsy. In: Janz D (ed) Epileptology. Georg Thieme Verlag, Stuttgart, pp 351–357
Jörg J (1976b) Die Neurographie der Cauda equina zur Differenzierung lumbosacraler Erkrankungen. Nervenarzt 47:682–686
Jörg J (1977) Die elektrosensible Diagnostik in der Neurologie. Springer, Berlin Heidelberg New York
Jörg J (1982) Die Bedeutung der SEP-Diagnostik in der Neurologie. Mat Med Nordmark 35:60–87
Jörg J, Baust W, Körfer G (1976) Neue Aspekte zur Zusammenhangsfrage cardialer und spinaler Kreislaufstörungen. Nervenarzt 47:112–117
Jörg J, Mauelshagen P (1978) Neurophysiologische und klinische Befunde zur Schmerzbehandlung mit der Elektrostimulation. Med Welt 29:911–918
Jörg J, Mehdorn HM, Podemski R (1980a) Cerebral refractory period of somatosensory system, EEG and clinical findings before and after vascular surgery in cerebrovascular disease. Excerpta Medica 526:181–190
Jörg J, Hielscher H, Podemski R (1980b) Die Cauda equina-Neurographie. Ergebnisse von Normalpersonen und Patienten mit lumbosacralen Wurzelkompressionssyndromen. Schweizer Arch Neurol Neurochirurg Psychiat 126:17–25
Jörg J, Gerhard H, Lehmann HJ (1980c) SEP bei Normalpersonen nach Einzel- und Doppelstimulation des N.medianus. Z EEG-EMG 11:211–217
Jörg J, Gerhard H, Lehmann HJ (1980d) Cerebrale Refraktärperiode des somatosensorischen Systems bei ausgewählten ZNS-Erkrankungen. Z EEG-EMG 11:218–222
Jörg J (1983) Praktische SEP-Diagnostik. Ferdinand Enke Verlag, Stuttgart
Jörg J, Schlegel KF (1982) Funktionsstörungen des Bewegungsapparates bei Erkrankungen des Nervensystems. In: Witt AN, Rettig H, Schlegel KF, Hackenbroch M, Hupfauer W (eds) Orthopädie in Praxis und Klinik, Band IV (7.1–7.70): Allgemeine Orthopädie. Georg Thieme Verlag, Stuttgart New York
Jörg J, Düllberg W, Koeppen S (1982) Diagnostic value of segmental SEP's in cases with chronic progressive para- or tetraspastic syndromes. In: Courjon J, Mauguière F, Revol M (eds) Advances in neurology, vol 32: Clinical applications of evoked potentials in neurology. Raven, New York, pp 347–358
Jörg J, Bergkirch K, Gerhard H, Jansen H (1985) Physiologie, Technik, Aussagefähigkeit und Fehlermöglichkeiten der somatosensorisch evozierten Potentiale. Neuroorthopädie Bd 3 (Hrsg: Hohmann D). Im Druck
Kamphuisen HAC, Arts R (1981) Dermatomal somatosensory evoked responses in low-back disorders. Electroencephalogr Clin Neurophysiol 52:S145
Kano T, Yagishita Y (1981) Somatosensory evoked potentials recorded from the basilar part of the occipital bone via the epipharynx in man. Electroencephalogr Clin Neurophysiol 52:S106
Keidel WD (1971) What do we know about the human cortical evoked potential after all? Arch Klin Exp Ohr-, Nasen- u Kehlk-Heilk 198:9–37
Khoshbin S, Hallett M (1981) Multimodality evoked potentials and blink reflex in multiple sclerosis. Neurology 31:138–144
Kimura J (1981) Refractory period measurement in the clinical domaine. In: Waxman SG, Ritchie JM (eds) Demyelinating disease: basic and clinical electrophysiology. Raven Press, New York, pp 239–265
Kimura J, Yamada T, Kawamura H (1978) Central latencies of somatosensory cerebral evoked potentials. Arch Neurol 35:683–688
King DW, Green JB (1979) Short latency somatosensory potentials in Humans. Electroencephalogr Clin Neurophysiol 46:702–708
Kjaer M (1982) The value of a multimodal evoked potential approach in the diagnosis of multiple sclerosis. In: Courjon J, Mauguière F, Revol M (eds) Advances in neurology, vol 32: Clinical applications of evoked potentials in neurology. Raven, New York, pp 507–512
Kornhuber HH (1972) Tastsinn und Lagesinn. In: Boeckh J, Jung J, Kornhuber HH, Schmidt RF, Thoden U (Hrsg) Physiologie des Menschen, Bd 11/1. Urban & Schwarzenberg, München Wien, S 51–107
Kritchevsky M, Wiederholt WC (1978) Short-latency somatosensory evoked potentials. Arch Neurol 35:706–711

Larson SJ, Sances A, Christenson PC (1966) Evoked somatosensory potentials in man. Arch Neurol 15:88–93

Leandri M, Favale E, Ratto S, Abbruzzese M (1981) Conducted and segmental components of the somatosensory cervical response. J Neurol Neurosurg Psychiat 44:718–722

Lecky BRF, Murray NMF, Berry RJ (1980) Transient radiation myelopathy: spinal somatosensory evoked responses following incidental cord exposure during radiotherapy. J Neurol Neurosurg Psychiat 43:747–750

Lehmann HJ, Ule G (1964) Electrophysiological findings and structural changes in circumscript inflammation of peripheral nerve. Prog Brain Res 6:169–173

Lesser, RP, Koehle R, Lueders H (1979) Effect of stimulus intensity on short latency SEP's. Electroencephalogr Clin Neurophysiol 47:377–382

Levy R, Behrman J (1970) Cortical evoked responses in hysterical hemianaesthesia. Electroencephalogr Clin Neurophysiol 29:400

Levy R, Mushin J (1973) The somatosensory evoked responses in patients with hysterical anaesthesia. J Psychosom Res 17:81

Lewis EG, Dustman RE, Beck EC (1972) Evoked response similarity in monozygotic, dizygotic, and unrelated individuals: a comparative study. Electroencephalogr Clin Neurophysiol 32:309–316

Likosky W, Elmore RS (1982) Exacerbation detection in multiple sclerosis by clinical and evoked potential techniques: a preliminary report. In: Courjon J, Mauguière F, Revol M (eds) Advances in neurology, vol 32: Clinical applications of evoked potentials in neurology. Raven, New York, pp 535–540

Lüders H (1970) The effects of aging on the wave form of the somatosensory cortical evoked potentials. Electroencephalogr Clin Neurophysiol 29:450–460

Lüders H, Andrish J, Gurd A, Weiker G, Klem G (1981) Origin of far-field-subcortical potentials evoked by stimulation of the posterior tibial nerve. Electroencephalogr Clin Neurophysiol 52:336–344

Markand ON, Garg BP, de Myer WE, Warren C (1982) Brain-stem auditory, visual, and somatosensory evoked potentials in leukodystrophies. Electroencephalogr Clin Neurophysiol 54:39–48

Matsuda H, Hirose T, Kondo M, Hashimoto T, Nakajima K, Yoshimura M, Shimazu A (1981) Intraoperative electrodiagnosis of cervical myelo- and radiculopathy. Electroencephalogr Clin Neurophysiol 52:S123

Mauguière F, Courjon J (1981) The origin of short-latency somatosensory evoked potentials in man. A clinical contribution. Ann Neurol 9:607–611

Mauguière F, Brunon AM, Echallier JF, Courjon J (1982) Early somatosensory evoked potentials in thalamo-cortical lesions of the lemniscal pathways in humans. In: Courjon J, Mauguière F, Revol M (eds) Advances in neurology, vol 32: Clinical applications of evoked potentials in neurology. Raven, New York, pp 321–338

McDonald WI, Robertson MAH (1972) Changes in conduction during nerve fibre degeneration in the spinal cord. Brain 95:151–162

McDonald WI (1974) Pathophysiology in multiple sclerosis. Brain 97:179–196

Monster AW (1980) The human electrospinogram and its use in the study of reflex responses. In: Desmedt JE (ed) Clinical uses of cerebral brainstem and spinal somatosensory evoked potentials. Karger, Basel, pp 118–125

Mortier W (1971) Diagnostik neuromuskulärer Erkrankungen im Kindesalter. Bedeutung elektrodiagnostischer und histologisch-enzymhistochemischer Befunde. Habilitationsschrift Düsseldorf 1971

Nakanishi T, Shimada Y, Sakuta M, Toyokura Y (1978) The initial positive component of the scalp-recorded somatosensory evoked potential in normal subjects and in patients with neurologic disorders. Electroencephalogr Clin Neurophysiol 45:26–34

Namerow NS (1970) Somatosensory recovery functions in multiple sclerosis patients. Neurology 20:813–817

Nan'no H, Fujimoto O, Ohta Y, Hishikawa Y, Nishimura T, Kaneko Z (1981) Comparative study of somatosensory evoked responses to noxious touch and electrical skin stimulation in man. Electroencephalogr Clin Neurophysiol 52:S17

Noël P, Desmedt JE (1980) Cerebral and far-field somatosensory potentials in neurological disorders involving the cervical spinal cord, brainstem, thalamus and cortex. In: Desmedt JE (ed)

Clinical uses of cerebral brainstem and spinal somatosensory evoked potentials. Karger, Basel, pp 205–230

Oepen G, Doerr M, Thoden U (1981) Visual (VEP) and somatosensory (SEP) evoked potentials in Huntington's Chorea. Electroencephalogr Clin Neurophysiol 51:666–670

Paintal AS (1978) Conduction properties of normal peripheral mammalian axons. In: Waxman SG (ed) Physiology and pathobiology of axons. Raven, New York, pp 131–144

Pedersen L, Trojaborg W (1981) Visual, auditory and somatosensory pathway involvement in hereditary cerebellar ataxia, Friedreich's ataxia and familial spastic paraplegia. Electroencephalogr Clin Neurophysiol 52:283–297

Perot PL (1973) The clinical use of somatosensory evoked potentials in spinal cord injury. Clin Neurosurg 20:367–381

Phillips LH, Daube JR (1980) Lumbosacral spinal evoked potentials in humans. Neurology 30: 1175–1183

Picton TW, Seguin JF, Talajic M, Hamel G, Stapells DR (1981) Somatosensory potentials. Sensus 1:9–20

Pratt H, Starr A, Amlie RN, Politoske D (1979) Mechanically and electrically evoked somatosensory potentials in normal humans. Neurology 29:1236–1244

Reisecker R, Wagner O (1980) Die Bedeutung der somatosensorisch evozierten Potentiale in der neurologischen Diagnostik. In: Reisner H, Schnaberth G (eds) Fortschritte der technischen Medizin in der neurologischen Diagnostik und Therapie. Kongreßband, pp 185–188

Riffel B, Stöhr M, Petruch F, Ebensperger H, Scheglmann K (1982) Somatosensory evoked potentials following tibial nerve stimulation in MS and space-occupying spinal cord diseases. In: Courjon J, Mauguière F, Revol M (eds) Advances in neurology, vol 32: Clinical applications of evoked potentials in neurology. Raven, New York, pp 439–500

Rohdewald P, Derendorf H, Elger CE, Knoll O (1982) Evoked potentials as objective parameters for the analgetic response of weak analgesics. In: Courjon J, Mauguière F, Revol M (eds) Advances in neurology, vol 32: Clinical applications of evoked potentials in neurology. Raven, New York, pp 375–382

Rowed DW, McLean JA, Tator CH (1978) Somatosensory evoked potentials in acute spinal cord injury: prognostic value. Surg Neurol 9:203–210

Salar G, Iob I, Mingrino S (1982) SEPs before and after percutaneous thermocoagulation of the Gasserian ganglion for trigeminal neuralgia. In: Courjon J, Mauguière F, Revol M (eds) Advances in neurology, vol 32: Clinical applications of evoked potentials in neurology. Raven, New York, pp 359–366

Saletu B, Saletu M, Itil T (1972) Effect of minor and major tranquilizers on somatosensory evoked potentials. Psychopharmacologia 24:347–358

Satran R, Goldstein MN (1973) Pain perception: modification of threshold of intolerance and cortical potentials by cutaneous stimulation. Science 180:1201–1202

Schade JP (1970) Einführung in die Neurologie. Fischer-Verlag, Stuttgart

Scherg M, von Cramon D (1981) Somatosensorisch evozierte Potentiale bei kreislaufabhängigen Thalamusläsionen. Vortrag Neurologentagung, München 1981

Schramm J, Oettle GJ, Pichert T (1980) Clinical application of segmental somatosensory evoked potentials (SEP)—experience in patients with non-space occupying lesions. In: Barber C (ed) Evoked potentials. MTP Press, Lancaster, pp 455–464

Sedgwick EM, El-Negamy E, Frankel H (1980) Spinal cord potentials in traumatic paraplegia and quadriplegia. J Neurol Neurosurg Psychiat 43:823–830

Shimizu H, Maruyama Y, Endo H, Urano S, Shimoji K (1982) Peripheral origins of human evoked spinal cord potentials. Electroencephalogr Clin Neurophysiol 52:S49–S50

Shimoji K, Higashi H, Kano T (1971) Epidural recording of spinal electrogram in man. Electroencephalogr Clin Neurophysiol 30:236

Siivola J, Myllylä VV, Sulg I (1979) Brachial plexus and radicular neurography in relation to cortical evoked responses. J Neurol Neurosurg Psychiatry 42:1151–1158

Siivola J, Sulg I, Heiskari M (1981) Somatosensory evoked potentials in diagnostics of cervical spondylosis and herniated disc. Electroencephalogr Clin Neurophysiol 52:276–282

Small DG, Beauchamp M, Matthews WB (1980) Subcortical somatosensory evoked potentials in normal man and in patients with central nervous system lesions. In: Desmedt JE (ed) Clinical uses of cerebral brainstem and spinal somatosensory evoked potentials. Karger, Basel, pp 190–204

Speckmann EJ, Caspers H (1973) Neurophysiologische Grundlagen der Provokationsmethoden in der Elektroencephalographie. Z EEG-EMG 4:157–167

Spudis EV, Fullerton W, Fernandez H, Green P, Tatum T, Howard G (1980) Somatosensory central latencies and disc discrimination in multiple sclerosis. Clin Electroencephalogr 11:48–56

Starr A (1978) Sensory evoked potentials in clinical disorders of the nervous system. Annu Rev Neurosci 1:103–127

Stockard JJ, Sharbrough FW (1980) Unique contributions of short-latency auditory and somatosensory evoked potentials to neurologic diagnosis. In: Desmedt JE (ed) Clinical uses of cerebral brainstem and spinal somatosensory evoked potentials. Karger, Basel, pp 231–263

Stöhr M, Petruch F (1979) Somatosensory evoked potentials following stimulation of the trigeminal nerve in man. J Neurol 220:95–98

Stöhr M, Buettner UW, Riffel B, Koletzki E (1982) Spinal somatosensory evoked potentials in cervical cord lesions. Electroencephalogr Clin Neurophysiol 54:257–265

Stöhr M, Dichgans J, Diener HC, Buettner UW (1982) Evozierte Potentiale. Springer Verlag, Berlin Heidelberg New York

Strenge H, Tackmann W, Barth R, Sojka-Raytscheff A (1980) Central somatosensory conduction time in diagnosis of multiple sclerosis. Eur Neurol 19:402–408

Tackmann W, Lehmann HJ (1974) Refractory period in human sensory nerve fibres. Eur Neurol 12:277–292

Tackmann W, Strenge H, Barth R, Sojka-Raytscheff A (1980) Evaluation of various brain structures in multiple sclerosis with multimodality evoked potentials, blink reflex and nystagmography. J Neurol 224:33–46

Tamaki T, Noguchi T, Tsuji H, Kobayashi H, Inoue S (1981) The effects of hypovolemic hypotension on the evoked spinal cord potential of the critically compressed spinal cord. Electroencephalogr Clin Neurophysiol 52:S96

Tamura K, Kuroiwa Y (1972) Somatosensory evoked responses in patients with multiple sclerosis. Folia Psychiatr Neurol Jpn 26:269–274

Thomas PK, Jefferys JGR, Smith IS, Loulakakis D (1981) Spinal somatosensory evoked potentials in hereditary spastic paraplegia. J Neurol Neurosurg Psychiat 44:243–246

Trojaborg W, Joergensen EO (1973) Evoked cortical somatosensory in patients with "isoelectric" EEGs. Electroencephalogr Clin Neurophysiol 35:301

Trojaborg W, Petersen E (1979) Visual and somatosensory evoked cortical potentials in multiple sclerosis. J Neurol Neurosurg Psychiat 42:323–330

Tsumoto T, Hirose N, Nonaka S, Takahashi N (1973) Cerebral vascular disease: changes in somatosensory evoked potentials associated with unilateral lesions. Electroencephalogr Clin Neurophysiol 35:463–473

Uttal WR, Cook L (1964) Systematic of the evoked somatosensory cortical potential: a psychophysical-electrophysiological comparison. Ann NY Acad Sci 142:60–80

Van Nechel C, Deltenre P, Strul S, Capon A (1982) Value of the simultaneous recording of brainstem auditory evoked potentials, blink reflex, and short-latency somatosensory evoked potentials for the assessment of brainstem function in clinical neurology. In: Courjon J, Mauguière F, Revol M (eds) Advances in neurology, vol 32: Clinical applications of evoked potentials in neurology. Raven, New York, pp 203–210

Vas GA, Cracco JB, Cracco RQ (1981) Scalp-recorded short latency cortical and subcortical somatosensory evoked potentials to peroneal nerve stimulation. Electroencephalogr Clin Neurophysiol 52:1–8

Velasco M, Velasco F, Machado J, Olvera A (1973) Effects of novelty, habituation, attention and distraction on the amplitude of the various components of the somatic evoked responses. Int J Neurosci 58:101–111

Wang AD, Symon L, Gentili F (1982) Conduction of sensory action potentials across the posterior fossa in infratentorial space-occupying lesions in man. J Neurol Neurosurg Psychiat 45:440–445

Weerd AW, Jonkman EJ (1982) Changes in visual and short-latency SEPs in patients with multiple sclerosis. In: Courjon J, Mauguière F, Revol M (eds) Advances in neurology, vol 32: Clinical applications of evoked potentials in neurology. Raven, New York, pp 527–534

Wiederholt WC (1980) Early components of the somatosensory evoked potential in man, cat and rat. In: Desmedt JE (ed) Clinical uses of cerebral brainstem and spinal somatosensory evoked potentials. Karger, Basel, pp 105–117

Wiederholt WC, Grisolia JS (1981) Somatosensory evoked potentials from median, ulnar and radial nerve stimulation in man. Electroencephalogr Clin Neurophysiol 52:174P–175P

Williamson PD, Goff WR, Allison T (1970) Somatosensory evoked responses in patients with unilateral cerebral lesions. Electroencephalogr Clin Neurophysiol 28:566–575

Worth RM, Markand ON, de Rosa GP, Warren CH (1982) Intraoperative somatosensory evoked response monitoring during spinal cord surgery. In: Courjon J, Mauguière F, Revol M (eds) Advances in neurology, vol 32: Clinical applications of evoked potentials in neurology. Raven, New York, pp 367–374

Yamada T, Kimura J, Nitz DM (1980) Short latency somatosensory evoked potentials following median nerve stimulation in man. Electroencephalogr Clin Neurophysiol 48:367–376

Yamada T, Kimura J, Nitz DM (1981) Far field somatosensory evoked potentials following median nerve stimulation in man. Electroencephalogr Clin Neurophysiol 53:73P

Zverina E, Kredba J (1977) Somatosensory cerebral evoked potentials in diagnosing brachial plexus injuries. Scand J Rehabil Med 9:47–54

Kapitel 3

Somatosensorisch evozierte Potentiale (SEP) in der Differentialdiagnose spinaler Erkrankungen

J. SCHRAMM

A. Klinische Problematik	98
B. Technik und Planung der Untersuchung	98
I. Untersuchungstechniken	98
1. Registrierung kortikaler SEP nach Nervenstammreizung an Arm oder Bein	100
2. Registrierung kortikaler und subkortikaler SEP (am Erb'schen Punkt und zervikale Potentiale) nach Medianusreizung	100
3. Ableitung kortikaler SEP nach kombinierter Dermatom- und Nervenstammreizung	100
4. Ableitung spinaler Potentiale nach Nervenstammreizung am Bein	100
5. Kombinierte Techniken mit Einschluß der peripheren Nervenleitungsgeschwindigkeit	101
II. Untersuchungsplan	101
1. Halsmarkläsionen	101
2. Brust- und Lendenmarkläsionen	102
3. Plexus- und Wurzelläsionen	102
III. Eigene Untersuchungstechniken	102
1. Stimulations- und Ableiteparameter	102
2. Durchführung	104
3. Auswertung	104
C. Erkrankungen des Rückenmarks, der Spinalwurzeln und der Plexus	106
I. Radikulopathien	106
II. Plexusläsionen	107
III. Cervikale Myelopathien	108
IV. Traumatische Rückenmarksläsionen	112
V. Degenerative Erkrankungen	114
1. Friedreich'sche Ataxie	114
2. Charcot-Marie-Tooth-Erkrankung	115
3. Spastische Spinalparalyse	115
VI. Funikuläre Myelose	116
VII. Tabes dorsalis	117
VIII. Myelodysplasien	117
IX. Vaskuläre Myelopathien	118
X. Spinale Tumoren	118
XI. Multiple Sklerose	122
D. Synopsis der Anwendungsmöglichkeiten der SEP-Technik bei spinalen Erkrankungen	126
E. Möglichkeiten künftiger Entwicklungen	127
Literatur	127

Evozierte Potentiale in der Praxis
Herausgegeben von J. Schramm
© Springer-Verlag Berlin Heidelberg 1985

A. Klinische Problematik

Viele Rückenmarkserkrankungen, gleich ob mit oder ohne Querschnittsymptomatik, lassen sich aufgrund der Anamnese und des neurologischen Untersuchungsbefundes diagnostizieren. Neben etablierten Zusatzuntersuchungen (Liquoruntersuchung und Röntgen) sind neurophysiologische Zusatzuntersuchungen nicht immer erforderlich. Es gibt aber differentialdiagnostische Probleme, insbesondere bei der Abgrenzung der spinalen und monolokulären Verlaufsform der multiplen Sklerose, z.B. von Tumoren (Jörg 1974; Kuhlendahl u. Ischebeck 1975; Schramm et al. 1980). Die Klassifizierung langsam progredienter paraspastischer oder tetraspastischer Syndrome ist häufig prolematisch (Jörg 1977; Jörg et al. 1982; Stöhr u. Dichgans 1982; Schramm et al. 1980). Bei den hereditären degenerativen Spinalerkrankungen gibt es Krankheitsbilder, die nach der Symptomatik und dem typischen Erkrankungsalter Überlappungen mit dem Erscheinungsbild der MS aufweisen. Die Abgrenzung seltener Krankheitsbilder (z.B. nicht disseminierte entzündliche Myelitiden) vom ersten Schub einer spinalen MS kann besonders schwierig sein (Ropper et al. 1982; Bird u Crill 1981). Nicht-invasive Untersuchungsmethoden sind vorzuziehen, wenn eine Raumforderung ausgeschlossen oder als außerordentlich unwahrscheinlich angenommen werden kann, da für die Diagnosestellung der MS eine Myelographie nicht nur unnötig, sondern gelegentlich auch schädlich sein kann (Riffel et al. 1982). In der Klinik ist jedoch neben der Diagnosestellung auch eine möglichst objektive Registrierung der Ausdehnung, der Schwere und des Verlaufes der Erkrankung anzustreben. Hier kommt die erweiterte neurophysiologische Technik, insbesondere die EP-Technik, zum Zuge. Frühere klinische Arbeiten (Giblin 1964; Bergamini et al. 1966) machten zum Verhältnis SEP-Befund zu Ausdehnung, Schwere und Krankheitsverlauf der Erkrankung noch keine Angaben. Dabei scheint die Überprüfung der somatosensorischen Bahnensysteme im Rückenmark mit Hilfe der SEP-Methodik vielversprechend, da die somatosensorischen Fasern das Rückenmark in seiner ganzen Länge durchqueren und ihr Eintritt in das Rückenmark seitengetrennt und entlang der kaudo-kranialen Achse etagenweise getrennt geschieht.

In diesem Kapitel soll versucht werden, anhand eigener Ergebnisse und der bisher in der Literatur mitgeteilten Befunde die möglichen Hilfestellungen, die die EP-Technik bei der Differentialdiagnose spinaler Erkrankungen geben kann, zusammenzustellen.

B. Technik und Planung der Untersuchung

I. Untersuchungstechniken

Die Einschätzung des pathologischen Wertes einer SEP-Kurve basiert auf der grundsätzlichen Annahme, daß die sensorische Bahn zwischen dem Reizort und dem Ableiteort ungestört ist, wenn die SEP's normalen Kriterien (gemessen an einer vergleichbaren normalen Population) entsprechen. Durch die Art der Veränderung einer SEP-Kurve allein lassen sich jedoch keine Aussagen über den Ort der Läsionen

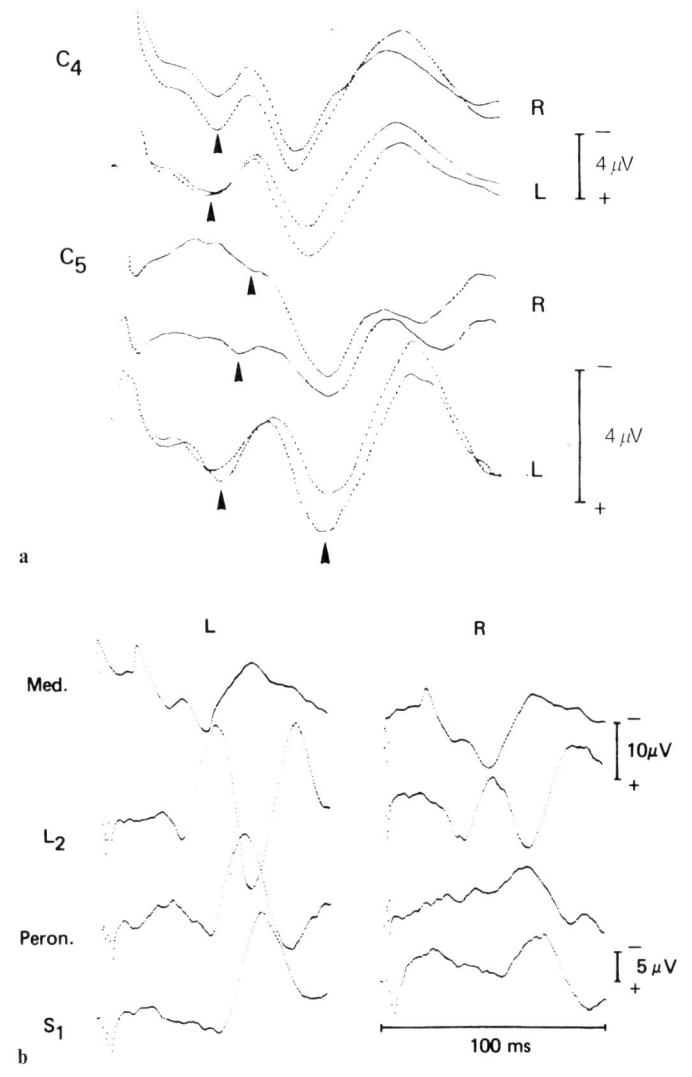

Abb. 3.1. a Cervikaler Bandscheibenvorfall C4/C5 mit Wurzelläsion C5 rechts. Corticale SEP nach Dermatomreizung. Doppelregistrierung von jeweils 124 Durchläufen. Neben der guten Reproduzierbarkeit bei der Doppelregistrierung ist die Latenzerhöhung des P1-Gipfels und die Deformierung der Kurve nach Reizung des C5-Dermatoms rechts deutlich erkennbar (Analysezeit 100 ms). **b** Rezidivierender Bandscheibenvorfall L5/S1 rechts. Bei beidseits fehlendem ASR ist die Sensibilität der Dermatome L5 und S1 rechts abgeschwächt. Bei normaler Medianus- und L2-Ableitung ist die Rechts-Links-Differenz der Amplituden A_{max} und A_1 über die doppelte Standardabweichung hinaus überschritten. (Aus Schramm 1984)

machen. Eine präzise Lokalisation des Läsionsortes läßt sich durch eine Unterteilung des afferenten Bahnensystemes in mehrere Teilstrecken erreichen. Durch die topographische Staffelung der Reizpunkte und der Ableitepunkte entlang des afferenten sensorischen Systems (s. Abb. 1.6) ist eine solche Zergliederung leicht zu erreichen. Von diesen Prinzipien ausgehend lassen sich folgende Untersuchungstechniken anführen:

1. Registrierung kortikaler SEP nach Nervenstammreizung an Arm oder Bein

Mit dieser Technik liegen die größten Erfahrungen vor, obwohl mit ihr die geringsten Aussagen über den Schädigungsort gemacht werden können. Immerhin erlaubt der Vergleich kortikaler SEP's nach Stimulation der oberen und der unteren Extremität bei bestimmten Befundkombinationen gewisse Hinweise auf den Ort der Läsion.

2. Registrierung kortikaler und subkortikaler SEP (am Erb'schen Punkt und zervikale Potentiale) nach Medianusreizung

Mit dieser Technik können besonders detaillierte Aussagen über den Schädigungsort im Bereich des Zervikalmarks und der zervikalen Spinalganglien gemacht werden. Die Ableitung der subkortikalen zervikalen SEP's, deren voller klinischer Nutzen derzeit noch erarbeitet wird, weist wohl ein großes diagnostisches Potential auf, insbesondere wenn man das sogenannte Erb'sche Potential als Ausgangspunkt für die Bestimmung der zentralen Leitungszeit und damit zum Ausschluß der peripher liegenden Komponenten pathologischer EP's mit einbezieht. Die Bestimmung der Leitgeschwindigkeit oder Überleitungszeit (Conduction time), die bei dieser Technik zur Anwendung kommt, erlaubt Aussagen über die Beeinträchtigung der afferenten Impulse im Bereich des Halsmarks. Hierbei wird die Zeit bestimmt, die ein Impuls benötigt, z. B. um vom Erb'schen Punkt zu einer weiter zentral liegenden Elektrode zu gelangen. Wenn man den Zeitpunkt des Auftretens der SEP-Welle am Erb'schen Punkt als Ausgangspunkt für die Bestimmung der Leitgeschwindigkeit nach zentral benützt, kann die unterschiedliche Armlänge unberücksichtigt bleiben.

3. Ableitung kortikaler SEP nach kombinierter Dermatom- und Nervenstammreizung

Mit dieser Technik können die besten Aussagen über multifokale Schädigungsorte und die sogenannten SEP-Schädigungsmuster erreicht werden. SEP-Schädigungsmuster werden zur Befundbeschreibung benützt, wenn bei bilateraler polysegmentaler Ableitung erhebliche Datenmengen anfallen. Solche Schädigungsmuster haben wir in unserem Labor benützt (siehe Abschnitt III. 3); Baust et al. (1972) benützt z. B. den Ausdruck elektrosensibler Querschnitt und Scarff et al. (1979) gebrauchten den Ausdruck „EP-spinales Niveau".

Die Dermatomreizung ist eine nicht weit verbreitete Untersuchungstechnik, die Einzeluntersuchung und die Erstellung einer Normalwerte-Datei ist zeitaufwendig. Die diagnostischen Möglichkeiten der segmentalen Stimulationstechnik sind sicher noch nicht voll ausgeschöpft, insbesondere im spinalen Bereich unterhalb der Zervikalregion.

4. Ableitung spinaler Potentiale nach Nervenstammreizung am Bein

Die Ableitung spinaler Potentiale ist technisch sehr schwierig, insbesondere, wenn sie nicht mit invasiver Technik durchgeführt wird. Bei Ableitung mit Hautelektroden lassen sich diagnostische Aussagen mit dieser Technik sicher nur in sehr erfahrenen Händen gewinnen. Obwohl diese Technik durch die schwierigen Ableitebedingungen auch in Zukunft nur eingeschränkt einsetzbar sein wird, wird sie möglicherweise nach Einsatz von Sedativa ein gutes diagnostisches Hilfsmittel werden.

Die spinale Leitungszeit läßt sich durch die Subtraktion der zentralen Leitungszeit (zwischen HWK$_2$ und Scalp nach Medianus-Stimulation) von der Tibialis-Leitungszeit (zwischen LWK$_1$ und Scalp) errechnen. Siehe Hinweise auf S. 46 und 48 sowie Normalwerte, Kapitel 2.

5. Kombinierte Techniken mit Einschluß der peripheren Nervenleitungsgeschwindigkeit

Hierunter fallen die Techniken, die eine Messung der peripheren Leitungsgeschwindigkeit an der Extremität oder unter Zuhilfenahme der Cauda-Potentiale oder der Erb'schen Potentiale mit einbezieht (Stöhr et al. 1983). Nach Abzug der für die periphere Teilstrecke bekannten Parameter lassen sich so zentrale Leitgeschwindigkeiten ausrechnen (Hume u. Cant 1978; Symon et al. 1979). Das von Dorfman angeführte Verfahren zur Bestimmung der spinalen Leitungsgeschwindigkeit ist relativ aufwendig (Dorfman et al. 1980). Es basiert auf der Messung corticaler SEP-Latenzen nach Nervenstammreizung an Hand und Fuß bei Bestimmung der peripheren Leitgeschwindigkeit mittels F- und M-Welle. Durch Abzug der peripheren Leitungszeiten können dann die Leitungszeiten im spinalen und supraspinalen Segment der afferenten Bahnen berechnet werden (Dorfman et al. 1977, 1978).

Für die meisten der eben genannten Untersuchungstechniken gilt, daß die Aussagekraft steigt, um so mehr Ableitungen man von verschiedenen Teilstrecken der afferenten Bahn zur Beurteilung mit heranziehen kann. Dies gilt insbesondere für Erkrankungen, bei denen eine polytope oder langstreckige Beteiligung der Fasersysteme zu erwarten ist.

II. Untersuchungsplanung

In der Regel bestehen aufgrund der klinschen Untersuchung bereits Hinweise auf den möglichen Läsionsort entlang der spinalen Achse und auf das Ausmaß der Seitenbeteiligung. Erstes Ziel der Untersuchung sollte es sein, z.B. die vermutete Nicht-Mitbeteiligung des Halsmarks und die seitengleiche Ausprägung der Rückenmarksläsionen zu bestätigen. Andere Untersuchungsziele sind eine präzise Höhenlokalisation, der Ausschluß mehrerer spinaler Herde oder der Ausschluß der Mitbeteiligung der peripheren Axone.

1. Halsmarkläsionen

Eine Halsmarkläsion liegt vor, wenn bei normaler peripherer NLG und normaler Latenz des Erb'schen Potentials die kortikalen SEP nach Nervenstammreizung an der unteren und oberen Extremität pathologisch sind und die klinischen Erscheinungen in beiden Körperhälften vorhanden sind. Eine Halsmarkläsion ist wahrscheinlich, wenn bei Dermatomreizung auf die zervikalen Dermatome beschränkte pathologische SEP gefunden werden. Sie ist auch sehr wahrscheinlich, wenn nach Stimulation der oberen oder unteren Extremität pathologische Überleitungszeiten vom Ableiteort Cv7 zum Ableiteort Cv2 nachgewiesen werden. Eine Halsmarkläsion erscheint eher unwahrscheinlich, wenn kortikale SEP nach Stimulation der oberen Extremität normal und nach Stimulation der unteren Extremität pathologisch sind.

2. Brust- und Lendenmarkläsionen

Sind kortikale SEP nach Ableitung vom Arm normal, nach Beinreizung jedoch pathologisch, sollte zunächst ausgeschlossen werden, daß eine erhöhte periphere Nervenleitgeschwindigkeit dafür verantwortlich zu machen ist. Wenn diese normal ist, sollte man die Läsion zwischen Th1 und dem Konus erwarten. Eine verbesserte Feststellung des Läsionsniveaus läßt sich hier mit der Dermatomreizung erreichen. Vom klinisch faßbaren Läsionsniveau ausgehend, haben wir uns in Zweier-Schritten nach oben und unten jeweils beidseits die Reizorte in den Dermatomen gewählt. Führt man so fünf beidseitige Ableitungen durch, kann man den allmählichen oder plötzlichen Beginn pathologischer kortikaler SEP aufzeigen (s. Abb. 3.5). Es muß jedoch darauf hingewiesen werden, daß die nach den klinischen Untersuchungsergebnissen zu erwartende Läsionshöhe häufig deutlich unter der mit der EP-Technik gefundenen Läsionshöhe liegt (Schramm 1981; Jörg 1977). Auch der umgekehrte Weg, nämlich die segmental gestaffelte Ableitung spinaler SEP nach peripherer Nervenstammreizung ist begehbar, wenn auch technisch sehr viel schwieriger (J. Cracco 1980; Scarff et al. 1979; Jones u. Small 1978).

3. Plexus- und Wurzelläsionen

Bei einer Plexusläsion bleibt der Zellkörper und der zum Rückenmark gehende axonale Schenkel der im Spinalganglion liegenden Nervenzelle erhalten, dabei ist die Signalübermittlung zwischen Spinalganglienzelle und Rückenmark in der Regel nicht gestört. Bei Wurzelläsionen ist der periphere axonale Schenkel erhalten, jedoch die Überleitung zum Rückenmark gestört. Die Darstellung des Erb'schen Potentials und des Cauda-Potentials (Jones 1979, 1982; Jörg 1976) gestattet damit den Nachweis einer intakten Verbindung zwischen dem peripheren Axon und der Spinalganglienzelle. Der Nachweis eines zervikalen Potentials gestattet den Nachweis des Übergangs der Signalfortleitung von peripher in das Rückenmark.

III. Eigene Untersuchungstechniken

1. Stimulations- und Ableiteparameter

Wir verwenden einen Rechteck-Reizgenerator mit isoliertem Patientenausgang. Als Verstärker wurden Grass P 511 J-Geräte benützt, davor ein konventionelles EEG-Gerät mit maximal gespreizter Bandweite. Als Signalmittelungsgerät verwendeten wir das Modell 1072 von Nicolet. Die Eichung des Gesamtsystems erfolgte regelmäßig in kurzfristigen Abständen.

Monophasische Rechteckimpulse von 0,1 ms Dauer wurden mit einer Frequenz von 1 bis 2 Hz über Silberplattenelektroden appliziert (Größe 1×4 cm und 1 cm

Durchmesser). Bei Nervenstammreizung lag die Kathode proximal, Anode und Kathode lagen direkt über dem Nerven im Abstand von 4 cm. Die Befestigung erfolgte mit Klebestreifen. Die Stromstärke wurde langsam erhöht, bis die sensible Schwellenstärke und die motorische Schwellenstärke feststand, bei Nervenstammreizung wurde die Stromstärke über die motorische Schwelle so weit erhöht, bis eine deutliche Muskelkontraktion erkennbar war. Bei Dermatomreizung in sensibel gestörten Arealen mit sehr hoher sensibler Schwellenstärke wurde gelegentlich die Impulsbreite bis 0,25 ms erhöht, die Stromstärke bis auf maximal 200 Volt. Bei ungestörter Sensibilität wurde die 3- bis 4fache sensible Schwellenstärke als Reizstärke gewählt. Das Anbringen der Reizelektroden bei Dermatomreizung erfolgte in Anlehnung an das Schema von Hansen und Schliack in den ventralen Anteilen der Dermatome. In der Anfangsphase unserer Arbeit mit dem EEG-Verstärker wurden Bandbreiten von 0,3 bis 70 Hz verwendet, die aber sehr bald durch Bandbreiten von 0,3 bis 1 kHz abgelöst wurden. Seit 4 Jahren arbeiten wir mit einer Bandbreite von 0,3 bis 1500 Hz (-6 dB), die Gleichtaktunterdrückung unseres Verstärkers lag bei 10000 : 1 bei 100 Hz, der Rauschpegel bei 4 µV bei 3 kHz Bandbreite.

Das Eingangssignal zum Verstärker wurde auf dem EEG-Gerät überwacht und bei Artefakteinstreuung der Mittelungsprozeß abgebrochen. Der Signalmittler hat 1024 Adressen und kann in 4 Kanälen gleichzeitig arbeiten. Wenn alle Adressen nur für einen Kanal verwendet wurden, betrug die Analog-Digital-Wandlungsfrequenz (Sample Frequency) 50 Adressen pro ms, wenn 4-kanalig gearbeitet wurde, betrug die AD-Wandlungsfrequenz 10 Punkte pro ms, das entspricht 10 kHz.

Das Auflösevermögen des Rechners wurde auf 9 Bits eingestellt. Für die meist gebrauchte Analysezeit von 100 ms triggerte der Reizgenerator den Beginn der Signalmittelung 2,4 ms vor dem Reizimpuls. Dadurch war der Reizartefakt als erster Meßpunkt für die Bestimmung der Gipfellatenzen auf der gemittelten Kurve enthalten. Die Analysezeit betrug dann 100 ms ab Reizartefakt. Routinemäßig werden mindestens 2 Mittelungsdurchläufe zu 128 Stimulationen, in Ausnahmefällen auch 256 Mittelungen pro Ableitung der 3 Durchläufe durchgeführt.

Mit zunehmender Erfahrung konnte bei typischen Kurven jedoch häufig auf die Durchführung der zweiten Ableitung verzichtet werden, wenn bei der Zuordnung der Kurvengipfel keine Zweifel bestanden. Während der Ableitung wurde das Signal ständig auf Bewegungs- und Muskelartefakte überprüft und die Untersuchung notfalls unterbrochen.

Als Ableiteelektroden verwendeten wir runde Silber-Silberchlorid-Plattenelektroden, die mit kochsalzgetränktem Leinen überzogen waren, jetzt Becherelektroden mit Klebepaste.

Nach Reinigung der Kopfhaut mit Alkohol und Aufrauhen der Hautoberfläche wurde die Elektrode mit den bei EEG-Ableitungen üblichen Gummibändern auf dem Skalp fixiert. Die Elektrodenimpedanz wurde unter 5 kOhm gehalten. Die Bezeichnung der Ableiteelektroden erfolgt in Anlehnung an das internationale 10/20er System mit „C_z", „C3" und „C4". Dabei lagen die Punkte 2 cm hinter den typischen Lokalisationen nach der 10/20er Nomenklatur. Bei Stimulation im Beinbereich diente „C_z" als differente Elektrode, bei Stimulation im rechten oberen Körperquadranten „C3", im linken oberen Quadranten „C4", bei Dermatomreizung an beiden unteren Körperhälften ebenfalls „C_z". Als Referenzelektrode in allen Fällen „FP_z". Die Untersuchung wurde in einem ruhigen Raum durchgeführt, der Patient lag in einem Bett in einem Faraday'schen Käfig. Die Patienten wurden über den Ablauf der Untersuchung informiert und wiederholt gebeten, die Muskeln zu entspannen, die Zähne nicht zusammenzubeißen und die Augen geschlossen zu halten, aber nicht einzuschlafen. Der Kopf wurde mit Kissen abgestützt, ebenso die stimulierten Extremitäten. Die Erdung des Patienten geschah durch eine Silberplattenelektrode an der Stirn, außerdem bei Extremitätenstimulation durch eine proximal angebrachte zirkumferentielle Bandelektrode.

2. Durchführung

Bei jeder Untersuchung wurden prinzipiell Ableitungen nach Stimulation beider Nervi medianus und beider Nervi peronei durchgeführt. Zusätzlich wurden bilaterale Dermatomreizungen in mehreren Etagen durchgeführt. Die Auswahl der Dermatome wurde von 2 Prinzipien bestimmt: 1. bei Verdacht auf ein Läsionsniveau wurden Dermatome oberhalb und unterhalb in unmittelbarer Nähe gereizt, 2. soweit möglich, wurden sensibel ungestörte Hautareale mitgereizt.

Zwischen den einzelnen Ableitungen wurde eine Pause von etwa 2 Minuten eingelegt. Bei jeder segmentalen SEP-Ableitung wurden zwischen 4 und 6 (–12) Reizorte auf beiden Körperseiten untersucht. Die Patienten sind häufig sehr kooperativ und deutlich motiviert. Die Medianus- und Peroneus-Ableitungen wurden, da sie leicht erhältliche, gut reproduzierbare und gut untersuchte SEP-Kurven darstellen, als Bezugsgröße für den Ausschluß einer evtl. koexistenten Störung der afferenten Reizleitung, z.B. einer Polyneuropathie, verwendet. Bei Patienten ohne spinales Niveau und ohne raumfordernden Prozeß wurden 5 bis 6 bilaterale Ableitungen verteilt über den ganzen Körper durchgeführt (typische Kombination der Reizorte: C5, Medianus, T4, T10, Peroneus, S1).

3. Auswertung

Zur Beurteilung wurden folgende Kriterien berücksichtigt: Gipfellatenz, Amplitude und Kurvenform. Dabei war die Rechts-Links-Differenz ein wichtiges Kriterium. Bei den Gipfellatenzen waren am ehesten und am häufigsten die Latenzen des ersten negativen und ersten positiven Gipfels erhöht (entsprechend dem $\overline{N20}$ und $\overline{P29}$ bei der Medianus-Ableitung bzw. dem $\overline{N32}$ und dem $\overline{P41}$ bei der Peroneus-Ableitung). Daneben kam häufig die Rechts-Links-Differenz dieser beiden Kurvenpunkte zur Verwendung. Über den Normalbereich plus 2 Standardabweichungen hinaus wurde die Gipfellatenz als gering (1 bis 5 ms), mittelgradig (5 bis 10 ms) oder ausgeprägt (mehr als 10 ms) erhöht eingestuft.

Die Schwankungsbreite der *Amplituden* war jedoch meist so groß, daß eine Absenkung der Amplitudenwerte um 2 Standardabweichungen unter dem Mittelwert gleichbedeutend war mit einer blockierten Ableitung. Die Amplitudenmessung geschah von Gipfel zu Gipfel wie von Tsumoto et al. (1972), Baust et al. (1972) oder Nakanishi et al. (1974) beschrieben.

Von einer *blockierten Ableitung* sprachen wir, wenn sich außer zufällig eingestreuten Potentialen keine koordinierten Kurvenformen in fester zeitlicher Beziehung zum Stimulus nachweisen ließen. Zwei *Kurvenformen* wurden als abnorm berücksichtigt:

1. Wenn bei eindeutig reproduzierbarer Amplitude die typische Kurvenform nicht mehr zu erhalten war, sprachen wir von einer deformierten Ableitung.

2. Wenn das typische triphasische Kurvenmuster erhalten, jedoch verplumpt und verbreitert war, sprachen wir von einer Verplumpung und Gipfeldissoziation. In der Praxis beschränkte sich die Auswertung häufig auf die Latenzen und Amplituden der ersten negativen und positiven Kurvenauslenkung. Die anfänglich regelmäßige Auswertung späterer Kurvenkomponenten war in der Regel für spinal lokalisierte Erkrankungen ohne zusätzliches auffälliges Ergebnis, so daß später darauf verzichtet wurde.

Nachdem jede Einzelableitung bezüglich der Schwere ihrer Veränderung beurteilt war, konnte versucht werden, die Fülle der Einzelbefunde zu einem SEP-Gesamtbefund zusammenzufassen. Die Kategorisierung des SEP-Gesamtbefundes ist schwierig zu handhaben, wenn Ableitungen aus 5 bis 10 Registrierungen beidseits vorliegen. Wir haben dann den *Gesamtbefund* als schwer, leicht und mittelschwer verändert eingeteilt:

Schwere Veränderungen waren:

Leitungsblock oder ausgeprägte Latenzerhöhungen und/oder schwere Amplitudenveränderungen in mehreren Segmenten.

Leichte Veränderungen waren:

Leichte Latenzerhöhungen und/oder Amplitudenminderungen in einigen Segmenten (ohne blockierte Ableitung) oder mäßige Veränderungen in wenigen Segmenten in Kombination mit leichten Veränderungen in einigen anderen Segmenten *oder* wenn blockierte segmentale Ableitungen in ein oder zwei Segmenten vorlagen.

Mittelgradige Veränderungen waren:

Mittelgradige Veränderungen in allen abgeleiteten Segmenten oder entsprechende Kombinationen von leichten und schweren Veränderungen in mehreren Segmenten.

Der Begriff des *Schädigungsmusters* hat sich als praktisch erwiesen (s. Abb. 3.4). Wir haben 6 Schädigungsmuster verwendet:

Querschnittsbild: Mehrere Segmente bilateral betroffen, Veränderungen vom Schädigungsniveau abwärts, häufig, aber nicht zwangsläufig bis zu den distalen Ableitungen.

Halbseitenbild: Mehrsegmentale einseitige Veränderungen.

Oligosegmentales Muster: umschriebene Störung in bis zu 4 Segmenten, häufig bandförmig am Stamm angeordnet.

Diffuse SEP-Veränderung: Polytope, wechselnd angeordnete Veränderungen, häufig sehr unterschiedliche Schweregrade.

Monosegmentales Schädigungsmuster.

Regionales Schädigungsmuster: Mehrsegmentales Muster auf eine Körperregion konzentriert, z. B. ein Bein.

In letzter Zeit wurde bei mehrkanaliger Registrierung synchron zum kortikalen SEP das Erb'sche Potential und das zervikale Potential bei C7 mitregistriert. In Kombination mit der von uns sehr häufig verwendeten segmentalen Stimulationstechnik ergeben sich damit noch bessere Aufschlüsselungsmöglichkeiten bezüglich der Läsionstopographie (siehe auch Kapitel Jörg, Stöhr u. Dichgans 1982; Jones 1982; Chiappa et al. 1980).

C. Erkrankungen des Rückenmarks, der Spinalwurzeln und der Plexus

I. Radikulopathien

Der Einsatz der SEP-Technik bei der häufigsten Radikulopathie, der Wurzelkompression durch den Bandscheibenvorfall, wird insbesondere beim lumbalen Bandscheibenvorfall selten nötig sein (Schramm 1984), obwohl teilweise als wertvoll eingestuft (Feinsod et al. 1982). Zur Debatte steht nicht der klassische Bandscheibenvorfall, sondern der klinische Problemfall, z.B. der Patient mit multiplen Bandscheibenprotrusionen, bilateralen ischalgiformen Schmerzen und sicheren Paresen. Hier würde ein mit segmentaler Technik erhobener pathologischer SEP-Befund nicht nur einen lokalisatorischen Hinweis geben. Eine ausschließlich mit Nervenstammreizung durchgeführte SEP-Untersuchung beim lumbalen Bandscheibenvorfall (Zenkov 1976; Feinsod et al. 1982) ist nach den anatomischen Voraussetzungen weniger aufschlußreich, als eine mit Dermatomreizung durchgeführte Untersuchung (Schramm 1984; Scarff et al. 1981; Kamphuisen u. Arts 1981). Eisen u. Hoirch (1982) verglichen den Wert der SEP-Untersuchung mit der F-Welle, dem EMG und der Myelographie bei segmentaler Stimulationstechnik (Finger- und Hautnervenreiz). Die SEP waren in 70% der Fälle pathologisch, häufig aber auch wider Erwarten nicht (26%). Beim voroperierten Patienten, bei Begutachtungsfragen und ähnlichem kann sie sich als nützlich erweisen, da bei segmentaler Untersuchungstechnik die SEP-Untersuchung einen direkten Schädigungsnachweis ermöglicht, während die Myelographie die Raumforderung, nicht jedoch die klinische Relevanz dieser Raumforderung nachweist.

Bei der Differentialdiagnose unklarer Sensibilitätsstörungen an der oberen Extremität, bei der Abgrenzung von prä- und postganglionären Wurzelläsionen sowie Plexusläsionen kann die SEP-Technik hilfreich sein (Jones 1979; Ganes 1980a; El Negamy u. Sedgwick 1979; Stöhr u. Dichgans 1982). Die kortikalen SEP nach Medianusstimulation sind ausreichend zur Objektivierung der Sensibilitätsstörung, zur topographischen Diagnostik tragen jedoch die Dermatomreizung (Schramm et al. 1980; Jörg et al. 1982) sowie die Analyse der zervikalen SEP unter Einschluß der Überleitungszeit vom Erb'schen Punkt bis zum Halsmark und vom Halsmark zum Cortex bei (Ganes 1980a, b; Siivola et al. 1981; El Negamy u. Sedgwick 1979; Chiappa et al. 1980), ergänzende Untersuchungen sind nützlich (Stöhr et al. 1983).

Die von Sudo (1980) erwähnte epilaminare Ableitung ergab keine von diesen Techniken wesentlich differenten Befunde und soll, da sie invasiv ist, nicht weiter diskutiert werden.

Zervikale Bandscheibenvorfälle verursachen häufig keine SEP-Störung (Grobe u. Skiba 1984). So waren in 22 unserer eigenen Fälle 11mal die SEP normal. Die 11 Fälle mit SEP-Veränderungen wiesen 10mal nur leichte Veränderungen auf, die sich in 7 Fällen auf eine Wurzel beschränkten (s. Abb. 3.1). In 3 Fällen ließ sich eine mehrsegmentale SEP-Veränderung nachweisen (Schramm 1980). Jörg (dieses Buch) sah ebenfalls häufiger segmentale SEP-Störungen, wobei gelegentlich die Überleitungszeit vom Erb'schen Punkt zum Cv6-Ableitungspunkt normal blieb. Hier steht zur Debatte, ob discogen verursachte Durchblutungsstörungen zu einer umschriebenen Störung in mehreren Wurzeleintrittszonen führen können, ohne daß die Fortleitung in der Wurzel selbst gestört ist. Beide Befunde sprechen für eine umschriebene spinale Mitbeteiligung beim monosegmentalen Bandscheibenvorfall. Trotzdem lassen sich die bei chronischer osteochondrotischer Radikulopathie auftretenden Mitbeteiligungen des Rückenmarks bis hin zur spondylogenen Myelopathie von einer Wurzelbeteiligung meist gut abgrenzen (Schramm 1980), obwohl Siivola et al. (1981) nach Analyse der subkortikalen Komponenten und der zentralen Überleitungszeit eine solche Abgrenzung nicht vornehmen konnten.

Als Hinweis auf eine Wurzelläsion wurde die verlängerte Überleitungszeit zwischen dem am Erb'schen Punkt abgeleiteten Potential $\overline{N9}$ und dem ersten spinalen Potential angesehen (El Negamy u. Sedgwick 1979; Ganes 1980a; Chiappa et al. 1980). Dieser Befund konnte von Ganes (1980a) bei den akuten Radikulopathien ohne neurologischen Befund allerdings nicht bestätigt werden. Von verschiedenen Autoren ist auch die Verlängerung der Überleitungszeit zwischen dem Erb'schen Potential und dem kortikalen Potential als Hinweis auf eine Wurzelläsion gewertet worden (Stöhr u. Dichgans 1982; Chiappa et al. 1980). Ob der Amplitudenabfall sowie die Latenzerhöhung der subkortikalen SEP-Komponenten (z. B. $\overline{N13}$ und $\overline{N15}$, Stöhr u. Dichgans 1982; $\overline{N14}$, Ganes 1980a, b; $\overline{N11}$, El Negamy u. Sedgwick 1979) bereits für den Nachweis einer Radikulopathie ausreicht, muß angesichts der Unsicherheit über die Generatoren dieser SEP-Komponenten noch offenbleiben. Es kann aber als gesichert angesehen werden, daß das $\overline{N9}$-Potential nahe dem Erb'schen Punkt im Plexus brachialis entsteht.

II. Plexusläsionen

Plexusläsionen haben je nach Schädigungsart und Schädigungsort sehr unterschiedliche Prognosen. Wenn die Läsion die Nervenwurzel proximal des Spinalganglions betrifft, es sich also um eine präganglionäre Läsion handelt, ist eine Wiederherstellung der Nervenleitung unmöglich. Daher ist der Wert des Nachweises einer proximalen Läsion erheblich. Da bei diesem Läsiontyp die sensiblen Neurone im Ganglion mit ihrer Verbindung nach peripher erhalten sind, kann häufig ein normales sensorisches Nervenaktionspotential registriert werden, obwohl kortikale SEPs fehlen können (Zalis et al. 1970; Zverina u. Kredba 1977). Da das Erb'sche Potential ($\overline{N9}$) distal des Ganglions (also postganglionär) entsteht, entspricht ein Fehlen bzw. eine Amplitudenverminderung des $\overline{N9}$-Potentials einem postganglionärem Schaden (Jones 1977; Jones 1982). Auch bei distaler Läsion (postganglionär) kann es *kurz* nach Eintritt der Läsion noch zum Nachweis eines normalen peripheren NAPs kommen, da die Waller'sche Degeneration noch nicht eingetreten ist (Jörg 1983). Es soll noch betont werden, daß das Vorhandensein rein proximaler oder distaler Schädigungsmuster selten ist, das gleichzeitige Vorliegen beider Schädigungsorte hingegen häufig. Beim völligen Fehlen eines Erb'schen Potentials muß davon ausgegangen werden, daß alle in die entsprechenden peripheren Nerven einfließenden Wurzeln distal des Ganglions betroffen sind, während für das Vorhandensein eines $\overline{N9}$-Potentials der Läsionsort bei nur einer Wurzel proximal des Ganglions zu sein braucht (Jones et al. 1981). Die klinisch bedeutsamste Einsatzmöglichkeit der SEP-Untersuchungstechnik in der Differentialdiagnose der Plexusläsion ist ihre Abgrenzung gegenüber reinen Wurzelausrissen, da es sich hierbei immer um proximale, also um prognostisch ungünstige Läsionen handelt. Zusammenfassung dieser Befunde bei proximaler (präganglionärer) Läsion: Erb'sches Potential erhalten, Überleitungszeit zwischen Erb'schem Potential und cervikalem SEP kann erhöht sein, kortikale SEP nicht nachweisbar. Ausführliche Diskussion bei Jones 1982 und Jörg 1983.

III. Cervikale Myelopathien

Als pathogenetische Faktoren bei der Entstehung der cervikalen Myelopathie kommen Durchblutungsstörungen und Kompression in Frage. Dafür sprechen sowohl experimentelle Befunde (Hukuda u. Wilson 1972) wie auch klinische Befunde (Jörg 1974). Kortikale SEP bei cervikaler Myelopathie wurden bei über 200 Patienten beschrieben (Kondo 1977; Jörg 1974, 1977, 1982; Nishioka et al. 1976; Terao et al. 1977; Takagi u. Kobayashi 1975; Grüninger 1977; Dorfman et al. 1982; Riffel et al. 1982; Schramm 1980; Schramm et al. 1980; Rossini et al. 1979; Stöhr u. Dichgans 1982), mit invasiver Methodik wurden 49 Fälle untersucht (Matsukado et al. 1976; Sudo 1980; Hattori et al. 1979). Die Analyse cervikaler SEP wird erst seit kürzerer Zeit bei dieser Erkrankung durchgeführt, meist in Korrelation mit kortikalem und dem Erb'schen Potential (El Negamy u. Sedgwick 1979; Siivola et al. 1981; Ganes 1980a, b; Stöhr u. Dichgans 1982). Jörg und auch wir konnten selber mit der segmentalen Stimulationstechnik feststellen, daß häufig pathologische SEP aus Arealen mit ungestörter Sensibilität abgeleitet werden (Jörg 1982, 1983; Jörg et al. 1982; Schramm 1980; Schramm et al. 1980), aber auch Takagi u. Kobayashi (1975) stellten fest, daß die SEP-Veränderungen nicht immer der Sensibilitätsstörung entsprechen. Bei segmentaler Untersuchungstechnik finden sich häufig Querschnittsmuster (Jörg et al. 1982), aber auch andere Schädigungsmuster werden gesehen (Schramm et al. 1980) (Abb. 3.3, 3.4 u. 3.10).

Die Anzahl pathologischer Befunde bei den untersuchten Fällen ist hoch, zwischen 80 und 100% der Fälle. Während wir selber häufig deutliche Latenzerhöhungen neben Amplitudenminderungen und blockierten Ableitungen sahen, ein Befund, der auch von Jörg et al. 1982 bestätigt wurde, geben Stöhr u. Dichgans 1982 an, daß Latenzerhöhungen selten oder nur in geringem Grad gesehen werden. Mehrere Autoren bestätigten unsere eigenen Befunde, daß das Ausmaß der medullären Mitbeteiligung bzw. der Rückenmarksläsion gut dargestellt werden kann (Sudo 1980; Hattori et al. 1979; Grüninger 1977). In der Abgrenzung lokaler Schädigungsbilder gegen diffuse Schädigungsbilder, z.B. der MS, sieht Grüninger einen differentialdiagnostischen Wert. Auch Jörg et al. (1982) sehen in der bei MS häufigeren *deutlichen* Latenzerhöhung des ersten positiven kortikalen Gipfels eine Abgrenzung gegen die Multiple Sklerose. El Negamy u. Sedgwick (1979) haben bei wenigen Fällen eine Überleitungserhöhung zwischen dem cervikalen $\overline{N11}$- und dem cervikalen $\overline{N13}$-Potential gesehen, bei Fällen mit MS hingegen nicht. Da die Art der SEP-Veränderungen im einzelnen auch bei der cervikalen Myelopathie die gleiche ist wie bei anderen spinalen Prozessen, läßt sich ein differentialdiagnostischer Wert noch durch das Verteilungsmuster der Schädigungen gewinnen, so z.B. bei der polysegmentalen Stimulation, bei der sich häufiger Schädigungsmuster nachweisen lassen, die einen einzigen Schädigungsort widerspiegeln, während bei der MS polytope und in ihrem Schweregrad sehr unterschiedliche Veränderungen gesehen werden

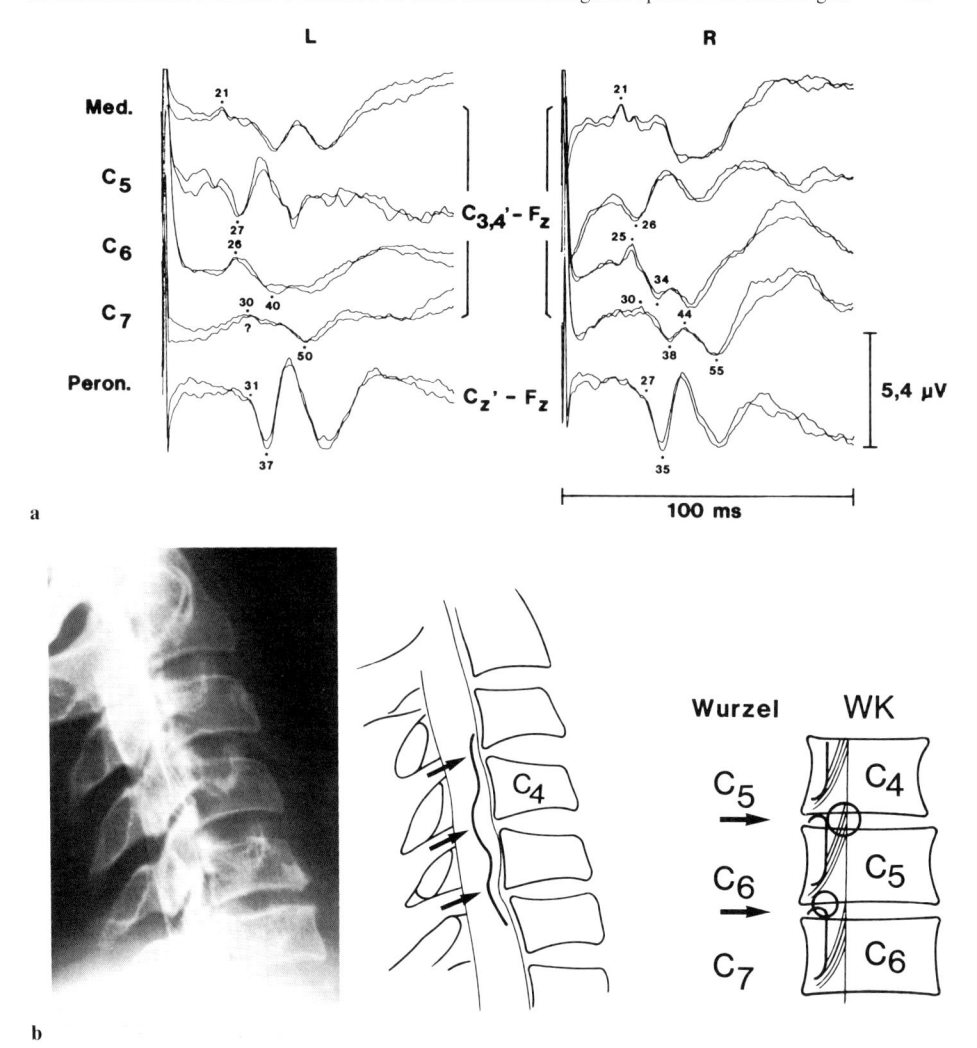

Abb. 3.2. a Cervikale Myelopathie. 45jähriger Patient mit seit 6 Monaten progredienter Paraspastik. Sensibles Niveau auf der linken Körperseite in Höhe Th 6, Kribbelparästhesien und Sensibilitätsminderung in allen Fingern beidseits. Normale cortikale SEP nach Stimulation des Segments C5 beidseits, sowie nach Medianus- und Peroneus-Stimulation beidseits. Das cortikale Segment-SEP aus C6 rechts ist normal konfiguriert, von links ist die Latenz des P1 um 14 ms erhöht. Das Segment-SEP aus C7 ist amplitudengemindert, deformiert und deutlich latenzerhöht (N1 um 2,5 ms und P1 um 12,5 ms), auch rechts leichte Latenzerhöhungen (N1 um 2,5 ms, P1 um 0,5 ms) bei normaler Konfiguration. **b** Seitliche Aufnahme der cervikalen Myelographie mit zarter Doppelkontur in Höhe C3/4, C4/5, C5/6 mit rein ventrodorsaler Richtung. Da wir uns beim ventralen Zugang zu solchen Läsionen gerne auf maximal 2 Etagen beschränken, war es von Bedeutung zu erfahren, welche Wurzeln mehr betroffen sind. Die steil nach unten abgehenden Wurzeln erklären, daß die beiden unteren Vorfälle bei C4/5 und C5/6 die Wurzeln C6 und C7 betreffen können. Nach Ausräumung von C4/5 und C5/6 prompter Rückgang der Paraspastik, des sensiblen Niveaus am Thorax und leichte Besserung des sensiblen Defizits an den Fingern. Subcorticale SEP von C_v2 und C_v7 waren beidseits völlig normal, ebenso wie die Transitzeit zwischen dem Erb'schen Potential und dem N20 des Medianus-SEP: Ein Fall mit präziser Höhenlokalisation durch segmentale SEP bei normalen cervikalen Potentialen

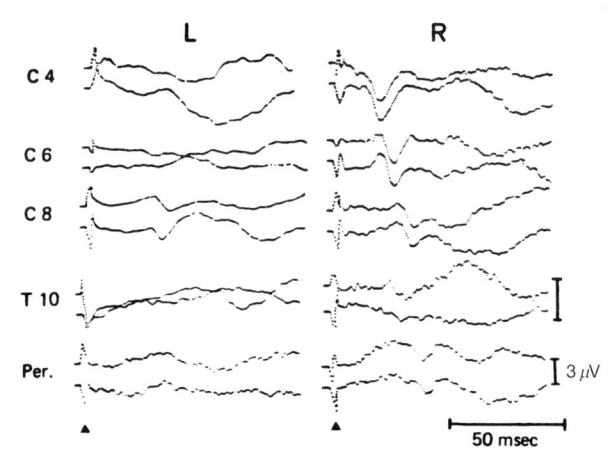

Abb. 3.3. Cervikale Myelopathie mit polytopen SEP-Veränderungen. Von der linken Körperhälfte lassen sich mit Ausnahme bei C8 (Latenzen von N1 und P1 im oberen Normbereich, übrige Komponenten nicht sicher nachweisbar) nur blockierte Ableitungen nachweisen. Obwohl die P1-Latenzen von C4–C8 rechts noch normal sind, sind die Kurven deformiert, während die Peroneus-Ableitung normal erscheint. Die polytope Verteilung spricht gegen eine monolokuläre Schädigung, die normalen Latenzen gegen das Vorliegen einer multiplen Sklerose (Reizartefakte retouchiert)

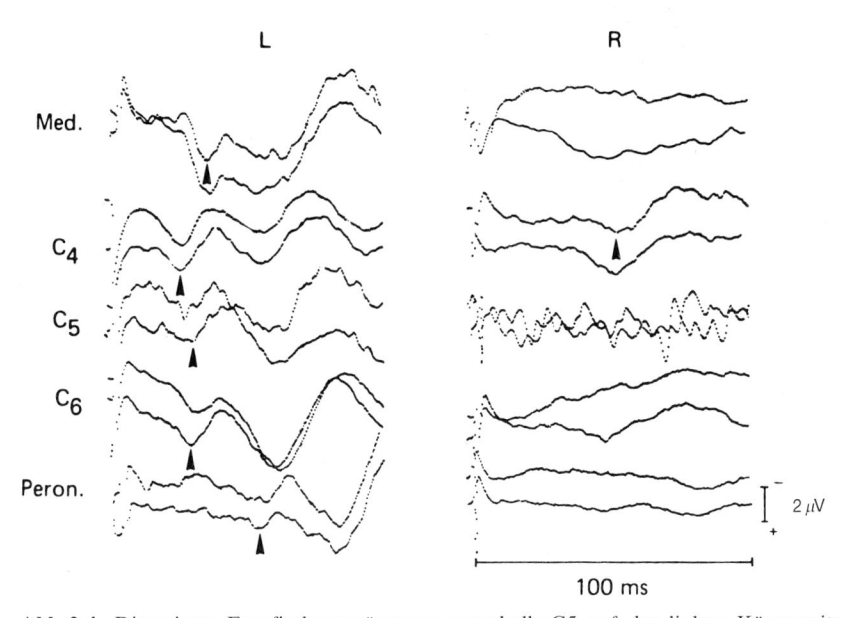

Abb. 3.4. Dissozierte Empfindungsstörungen unterhalb C5 auf der linken Körperseite. Tiefensensibilität beidseits ungestört. Halbseitiges SEP-Schädigungsmuster mit von der rechten Körperseite nur aus dem Dermatom C4 erhältlicher SEP-Ableitung. Der positive Gipfel bei 55 ms könnte einem erheblich verzögerten P1- oder einem normalen P2-Gipfel entsprechen (C5-Ableitung wegen Artefakten nicht verwertbar). Die Ableitungen von der linken Körperhälfte sind teilweise leicht latenzverzögert ($\overline{N20}$-Latenz des Medianus, P1-Latenz des Peroneus), die Latenzen des ersten positiven Gipfels von C4 bis C6 auf der linken Körperseite sind normal. Die Genese der Erkrankung blieb unklar

(Jörg et al. 1982; Schramm 1980; Schramm et al. 1980; Jones 1982) (Abb. 3.12). Das weist darauf hin, daß die besonders bei der MS gesehenen Verbreiterungen und Verplumpungen der Kurvenform, obwohl sie nicht für die MS pathognomisch sind, den diagnostischen Wert der SEP-Technik verstärken können. Riffel et al. (1982) betonen, daß raumfordernde Prozesse und vaskuläre Prozesse ähnliche Schädigungsbilder zeigen, nämlich eine auf ein Niveau eingrenzbare Läsion, daß die SEP-Technik jedoch gut zur Differenzierung zwischen degenerativen und demyelinisierenden Prozessen geeignet sei.

Ropper et al. (1982) weisen darauf hin, daß bei 2 Fällen von akuter transverser, entzündlicher Myelopathie ein deutlich von der MS unterschiedliches Schädigungsbild erhalten wurde. Auch wir sahen in einem Fall einer konusnahen, nicht demyelinisierenden Myelitis ein monolokuläres Schädigungsbild mit einem inkompletten Querschnittsbild.

Eine sichere Differenzierung zwischen spondylogener und vaskulärer Myelopathie ist nicht möglich. Jörg (1974, 1977) interpretiert die Myelopathie als mechanisch spondylogen, falls das Querschnittsniveau in cervikalen Segmenten angesiedelt war und als vaskulär, falls es in Höhe des oberen BWS-Segments angesiedelt war. In Übereinstimmung mit Stöhr u. Dichgans (1982) sollte die SEP-Diagnostik durchgeführt werden, wenn die Ursache und die Lokalisation des spinalen Prozesses unklar sind und mit einem nicht-invasiven Vorgehen nicht geklärt werden konnten. Wenn bei der SEP-Diagnostik keine Hinweise auf eine polytope demyelinisierende Erkrankung gefunden werden, könnte sich die Indikationsstellung zur Myelographie beschleunigen, da SEP-Befunde mit Hinweisen auf einen monolokulären Schädigungsort sowohl bei spinalen Raumforderungen wie auch bei Myelopathien gesehen werden. Bei zervikalen Bandscheibenvorfällen, die im Prinzip von hinten über eine Foraminotomie oder auch von vorne über eine ventrale Bandscheibenausräumung operativ angegangen werden können, kann die Entscheidung über den Zugang durch die SEP-Untersuchung beeinflußt werden, falls sich dort Zeichen für eine medulläre Beteiligung ergeben, besonders dann, wenn diese klinisch inapparent ist.

Je weiter medial ein Bandscheibenvorfall liegt, desto kleiner die Möglichkeit, ihn von dorsolateral über den Zugang der Foraminotomie nach Frykholm zu entfernen. Bei medullärer Mitbeteiligung sollte der ventrale Zugang bevorzugt werden.

Bei diskreten paraspastischen Symptomatologien bei cervikaler Spondylose haben wir in einem auf eine medulläre Mitbeteiligung im Sinne einer Myelopathie hinweisenden SEP-Befund ein unterstützendes Argument für die Stellung der Operationsindikation gesehen. Hier erweist es sich dann als nützlich, wenn die SEP-Diagnostik klinisch noch inapparente Läsionen ausfindig gemacht hat.

Die subkortikalen bzw. spinalen SEP sind in ihrer Bedeutung für die Diagnostik der zervikalen Myelopathie noch nicht sicher einzuschätzen. So berichteten Sudo (1970) und Hattori et al. (1979) über den Amplitudenverlust der $\overline{N1}$-Welle, die vermutlich $\overline{N11}$ oder $\overline{N13}$ des Nacken-SEP's entspricht, El Negamy u. Sedgwick (1979) beschrieben eine Verlängerung der $\overline{N11}-\overline{N13}$-Überleitungszeit und Siivola et al. (1981) den Amplitudenverlust des $\overline{N13}$-Potentials und die Verzögerung der zentralen Überleitungszeit ($\overline{N9}$-Inion). Eine prognostische Aussage versuchten Hattori et al. (1979) und Matsukado et al. (1976), die bei gut erhaltenen oder nur geringgradig veränderten Nacken-SEP's mit invasiver Ableitungstechnik gute Aussichten auf eine postoperative Erholung feststellten. Siivola et al. (1981) sahen hingegen auch als Folge der Halswirbeloperation signifikante Amplitudenminderungen, die nicht immer von klinischen Korrelaten begleitet waren. Auch Ganes (1980a) war mit seinen Schlußfolgerungen zurückhaltend. Siivola et al. (1981) konnte bei der Radikulopathie- und der Myelopathiegruppe keinen eindeutigen Unterschied in ihren Befunden feststellen (ausführliche Besprechung bei Jones 1982).

IV. Traumatische Rückenmarksläsionen

Veränderungen kortikaler SEP beim Menschen sind schon früh und auch in größerer Zahl beschrieben worden (Perot 1976, 1973; Spielholz et al. 1979a, b). Bei kompletten Querschnittsbildern ließen sich bei Reizorten distal der Läsionshöhe keine kortikalen Potentiale erhalten, bei inkompletten Läsionen werden alle Arten von SEP-Veränderungen gesehen: Amplitudenminderung, Gipfellatenzerhöhungen (Rowed et al. 1978; Anziska u. Cracco 1980; Takagi u. Kobayashi 1975) und Formveränderungen (Setiey et al. 1977; Takagi u. Kobayashi 1975; Perot 1973, 1976; Rowed et al. 1978; Cadilhac et al. 1977). Als nützlich wurde der Nachweis *inkompletter* Rückenmarksläsionen angesehen (Perot 1976), wobei Sedgwick et al. (1980) darauf hinweisen, daß es besser ist, die Unvollständigkeit der Rückenmarksläsionen nachzuweisen als die Vollständigkeit der Läsionen nachzuweisen (Abb. 3.5). Hier ist gewisse Vorsicht geboten, da der Nachweis der Durchgängigkeit somatosensorischer Afferenzen keineswegs mit der postoperativen klinischen Erholung durchgehend

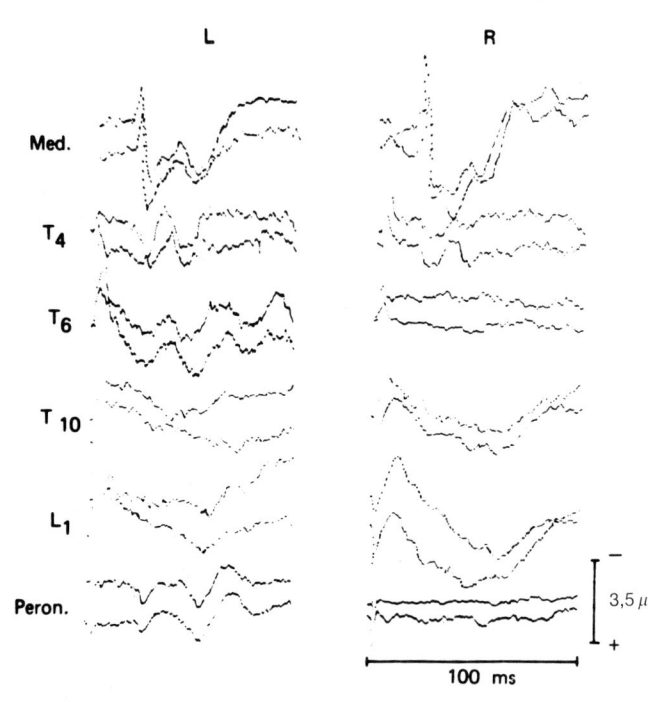

Abb. 3.5. Traumatische Rückenmarksläsion in Höhe T4. Glassplitterdurchtrennung des hinteren Rückenmarksquadranten in Höhe T4/T5 (operativ gesichert). Sensibilitätsstörung rechts ab T5, links jedoch auch distal betont. Leichte Spastik im rechten Bein. Präzise Lokalisation der Läsionshöhe zwischen den medullären Segmenten T4 und T6 rechts bei Halbseitenschädigungsmuster in den kortikalen SEP nach segmentaler Stimulation

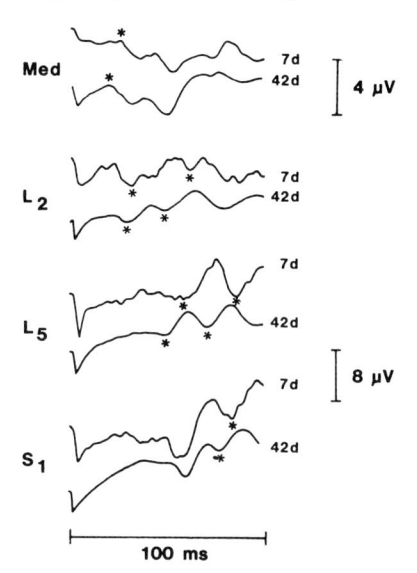

Abb. 3.6. Luxationsfraktur L2/L3 mit Besserung des SEP-Befundes. Klinisch Paraparese mit mittelgradigen Sensibilitätsstörungen. Stabilisierung der Kurvenform und deutliche Latenzverkürzung zwischen erster und sechster Woche nach dem Unfall. Bemerkenswert die Latenzveränderungen nach Medianusstimulation sowie die Verkürzung der Zwischengipfeldistanzen bei L2 bis S1 im Rahmen der Normalisierung zwischen dem 7. und 42. Tag nach dem Trauma (Reizartefakte retouchiert)

korreliert ist. So hatten von den klinisch nicht kompletten Läsionen im Untersuchungsgut von Spielholz et al. (1979) 15% kein nachweisbares kortikales Potential, während alle klinisch kompletten Läsionen nachweisbar kein kortikales Potential hatten. Da die Untersuchung auch bei kooperationsbeeinträchtigten Patienten durchgeführt werden kann, ist es frühzeitig möglich, Hinweise darauf zu erhalten, ob eine Rückenmarksläsion nicht komplett sein könnte (Stöhr u. Dichgans 1982; Perot 1973, 1976; Rowed et al. 1978).

Der Nachweis der erhaltenen Kontinuität wird von Sedgwick et al. (1980) sowie von Stöhr u. Dichgans (1982) mit einer gewissen Einschränkung auch bei hysterischer Paraplegie und bei aggravierenden Patienten gesehen. Es wird auch über die Wiederherstellung bzw. Normalisierung veränderter kortikaler SEP berichtet (Abb. 3.6). So sahen Setiey et al. (1977) bei einem ihrer 3 Fälle eine gute Erholung des kortikalen Potentials, Kaplan u. Rosen (1981) bei 15 inkompletten Fällen ebenfalls eine Normalisierung der Gipfellatenzen. Nash et al. (1977) sahen in der Verschlechterung kortikaler SEP bei einem Patienten mit instabiler Fraktur eine Indikation zur stabilisierenden Wirbelsäulenoperation und fanden postoperativ eine Normalisierung des SEP-Befundes.

Eine wichtige Beobachtung wurde von Untersuchern gemacht, die spinale Potentiale unter- und oberhalb der Läsionsstelle ableiteten. Es ließ sich nachweisen, daß das distale Rückenmarkssegment, welches durch das Trauma von seinen zentralen Verbindungen getrennt ist, in Form und Latenz normale spinale Potentiale erzeugt und fortleitet. Obwohl die mit spinalen Registrierungsorten untersuchten Patientenzahlen noch relativ klein sind (Sedgwick et al. 1980; Ertekin et al. 1980; Takagi u. Kobayashi 1975), gibt es aus eigenen experimentellen Arbeiten Hinweise darauf, daß die Registrierung spinaler Potentiale in unmittelbarer Nähe des Läsionsortes Rückenmarksläsionen früher und besser erkennen läßt als die Registrierung kortikaler Potentiale (Schramm et al. 1983b). Diese experimentellen Befunde werden durch Fälle von Sudo (1980), Kurokawa et al. (1975) und Cracco u. Cracco (1975) unterstützt, die beim Menschen die von uns im Experiment gefundenen Veränderungen bestätigen konnten. Auch die von Hattori et al. (1979) mit epiduralen Elektroden erhobenen Befunde bestätigen dies (Verlust der N-Welle in Höhe der Läsion).

Veränderungen der kortikalen Reizantworten nach Medianusstimulation bei tiefer als C8 liegender Rückenmarksläsion sind ein Befund, der ursprünglich von Perot (1973) beim spinalen Trauma beim Menschen erhoben wurde, und auch von uns bei Patienten mit epiduralem Hämatom und Tumor im Brustmarkbereich beobachtet wurde. In einer später zusammengestellten Serie von 48 spinalen raumfordernden Prozessen sahen wir den gleichen Befund nochmals bei 6 Patienten, dabei war er viermal nach Entfernung des raumfordernden Prozesses rückläufig. Zur Erklärung wurde eine Beeinflussung der weiter rostral eintretenden Afferenzen über das propriospinale System durch die tiefer liegende Läsion angenommen. Katz et al. (1978b) konnten Latenzerhöhungen und Amplitudenverminderungen bei der Katze nach Medianusstimulation bei experimentellem Rückenmarkstrauma hervorrufen, obwohl die Läsion weiter kaudal lag. Sedgwick et al. (1980) beschrieben eine Verlängerung der $\overline{N11}$–$\overline{N13}$-Überleitungszeit bei tiefer sitzenden Rückenmarksläsionen.

Die von Perot anfänglich geäußerte Hoffnung, daß die SEP-Untersuchung ein sicheres Werkzeug bei der Prognose der Rückenmarksverletzung sein könnte, hat sich nur teilweise bestätigt. So wurde von Rowed et al. (1978) eine gute Erholung der Rückenmarksfunktion beobachtet, falls die SEP nicht völlig verloren waren oder sehr rasch wiederkehrten. Es hat sich jedoch herausgestellt, daß die gute Erholung der SEP nicht in jedem Fall von der guten klinischen Erholung gefolgt wurde (Spielholz, persönliche Mitteilung). Rowed führt weiter aus, daß die spätere Wiederkehr der kortikalen Potentiale oder der initiale völlige SEP-Verlust sowie die Persistenz abnormer Kurvenformen ein schlechtes prognostisches Zeichen sei. Auch Cadilhac et al. (1977) bestätigten, daß der totale SEP-Verlust bei Patienten mit der schlechtesten Prognose auftritt. Perot (1973) erwähnt 2 Fälle, die klinisch anscheinend komplette HWS-Verletzungen hatten, das kortikale Medianus-SEP jedoch nachweisbar war. Im späteren Verlauf erwiesen sich diese Fälle als inkomplette Rückenmarksdurchtrennungen. Spielholz et al. (1979) führten an, daß der Nachweis kortikaler SEP bei inkompletten Markläsionen im allgemeinen mit einer klinischen Verbesserung in der Zukunft vergesellschaftet ist, das Ausmaß der Besserung jedoch nicht vorhergesagt werden kann. Die Verbesserung der kortikalen SEP nach einer Dekompressionsoperation wird im allgemeinen von einer klinischen Verbesserung gefolgt. Der prognostische Wert wird auch eingeschränkt, wenn von den klinisch inkompletten Läsionen in der Serie von Spielholz et al. (1979) 15% auch bei der Nachuntersuchung kein kortikales SEP aufwiesen. Der Einsatz der SEP-Diagnostik beim Rückenmarkstrauma wird von Rowed et al. (1978) wegen der möglichen prognostischen Aussage auch beim wachen Patienten befürwortet. Die Präzisierung der Höhenlokalisation kann durch segmentale Stimulation oder durch mehretagige Ableitung der zervikalen SEP (Stöhr u. Dichgans 1982) erreicht werden.

V. Degenerative Erkrankungen

1. Friedreich'sche Ataxie

Bei dieser sowohl die zentralen wie auch die peripheren Fortsätze der Spinalganglienzellen befallenden degenerativen Erkrankung war vor Einführung der SEP-

Technik nur das periphere Neuron neurophysiologischen Untersuchungstechniken zugängig. Die periphere Nervenleitgeschwindigkeit konnte dabei normal sein, obwohl die Potentiale abgeschwächt waren (Jones 1980, 1982). Die überwiegende Beteiligung der zentralen Fortsätze an den SEP-Veränderungen scheint nach den Untersuchungen von Jones (1982), Desmedt u. Noël (1973), Ertekin (1978), Sauer (1980), Pederson u. Trojaborg (1981) gesichert zu sein. Typischerweise sind die kortikalen Potentiale deutlich verzögert und die einzelnen Kurvenkomponenten verbreitert (Noël u. Desmedt 1980; Jones 1982). Auch eine Aufsplitterung des kortikalen $\overline{N20}$ in mehrere Subkomponenten ist beschrieben worden (Noël u. Desmedt 1980).

Die subkortikalen SEP können bei normaler peripherer NLG abgeschwächt und verbreitert sein (Jones 1982), Stöhr u. Dichgans (1982) beschreiben aber auch eine Verzögerung des $\overline{N13}$, Sauer u. Schenk (1977) und Mastaglia et al. (1976) fanden, soweit vorhanden, normale oder grenzwertige zervikale SEP-Latenzen, ebenfalls bei verbreiterten kortikalen SEP.

Für die Friedreich'sche Ataxie scheint damit gesichert zu sein, daß trotz Mitbeteiligung der peripheren Neurone die Veränderungen der kortikalen und subkortikalen SEP überwiegend auf den zentralen Schenkel zurückzuführen sind. Damit ist die Abgrenzung gegenüber der Charcot-Marie-Tooth-Erkrankung mit deutlich pathologischen NAP (Noël u. Desmedt 1980) oder gegenüber der MS gut möglich geworden (Jones 1982). Die Abgrenzung gegenüber der hereditären spastischen Paraplegie, bei der eine selektive Degeneration der zentralen Axone vorliegt, scheint damit auch leichter zu sein (Thomas et al. 1981), da bei dieser Erkrankung das periphere Nervenaktionspotential völlig normal erscheint und Thomas et al. (1981) die von ihnen beobachteten Veränderungen der zervikalen SEP ausschließlich auf die Veränderungen der zentralen Neurone zurückführen. Sie fanden bei normalem NAP in 6 von 18 Fällen keine zervikalen SEP und 12mal solche mit deutlich reduzierter Amplitude.

Bei 5 von Bird u. Crill (1981) und 22 von Carrol et al. (1980) untersuchten Patienten fanden sich in 3 bzw. 14 Fällen pathologische visuell evozierte Potentiale, Brenner et al. (1984) und Amantini et al. (1984) beschrieben pathologische AEP.

2. Charcot-Marie-Tooth-Erkrankung

Jones (1982) nimmt für die Zahl seiner Fälle keine Mitbeteiligung der zentralen sensiblen Bahnen an, dieser Befund wird unterstützt von Noël u. Desmedt (1980), die die Überleitungszeit zwischen zervikaler und kortikaler SEP-Komponente nicht verzögert fanden. Die zervikalen SEP hingegen konnten verzögert sein oder völlig fehlen. Die kortikalen SEP wiesen eine erniedrigte Amplitude auf, konnten eine normale oder deutlich erhöhte Latenz zeigen, waren jedoch nachweisbar (Jones 1982). Wegen der mangelnden Mitbeteiligung der zentralen Bahnen kann die Erhöhung der peripheren Leitgeschwindigkeit bei diesen Patienten auch über die Messung der kortikalen SEP-Latenzen bestimmt werden.

3. Spastische Spinalparalyse

Obwohl zu diesem Krankheitsbild keine Sensibilitätsstörungen gehören, wurden von Terao et al. (1977) in 1 von 2 Fällen, von Pedersen un Trojaborg in 3 von 13 Fällen Veränderungen leichteren Ausmaßes (Formveränderungen, diskrete Latenzerhöhung). Bei 18 Fällen von hereditärer spastischer Paraplegie beschrieben Thomas et al. (1981) bemerkenswerterweise in jedem Fall eine Veränderung der zervikalen SEP. Dabei konnten die zervikalen SEP nicht darstellbar sein, obwohl die periphere Leitgeschwindigkeit normal war. Dies scheint eine sehr tiefe Degeneration der zentral gerichteten Axone der Hinterwurzelganglienzellen anzuzeigen.

Bei einem Fall mit dominanter spastischer Paraparese sah Crill (1981) ebenfalls eine Erhöhung der Latenzen in den VEP's.

VI. Funikuläre Myelose

Erst wenige SEP-Befunde bei dieser Erkrankung sind beschrieben worden (Stöhr u. Dichgans 1982; Schramm et al. 1980). Entsprechend dem polytopen Myelinverlust in den Hintersträngen sahen wir bei unseren eigenen Fällen mit einer Ausnahme (Abb. 3.11) mit segmentaler Reiztechnik generalisiert auftretende Veränderungen der Latenz und Kurvenformen auch aus Gebieten, die klinisch keine Sensibilitätsstörungen aufwiesen. Je länger die Symptomatik bestand, desto ausgeprägter waren die Veränderungen (Abb. 3.7). Beide Beobachtungen wurden auch von Krumholz et al. (1981) gemacht. Entsprechend dem zugrundeliegenden Krankheitsprozeß konnte Jörg (1982) verlängerte spinale Leitgeschwindigkeiten feststellen. Da die Erkrankung auf Hinterstränge und Pyramidenbahnen beschränkt ist, läßt sich das $\overline{N9}$-Potential, das mit größter Wahrscheinlichkeit im Plexus brachialis erzeugt wird und über dem Erb'schen Punkt abgeleitet werden kann, gut zur Unterscheidung von einer Plexusläsion anwenden (Halliday 1978b; Jones u. Halliday 1982).

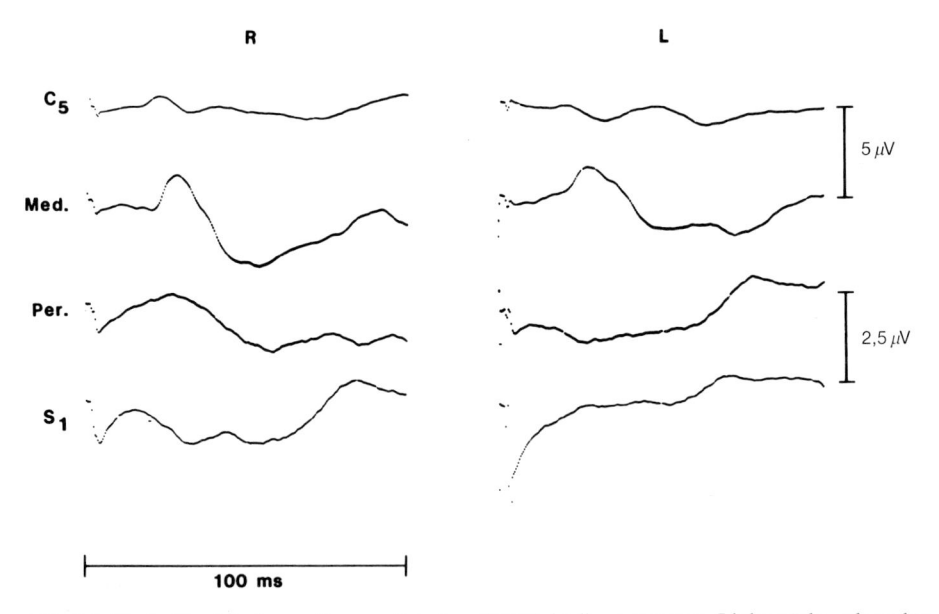

Abb. 3.7. Funiculäre Myelose mit generalisiertem SEP-Schädigungsmuster. Links stärker als rechts ausgeprägter Befall der somato-sensiblen Bahnen. Mit 26 ms ist das $\overline{N20}$ der Medianusableitung beidseits leicht latenzerhöht

VII. Tabes dorsalis

Bei dieser luetischen Rückenmarkserkrankung finden sich Entmarkungen überwiegend im Bereich der Hinterstränge. Die erhöhte spinale Leitungsgeschwindigkeit (Jörg 1982; Jones u. Small 1978) paßt gut zu dem patho-anatomischen Substrat, während Stöhr u. Dichgans (1982) in einem Fall keinen Hinweis auf eine Leitungsverzögerung in den Hintersträngen fanden. Bei 2 eigenen Fällen fanden wir mit segmentaler Untersuchungstechnik in mehreren Ableitungen deutliche Latenzerhöhungen und Formveränderungen der kortikalen SEP. Das SEP-Schädigungsmuster entsprach dem generalisierten Schädigungsmuster oder Querschnittbild (Abb. 3.8).

VIII. Myelodysplasien

Diese konnatalen Rückenmarkserkrankungen bringen große diagnostische und therapeutische Probleme mit sich. Die genaue Höhenlokalisation des Ausmaßes der medullären Mitbeteiligung beim Neugeborenen kann sehr schwierig sein. Duck-

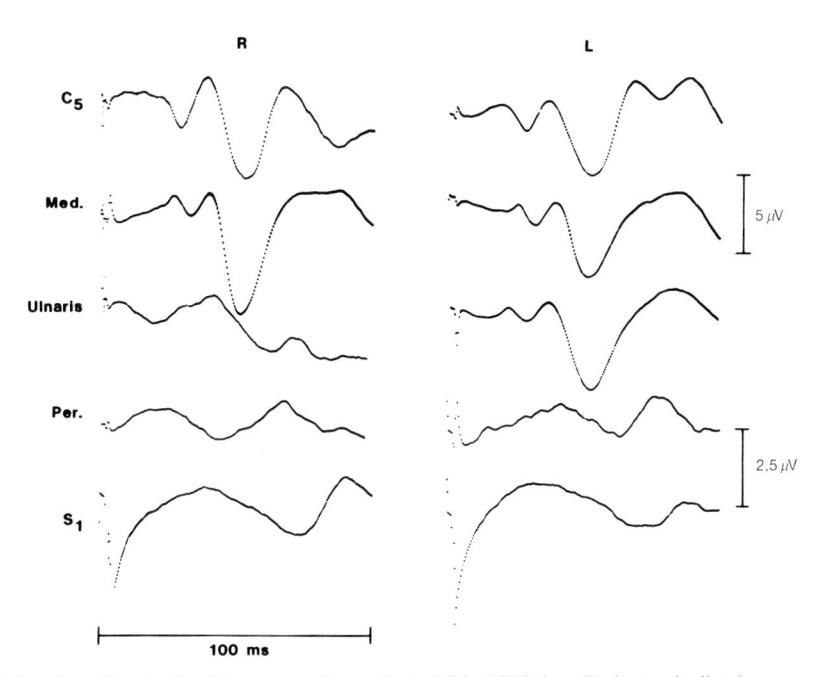

Abb. 3.8. Tabes dorsalis mit distal betontem Querschnittsbild. 75jähriger Patient mit distal ausgeprägter Pallästhesiestörung und altem C8-Defekt-Syndrom rechts. Cortikale SEP nach Segment- und Nervenstammreizung. Bei normaler Kurvenform sind auch die Ableitungen nach C5- und Medianusstimulation latenzverzögert. Die Peroneusableitung rechts zeigt zwar eine normale Gipfellatenz für P1, ist aber deformiert mit einer Erhöhung der Zwischengipfellatenz zwischen P1 und P2; links bereits Erhöhung der P1-Gipfellatenz auf 63 ms. Die Latenzen des ersten positiven Gipfels für S1 sind rechts 73 ms und links 60 ms (Obergrenze des Normalbereiches 56 ms). Die Deformierung der rechten Ulnarisableitung nach Reiz am Ellenbogen dürfte auf die ausgeprägte alte C8-Wurzelläsion zurückzuführen sein

worth et al. (1976) fand bei Ableitung kortikaler Potentiale eine gute Korrelation mit der Sensibilitätsstörung, Scarff et al. (1979) benützten die Dermatomreizung und fanden sie besonders wertvoll zur sequentiellen Beurteilung bei diesen Patienten und zur Entdeckung der aszendierenden Myelopathie mit pathologischen kortikalen Reizantworten aus Dermatomen oberhalb des Läsionsniveaus. Eine präzise Höhenlokalisation bei diesen Erkrankungen schien diesen Autoren mit der Dermatomreizung wesentlich besser als mit der Peroneusreizung allein möglich. Der zweite Weg zur präziseren Etagendiagnostik wurde von Baran u. Jefferson (1979) und von Dorfman et al. (1980) gegangen, die spinale SEP ableiteten und in Höhe der Läsion veränderte Reizantworten fanden (siehe auch Kapitel Cracco u. Cracco).

IX. Vaskuläre Myelopathien

Neben dem klassischen Spinalis anterior-Syndrom, das in der Regel mit einer dissoziierten Empfindungsstörung einhergeht, werden verschiedentlich auch vasculäre Myelopathien hier eingruppiert, bei denen sich weder ein Bandscheibenvorfall noch eine zervikale Spondylose nachweisen ließ. Auch Fälle von progredienter spastischer Paraparese, letztendlich unklarer Ätiologie, werden häufig als vasculäre Myelopathie klassifiziert. Das typische Spinalis anterior-Syndrom weist nach den meisten Autoren keine Veränderungen der kortikalen SEP auf (Dorfman et al. 1980; Anziska u. Cracco 1980; Zalis et al. 1981; Stöhr u. Dichgans 1982; O'Moore 1979).

Myelopathien vaskulärer Genese wurden von Jörg dann angenommen, wenn bei segmentaler Stimulationstechnik das Niveau in Höhe des oberen Brustmarkes lokalisiert wurde. Wir selbst sahen in 6 eigenen Fällen 5mal pathologische kortikale SEP, wobei die Veränderungen häufig deutlich oder schwer ausgeprägt waren mit Kurvendeformierungen, Latenzerhöhungen und Amplitudenminderung. Auch Jörg (1982) sah trotz des Vorliegens einer dissoziierten Empfindungsstörung, die für eine Aussparung der Hinterstränge spricht, in einigen Fällen keine normalen SEP-Befunde.

In der Diagnostik vaskulärer Hirnstammläsionen, bei denen Anziska u. Cracco (1980) Latenzerhöhungen und Amplitudenverluste sahen, sah Desmedt ein wichtiges Anwendungsgebiet der SEP-Technik.

X. Spinale Tumoren

Abgesehen von Einzelbeobachtungen (Rossini et al. 1979; Anziska u. Cracco 1980; Terao et al. 1977; Dorfman et al. 1980) wurden größere Serien von Riffel et al. (1982), Baust et al. (1972), Jörg (1977), Schramm (1981) und Schramm et al. (1984) veröffentlicht. Prinzipiell sind bei kortikalen und bei spinalen Potentialen alle Arten der Veränderung beschrieben worden: Latenzerhöhungen, Kurvendeformierungen, Amplitudenreduktion und blockierte Ableitungen. Die SEP-Untersuchung kann und soll die Myelographie nicht ersetzen.

Bemerkenswert bleibt, daß sowohl Baust et al. (1972) wie auch Jörg (1977) und wir an unserem eigenen Krankengut kortikale SEP-Veränderungen nach Dermatomreizung aus sensibel ungestörten Arealen erhalten haben. Die Bestimmung der

Tabelle 3.1. Korrelation von tatsächlicher Läsionshöhe mit SEP-Niveau unter Berücksichtigung des klinisch festgestellten Niveaus. (Aus Schramm 1981)

	Intra-medullär	Extra-medullär	Extra-dural	Summe	%
Klinisches Niveau ...					
... übereinstimmend mit Läsionshöhe	1	7	11	19	48,7
... unterhalb Läsionshöhe	5	9	6	20	51,3
Summe	6	16	17	39	100
SEP-Niveau ...					
... übereinstimmend mit Läsionshöhe	5	12	8	25	67,6
... unterhalb Läsionshöhe	1	2	3	6	16,2
... oberhalb Läsionshöhe	0	3	3	6	16,2
Summe	6	17	14	37	100

Höhe der Läsion durch die segmentale Untersuchungstechnik war häufiger korrekt als mit klinischen Methoden allein (Jörg 1977; Schramm 1981) (Tabelle 3.1). Eine gute Höhenlokalisation läßt sich auch bei mehr örtlicher Ableitung der spinalen EP's im zervikalen Bereich (Riffel et al. 1982; Stöhr u. Dichgans 1982), aber auch in anderen Bereichen durchführen (Ertekin et al. 1980). Eine präzise Höhenlokalisation läßt sich nur erreichen, wenn die Strecke zwischen Reizort und Ableiteort möglichst kurz ist, d. h. also mit topographisch gestaffelten Reiz- oder Ableitepunkten. Beide Untersuchungsmethoden sind zeitlich sehr aufwendig und dürften nur zur Anwendung kommen, solange bei noch unklarem spinalen Prozeß kein hinreichender Grund für eine Myelographie gegeben war. Ein eindeutig lokalisiertes spinales Niveau mit Hilfe der SEP-Technik ist allerdings dann ein starkes Argument für die Durchführung einer Myelographie. Es muß betont werden, daß es auch für spinale raumfordernde Prozesse kein pathognomonisches Schädigungsmuster gibt. Gegen das Vorliegen einer spinalen Raumforderung sprechen jedoch folgende Befunde:
1. Polytope oder diffuse Veränderungen bei bilateraler polysegmentaler Stimulation.
2. Veränderungen auch des sog. Erb'schen oder subkortikalen $\overline{N9}$-Potentials.
3. Deutliche Veränderungen kortikaler oder spinaler SEP von Reizorten, deren afferente Fasern oberhalb der vermuteten Läsion in das Rückenmark einmünden (Ausnahmen siehe auch S. 114).

Das Vorliegen eines spinalen Tumors unwahrscheinlich machen folgende Befunde:
1. Überwiegend stark verbreiterte und stark (>15 ms) latenzerhöhte kortikale Reizantwortpotentiale von mehreren Reizorten.
2. Für das Halsmark: normale Überleitungszeit zwischen den oberen und unteren Zervikalableitungen bzw. zwischen den zervikalen und kortikalen Ableitungen.
3. Der Nachweis von zwei unterschiedlichen Läsionsorten (bei spinaler Metastasierung durchaus denkbar).

Das Vorliegen einer spinalen Raumforderung ist wahrscheinlich beim Vorliegen eines monolokulären Schädigungsortes. In unserem Krankengut sahen wir alle mög-

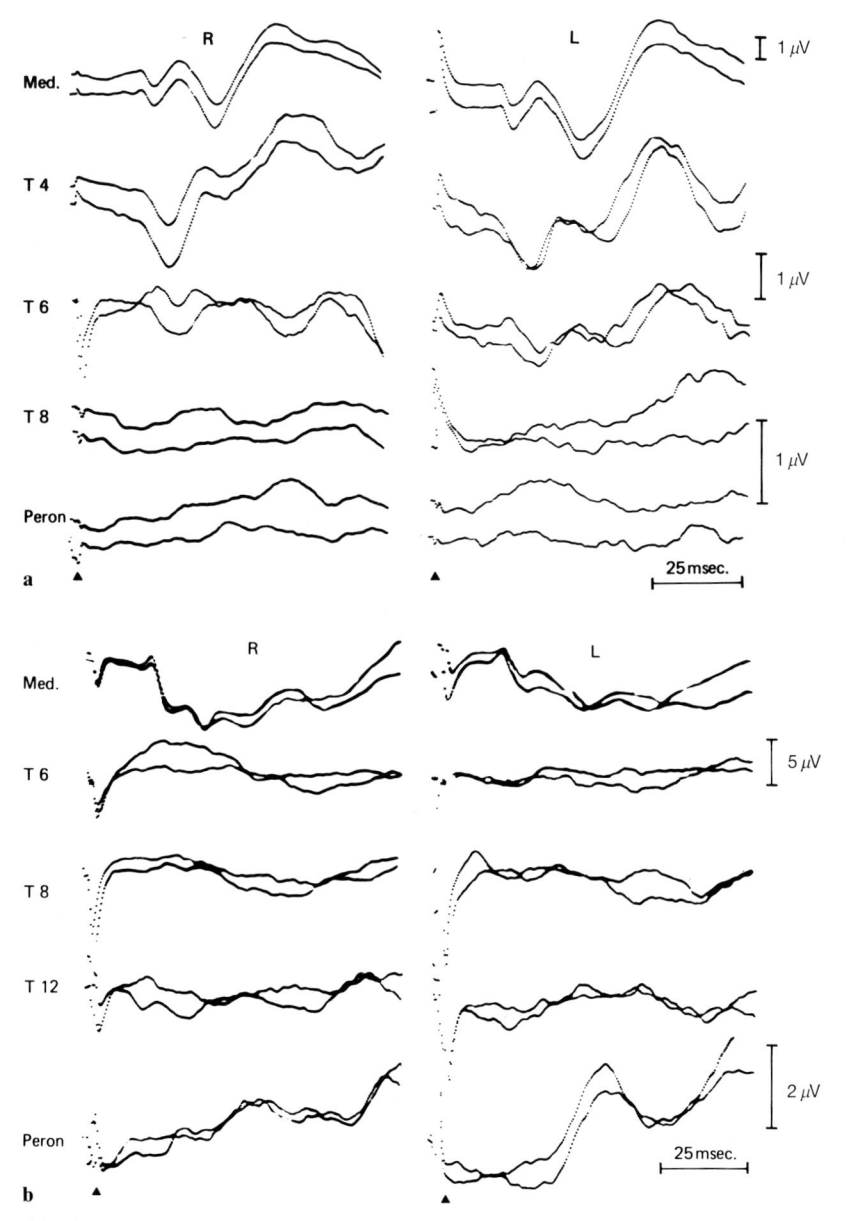

Abb. 3.9 a, b. SEP-Querschnittsmuster bei epiduralen Tumoren. **a** Komplettes Querschnittsmuster bei Wirbelkörpermetastase in Höhe T8. Bei schwerer Paraparese mit Miktionsstörungen und sensiblem Niveau bei T8 findet sich myelographisch ein Stop in Höhe BWK 8. Normale Doppelregistrierungen bis T6 und blockierte Ableitungen ab T8 (corticale SEP). **b** Schweres inkomplettes SEP-Querschnittsmuster bei epiduraler Metastase in Höhe T8/T9. Osteolytische Metastase mit leichter Paraparese und sensiblem Niveau in Höhe T9. Myelographisch Stop bei BWK 9. Normale Ableitungen nach Medianusreizung, blockierte Ableitungen von T6–T12. Nach Peroneusstimulation erheblich deformierte Reizantwort links, vermutlich rechts gerade noch erhältliche Reizantwort. Der SEP-Befund zeigt eine 3 Segmente über das klinische sensible Niveau hinausgehende Störung der Markfunktion an

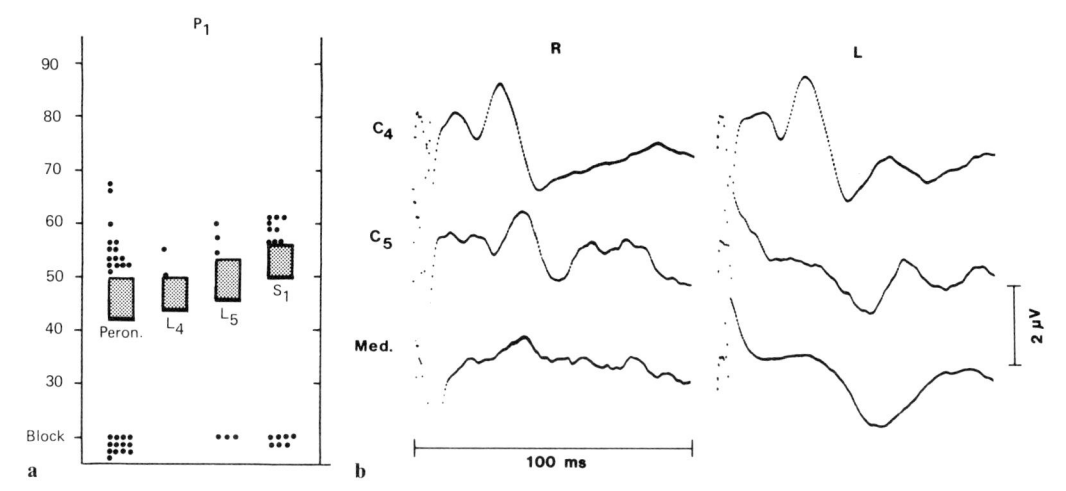

Somatosensorisch evozierte Potentiale in der Differentialdiagnose spinaler Erkrankungen   121

Abb. 3.10. a Gipfellatenzen der Kurvenkomponente P1 bei 48 spinalen Tumoren. Die schraffierten Felder entsprechen dem Bereich von 2 Standardabweichungen oberhalb des Mittelwerts. Die in den Normalbereich fallenden Meßwerte sind nicht eingezeichnet. Für das P1 der Peroneusableitung (= $\overline{P41}$) lagen 13 blockierte Ableitungen vor, 15 über den Normalbereich verzögerte und 20 im Normalbereich liegende. **b** Spondylotische cervikale Myelopathie. 64jähriger Patient mit progredientem sensomotorischen Querschnittsbild seit 2 Jahren. Corticale SEP mit normalem Segment-SEP aus C4 bds. und C5 rechts. Deformierung und deutliche Latenzerhöhung von $\overline{P26}$ auf 45 ms bei C5 links. Beide Medianusableitungen sind pathologisch: $\overline{N20}$ rechts liegt bei 31 ms, der 1. positive Gipfel des stark deformierten Medianus EP liegt bei 52 ms. Im Röntgenbild ausgeprägte osteochondrotische Deformierung von C3 bis C7, mit Subluxation bei C5/6. Aufgrund der präzisen Höhenlokalisation des medullären Schädigungsortes war eine bessere Planung des korrektiven Eingriffs möglich

lichen Schädigungsmuster, das häufigste war jedoch das Querschnittsbild (25 von 43 path. Fällen). Die von Stöhr u. Dichgans betonten geringeren Latenzerhöhungen können wir nicht bestätigen (Abb. 3.10). Wir sahen auch sehr häufig völlig blockierte Ableitungen aus allen stimulierten Dermatomen, die unterhalb der Läsion lagen. Dieser Befund konnte von uns sowohl bei intramedullären wie auch bei extramedullären Tumoren erhoben werden, selbst dann, wenn klinisch die Querschnittssymptomatik nicht komplett war. Eine exakte Korrelation zwischen dem klinischen Sensibilitätsdefizit und dem SEP-Befund war in vielen Fällen nicht gegeben. Häufig wurden aus klinisch normal erscheinenden Arealen veränderte kortikale SEP evoziert (Baust et al. 1972).

Ein weiterer Nutzen liegt darin, daß man einen objektiven Befund über die Mitbeteiligung des sensorischen Systems durch die spinale Raumforderung erhält und diese zum Ausgangspunkt einer Nachuntersuchung auch postoperativ machen kann. Wir hatten bei 32 Patienten die Gelegenheit, prä- und postoperative SEP-Untersuchungen mit dem klinischen Verlauf zu korrelieren: In zwei Drittel der Fälle ließ sich eine gute Übereinstimmung zwischen der Entwicklung der klinischen Ausfälle und der SEP-Ausfälle herstellen (Schramm et al. 1984).

Eine kurze Anmerkung noch zu dem bei inkompletten Läsionen häufig erhobenen Befund, daß die aus den weiter distal liegenden Dermatomen evozierten Potentiale normal oder deutlich weniger verändert sein können als die unmittelbar unterhalb der Läsionshöhe evozierten kortikalen Potentiale. In einem typischen Beispiel konzentrieren sich die pathologischen SEP auf einen bandartigen Bereich, z. B. am Rumpf. Unter Berücksichtigung der lamellären Schichtung der Hinterstrangfasern ist eine Deutung möglich. Der transmedulläre Druckgradient hat nicht alle von kaudal kommenden Fasern erreicht und ausgeschaltet, nur die oberflächlich liegenden, gerade in das Rückenmark eingetretenen Fasern sind vom Druckgradienten erfaßt. Das Auftreten eines intramedullären Druckgradienten konnte nach akutem experimentellem Trauma nachgewiesen werden (Shapiro et al. 1977). Schneider (1981) hat bei zervikaler Myelopathie Verschlüsse pialer Arterien nachgewiesen, die zu keilförmigen Infarkten in der Randzone des Rückenmarkquerschnitts führten. Durch Aussparung zentral liegender Fasern könnte eine Erklärung für solche oligosegmentalen SEP-Ausfälle gegeben sein.

XI. Multiple Sklerose

Der langstreckige Verlauf der sensiblen Fasern im ZNS bietet den disseminierten Entmarkungsherden viele Angriffspunkte und erhöht damit die Wahrscheinlichkeit pathologischer SEP-Ableitungen. In einer Serie von 40 Patienten mit Medianusableitung konnte Namerow (1968) SEP-Veränderungen bei Patienten mit Störungen der Vibrationsempfindung und des Positionssinnes nachweisen. Er glaubte sogar, das Ausmaß der Latenzerhöhung mit dem Ausmaß der Sensibilitätsstörung korrelieren zu können. Fukushima u. Mayanagy (1975) wiesen darauf hin, daß die SEP-Veränderungen jedoch häufig wesentlich schwerer erschienen als die klinischen Störungen der Sensibilitätsempfindung. Gleichzeitig fanden sie bei Stimulation mehrerer peripherer Nerven in 30% der Fälle veränderte Ableitungen aus klinisch normal erscheinenden Körperregionen. Dieser Befund ist von vielen Untersuchern bestätigt worden (Lehmann et al. 1979; Mastaglia et al. 1976; Riffel et al. 1982; Jörg 1982; Schramm et al. 1980). Der Prozentsatz, in dem pathologische SEP gefunden werden, schwankt beträchtlich. So sahen Lehmann et al. (1979) nur 12% erhöhte Latenzen, wenn sie als Obergrenze den Mittelwert plus 2 Standardabweichungen annahmen. Ebensperger (1980) fand pathologische Latenzerhöhungen nach Tibialisstimulation in 92% der Fälle mit sicherer MS, in 50% der Fälle mit wahrscheinlicher MS und in 31% der Fälle mit möglicher MS. Small et al. (1980) fanden 65% veränderte zervikale SE und nur 25% veränderte kortikale SEP. In einer zweiten Serie aus unserem Labor (Schramm et al. 1980) sahen wir bei 34 Fällen mit sicherer MS in 76% der Fälle pathologische SEP. Hierbei ist anzumerken, daß wir die segmentale Stimulationstechnik verwendeten und dadurch mehr Nervenfasern der Untersuchung zugeführt haben. Auch Riffel et al. (1982) fanden 92% pathologische Befunde in ihrem Kollektiv, dabei hatten 73% der Patienten mit normaler Hinterstrangfunktion pathologische SEP.

Fast alle Autoren erwähnen als SEP-Veränderungen Latenzerhöhungen, die teilweise sehr erheblich sein können (Jones 1982; Noël u. Desmedt 1980; Chiappa 1980; Halliday 1978a; Schramm et al. 1980; Jörg 1982; Stöhr u. Dichgans 1982; Ebensperger 1982). Im eigenen Krankengut sahen wir Latenzerhöhungen der ersten positiven Komponente des Medianus-SEP bis über 20 ms (Schramm et al. 1980). Halliday (1978a) beschreibt Latenzerhöhungen insbesondere bei den subkortikalen Komponenten der SEP. Bei den Latenzerhöhungen sind die Seitendifferenzen mitzuverwerten, wie Lehmann et al. (1979) bei Medianusstimulation beschrieben, wie auch wir und andere mit segmentaler Stimulation bestätigen können (Schramm et al. 1980; Jörg et al. 1982). Diese starken Latenzerhöhungen lassen sich zwanglos aus den

Abb. 3.11. Funiculäre Myelose mit SEP-Querschnittsmuster. 70jährige Patientin mit 2jähriger Anamnese, bioptisch gesicherter atrophischer Gastritis, eingeschränkter B12-Resorption ohne Intrinsic factor und normaler B12-Resorption mit Intrinsic factor im Schilling-Test. Als Nebenbefund fand sich eine lumbale Stenose in Höhe L3 bis L5. Nach Stimulation des Nervus medianus und der Dermatome T6 und T8 normale Kurven, ab T10 keine reproduzierbaren Reizantwortpotentiale. Dieser Befund ist bemerkenswert, weil trotz des im allg. generalisierten Befalls der Hinterstränge und der Pyramidenbahnen hier ein Niveau zwischen T8 und T10 feststellbar war. Solche monofokal betonten Ausfälle werden auch bei anderen, primär multifokalen Erkrankungen gesehen wie z. B. bei dem MS-Fall, der in Abb. 3.12 a dargestellt ist

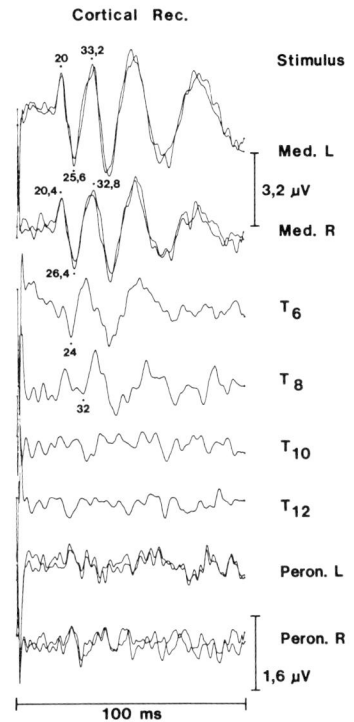

polytopen Demyelinisierungsherden erklären. Diese führen über die Ausschaltung der stark myelinisierten Fasern zu einem Überwiegen der dünneren Fasern und zu einer allgemeinen Leitungsverlangsamung. Da unbetroffene Fasern normal schnell leiten, kommt es auch zu einer Desynchronisierung der afferenten Erregungswelle. Die synaptische Übertragung erfolgt desynchronisierter als im Normalfall und trägt auf diese Art vermutlich zur Amplitudenminderung und Verbreiterung der Kurvenformen bei (Abb. 3.12). Entsprechend den eben beschriebenen Mechanismen fanden Dorfman et al. (1978) eine Erniedrigung der spinalen Leitungsgeschwindigkeit.

Wenn sich die klinische Symptomatik eines Schubes zurückbildet, hinkt die Normalisierung der SEP-Befunde hinterher bzw. findet meist nicht statt (Namerow 1968; Matthews u. Small 1979). Daher ist es durchaus denkbar, daß die pathologischen SEP-Befunde aus klinisch normal erscheinenden Körperregionen Residuen solcher früheren Schübe sind, die dabei klinisch auch inapparent verlaufen sein können. Der Nachweis solcher im Moment inapparenter, weil klinisch längst zurückgebildeter Läsionen, kann bei Verdacht auf einen erneuten Schub großen diagnostischen Wert haben (Jones 1982). Die Veränderungen der Kurvenform bestehen fast immer in einer Minderung der Amplituden, dabei erscheint die typische Kurvenfiguration verbreitert und verplumpt (Schramm et al. 1980; Jones 1982) (Abb. 3.12). Das Auftreten völlig blockierter Ableitungen, also nicht mehr evozierbarer Potentiale, wird seltener beobachtet (Jörg et al. 1982; Stöhr u. Dichgans 1982). Im eigenen Krankengut wurden blockierte Ableitungen in 9 von 34 Fällen beobachtet. Die Amplitudenreduktion und Formveränderung kann verschiedentlich zum Verlust

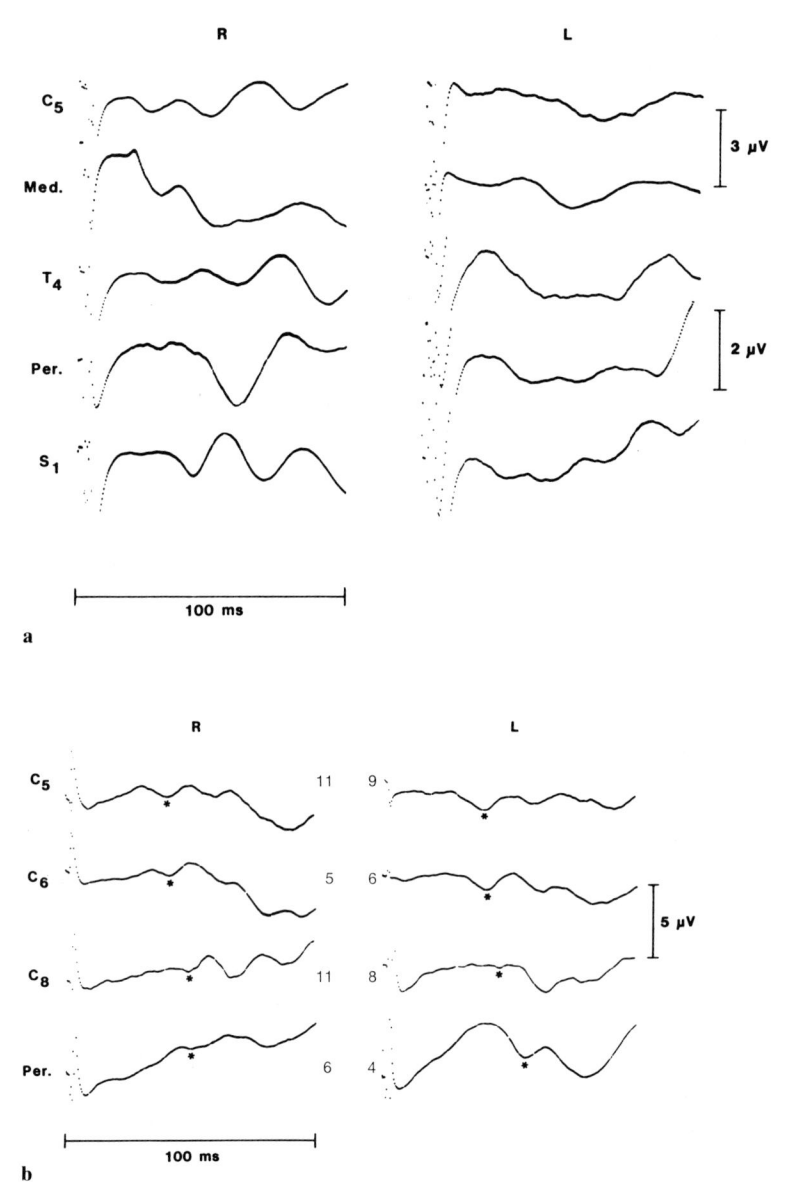

Abb. 3.12a, b. Corticale SEP nach Segmentstimulation bei Multipler Sklerose. **a** 36jährige Patientin mit sicherer MS. SEP-Halbseitenläsion mit durchgehend erheblich amplitudengeminderten und soweit meßbar auch erhöhten Gipfellatenzen bei Stimulation der linken Körpersegmente, während die Ableitungen von der rechten Körperseite normale Latenzen, weitgehend normale Formen und Amplituden bei lediglich diskreter Verplumpung der Kurvenformen zeigen. Die sensorische Bahn der rechten Rückenmarkshälfte scheint von der Demyelinisierung nicht betroffen zu sein. **b** 61jähriger Patient mit Verdacht auf Entmarkungsherd im Zervikalmark. Die Latenzerhöhungen und Amplitudenminderungen sind ubiquitär. Die Kurvenform teilweise normal (Peroneus links). In der Mitte sind die Latenzverzögerungen für den ersten positiven Gipfel (Sternchen) angegeben. Solch variable Latenzunterschiede durch einen einzigen Entmarkungsherd zu erzeugen, erscheint unwahrscheinlich. Es dürften daher mehrere Entmarkungsherde vorliegen

einzelner Kurvenkomponenten führen, wie von Chiappa (1980) für das N19 und P25 der kortikalen Medianus-SEP beschrieben, und wie von Stöhr u. Dichgans (1982) für das P40 der kortikalen Tibialisableitung angenommen.

Der Ausfall von Kurvenkomponenten beim zervikalen SEP (N13) ist ebenfalls beschrieben worden (Small et al. 1980) bei erhaltener initialer kortikaler Komponente.

Die bei der MS gefundenen Kurvenveränderungen betrachtet Jones als so charakteristisch (obwohl sie nicht nur bei der MS gesehen werden), so daß er sie als gutes diagnostisches Merkmal einstuft. Weitere Befunde, die als deutliche Hinweise für das Vorliegen einer MS verstanden werden dürfen, sind der Nachweis mehrerer spinaler Herde, die Anlaß für eine Latenzerhöhung geben, also vermutlich von Demyelinisierungsherden. Ob dieser Nachweis mit der Methode der simultanen Mehrfachregistrierung spinaler und kortikaler SEP oder mit der Methode der mehrsegmentalen bilateralen Stimulation geschieht, ist gleichgültig. So spricht Jörg von charakteristisch disseminierten SEP-Veränderungen in Form von gleichzeitigem Auftreten von Latenzerhöhung, Amplitudenerniedrigung und Gipfelverlusten. Im eigenen Krankengut sahen wir in 18 von 34 Fällen mittelgradige oder schwere Veränderungen, die alle Schädigungsmuster aufweisen konnten. Bevorzugt sahen wir das regionale und polysegmentale Schädigungsmuster. Small et al. (1980) sahen Hinweise für eine auf das Halsmark beschränkte Läsion darin, daß die zervikalen SEP Veränderungen aufwiesen, während die kortikalen SEP vom gleichen Reizort unauffällig waren. Als weiteres, stark auf das Vorliegen einer MS hinweisendes Kriterium sei nochmals an die häufig berichtete hohe Frequenz von pathologischen Ableitungen aus klinisch normal erscheinenden Gebieten erinnert (Fukushima u. Mayanagi 1975; Anziska et al. 1978).

Als weiteren Hinweis auf das Vorliegen einer MS wertet Jones (1982) einen hohen Anteil auffälliger Rechts-Links-Differenzen, da zum Beispiel die heredodegenerativen Erkrankungen meist symmetrisch das Rückenmark befallen. Als differentialdiagnostisches Kriterium zur Abgrenzung einer Friedreich'schen Ataxie wird die Mitbeteiligung des peripheren Neurons bei der letzteren verwertet.

Nicht in jedem Fall läßt sich allerdings eine mehrörtliche Beteiligung des Rückenmarks nachweisen. So sahen wir bei unseren 26 pathologischen SEP-Befunden 7 Fälle von Querschnittsmustern und Jörg et al. (1982) in ihrem Material dreimal ein Querschnittsmuster. Eine größere Ausbeute an pathologischen SEP-Befunden läßt sich vermutlich erreichen, wenn zunehmend die sog. Überleitungszeit in die Auswertung mit einbezogen werden. Sie stellt ein indirektes Maß für die Leitungsgeschwindigkeit in einem bestimmten Segment des ZNS dar. So beschrieben Chiappa (1980) und Chiappa et al. (1980) eine Erhöhung des Intervalls zwischen dem zervikalen SEP und dem N20 der Medianusableitung. Ein ähnlicher Befund wurde von Eisen u. Odusote (1980) erhoben. Es muß jedoch noch einmal betont werden, daß jedes Einzelkriterium für sich auch bei anderen Erkrankungen des Rückenmarks beobachtet worden ist und daß es für die multiple Sklerose oder für ein anderes Krankheitsbild pathognomonische SEP-Veränderungen nicht gibt. Lediglich bevorzugte Kombinationen von Veränderungen einzelner Parameter ergeben starke Hinweise für das Vorliegen einer MS, auch wenn Stöhr u. Dichgans (1982) so weit gehen, im Nachweis multi-fokaler Entmarkungen die Sicherung der MS-Diagnose zu sehen.

Die Ableitung visueller evozierter Potentiale ergibt in einem noch höheren Prozentsatz pathologische Werte bei MS-Patienten (s. Kapitel Lowitzsch). Die gleichzeitige Ableitung von VEP und SEP erhöht die Ausbeute an pathologischen Befunden (Mastaglia et al. 1976).

Für die subkortikalen oder zervikalen SEP-Komponenten gilt im wesentlichen das gleiche wie für die kortikalen. Auch hier treten Latenzerhöhungen, abnorme Kurvenformen oder der Verlust einzelner Kurvenkomponenten auf (Matthews u. Small 1979; Small et al. 1980; Chiappa 1980; Anziska et al. 1978; Ganes 1980b; Strenge et al. 1980; Eisen u. Odusote 1980). Dabei geben Matthews u. Small (1979) an, daß bei Auswertung der Nacken-SEP in einem höheren Prozentsatz pathologische Befunde erhoben wurden als bei Auswertung der kortikalen SEP. Halliday (1978a) beschrieb, daß die Latenzerhöhungen besonders bei den subkortikalen SEP's vorhanden seien. Small et al. (1980) fanden auch pathologische Befunde bei zervikaler Registrierung, während die kortikale Registrierung beim gleichen Stimulationsort normale Befunde ergab. Dies würde ein Hinweis auf größere Empfindlichkeit der zervikalen Ableitungen sein.

D. Synopsis der Anwendungsmöglichkeiten der SEP-Technik bei spinalen Erkrankungen

Die SEP-Technik erlaubt prinzipiell qualitative und quantitative Aussagen. Diese können den klinischen Befund ergänzen, ihn bestätigen oder sogar objektivieren. Die Objektivierung des Befundes kann auch beim bewußtlosen Patienten und beim nicht voll kooperativen (z. B. aggravierenden) Patienten erfolgen. Eine Bewährung der SEP-Methode wurde bisher in folgenden Aspekten gesehen:

– Unterscheidung von vollständigen und unvollständigen Rückenmarksläsionen (Schramm u. Hashizume 1977; Perot 1983; Sedgwick et al. 1980).
– Ergänzung der Diagnostik durch Präzisierung des Läsionsortes (Shibasaki et al. 1977; Jörg et al. 1982; Chiappa et al. 1980; Baust et al. 1972; Terao et al. 1977; Terao u. Araki 1975; Zverina 1978; Riffel et al. 1982; Ganes 1980a, b; Schramm 1980; Schramm et al. 1980).
– Entscheidungshilfe bei Indikationsstellung zur Myelographie oder Operation (Schramm 1984; Jörg 1974; Ganes 1980; Feinsod et al. 1982).
– Objektivierung bisher unzugänglicher proximaler spinaler Läsionen (Halliday 1978b; Desmedt u. Noël 1973; Ganes 1980; J. Cracco et al. 1980).
– Als Hilfsmittel zur Prognose nach Trauma und Operation spinaler Prozesse (Bricolo et al. 1976; Nishioka et al. 1976; Dorfman et al. 1980; Spielholz et al. 1979a, b).
– Der Nachweis subklinischer Läsionen (Desmedt u. Noël 1973; Schramm et al. 1980; Terao u. Araki 1975; Halliday 1978b; Fukushima u. Mayanagi 1975).
– Abgrenzung demyelinisierender von nicht-demyelinisierenden Prozessen (Jones 1982; Riffel et al. 1982; Schramm et al. 1980).
– Differenzierung zwischen spinalen Läsionen einerseits und Plexus- bzw. supraspinalen Läsionen andererseits (Zverina 1978; Ganes 1980; Riffel et al. 1982; Schramm 1980; Jones 1982).
– Objektivierung einer Progredienz des Krankheitsgeschehens (Schramm et al. 1984; Scarff et al. 1979; Dorfman et al. 1980; Terao u. Araki 1975; Schramm et al. 1980).

– Nachweis des gleichzeitigen Vorhandenseins mehrerer Läsionen in unterschiedlicher Höhe im Rückenmark (Jörg et al. 1982; Terao et al. 1977; Scarff et al. 1979; Jones 1982; Terao u. Araki 1975; J. Cracco et al. 1980; Stöhr u. Dichgans 1982).

Da die Art der SEP-Veränderungen im einzelnen unspezifisch ist, d.h. Latenzerhöhungen, Amplitudenreduktion, Rechts-Links-Differenz, blockierte Ableitungen und Kurvendeformierungen prinzipiell bei allen Rückenmarkserkrankungen auftreten, gibt es pathognomonische Veränderungen von SEP-Einzelkriterien für bestimmte Krankheitsbilder nicht.

E. Möglichkeiten künftiger Entwicklungen

Das bisher Erreichte kann als Ausgangspunkt für weitere Entwicklungen dienen (Jones 1982). Nachdem die SEP-Technik (aber auch die VEP-Technik) den wichtigsten Test für ein neues diagnostisches Verfahren, nämlich den Nachweis klinisch inapparenter und auch mit sonstigen diagnostischen Methoden nicht nachweisbarer Läsionen erbracht hat, sind weitere positive Entwicklungen zu erwarten. Die zunehmende Erfahrung mit den subkortikalen SEP-Komponenten, insbesondere im zervikalen Bereich, möglicherweise auch die Isolierung ihrer Generatoren läßt weitere Aufschlüsse erwarten (Suzuki u. Mayanagi 1984). Auch die Möglichkeiten der Etagendiagnostik und der Differentialdiagnose unter Berücksichtigung der mehretagigen Reizung und der mehretagigen Ableitung der SEP sind noch nicht voll ausgeschöpft.

Die dadurch erreichte Verkürzung der zu analysierenden Strecke des afferenten sensiblen Schenkels führt auf Kosten einer erhöhten Datenmenge zu größerer Präzision. Je kürzer die Strecke zwischen Reizort und Ableiteort ist, desto präziser ist die Aussage über den Läsionsort. Mit größerer Routine werden bisher auch wenig verbreitete Verfahren (wie Dermatomreizung und Bestimmung spinaler Leitgeschwindigkeit), die teilweise zeitaufwendiger sind, Verbreitung finden und damit die Anzahl klinischer relevanter Ergebnisse gesteigert werden können. Die in Zukunft zu erwartende größere Fallzahl detailliert untersuchter Fälle mit selteneren spinalen Erkrankungen aus dem heredo-degenerativen Formenkreis läßt sichere Informationsgewinne erwarten, insbesondere wenn sie mit anderen neurophysiologischen Untersuchungsmethoden kombiniert werden.

Die Gruppe der nach Ausschöpfen aller diagnostischen Methoden verbleibenden unklaren spastischen Spinalerkrankungen kann durch den Einsatz der SEP-Technik möglicherweise weiter aufgeteilt werden. Der Einsatz multi-modaler EP-Techniken (Greenberg et al. 1981) bei der Differentialdiagnose spinaler Erkrankungen wird auch in Zukunft nur eingeschränkten Informationsgewinn bringen, insbesondere bei der Diagnostik der Hirnstammprozesse verdient er aber weitere Aufmerksamkeit.

Die Anwendung invasiver Ableiteverfahren wird auf Einzelfälle beschränkt bleiben, möglicherweise werden invasive Stimulationsmethoden in Kombination mit Registrierung spinaler, insbesondere zervikaler Potentiale etwas bringen.

Literatur

Amantini A, Rossi L, De Scisciolo G, Bindi A, Pagnini P, Zappoli R (1984) Auditory evoked potentials (early, middle, late components) and audiological tests in Friedreich's ataxia. Electroencephalogr Clin Neurophysiol 58:37–47

Anziska B, Cracco RQ (1980) Short latency somatosensory evoked potentials: studies in patients with focal neurological disease. Electroencephalogr Clin Neurophysiol 49:227–239

Anziska B, Cracco RQ, Cook AW, Feld EW (1978) Somatosensory far field potentials: Studies in normal subjects and patients with multiple sclerosis. Electroencephalogr Clin Neurophysiol 45:602–610

Baran EM, Jefferson T (1979) Surface recorded cauda equina and spinal cord respones in children with transverse myelitis and myelomeningocele. In: 6th International Congress of Electromyography, Stockholm, p 68 (Abstracts)

Baust W, Ilsen HW, Jörg J, Wambach G (1972) Höhenlokalisation von Rückenmarksquerschnittssyndromen mittels corticaler Reizantwortpotentiale. Nervenarzt 43:292–304

Bergamini L, Bergamasco B, Fra L, Gandiglio G, Mombelli AM, Mutani R (1966) Réponse corticales et périphériques évoquées par stimulation du nerf dans la pathologie des cordons postérieures. Rev Neurol 115:99–112

Bird TD, Crill WE (1981) Pattern-reversal visual evoked potential in the hereditary ataxias and spinal degenerations. Ann Neurol 9:243–250

Brenner RP, Smith MWF, Aguller AJ (1984) Abnormal brain stem auditory evoked potentials in Friedreich's ataxia. Electroencephalogr Clin Neurophysiol (Abstract) 57:45p

Bricolo A, Ore GD, Da Pian R, Faccioli F (1976) Local cooling in spinal cord injury. Surg Neurol 6:101–106

Cadilhac J, Georgesco M, Benezech J, Duday H, Dapres G (1977) Potentiel évoqué cérébral somesthésique et reflexe D'Hoffmann dans les lésions médullaires aigues intérêt physiopathologique et prognostic. Electroencephalogr Clin Neurophysiol 43:160–167

Carroll WM, Kriss A, Baraitser M, Barrett G, Halliday AM (1980) The incidence and nature of visual pathway involvement in Friedreich's ataxia. Brain 103:413–434

Chiappa KH (1980) Pattern shift visual, brainstem auditory and short-latency somatosensory evoked potentials in multiple sclerosis. Neurology 30:110–123

Chiappa KH, Choi KH, Young RR (1980) Short latency somatosensory evoked potentials following median nerve stimulation in patients with neurological lesions. In: Desmedt JE (ed) Prog Clin Neurophysiol, vol 7. Karger, Basel, pp 264–281

Cracco JB (1980) Cerebral and spinal somatosensory evoked potentials in children with CNS degenerative disease. Electroencephalogr Clin Neurophysiol 49:437–445

Cracco JB, Cracco RQ (1975) Spinal evoked response in infants and children. Neurology 25: 379–386

Desmedt JE, Noël P (1973) Average cerebral evoked potentials in the evaluation of lesions of the sensory nerves and of the central somatosensory pathway. In: Desmedt JE (ed) New developments in electromyography and clinical neurophysiology, vol II. Karger, Basel, pp 352–371

Dorfman LJ (1977) Indirect estimation of spinal cord conduction velocity in man. Electroencephalogr Clin Neurophysiol 42:26–34

Dorfman LJ, Bosley TM, Cummins KL (1978) Electrophysiological localization of central somatosensory lesions in patients with multiple sclerosis. Electroencephalogr Clin Neurophysiol 44: 742–753

Dorfman LJ, Perkash I, Bosley TM, Cummins KL (1980) Use of cerebral evoked potentials to evaluate spinal somatosensory function in patients with traumatic and surgical myelopathies. J Neurosurg 52:654–660

Duckworth T, Yamashita T, Franks CI, Brown BH (1976) Somatosensory evoked cortical responses in children with spina bifida. Dev Med Child Neurol 18:19–24

Ebensperger H (1980) Somatosensorisch evozierte kortikale Potentiale nach elektrischer Stimulation des Nervus tibialis. Untersuchungen an Normalpersonen und an Patienten mit Multipler Sklerose. Dissertation, Universität Tübingen

Eisen A, Odusote K (1980) Central and peripheral conduction times in multiple sclerosis. Electroencephalogr Clin Neurophysiol 48:253–265

Eisen A, Hoirch M (1982) Electrodiagnostic evaluation of radiculopathies and plexopathies using somatosensory evoked potentials. EEG (Suppl) 36:349–357

El Negamy E, Sedgwick EM (1979) Delayed cervical somatosensory potentials in cervical spondylosis. J Neurol Neurosurg Psychiatry 42:238–241

Ertekin C (1978) Evoked electrospinogram in spinal cord and peripheral nerve disorders. Acta Neurol Scand 57:329–344

Ertekin C, Mutlu R, Sarica Y, Uckardesler L (1980) Electrophysiological evaluation of the afferent spinal roots and nerves in patients with conus medullaris and cauda equina lesions. J Neurol Sci 48:419–433

Feinsod M, Blau D, Findler G, Hadani M, Beller AJ (1982) Somatosensory evoked potentials to peroneal nerve stimulation in patients with herniated lumbar discs. Neurosurgery 11:506–511

Fukushima T, Mayanagi Y (1975) Neurophysiological examination (SEP) for the objective diagnosis of spinal lesions. Adv Neurosurg 2:158–168

Ganes T (1980a) Somatosensory conduction times and peripheral, cervical and cortical evoked potentials in patients with cervical spondylosis. J Neurosurg Psychiatry 43:683–689

Ganes T (1980b) Somatosensory evoked responses and central afferent conduction times in patients with multiple sclerosis. J Neurol Neurosurg Psychiatry 43:948–953

Giblin DR (1964) Somatosensory evoked potentials in healthy subjects and in patients with lesions of the nervous system. Ann NY Acad Sci 112:93–142

Greenberg RP, Newlon PG, Hyatt MS, Narayan RU, Becker OP (1981) Prognostic implications of early multimodality evoked potentials in severely head-injured patients. J Neurosurg 55:227–236

Grobe T, Skiba N (1984) Segmental somatosensory evoked potentials in neurological practice-experience with a simplified derivation system (abstract). Electroencephalogr Clin Neurophysiol 57:36p

Grüninger W (1977) Die chronische Myelopathie im höheren Lebensalter. Habilitationsschrift, Universität Würzburg, S 47–72

Halliday AM (1978a) New developments in the clinical application of evoked potentials. In: Cobb WA, van Duijn H (eds) Contemporary clinical neurophysiology. Elsevier, Amsterdam, pp 105–121

Halliday AM (1978b) Clinical applications of evoked potentials. In: Matthews WB, Glaser GH (eds) Recent advances in clinical neurology. Churchill Livingstone, Edinburgh, pp 47–74

Hattori S, Saiki K, Kawai S (1979) Diagnosis of the level and severity of cord lesion in cervical spondylotic myelopathy. Spine 4:486–494

Hukuda S, Wilson CB (1972) Experimental cervical myelopathy: Effects of compression and ischemia on the canine cord. J Neurosurg 37:631–652

Hume AL, Cant BR (1978) Conduction time in central somatosensory pathways in man. Electroencephalogr Clin Neurophysiol 45:361–375

Jörg J (1974) Die cervicale Myelopathie als differentialdiagnostische Erwägung bei Gehstörungen im mittleren und höheren Alter. Nervenarzt 45:341–353

Jörg J (1976) Die Neurographie der Cauda equina zur Differenzierung lumbosacraler Erkrankungen. Nervenarzt 47:682–686

Jörg J (1977) Die elektrosensible Diagnostik in der Neurologie, Schriftenreihe Neurologie. Springer, Berlin

Jörg J (1982) Die Bedeutung der somatosensiblen evozierten Potentiale (SEP). In: Struppler A (ed) Elektrophysiologische Diagnostik in der Neurologie. Thieme, Stuttgart New York

Jörg J (1983) Praktische SEP-Diagnostik. Enke, Stuttgart

Jörg J, Düllberg W, Koeppen S (1982) Diagnostic value of segmental somatosensory evoked potentials in cases with chronic progressive para- or tetraspastic syndromes. In: Courjon J, Maugière F, Revol M (eds) Clinical applications of evoked potentials in neurology. Raven Press, New York, pp 347–358

Jörg J, Hielscher H, Podemski R (1980) Die Cauda-Equina Neurographie. Ergebnisse von Normalpersonen und Patienten mit lumbosacralen Wurzelkompressionssyndromen. Schweiz Arch Neurolog Neurochirur Psychiatrie 126:17–25

Jones SJ (1979a) Investigation of brachial plexus traction lesions by peripheral and spinal somatosensory evoked potentials. J Neurol Neurosurg Psychiatry 42:107–116

Jones SJ (1982) Somatosensory evoked potentials: the abnormal waveform. In: Halliday AM (ed) Evoked potentials in clinical testing. Churchill Livingstone, Edinburgh London Melbourne New York, pp 429–470

Jones SJ, Halliday AM (1982) Subcortical and cortical SEPs: characteristic waveform changes associated with disorders of the peripheral and central nervous system. In: Courjon J, Maugière F, Revol M (eds) Advances in neurology, vol 32: Clinical applications of evoked potentials in neurology. Raven, New York, pp 313–320

Jones SJ, Small DG (1978) Spinal and subcortical evoked potentials following stimulation of the posterior tibial nerve in man. Electroencephalogr Clin Neurophysiol 44:299–306

Jones SJ, Wynn Parry CB, Landi A (1981) Diagnosis of brachial plexus traction lesions by sensory nerve action potentials and somatosensory evoked potentials. Injury 12:376–382

Kamphuisen HAC, Arts R (1981) Dermatomal somatosensory evoked responses in low-back disorders. Electroencephalogr Clin Neurophysiol (Abstract) 52:145

Kaplan PE, Rosen JS (1981) Somatosensory evoked potentials in spinal cord injured patients. Paraplegia 19:118–122

Katz S, Blackburn JG, Perot PL, Lam CF (1978) The effects of low spinal injury on somatosensory evoked potentials from forelimb stimulation. Electroencephalogr Clin Neurophysiol 44:236–238

Kondo M (1977) Clinical study of somatosensory evoked potentials (SEPs) in orthopaedic surgery. Int Orthopaedics (SICOT) 1:9–15

Krumholz A, Weiss HD, Goldstein PJ, Harris KC (1981) Evoked responses in Vitamin B_{12} deficiency. Ann Neurol 9:407–409

Kuhlendahl H, Ischebeck W (1975) Multiple sclerosis and other misdiagnosis in spinal processes. Adv Neurosurg 2:183–190

Kurokawa T, Tsuzuki N, Imai T, Tsuzama N (1975) Clinical application of evoked spinal cord action potential measurement. Fifth Int Congress of EMG, Rochester (Minneap), Sept 21–24

Lehmann D, Gabathuler U, Baumgartner G (1979) Right/left differences of median nerve evoked scalp potentials in multiple sclerosis. J Neurol 221:15–24

Mastaglia FL, Black JL, Collins DWK (1976) Visual and spinal evoked potentials in diagnosis of multiple sclerosis. Br Med J 3:732

Matsukado Y, Yoshida M, Goya T, Shimoji K (1976) Classification of cervical spondylosis or disc protrusion by preoperative evoked spinal electrogram. Follow up study. J Neurosurg 44:435–441

Matthews WB, Small DG (1979) Serial recording of visual and somatosensory evoked potentials in multiple sclerosis. J Neurol Sci 40:11–21

McPherson RW, Traystman RJ, Johnson RM (1984) Effects of anesthetic gases on somatosensory evoked potentials during narcotic anesthesia. Electroencephalogr Clin Neurophysiol (Abstract) 57:6p

Nakanishi T, Shimada Y, Toyokura Y (1974) Somatosensory evoked responses to mechanical stimulation in normal subjects and in patients with neurological disorders. J Neurol Sci 21:289–298

Namerow NS (1972) The pathophysiology of multiple sclerosis. In: Andrews JM, Ellison GE, Stevens JG, Wolfgram F (eds) Multiple sclerosis, immunology, virology and ultrastructure. Academic Press, New York, pp 143–162

Namerow NS (1968) Somatosensory evoked responses in multiple sclerosis patients with varying sensory loss. Neurology (Minneap) 18:1197–1204

Nash CL, Schatzinger LH, Brown RH, Brodkey J (1977) The unstable stable thoracic compression fracture. Spine 2:261–265

Nishioka N, Nakahara S, Imai T, Murakawa H (1976) Somatosensory evoked potentials in cervical cord lesion. Clin Electroencephal (Osaka) 18:567–574

Noël P, Desmedt JE (1980) Cerebral and far-field somatosensory evoked potentials in neurological disorders involving the cervical spinal cord, brainstem, thalamus and cortex. In: Desmedt JE (ed) Clinical uses of cerebral, brainstem and spinal somatosensory evoked potentials. Karger, Basel, pp 205–230

O'Moore B (1979) Anterior spinal artery syndrome. Acta Neurol Scand 58:59–65

Pedersen L, Trojaborg W (1981) Visual, auditory and somatosensory pathway involvement in hereditary cerebellar ataxia, Friedreich's ataxia and familial spastic paraplegia. Electroencephalogr Clin Neurophysiol 52:283–297

Perot PL (1973) The clinical use of somatosensory evoked potentials in spinal cord injury. Clin Neurosurg 20:367–381

Perot PL (1976) Somatosensory evoked potentials in the evaluation of patients with spinal cord injury. In: Morley TP (ed) Current controversies in neurosurgery. WB Saunders, Philadelphia London Toronto, pp 160–167

Riffel B, Stöhr M, Petruch F, Ebensperger H, Scheglmann K (1982) Somatosensory evoked potentials following tibial nerve stimulation in multiple sclerosis and space-occupying spinal cord disease. In: Courjon J et al (eds) Clinical applications of evoked potentials in neurology. Raven Press, New York, pp 493–500

Ropper AH, Miett T, Chiappa KH (1982) Absence of evoked potential abnormalities in acute transverse myelopathy. Neurology (NY) 32:80–82

Rossini PM, Greco F, David P, Pisano C, De Palma L, Tonali P (1979) Somatosensory evoked potentials in slow pathological compression of the spinal cord. Ital J Orthop Traumatol 5: 361–372

Rowed DW, McLean JAG, Tator CH (1978) Somatosensory evoked potentials in acute spinal cord injury: prognostic value. Surg Neurol 9:203–210

Sauer M (1980) Somatosensible Leitungsmessung bei neurologischen Systemerkrankungen: neurale Muskelatrophien und spinocerebelläre Ataxien. Arch Psychiatr Nervenkr 228:223–242

Sauer M, Schenk E (1977) Vergleichende Untersuchung somatosensibler spinaler und kortikaler evoked potentials bei Kindern. Arch Psychiatr Nervenkr 223:295–308

Scarff TB, Dallmann DE, Toleikis JR, et al (1981) Dermatomal somatosensory evoked potentials in the diagnosis of lumbar root entrapment. Surgical Forum 32:489–491

Scarff TB, Toleikis JR, Bunch WH, Parrish S (1979) Dermatomal somatosensory evoked potentials in children with myelomeningocele. Z Kinderchir 28:384–387

Shapiro K, Shulman K, Marmarou A, Pöll W (1977) Tissue pressure gradients in spinal cord injury. Surgical Neurology 7:275–279

Schramm J (1980) Clinical experience with the objective localization of the lesion in cervical myelopathy. In: Grote W, Brock M, Clar HE, Klinger M, Nau HE (eds) Advances in neurosurgery. Springer, Berlin Heidelberg New York, pp 26–32

Schramm J (1981) Veränderungen somatosensibler Reizantwortpotentiale bei progredienter Rückenmarkskompression. Habilitationsschrift, Freie Universität Berlin

Schramm J (1984) Der topodiagnostische Stellenwert somatosensorisch evozierter Potentiale bei raumbeengenden Prozessen an der Lendenwirbelsäule. In: Hohmann D et al (eds) Neuroorthopädie II. Springer, Berlin Heidelberg New York, pp 89–95

Schramm J, Assfalg B (1982) Segmental evozierte somatosensorische Potentiale (SEP) bei spinalen Raumforderungen. In: Struppler F (ed) Elektrophysiologische Diagnostik in der Neurologie. Thieme, Stuttgart New York, pp 168–169

Schramm J, Hashizume K (1977) Somatosensory evoked potentials (SEP) in patients with peripheral, spinal and supraspinal lesions of the sensory system. Adv Neurosurg 4:250–256

Schramm J, Oettle GJ, Pichert T (1980) Clinical application of segmental somatosensory evoked potentials (SEP)—experience in patients with non-space occupying lesions. In: Barber C (ed) Evoked potentials. MTP-Press, Leicester, pp 455–465

Schramm J, Krause R, Shigeno T (1983a) Experimental investigation on the spinal cord evoked injury potential. J Neurosurg 59:485–492

Schramm J, Shigeno T, Brock M (1983b) Clinical signs and evoked response alterations associated with chronic experimental cord compression. J Neurosurg 58:734–741

Schramm J, Brock M, Assfalg B (1984) Segmentally evoked pre- and postoperative somatosensory potentials in spinal tumors. In: Nodar RH, Barber C (eds) Evoked potentials II. Butterworths

Sedgwick EM, El-Negamy E, Frankel H (1980) Spinal cord potentials in traumatic paraplegia and quadriplegia. J Neurol Neurosurg Psychiatry 43:823–830

Setiey A, Revol M, Courjon J (1977) Les potentiels évoqués somethésique en neurologie. Lyon Medical 237:847–850

Shibasaki H, Yamashita Y, Tsuji S (1978) Somatosensory evoked potentials. Diagnostic criteria and abnormalities in cerebral lesions. J Neurol Sci 34:427–439

Siivola J, Sulg I, Heiskari M (1981) Somatosensory evoked potentials in diagnostics of cervical spondylosis and herniated disc. Electroencephalogr Clin Neurophysiol 52:276–282

Small DG, Beauchamp M, Matthews WB (1980) Subcortical somatosensory evoked potentials in normal man and in patients with central nervous system lesions. In: Desmedt JE (ed) Progr Clin Neurophysiol. Karger, Basel, pp 190–204

Spielholz NI, Benjamin MV, Engler GL, Ransohoff J (1979a) Somatosensory evoked potentials during decompression and stabilization of the spine. Methods and findings. Spine 4:500–505

Spielholz NI, Benjamin MV, Engler GL, Ransohoff J (1979b) Somatosensory evoked potentials and clinical outcome in spinal cord injury. In: Popp AJ (ed) Neural trauma. Raven Press, New York, pp 217–222

Stöhr M, Dichgans J (1982) Somatosensible Reizantworten von Gehirn und Rückenmark (SEP). In: Stöhr M, Dichgans J, Diener HC, Buettner UW (Hrsg) Evozierte Potentiale. Springer, Berlin Heidelberg New York

Stöhr M, Büttner UW, Wiethölter H, Riffel B (1983) Combined recordings of compound action potentials and spinal cord evoked potentials in differential diagnosis of spinal root lesions. Arch Psychiatr Nervenkr 233:103–110

Strenge H, Tackmann W, Barth R, Sojka-Raytscheff A (1980) Central somatosensory conduction time in diagnosis of multiple sclerosis. Eur Neurol 19:402–408

Sudo N (1980) Clinical application of the evoked spinal cord potentials in cervical lesions. Nippon Seikigeka Gakkai Zasshi 54:1649–1659

Suzuki J, Mayanagi Y (1984) Intracranial recording of short latency somatosensory evoked potentials in man: identification of origin of each component. Electroencephalogr Clin Neurophysiol 59:286–296

Symon L, Hargadine J, Zawirski M, Branston N (1979) Central conduction time as an index of ischemia in subarachnoidal hemorrhage. J Neurol Sci 44:95–103

Takagi G, Kobayashi H (1975) The somatosensory evoked potentials with lesions of the spinal cord and peripheral nerve. Clin Electroencephal (Osaka) 17:678–684

Terao N, Araki S (1975) Clinical application of somatosensory cerebral evoked response for the localization and the level diagnosis of neuronal lesions. Folia Psychiatr Neurol Jpn 29:341–354

Terao N, Nomura N, Kurihara T, Tawara S, Morimoto K, Araki S (1977) Somatosensory cerebral evoked reponse in the diagnosis of the spinal cord and the peripheral nerve lesions. Clin Electroencephal (Osaka) 19:383–388

Thomas PK, Jefferys JGR, Smith IS, Coulakis D (1981) Spinal somatosensory evoked potentials in hereditary spastic paraplegia. J Neurol Neurosurg Psychiatry 44:243–246

Tsumoto T, Hirose N, Nonaka S, Takahashi M (1972) Analysis of somatosensory evoked potentials to lateral popliteal nerve stimulation in man. Electroencephalogr Clin Neurophysiol 33:379–388

Zalis AW, Kahsar DF, Lamb CR Jr, Kaller BS (1981) Verification of the pattern of anterior spinal artery syndrome by use of brain evoked potentials. Electromyogr Clin Neurophysiol 21:223–227

Zalis AW, Oester YT, Rodriquez AA (1970) Electrophysiological diagnosis of cervical nerve root avulsion. Arch Physical Med Rehabilit 51:708–710

Zenkov LR (1976) Somatosensory evoked brain potentials in discogenic compression of the lumbosacral roots. Zh Nevropatol Psikhiatr 76:818–822

Zverina E, Kredba J (1977) Somatosensory cerebral evoked potentials in diagnosing brachial plexus injuries. Scand J Rehabil Med 9:47–54

Kapitel 4

Somatosensorisch evozierte Potentiale bei Kindern: Reifung und klinische Aspekte

J. B. CRACCO und R. Q. CRACCO

A. Einführung 133
B. SEP nach Reizung der oberen Extremität 134
    I. Methodik 134
    II. Reifung und klinische Aspekte 136
        1. SEP mit kurzen Latenzen − subcortikale SEP 136
        2. SEP mit längeren Latenzen 138
C. SEP nach Reizung der unteren Extremität 141
    I. Methodik 141
    II. Reifung und klinische Aspekte 143
        1. Skalp-SEP 143
        2. Spinale SEP 144
D. Schlußfolgerung 148
Literatur 148

A. Einführung

Somatosensorisch evozierte Potentiale (SEP) bieten eine nicht-invasive Methode zur Untersuchung des Nervensystems vom peripheren Nerv bis zur Großhirnrinde. Diese Technik kann Aufschluß geben über die afferente Funktion des peripheren Nervs, des Rückenmarks, des Hirnstammes und der Großhirnrinde. Untersuchungen dieser Potentiale bei Kleinkindern und Kindern haben Informationen geliefert bezüglich des Reifungsprozesses des menschlichen Nervensystems, und Anomalien dieser Potentiale sind bei Kindern mit fokalen und generalisierten neurologischen Defiziten beschrieben worden (Hrbek et al. 1968a, 1973; Desmedt u. Manil 1970; Desmedt et al. 1973, 1976; Cracco et al. 1979, 1980; Cracco u. Cracco 1982).

    SEP können unterteilt werden in solche, die durch Nervenreizung der oberen oder der unteren Extremitäten hervorgerufen werden. Diese beiden Gruppen können wiederum in solche mit kurzen und längeren Latenzen unterteilt werden. Kurze SEP-Komponenten reflektieren im allgemeinen die Aktivität in subkortikalen und spezifisch sensorischen Cortex-Strukturen; längere Latenz-Komponenten reflektieren die Aktivität in kortikalen Strukturen.

    Zur Erzeugung der SEP sind verschiedene Reizformen angewandt worden. In den meisten Kliniken werden große gemischte Nerven wie z.B. der N. medianus, N. ulnaris, N. peronaeus oder N. tibialis elektrisch gereizt. Diese Methode depolarisiert gleichzeitig eine Maximalzahl an Nervenfasern, wodurch sich größere evozierte Potentiale ergeben. Die Reizung von Hautnerven wie z. B. nervi digitales und Mechanorezeptoren (d. h. Sehnenreflexe) wurden ebenfalls zur Erzeugung von SEP bei Kleinkindern und Kindern angewandt (Hrbek et al. 1968b; Pratt et al. 1981).

B. SEP nach Reizung der oberen Extremität

I. Methodik

In den meisten Kliniken werden SEP der oberen Extremitäten durch Reizung des N. medianus in Höhe des Handgelenks mit einer Reizintensität hervorgerufen, die stark genug ist, ein sichtbares Muskelzucken auszulösen. Für SEP kurzer Latenz wird eine Reizrate von ca. 4–7/s (kein harmonischer Teil von 50 bzw. 60 Hz) vorgeschlagen. Niedrigere Reizraten (1–2/s) werden zur Aufzeichnung späterer SEP-Komponenten benutzt, da diese Komponenten bei schnelleren Reizarten gedämpft werden könnten. Es können sowohl stromkonstante als auch spannungskonstante Reizgeräte verwendet werden. Welches Reizgerät am besten geeignet ist, ist strittig. In Fällen, in denen es schwierig sein könnte, stabile Elektrodenimpedanzen aufrechtzuerhalten (z. B. intraoperative Ableitungen), werden jedoch stromkonstante Reizgeräte bevorzugt. Eine Analysezeit von 30–40 ms nach Reizbeginn ist im allgemeinen ausreichend, um SEP kurzer Latenzen aufzuzeichnen. Ungefähr 500–2000 Einzeldurchgänge werden durch Überlagerung von 2 oder mehr Averages gemittelt. Die empfohlene Bandbreite des Systems für subkortikale SEP beträgt 5–30 bis 1500–3000 Hz (−3 dB) und für Komponenten längerer Latenz eine Bandbreite von ca. 1–1000 Hz. Zur Aufzeichnung subkortikaler SEP kann Sedierung notwendig sein. Kleinkinder unter 3 Monaten werden normalerweise nicht sediert. Zufriedenstellende Ableitungen von Kleinkindern dieser Altersgruppe können oft nach einer Mahlzeit im Schlaf erhalten werden. Ältere Kleinkinder und junge Kinder benötigen jedoch gewöhnlich Sedierung. Chloralhydrat in hypnotischen Dosen ist sicher und im allgemeinen ausreichend.

Bei normalen Erwachsenen treten SEP kurzer Latenzen nach Medianus-Reizung innerhalb von ca. 25 ms nach Reiz auf. Diese Potentiale können vom Skalp in bipolarer Ableitung sowie gegen Ohr- oder non-cephale Referenz abgeleitet werden. Ebenso können sie mit einer cervikalen Elektrode oder über dem Erb'schen Punkt abgeleitet werden (Abb. 4.1) (Cracco u. Cracco 1976; Jones 1977; Kritchevsky u. Wiederholt 1978). Potentiale werden entsprechend ihrer Polarität und durchschnittlichen Gipfellatenzen gekennzeichnet (Abb. 4.1) (Chatrian 1984).

Zur Aufzeichnung dieser Potentiale werden die folgenden 4 Kanäle vorgeschlagen (Abb. 4.1):

Kanal 1 − Skalp (C_3' bei Reizung des N. medianus am Handgelenk rechts und C_4' am Handgelenk links. Diese Elektroden befinden sich 2 cm hinter der Standardplazierung des Internationalen 10-20 Systems) gegen eine non-cephale Referenz (Erb'scher Punkt oder Schulter − Sh − kontralateral zur Reizung). P_9, P_{11}, P_{13-14}, N_{20} und P_{23} können bei dieser Verschaltung erkannt werden.

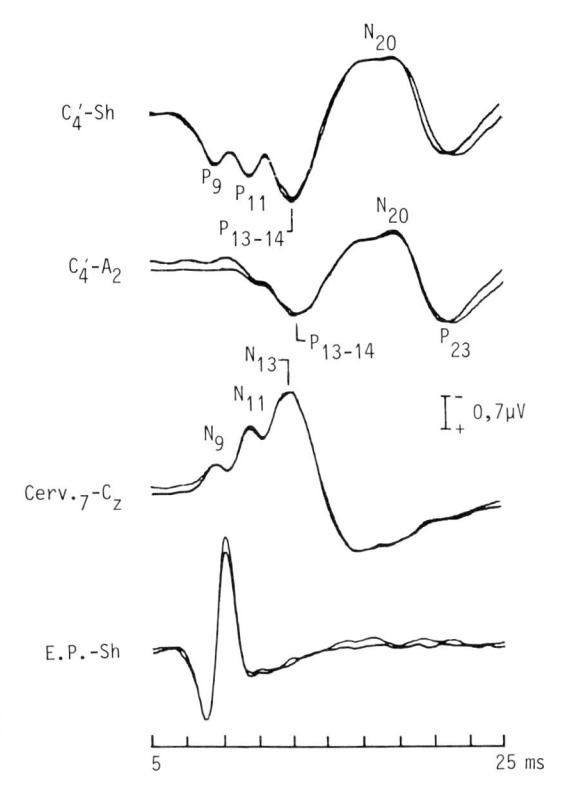

Abb. 4.1. SEP kurzer Latenz nach Medianusreizung am linken Handgelenk bei einem Gesunden

Kanal 2 – Skalp (C_3' oder C_4') gegen eine Skalp (F_z)- oder Ohr (A_1 oder A_2)-Referenz. P_{13-14}, N_{20} oder P_{23} werde bei dieser Montage abgeleitet, P_9 und P_{11} sind dagegen schwach ausgeprägt oder nicht vorhanden, da ihre Amplitude an allen Schädelregionen ähnlich ist und sich bei Ableitungen vom Skalp gegen eine bipolare oder Ohr-Referenz-Montage aufheben.

Kanal 3 – Halswirbelsäule (Cv5 oder Cv2) gegen eine Skalpreferenz (F_z). N_9, N_{11}, N_{13} und N_{14} können bei dieser Referenz erkannt werden.

Kanal 4 – Erb'scher Punkt (EP) (ipsilateral zur Reizseite) gegen kontralateralen Erb'schen Punkt oder Schulter. Ein initial-positives, vorherrschend negatives triphasisches Potential ist bei diesem Modus erkenntlich, das dem Plexus brachialis-Summenaktionspotential entspricht. Obwohl diese Montage zur Aufzeichnung subkortikaler SEP bei älteren Kindern und Erwachsenen geeignet ist, muß noch bewiesen werden, ob sie zur Aufzeichnung dieser Potentiale bei Kleinkindern und jungen Kindern optimal ist.

Der gegenwärtige Kenntnisstand deutet auf folgende Ursprünge hin: P_9 im Plexus brachialis, P_{11} in der Hinterwurzel-Eintrittszone und/oder in Halsmark-Hintersträngen, P_{13-14} in den lemniscalen Bahnen des Hirnstammes, N_{20} im Thalamus, den thalamokortikalen Bahnen und dem sensiblen Cortex und P_{23} im sensiblen Cortex (Cracco 1972; Allison et al. 1980; Desmedt u. Cheron 1980a; Anziska u. Cracco 1981b). Diesen Komponenten folgen Potentiale längerer Latenz, die durch beträchtliche inter- und intraindividuelle Variationen gekennzeichnet sind (Goff et al. 1962; Calmes u. Cracco 1971; Cracco 1972). Es wird angenommen, daß N_9, N_{11} und N_{14}, aufgezeichnet von Halswirbel-Skalp-Ableitungen, ihren Ursprung in den gleichen Strukturen wie P_9, P_{11} und P_{14} haben. N_{13} ist ein zusammengesetztes Potential. Die synaptische cervikale Hinterhorn-Aktivität wird von der cervikalen Elektrode aufgezeichnet, und die Potentiale des lemniscus medialis vom Hirnstamm (P_{13}) werden von der Skalp-Elektrode aufgezeichnet (Desmedt u. Cheron 1980a; Anziska u. Cracco 1981b).

Durch Verwendung der Gipfellatenz dieser Komponenten und Messung der Entfernungen von der Reizelektrode zum Erb'schen Punkt, können die folgenden Leitungszeiten und -geschwindigkeiten bestimmt werden:

1) Periphere Nervenleitgeschwindigkeit von Reizelektrode zum Erb'schen Punkt;
2) Überleitungszeit über Plexus brachialis und Halsmark (Erb'scher Punkt-N_{13} oder P_{13-14}-Zwischengipfellatenz ≙ interpeak-latency, IPL);
3) Überleitungszeit von Halsmark oder unterem Hirnstamm zum Cortex (N_{13}–N_{20} und/oder P_{13-14}–N_{20} IPL), und
4) Überleitungszeit vom Plexus brachialis zum Cortex (Erb'scher Punkt-N_{20} IPL).

Daher gibt diese Methode Aufschluß bezüglich der Leitung durch peripheren Nerv, Plexus brachialis, Zervikalmark, Hirnstamm und Großhirn. Verläßliche Kriterien für anormale subkortikale SEP sind: 1) Abwesenheit von bei Gesunden zuverlässig ableitbaren Potentialen (Erb'scher Punkt, P_{13-14}, N_{13}, N_{20}, P_{23}); 2) periphere Leitgeschwindigkeiten und Zwischengipfellatenzen (IPLs) von mehr als 2,5 oder 3 Standardabweichungen für altersangepaßte Kontrollgruppen.

Da die SEP längerer Latenz langsamer sind, höhere Amplituden und Latenzen haben, müssen weniger Potentiale (100–200) gemittelt werden, und es sind längere Analysezeiten (100–500 ms) notwendig. Zur Aufzeichnung längerer SEP-Latenzen werden die Elektroden gewöhnlich über dem somatosensorischen Cortex (C_3' oder C_4') angebracht, und Ohr-Referenz-Ableitungen werden durchgeführt (Abb. 4.2). Da die Komponenten längerer Latenzen stark durch den Wachheitsgrad beeinflußt werden, muß dies während der Aufzeichnungen sorgfältig kontrolliert werden. Die Kriterien für anormale SEP längerer Latenz sind weniger deutlich definiert.

Es sollte betont werden, daß die Verwendung von altersangepaßten Kontrollgruppen und die Identifizierung reifungsbedingter Veränderungen für die objektive klinische Anwendung evozierter Potentiale in einem pädiatrischen Patientengut von entscheidender Bedeutung sind.

II. Reifung und klinische Aspekte

1. SEP mit kurzen Latenzen – subkortikale SEP

SEP kurzer Latenz können bei Kleinkindern und Kindern aufgezeichnet werden (Abb. 4.3). (Der Einfluß der Reifung auf diese Potentiale, insbesondere auf Inter-Peak-Latenzen muß jedoch festgestellt werden, bevor eine optimale Anwendung dieser Methoden bei der pädiatrischen Altersgruppe möglich ist.)

Wie anzunehmen, sind die absoluten Latenzen aller Komponenten bei Kleinkindern und Kindern im Vergleich zu Erwachsenen kürzer. Das Erb'sche Potential ist bei Kindern oft bilobär. Dieses Phänomen wurde bei der Aufzeichnung peri-

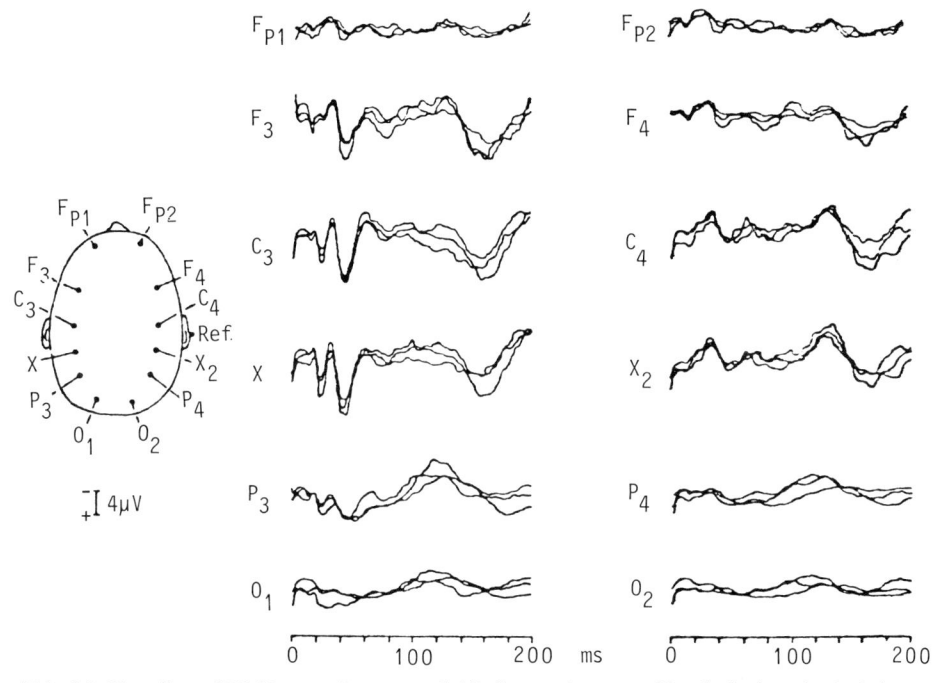

Abb. 4.2. Verteilung SEP längerer Latenz nach Medianusreizung am Handgelenk rechts bei einem Gesunden. Die *(X)* Skalp-Elektrode liegt über dem somatosensiblen Cortex (Calmes and Cracco 1971)

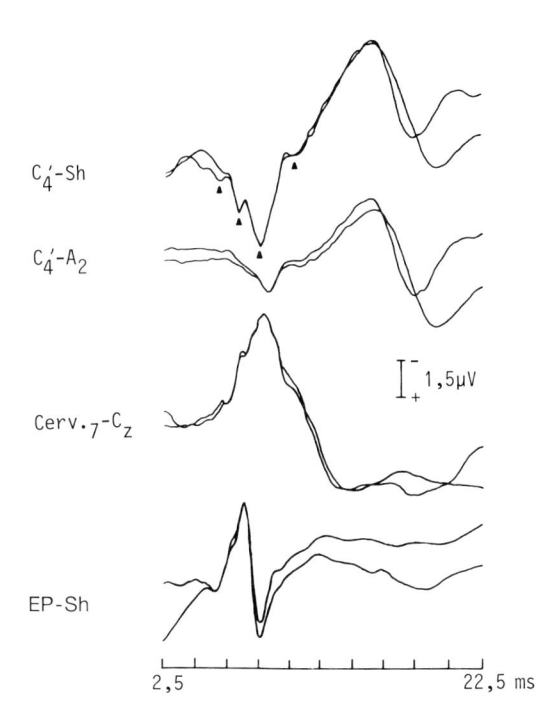

Abb. 4.3. SEP kurzer Latenz nach Medianusreizung am Handgelenk links bei einem kleinen Kind. Es ist zu beachten, daß die Latenzen der P_9-, P_{11}-, P_{13-14}- *(Pfeile)* und N_{20}-Komponenten beim Kind bedeutend kürzer sind und daß das Potential des Erb'schen Punktes eine zweigipfelige Form hat

pherer sensibler Nervenleitgeschwindigkeiten über proximalen Nerven bei Kleinkindern und Kindern festgestellt und man nahm an, daß die beiden Gipfel Aktionspotentialen mit unterschiedlichen Laufgeschwindigkeiten entsprachen (Desmedt et al. 1973). Es ist allerdings ungewiß, ob dies für die Reifung des Nervensystems von Bedeutung ist.

Subkortikale SEP können durch Reizung von Fingernerven und Mechanorezeptoren aufgezeichnet werden (Pratt et al. 1979; Desmedt u. Cheron 1980). Der Nachteil dieser Reizmethoden liegt darin, daß sie zu kleinamplitudigen Potentialen führen. Darum wird in den meisten Labors die Medianus-Reizung angewandt. In einer vor nicht langer Zeit durchgeführten Studie wurde mechanische Reizung zur Erzeugung subkortikaler SEP bei einer kleinen Gruppe Neugeborener angewandt (Pratt et al. 1981). Im Gegensatz zu älteren Patienten waren bei der Mehrzahl dieser Neugeborenen kortikale SEP mit bipolaren Skalp-Ableitungen nicht vorhanden. Die Untersucher schrieben dies eher reifungsbedingten als technisch bedingten Faktoren zu.

SEP von termingerecht geborenen Kleinkindern unterscheiden sich zu einem gewissen Grad von denen Erwachsener. Wie beim Erwachsenen folgt der N_{20}-Komponente eine Serie zusätzlicher Potentiale von mehreren hundert ms Dauer (Desmedt u. Manil 1970). Reifungsbedingte Veränderungen des N_{20}-Potentials sind untersucht worden. Sowohl die Latenz (bei Berücksichtigung der Körpergröße) als auch die Dauer der frühen negativen Komponente verringern sich im frühen Kindesalter und während der Kindheit, und erst ab dem 8. Lebensjahr kann die Kurvenform eines Erwachsenen erhalten werden (Desmedt et al. 1976).

Die Aufzeichnungen von SEP kurzer Latenz bei älteren Patienten hat sich in klinischen Situationen wie Bestätigung der Verdachtsdiagnose Multiple Sklerose, Lokalisierung fokaler Läsionen entlang der Neuraxis, Bestimmung der Prognose bei komatösen Patienten und Untersuchung des Therapieeffektes bei bestimmten Erkrankungen als hilfreich herausgestellt (Anziska et al. 1978; Small et al. 1978; Hume et al. 1979; Chiappa et al. 1980; Chiappa 1980; Anziska u. Cracco 1981a; Cracco et al. 1982; Jones 1982). Untersuchungen dieser Potentiale bei pädiatrischen Patienten liegen jedoch zur Zeit nur in begrenzter Zahl vor. Sie wurden bei bestimmten neurodegenerativen Störungen von Kindern untersucht (Cracco et al. 1980; Markand et al. 1982). Deutliche Anomalien von SEP der oberen und unteren Extremität wurden bei Kindern beschrieben mit Störungen, die hauptsächlich die graue oder weiße Hirnsubstanz betreffen (Abb. 4.4). Daher können SEP − wie auch Untersuchungen der Nervenleitgeschwindigkeit − einen hilfreichen und frühen Screening-Test bei einigen dieser Störungen liefern. Eine andere kürzlich erstellte Studie bei Kindern mit Prozessen in der hinteren Schädelgrube zeigte, daß bei der Untersuchung dieser Kinder kombinierte Ableitungen akustisch evozierter Hirnstamm-Potentiale und subkortikaler SEP nützlicher sind als jede für sich allein (Goldie u. McMahon 1983).

2. SEP mit längeren Latenzen

SEP längerer Latenz können vom Skalp neugeborener Kinder bei elektrischer Reizung des N. Medianus oder der Digitalnerven oder durch mechanische Reizung (Sehnenreflex) abgeleitet werden (Hrbek et al. 1968b, 1973; Desmedt u. Manil 1970;

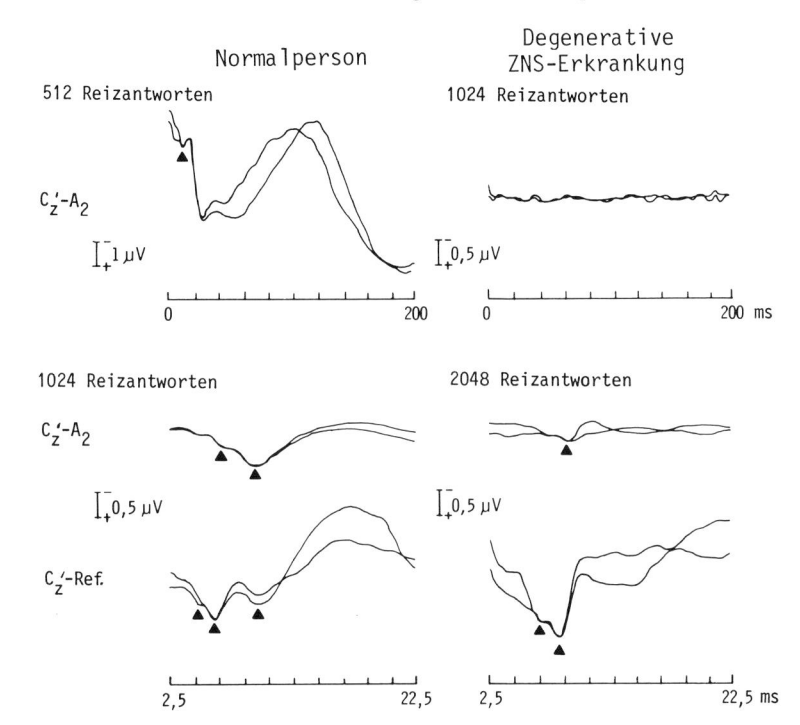

Abb. 4.4. Vergleich der Potentiale kurzer *(untere 2 Kurven)* und längerer Latenzen *(obere Kurven)* nach Medianusreizung bei gesundem Kind und Kind mit degenerativer Erkrankung (Cracco et al. 1980)

Desmedt u. Debecker 1972). Bei kleinen Frühgeborenen (25–26 Wochen) wird ein relativ einfaches Potential aufgezeichnet, das aus einer langsamen negativen Welle langer Latenz (>200 ms) besteht, der eine langsame positive Komponente vorausgeht (Hrbek et al. 1973). Nach einer Gestationsdauer von 30 Wochen geht diesem kleinen positiven Potential ein kleines, aber deutliches negatives Potential voraus. Die Latenz dieses negativen Potentials nimmt mit zunehmendem Alter des Frühgeborenen ab. Die Kurvenform der Reizantwort wie bei ausgetragenen Neugeborenen erscheint ab einer Gestationsdauer von 37–38 Wochen. Ähnliche, aber etwas langsamere reifungsbedingte Veränderungen treten bei visuell evozierten Potentialen von frühgeborenen Kindern auf (Ellingson 1970; Hrbek et al. 1973). Studien der Struktur-Funktions-Wechselbeziehung der Sehrinde bei Frühgeborenen deuten darauf hin, daß diese reifungsbedingten Veränderungen des evozierten Potentials der extensiven Entwicklung der dendritischen Fortsätze entspricht (Purpura 1976). Darüber hinaus deuteten diese Studien darauf hin, daß ein Fortbestehen der unentwickelten VEP-Muster bei bestimmten Kleinkindern ein Zeichen für eine gestörte Entwicklung der Dendritenbäume sein kann. Unseres Wissens liegen keine detaillierten Studien bezüglich der Reifung von SEP mit längeren Latenzen bei Kindern vor. Goff (1983) nahm jedoch an, daß signifikante altersabhängige Veränderungen von Form und Verteilung später SEP-Komponenten (>100 ms) während der Kindheit auftreten.

Da bei Gesunden SEP längerer Latenz sowohl intra- wie auch interindividuell variabel sind und durch die Unterschiede des Wachheits-Niveaus beeinflußt werden, ist die Definition einer anormalen Reizantwort schwierig. Aus diesem Grund ist der klinische Nutzen dieser Potentiale bei Erwachsenen und Kindern begrenzt. In einigen Untersuchungen wird jedoch der klinische Einsatz bei der pädiatrischen Altersgruppe vorgeschlagen. In einer Studie wurden pathologische SEP-Befunde bei einer großen Zahl von Kleinkindern mit perinataler Asphyxie beschrieben (Hrbek et al. 1977, 1978). Das Ausmaß der SEP-Normabweichung wurde in Bezug gesetzt zu der Schwere der Asphyxie, und die Persistenz der SEP-Anormalitäten bei Nachuntersuchungen war ein schlechtes prognostisches Zeichen. Es stellte sich heraus, daß die frühen kortikalen Komponenten der evozierten Potentiale am stärksten durch die Asphyxie beeinflußt wurden. Diese Erkenntnis stand im Gegensatz zu den Ergebnissen, die bei ausgewachsenen Tieren erzielt worden waren und die zeigten, daß spätere evozierte Potential-Komponenten durch Asphyxie stärker beeinflußt werden (Bostem 1968). Aber wie beim menschlichen Neugeborenen führt Hypoxie beim unreifen Tier zu stärkerer Beteiligung der früheren oder primären SEP-Komponenten (Hrbek et al. 1974).

Eine andere Studie verglich EEG und SEPs in einer Gruppe von Kindern mit zerebraler Hemiplegie (Laget et al. 1976). Es zeigte sich, daß SEP über der betroffenen Hemisphäre völlig fehlten oder kleinere Amplituden aufwiesen; dagegen war der Wert des EEG zur Lokalisierung bei diesen Kindern bedeutend geringer. In einer Untersuchung von SEP mit langer und kurzer Latenz bei Kindern mit fortgeschrittener degenerativer Erkrankung des ZNS waren SEP subkortikalen Ursprungs normalerweise vorhanden, kortikale Potentiale fehlten dagegen häufig (Cracco et al. 1980) (Abb. 4.4). Ein Kind dieser Gruppe mit Myoklonus zeigte amplitudenerhöhte SEP (Abb. 4.5). Bei Patienten mit Epilepsie oder Myoklonus ist dies eine wohlbekannte Erscheinung (Halliday 1975). Dennoch sind die genauen Mechanismen unbekannt.

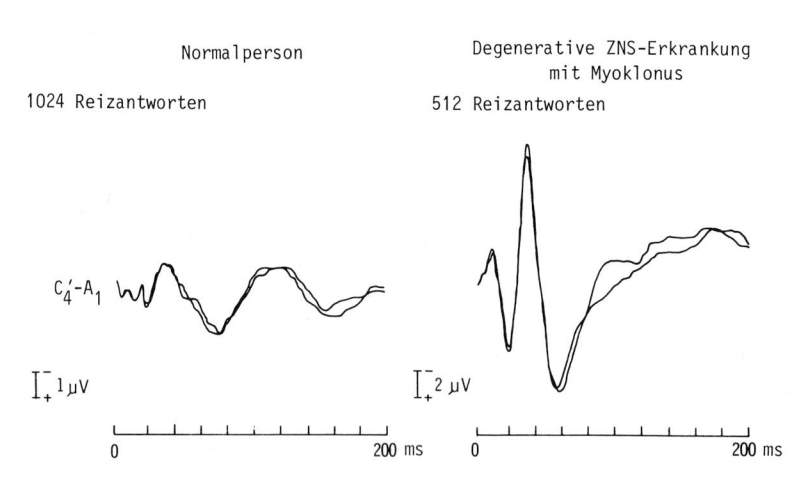

Abb. 4.5. Vergleich von SEP längerer Latenz nach Medianusreizung bei gesundem Kind und Kind mit degenerativer Erkrankung und Myoklonus. Amplituden der Potentiale beim Patienten sind ca. 10mal größer als beim gesunden Kind (Cracco et al. 1980)

Sowohl SEP kurzer als auch langer Latenzen wurden zur Prognosestellung bei komatösen Patienten herangezogen (Giblin 1964; Hume et al. 1979; Goff et al. 1983). Eine aktuelle Untersuchung von SEP bei Kindern mit Reye-Syndrom zeigte, daß SEP-Reihenuntersuchungen bezüglich der prognostischen Aussagefähigkeit nützlicher sind als das EEG (Goff et al. 1983). Bei dieser Gruppe von Kindern fehlten alle SEP-Komponenten oder waren bei den ersten Ableitungen reduziert. Frühe und fortschreitende Erholung des kortikalen Primärkomplexes (N_{20}–P_{30}) korrelierten mit dem Überleben der Patienten, und fortschreitende Erholung späterer Komponenten (>100 ms) resultierte in klinischer Erholung ohne neurologische Folgeerscheinungen. Diese Untersuchungen lassen erkennen, daß die Ableitung von SEP längerer Latenz in bestimmten Situationen, wie z.B. beim gefährdeten Neugeborenen oder komatösen Kind, nützliche klinische Aussagen ermöglichen kann.

C. SEP nach Reizung der unteren Extremität

I. Methodik

Dieser Anwendungsbereich befindet sich in einem Stadium rascher Entwicklung. Ob der N. peronaeus communis in Höhe des Knies oder der N. tibialis posterior in Höhe des Knöchels gereizt wird, kann von den klinischen Umständen oder persönlicher Präferenz abhängen. Die folgende Diskussion über die Methodik beschränkt sich auf SEP nach Reizung des N. peronaeus communis in der Höhe des Kniegelenkes. Für spinale Ableitungen werden EEG-Plattenelektroden über der Wirbelsäule bei den Dornfortsätzen L_3, T_{12}, T_6 und C_7 angebracht. Skalp-Potentiale werden von 2 Elektroden bei C_z' (2 cm hinter der C_z-Plazierung des 10-20 Systems) und F_{pz}' (zwischen F_{pz} und F_z) abgeleitet, oder eine C_z' gegen Ohr-Montage ist ebenfalls möglich. Bei Erwachsenen werden Skalp-Potentiale entsprechend ihren durchschnittlichen Peak-Latenzen mit P_{17} und N_{35} gekennzeichnet (Abb. 4.6).

Das SEP über rostralen thorakalen und zervikalen Dornfortsätzen bei Kleinkindern und Kinder gewöhnlich größer und besser definiert sind, kann eine Vier-Kanal-Montage, bestehend aus bipolaren Ableitungen (Zwischenelektrodenabstand 2–3 cm) bei den Dornfortsätzen L_3, T_{12}, T_6 und C_7, benutzt werden (Abb. 4.7). Bei Erwachsenen ist es möglich, daß SEP über der rostralen Wirbelsäule aufgrund ihrer geringen Signalstärke nicht aufgezeichnet werden können. Aus diesem Grunde wird eine Vier-Kanal-Montage bestehend aus 3 bipolaren Ableitungen bei den Dornfortsätzen L_3, T_{12} und T_6 plus einer Skalp-Ableitung (C_z'–F_{pz}') empfohlen (Abb. 4.6) (Chatrian 1984). Analysezeiten von 20–30 ms werden für spinale SEP-Ableitungen und 40–60 ms für die gleichzeitige Ableitung von Rückenmark und Skalp benutzt. Eine Mittlung von 1000 bis 4000 Durchgängen ist notwendig.

Bei Verwendung von Anstiegslatenzen spinaler SEP, Gipfellatenz der P_{27}-Skalp-Komponente und den Abständen zwischen den Reiz- sowie den spinalen und Skalp-Ableitungselektroden können folgende Leitungsgeschwindigkeiten bestimmt werden:

1) Leitgeschwindigkeit in peripheren afferenten Fasern von Reizort bis L_3-Dornfortsatz;

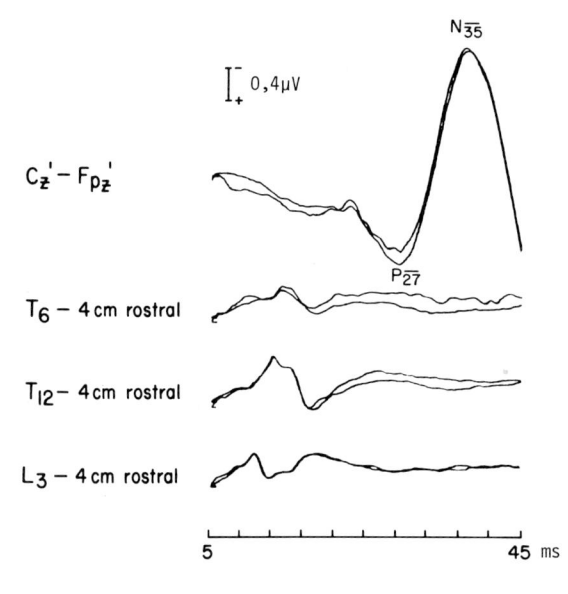

Abb. 4.6. Simultane SEP-Ableitungen von Skalp und Wirbelsäule nach Reizung des N. peronaeus beim gesunden Erwachsenen unter Verwendung einer Bandbreite von 30–1500 Hz

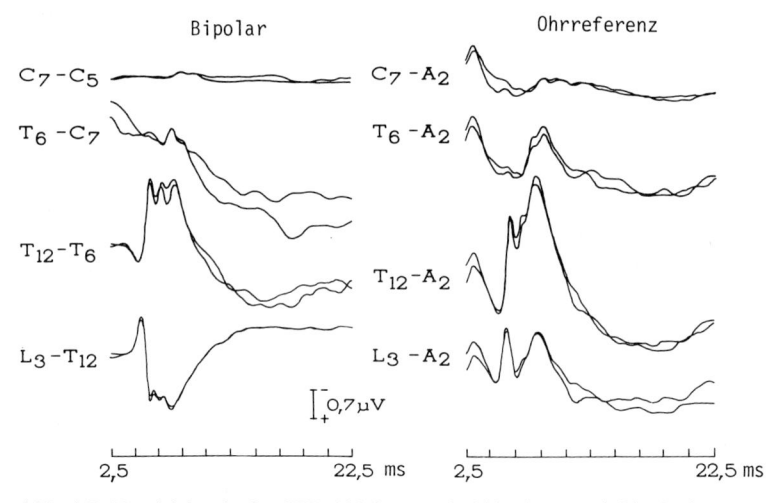

Abb. 4.7. Vergleich spinaler SEP-Ableitungen bei bipolarer und Ohr-Referenz-Montage nach Reizung des N. peronaeus bei einem gesunden einjährigen Kind. Man beachte den Unterschied des Reizantwort-Musters (über den Dornfortsätzen L_3 und T_{12}) bei bipolarer und Ohr-Referenz-Ableitung

2) Rückenmark zu Skalp, Leitgeschwindigkeiten von L_3, T_{12}, T_6 und C_7 Dornfortsatz bis Skalp; und/oder

3) Rückenmark zu Rückenmark, Leitgeschwindigkeiten von L_3 bis C_7, T_{12} bis T_6 und T_6 bis C_7.

Anomalie-Kriterien für diese Potentiale sind: 1) Fehlen von bei Gesunden verläßlich ableitbaren Potentialen. Da spinale SEP bei T_6 und C_7 nicht bei allen Gesunden abgeleitet werden können, kann ihr Fehlen bei normalen Skalp-Potentialen nicht als abnorm angesehen werden. 2) Leitungsgeschwindigkeiten mehr als die 2,5 bis 3fache Standardabweichung unter dem Mittelwert für eine altersangepaßte Kontrollgruppe.

II. Reifung und klinische Aspekte

1. Skalp-SEP

Bei Erwachsenen besteht die Reizantwort nach Reizung des N. peronaeus aus initialpositiven und negativen Potentialen mit Gipfellatenzen von ca. 27 und 35 ms, gefolgt von einer Potential-Serie von mehreren hundert Millisekunden (Abb. 4.6) (Tsumoto et al. 1972; Vas et al. 1981). Man nimmt an, daß diese Komponenten in kortikalen Strukturen entstehen (Tsumoto et al. 1972). Ähnliche Skalp-Potentiale, deren Gipfellatenz ca. 10 ms höher ist, werden bei Reizung des N. tibialis post. am Knöchel registriert. Skalp-Ableitungen nach Beinnervenreizung wurden bei Kleinkindern und Kindern durchgeführt, obwohl Beschreibungen dieser Potentiale in dieser Altersgruppe begrenzt sind (Desmedt u. Manil 1970; Cracco u. Cracco 1977; Georgesco et al. 1982). Unseres Wissens wurden keine reifungsbedingten Veränderungen dieser Potentiale festgestellt.

Skalp-Ableitungen nach Beinnervenreizung wurden benutzt zur Untersuchung der physiologischen Integrität afferenter spinaler Bahnen bei Patienten mit Rückenmarksverletzungen und bei Kindern, die sich einer Skoliose-Operation unterzogen (Nash et al. 1977; Engler et al. 1978; Perot u. Vera 1982). Diese Potentiale, insbesondere jene Komponenten, die nach P_{27} auftreten, können jedoch große Schwankungen zeigen und unterliegen dem Einfluß von Wachheit und Anästhetika (Tsumoto et al. 1972; Grundy et al. 1982). Daher kann es, außer bei Fehlen dieser Potentiale, schwierig sein zu definieren, welche Reizantworten normal sind. Ebenso wurden Skalp-Potentiale nach elektrischer Reizung von Dermatomen an Stamm und Extremitäten bei Patienten mit verschiedenen Rückenmarkserkrankungen abgeleitet. Reizung geeigneter Dermatome rostral der Rückenmarksläsion liefern normale SEP, wohingegen Reizung von Dermatomen kaudal der Läsion häufig abnorme Reizantworten liefern (Blair 1971; Schramm et al. 1980).

Am Skalp ableitbare SEP kurzer Latenz nach Beinnervenreizung, die in subkortikalen und kortikalen Strukturen entstehen, wurden bei Erwachsenen beschrieben (Lueders et al. 1981; Rossini et al. 1981; Vas et al. 1981; Kakigi et al. 1982; Lastimosa et al. 1982; Yamada et al. 1982). Nach Reizung des N. peronaeus in Höhe des Knies können 3 frühe positive Gipfel mit Latenzen von ca. 17, 22 und 27 ms bei gesunden Erwachsenen aufgezeichnet werden (Abb. 4.8). Die ersten 2 niedrigen Potentiale entstehen möglicherweise im rostralen Rückenmark und im Hirnstamm. Man nimmt an, daß der Gipfel des dritten Potentials das Auftreten der afferenten Erregungsfront im spezifischen somesthetischen Cortex reflektiert (Vas et al. 1981). Dieses Potential (P_{27}) wird bei allen gesunden Testpersonen aufgezeichnet und dient bei klinischen Untersuchungen als ein verläßlicher Latenz-Indikator (Schiff et al. 1983b). Verschiedene frühere Komponenten kurzer Latenz, deren Ursprung in distalen Strukturen wie dem Ischiasnerv und kaudalem Rückenmark vermutet wird, konnten ebenfalls durch Skalp-Ableitungen gegen eine Knie-Referenz erhalten werden (Yamada et al. 1982). Darüber hinaus können zusätzliche Potentiale aus

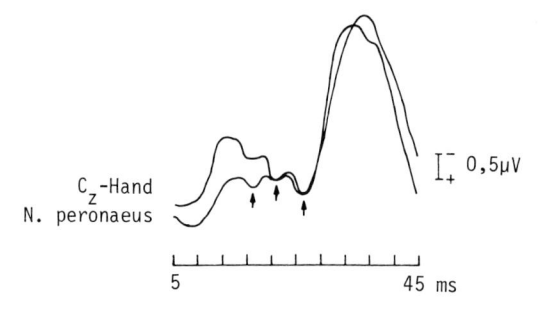

Abb. 4.8. SEP kurzer Latenz in Skalp non-cephaler Referenz-Montage nach bilateraler Reizung des N. peronaeus beim gesunden Erwachsenen. Drei positive Potentiale mit Gipfellatenzen von ca. 17, 22 und 27 ms *(Pfeile)* werden gefolgt von einem negativen Potential mit Gipfel bei 34 ms (Vas et al. 1981)

subkortikalen Gebieten durch Skalp-Ableitungen unter Verwendung begrenzter Bandbreiten (150–3000 Hz) erhalten werden (Rossini et al. 1981).

2. Spinale SEP

Somatosensorisch evozierte Potentiale nach Reizung des N. peronaeus oder des N. tibialis posterior wurden von Hautelektroden über der Wirbelsäule bei Kindern und Erwachsenen erhalten (Cracco 1973; Cracco et al. 1975; Jones u. Small 1978). Die Latenzen dieser Potentiale erhöhen sich von lumbalen zu zervikalen Ableitungspunkten (Abb. 4.7). Bei bipolaren Ableitungen über der Lendenwirbelsäule wird ein initial-positives triphasisches Potential gefunden, dessen Ursprung in den Hinterwurzeln der Cauda equina vermutet wird. Bei Referenz-Aufzeichnungen über diesem Gebiet kann manchmal ein zweites negatives Potential festgestellt werden, das vermutlich die postsynaptische Aktivität der ventralen Wurzel reflektiert oder dessen Ursprung in der volumgeleiteten Aktivität aus dem kaudalen Rückenmark vermutet wird (Abb. 4.7) (Cracco u. Evans 1978; Delbeke et al. 1978; Dimitrijevic et al. 1978; Phillips u. Daube 1980).

Über der unteren BWS (die die kaudalen Rückenmarksegmente bedeckt) ist die Amplitude und Dauer der Reizantworten größer und normalerweise komplexer im Muster als bei stärker rostralen und kaudalen Ableitungen. Bei Kleinkindern und jungen Kindern wird über diesem Gebiet ein ausgedehntes positiv-negatives diphasisches Potential aufgezeichnet, dem ein ausgeprägtes negatives und manchmal ein positives Potential folgt (Abb. 4.7) (Cracco et al. 1975, 1979). Untersuchungen ähnlicher Potentiale über kaudalen Rückenmarksegmenten bei Tieren lassen vermuten, daß das initiale diphasische Potential in den intramedullären Fortsätzen der Hinterwurzelfasern entsteht. Die nachfolgenden Potentiale sollen nicht-fortgepflanzte Potentiale sein, die synaptische und postsynaptische Aktivität reflektieren, die wiederum mit lokalen Reflexmechanismen verbunden ist (Cracco u. Evans 1978; Feldman et al. 1980). Bei älteren Kindern und Erwachsenen werden über diesem Gebiet weniger komplexe Potentiale aufgezeichnet.

Die Reizantworten über dem rostralen Rückenmark bestehen bei Kindern und Erwachsenen aus niedrigen initial-positiven triphasischen Potentialen mit schlecht ausgeprägten positiven Phasen, die rostral zunehmend an Amplituden-Ausprägung verloren (Abb. 4.7). Dieses Amplituden-Dekrement reflektiert wahrscheinlich die zeitliche Streuung der Aktionspotentialfronten und den größeren Abstand zwischen der Hautelektrode und dem Rückenmark bei rostralen Ableitepunkten. Tierexperimentelle Untersuchungen deuten darauf hin, daß diese Potentiale in multiplen schnelleitenden afferenten Bahnen entstehen, einschließlich der dorsolateralen Stränge, die überwiegend ipsilateral zum stimulierten Nerv liegen (Sarnowski et al. 1975; Cracco u. Evans 1978; Feldman et al. 1980).

Diese SEP sind bei Kleinkindern gewöhnlich ausgeprägter und komplexer als bei älteren Testpersonen. Sowohl beim Menschen als auch beim Tier nehmen Amplitude, Dauer und Wellenform-Komplexität dieser spinalen Potentiale von Oberfläche (Haut) nach Tiefe (Dura) zu (Sarnowski et al. 1975; Cracco et al. 1982). Daher ist es möglich, daß die höhere Amplitude und Kompliziertheit der Reizantwort bei jungen Kindern die kürzere Distanz zwischen Rückenmark und Hautelektroden reflektieren. Obwohl diese Potentiale klein sind und es schwierig sein kann, sie insbesondere über dem rostralen Rückenmark Erwachsener abzuleiten, schufen sie eine nicht-invasive Methode zur Untersuchung der Rückenmarksreifung beim Menschen (Cracco et al. 1975, 1979).

Der Potentialanstieg an jedem spinalen Ableitungsort kann benutzt werden, um die Leitungsgeschwindigkeit der schnellstleitenden Fasern, die zur Entstehung der Reizantwort beitragen, zu bestimmen (s. Abschnitt I, Methodik). Die Leitgeschwindigkeit entlang der Wirbelsäule verläuft nicht linear; über den kaudalen Rückenmarksegmenten ist sie langsamer als über der Cauda equina oder dem rostralen Rückenmark. Diese Reduktion der Leitgeschwindigkeit über den kaudalen Rückenmarksegmenten liegt wahrscheinlich in der Aufzweigung der Hinterwurzelfasern und der synaptischen Aktivität begründet, da in diesem Gebiet die Fasern im Nucleus dorsalis (Clarke'sche Säule) und anderen Kernen einen synaptischen Kontakt eingehen. Bei Erwachsenen beträgt die globale Leitungsgeschwindigkeit der Reizantworten bei Ableitungen von Höhe des mittleren lumbalen Bereiches bis zum tieferen zervikalen Bereich (Dornfortsätze L_3 bis C_7) ca. 70 m/s. Segmentäre Leitgeschwindigkeiten am peripheren Nerv und über der Cauda equina betragen ca. 65 m/s vom peripheren Reizort zur L_3-Hautelektrode, über dem kaudalen Rückenmark ca. 50 m/s (Dornfortsätze T_{12}–T_6) und über dem rostralen Rückenmark (Dornfortsätze T_6–T_7) ca. 85 m/s (Cracco 1973; Cracco et al. 1979).

Die gesamte wie auch die segmentären Leitungsgeschwindigkeiten erhöhen sich mit zunehmender Reifung (Cracco et al. 1979). Beim Neugeborenen sind ihre Werte etwa halb so groß wie beim Erwachsenen. Ungefähr im 3. Lebensjahr entsprechen die Werte der peripheren Leitgeschwindigkeiten denen von Erwachsenen, aber erst ab dem 5. Lebensjahr gilt dies auch bezüglich der spinalen Leitgeschwindigkeit (Abb. 4.9). Das deutet darauf hin, daß sich die Reifung schnelleitender spinaler Afferenzen langsamer vollzieht als dies bei schnelleitenden peripheren sensiblen Fasern der Fall ist. Desmedt et al. (1973) erzielten ähnliche Ergebnisse in bezug auf Reifungsprozesse unter Verwendung von Skalp-abgeleiteten Potentialen nach Medianusreizung. Diese Untersucher fanden, daß die Leitgeschwindigkeiten im N. medianus bei 12- und 18monatigen Kleinkindern den Werten Erwachsener entsprachen, wohingegen die Leitgeschwindigkeit in den zentralen lemniscalen Bahnen erst zwischen 5–7 Jahren den Werten Erwachsener entsprachen. Diese zunehmende Leitgeschwindigkeit während der Reifung peripherer Nerven und zentraler afferenter Nervenbahnen ist wahrscheinlich auf den zunehmenden Faserdurchmesser und die fortschreitende Myelinisierung während des Reifungsprozesses zurückzuführen. Erklärungen bezüglich der unterschiedlichen Geschwindigkeit bei der Reifung von

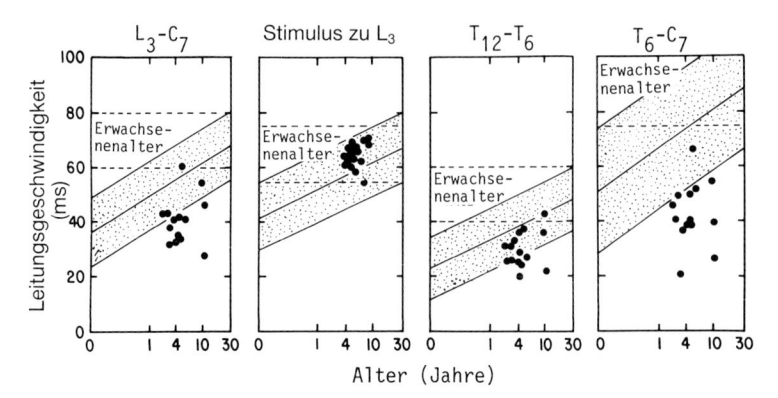

Abb. 4.9. Beziehung zwischen Alter und spinalen SEP-Leitgeschwindigkeiten bei Gesunden und Vergleich dieser Leitgeschwindigkeiten bei einer Gruppe von Kindern mit neurodegenerativen Störungen. Die schraffierte Fläche repräsentiert die Regressionslinie und 95%-Vertrauensgrenze für diese Leitgeschwindigkeiten bei 95 gesunden Kleinkindern, Kindern und Erwachsenen. Die Punkte geben die Verteilung dieser Geschwindigkeiten in der Patientengruppe an (Cracco et al. 1980)

peripheren und zentralen afferenten Bahnen können jedoch nur spekulativ bleiben. Es ist unbestimmt, wie Faktoren, wie die Zunahme des Faserumfanges, Synapsenbildung und Myelinbildung, im einzelnen zu diesen reifungsbedingten Veränderungen beitragen.

Bei der Untersuchung von Kleinkindern und Kindern mit Myelodysplasie unterschiedlichen Schweregrades haben sich SEP-Ableitungen von Wirbelsäule und Skalp als hilfreich erwiesen (Cracco u. Cracco 1982). Bei einigen dieser Patienten konnte eine kaudale Verlagerung des Rückenmarks entdeckt werden. Das ausgeprägte vielgestaltige spinale Potential, das normalerweise über den unteren thorakalen Dornfortsätzen ableitbar ist, wurde bei diesen Patienten über lumbalen Dornfortsätzen abgeleitet (Abb. 4.10). Bei einigen Kindern mit Myelomeningozele wurde ein positives Potential bei unmittelbar rostral zur Läsion gelegenen Elektroden aufgezeichnet. Die Amplitude dieses Potentials verringerte sich nach rostral fortlaufend, es zeigte aber dabei keine Latenzänderung. Dies repräsentiert möglicherweise ein nicht-fortgeleitetes, volumengeleitetes Potential, was in Einklang steht mit dem Befund bei physiologischer Unterbrechung neuraler Bahnen. Ähnliche positive Potentiale wurden rostral zu spinalen Querschnitten bei Tieren aufgezeichnet (Sarnowski et al. 1975; Cracco u. Evans 1978; Feldman et al. 1980; Schramm et al. 1983).

SEP-Ableitungen von Skalp und Rückenmark wurden bei einer Gruppe von Kindern mit neurodegenerativen Erkrankungen untersucht. SEP-Leitgeschwindigkeiten über peripheren Nerven waren normal; dagegen waren die Leitgeschwindigkeiten über dem Rückenmark bei den meisten dieser Patienten verlangsamt (Abb. 4.9). Diese Verlangsamung war über rostralen Rückenmarksegmenten (Dornfortsätze T_6–C_7) noch ausgeprägter. Die stärkere Beteiligung der rostralen Rückenmarkleitung bei diesen Patienten ist möglicherweise auf einen zentralen „Dying-Back"-Prozeß zurückzuführen. Skalp-abgeleitete SEP fehlten bei den meisten Patienten (Cracco et al. 1980). Spinale und periphere Nervenleitgeschwindigkeiten waren ebenfalls bei einigen klinisch asymptomatischen jugendlichen Diabetikern verlangsamt. Bei einigen Patienten war entweder die periphere oder die spinale

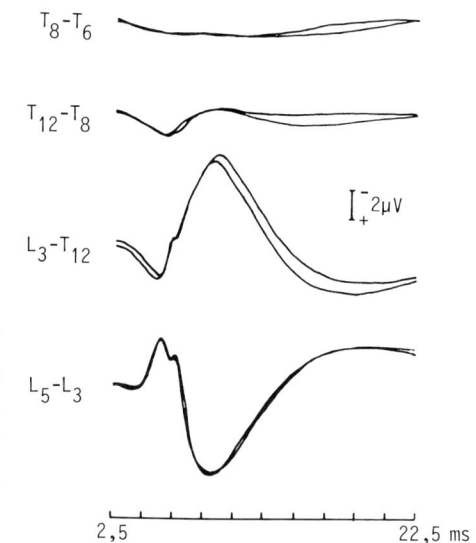

Abb. 4.10. Spinale SEP bei einem 3jährigen Kind mit thorakolumbaler Myelomeningozele. Die kräftige komplexe Reizantwort, die über den Dornfortsätzen T_{12} bis T_9 bei gesunden Kindern aufgezeichnet wird, ist bei diesem Kind über dem L_3-Dornfortsatz vorhanden, wodurch auf eine kaudale Vorlagerung des Rückenmarks geschlossen werden kann (Cracco u. Cracco 1982)

Nervenleitgeschwindigkeit verlangsamt, wohingegen bei anderen beide verlangsamt waren. Wie bei Kindern mit degenerativer Erkrankung des ZNS, war hauptsächlich die Leitungsgeschwindigkeit über den rostralen Rückenmarksegmenten betroffen (Cracco et al. 1983).

Evozierte Potentiale von Skalp und Rückenmark können Informationen liefern über die Leitungscharakteristika der Reizantworten von der Cauda equina bis zur Großhirnrinde (Abb. 4.6). Wenn aufgrund ihrer geringen Signalstärke keine Reizantworten über dem rostralen Rückenmark aufgezeichnet werden können, können Potentiale über mehr kaudalen spinalen Gebieten als Latenzindikatoren benutzt werden, und die Leitgeschwindigkeiten aus diesen spinalen Gebieten bis zu den stabilen Skalp-SEP können bestimmt werden (s. Absatz I, Methodik). Man sollte jedoch dazu anmerken, daß die Generatoren der spinalen Potentiale nicht unbedingt mit den spinalen afferenten Traktus identisch sein müssen, die die vom Skalp ableitbaren SEP übermitteln. Dennoch können durch diese Methode nützliche Informationen bei der Untersuchung von Patienten mit Cauda equina oder Rückenmarkpathologie erhalten werden (Rossini et al. 1981; Schiff et al. 1983a, b). Leitgeschwindigkeiten vom Rückenmark zum Skalp stellten sich bei Patienten mit Guillain-Barré-Syndrom als abnorm heraus. SEP-Anomalien bei diesen Patienten gingen einher mit beeinträchtigter Leitung in den proximalen Wurzeln – der Hauptsitz der Veränderungen bei dieser Erkrankung (Schiff et al. 1983a, b). Daher können evozierte Potentiale, ebenso wie Untersuchungen der F-Welle, bei der frühen Untersuchung dieser Patienten hilfreich sein. Es wurden verschiedene Typen von Rückenmark- und Skalp-SEP-Anomalien festgestellt bei Patienten (Erwachsenen und Kindern) mit unterschiedlichen spinalen Erkrankungen. Fokale Läsionen (epidurale raumfordernde Läsionen) führten oft zur Verlangsamung der spinalen Leitgeschwindigkeiten zum Skalp, wohingegen diffuse oder multifokale (entmarkende) Läsionen oft zum Fehlen von Reizantworten führten. Einige dieser Patienten wurden mehrfach untersucht und bei mehreren ging eine SEP-Verbesserung einer klinischen Verbesserung voraus, so daß daraus auf einen prognostischen Wert von SEP-Testen bei bestimmten Patienten mit spinalen Störungen geschlossen werden kann (Schiff et al. 1983b).

D. Schlußfolgerung

Ziel dieses Beitrags war, einen Überblick über den gegenwärtigen Wissensstand bezüglich der Reifung somatosensorisch evozierter Potentiale beim Menschen zu geben und deren mögliche klinische Anwendung in der pädiatrischen Altersgruppe zu umreißen. Zusätzlich wurden SEP-Ableitemethoden besprochen, die sich bei älteren Patienten allgemein als geeignet erwiesen haben. Ob alle diese Methoden auch für die pädiatrischen Ableitungen optimal sind, ist zum heutigen Zeitpunkt ungewiß. Es dürfte klar sein, daß durch die Aufzeichnung von SEP hinsichtlich der Reifung des menschlichen peripheren und zentralen Nervensystems bereits wertvolle Informationen erhalten worden sind. Trotzdem muß noch sehr viel mehr über reifungsbedingte SEP-Veränderungen und deren klinische Applikation bei Kleinkindern und Kindern in Erfahrung gebracht werden.

Literatur

Allison T, Goff WR, Williamson PD, Van Gilder JC (1980) On the neural origin of early components of the human somatosensory evoked potential. In: Desmedt JE (ed) Clinical uses of cerebral, brainstem, and spinal somatosensory evoked potentials. Prog Clin Neurophysiol, vol 7. Karger, Basel, pp 51–68

Anziska B, Cracco RQ, Cook AW, Feld EW (1978) Somatosensory far field potentials: Studies in normal subjects and patients with multiple sclerosis. Electroenceph Clin Neurophysiol 45: 602–610

Anziska B, Cracco RQ (1981a) Short latency somatosensory evoked potentials. Studies in patients with focal neurological disease. Electroenceph Clin Neurophysiol 49:227–239

Anziska B, Cracco RQ (1981b) Short latency SEPs to median nerve stimulation: Comparison of recording methods and origin of components. Electroenceph Clin Neurophysiol 52:531–539

Blair AW (1971) Sensory examinations using electrically induced somatosensory potentials. Develop Med Child Neurol 13:447–455

Bostem F (1968) Potentials evoques chez le singe papio papio: effets de l'anoxie. Electromyography 8:263–272

Calmes RL, Cracco RQ (1971) Comparison of somatosensory and somatomotor evoked responses to median nerve and digital nerve stimulation. Electroenceph Clin Neurophysiol 31:547–562

Chatrian GE (1984) American electroencephalographic society. Guidelines for clinical evoked potential studies. J Clin Neurophysiol 1:3–53

Chiappa KH, Choi SK, Young BR (1980) Short latency somatosensory evoked potentials following median nerve stimulation in patients with neurological lesions. In: Desmedt JE (ed) Progress in clinical neurophysiology. Karger, Basel, pp 264–281

Chiappa KH (1980) Pattern shift visual, brainstem auditory and short latency somatosensory evoked potentials in multiple sclerosis. Neurol 30:110–123

Cracco JB, Cracco RQ, Graziani LJ (1975) The spinal evoked response in infants and children. Neurol 25:31–36

Cracco JB, Cracco RQ (1977) Somatosensory evoked potentials to peroneal nerve stimulation in man. Electroenceph Clin Neurophysiol 43:779

Cracco JB, Cracco RQ, Stolove R (1979) Spinal evoked potential in man: A maturational study. Electroenceph Clin Neurophysiol 46:58–64

Cracco JB, Bosch VV, Cracco RQ (1980) Cerebral and spinal somatosensory evoked potentials in children with CNS degenerative disease. Electroenceph Clin Neurophysiol 49:437–445

Cracco JB, Cracco RQ (1982) Spinal somatosensory evoked potentials: Maturational and clinical studies. Ann NY Acad Sci 388:526–537

Cracco JB, Castells S, Mark E (1984) Spinal somatosensory evoked potentials in juvenile diabetics. Ann Neurol 15:55–58

Cracco RQ (1972) Traveling waves of the human scalp recorded somatosensory evoked response. Effects of differences in recording technique and sleep on somatosensory and somatomotor responses. Electroenceph Clin Neurophysiol 38:557–566

Cracco RQ (1973) Spinal evoked response: Peripheral nerve stimulation in man. Electroenceph Clin Neurophysiol 35:379–386

Cracco RQ, Cracco JB (1976) Somatosensory evoked potential in man: Far field potentials. Electroenceph Clin Neurophysiol 41:460–466

Cracco RQ, Evans B (1978) Spinal evoked potential in the cat: Effects of asphyxia, strychnine, cord section and compression. Electroenceph Clin Neurophysiol 44:187–201

Cracco RQ, Anziska BJ, Cracco JB, Vas GA, Rossini PM, Maccabee PJ (1982) Short latency somatosensory evoked potentials to median and peroneal nerve stimulation: Studies in normal subjects and patients with neurologic disease. Ann NY Acad Sci 388:412–425

Delbeke JA, McComas J, Kopec SJ (1978) Analysis of evoked lumbosacral potentials in man. J Neurol Neurosurg Psych 41:293–302

Desmedt JE, Manil J (1970) Somatosensory evoked potentials of the normal human neonate in REM sleep, in slow wave sleep and in waking. Electroenceph Clin Neurophysiol 29:113–126

Desmedt JE, Debecker J (1972) The somatosensory cerebral evoked potentials of the sleeping human newborn. In: Clemente CD, Purpura DP, Mayer FE (ed) Sleep and the maturing nervous system, chapter 12. Academic Press, New York, pp 229–239

Desmedt JE, Noël P, Debecker J, Nameche J (1973) Maturation of afferent conduction velocity as studied by sensory nerve potentials and by cerebral evoked potentials. In: Desmedt JE (ed) New developments in electromyography and clinical neurophysiology, vol 2. Karger, Basel, pp 52–63

Desmedt JE, Brunko E, Debecker J (1976) Maturation of the somatosensory evoked potentials in normal infants and children, with special reference to the early N_1 component. Electroenceph Clin Neurophysiol 40:43–58

Desmedt JE, Cheron G (1980a) Central somatosensory conduction in man: Neural generators and interpeak latencies of the far field components recorded from neck and right or left scalp and earlobes. Electroenceph Clin Neurophysiol 50:382–403

Dimitrijevic MR, Larsson LE, Lehmkuhl D, Sherwood AM (1978) Evoked spinal cord and nerve root potentials in humans using a noninvasive recording technique. Electroenceph Clin Neurophysiol 45:331–340

Ellingson RJ (1970) Variability of visual evoked responses in the human newborn. Electroenceph Clin Neurophysiol 27:10–19

Engler LL, Spielholz NI, Bernhard WN, Danziger F, Merkin H, Wolff T (1978) Somatosensory evoked potentials during Harrington instrumentation for scoliosis. J Bone Joint Surg 60:528–532

Feldman MH, Cracco RQ, Farmer P, Mount F (1980) Spinal evoked potentials in the monkey. Ann Neurol 7:238–244

Georgesco M, Rodiere M, Seror P, Cadilhac J (1982) Les potentials cerebraux somesthesiques evoques a partir du membre inferieur chez nouveau-ne et le nourrisson. Rev EEG Neurophysiol 12:123–128

Giblin D (1964) Somatosensory evoked potentials in healthy subjects and in patients with lesions of the nervous system. Ann NY Acad Sci 112:93–142

Goff WR, Rosner BS, Allison T (1962) Distribution of cerebral somatosensory evoked responses in normal man. Electroenceph Clin Neurophysiol 14:697–713

Goff WR, Shaywitz BA, Goff GD, Reisenauer MA, Jasiorkowski JG, Venes JL, Rothstein PT (1983) Somatic evoked potential evaluation of cerebral status in Reye syndrome. Electroenceph Clin Neurophysiol 55:388–398

Goldie W, McMahon A (1983) The combined use of BAEPs and SSEPs in the assessment of brainstem dysfunction in children. Electroenceph Clin Neurophysiol [Abstr] 56:S48

Grundy B, Lina A, Doyle F, Procopio P (1982) Somatosensory cortical evoked potential monitoring during neurosurgical operations. Electroenceph Clin Neurophysiol 53:32p

Halliday AM (1975) The electrophysiological study of myoclonus in man. Brain 90:241–284

Hrbek A, Hrbkova M, Lenard HG (1968a) Somatosensory evoked responses in newborn infants. Electroenceph Clin Neurophysiol 25:443–448

Hrbek A, Prechtl HFR, Hrbkova M, Lenard HG, Grant DK (1968b) Proprioceptive evoked potentials in newborn infants and adults. Develop Med Child Neurol 10:164–167

Hrbek A, Karlberg P, Olsson T (1973) Development of visual and somatosensory evoked responses in pre-term newborn infants. Electroenceph Clin Neurophysiol 34:225–232

Hrbek A, Karlsson K, Kjellmer I, Olsson T, Riha M (1974) Cerebral reactions during intrauterine asphyxia in the sheep. II. Evoked electroencephalogram responses. Pediat Res 8:58–63

Hrbek A, Karlberg P, Kjellmer I, Olsson T, Riha M (1977) Clinical application of evoked electroencephalographic responses in newborn infants. I: Perinatal asphyxia. Develop Med Child Neurol 19:34–44

Hrbek A, Karlberg P, Kjellmer I, Olsson T, Riha M (1978) Clinical application of evoked EEG responses in newborn infants. II: Idiopathic respiratory distress syndrome. Develop Med Child Neurol 20:619–626

Hume AL, Cant BR, Shaw NA (1979) Central somatosensory conduction time in comatose patients. Ann Neurol 5:379–384

Jones SJ (1977) Short latency potentials recorded from the neck and scalp following median nerve stimulation in man. Electroenceph Clin Neurophysiol 43:853–863

Jones SJ, Small DG (1978) Spinal and sub-cortical evoked potentials following stimulation of the posterior tibial nerve in man. Electroenceph Clin Neurophysiol 44:299–306

Jones SJ (1982) Clinical applications of short latency somatosensory evoked potentials. Ann NY Acad Sci 388:369–387

Kakigi R, Shibasaki H, Hashizume A, Kuroiwa Y (1982) Short latency somatosensory evoked spinal and scalp-recorded potentials following posterior tibial nerve stimulation. Electroenceph Clin Neurophysiol 53:602–611

Kritchevsky M, Wiederholt WC (1978) Short latency somatosensory evoked potentials. Arch Neurol 35:706–711

Laget P, Salbreux R, Raimbault J, D'Allest AM, Mariani J (1976) Relationship between changes in somesthetic evoked responses and electroencephalographic findings in the child with hemiplegia. Develop Med Child Neurol 18:620–631

Lastimosa ACB, Bass NY, Stanback K, Norvell EE (1982) Lumbar spinal cord and early cortical potentials after tibial nerve stimulation: effects of stature on normative data. Electroenceph Clin Neurophysiol 54:499–507

Liberson WT, Gratzur M, Zales A, Grabinski B (1966) Comparison of conduction velocity of motor and sensory fibers determined by different methods. Arch Phys Med 47:17–23

Lueders H, Andrish J, Gurd A, Weiner G, Klem G (1981) Origin of far field subcortical potentials evoked by stimulation of the posterior tibial nerve. Electroenceph Clin Neurophysiol 52:336–344

Markand O, DeMyer W, Worth R, Warren C (1982) Multimodality evoked responses in leukodystrophies. In: Courjoun et al (eds) Clinical applications of evoked potentials in neurology. Advances in neurology, vol 32. Raven Press, New York, pp 409–416

Nash CL, Lorig RA, Schatzinger LA, Brown RH (1977) Spinal cord monitoring during operative treatment of the spine. Clin Orthop 126:100–105

Perot PL, Vera CL (1982) Scalp recorded somatosensory evoked potentials to stimulation of nerves in the lower extremity in the evaluation of patients with spinal cord trauma. Ann NY Acad Sci 388:359–368

Phillips LH, Daube JR (1980) Lumbosacral spinal evoked potentials in humans. Neurol 30:1175–1183

Pratt H, Amlie RN, Starr A (1979) Short latency mechanically evoked somatosensory potentials in humans. Electroenceph Clin Neurophysiol 47:524–531

Pratt H, Amlie RN, Starr A (1981) Short latency mechanicaly evoked peripheral nerve and somatosensory potentials in newborn infants. Pediat Res 15:295–298

Purpura DP (1976) Structure-dysfunction relations in the visual cortex of preterm infants. In: Brazier MAB, Coceani F (eds) Brain dysfunction in infantile febrile convulsions. Raven Press, New York, pp 223–240

Rossini PM, Cracco RQ, Cracco JB, House WJ (1981) Short latency somatosensory evoked potentials to peroneal nerve stimulation: Scalp topography and the effect of different frequency filters. Electroenceph Clin Neurophysiol 52:540–552

Sarnowski RJ, Cracco RQ, Vogel HB, Mount F (1975) Spinal evoked response in the cat. J Neurosurg 43:329–336

Schiff J, Cracco RQ, Cracco JB (1983a) Evoked potential studies in the Guillain-Barré syndrome. Electroenceph Clin Neurophysiol 56:10P

Schiff J, Cracco RQ, Rossini PM, Cracco JB (1983b) Spine and scalp somatosensory evoked potentials in normal subjects and patients with spinal cord disease: Evaluation of afferent transmission. Electroenceph Clin Neurophysiol (in press)

Schramm J, Oettle GJ, Pichert T (1980) Clinical application of segmental somatosensory evoked potentials (SEP)—experience in patients with non-space occupying lesions. In: Barber C (ed) Evoked potentials: Proceedings of an International Evoked Potentials Symposium held in Nottingham, England. University Park Press, Baltimore, pp 455–464

Schramm J, Krause R, Shigeno T, Brock M (1983) Experimental investigation on the spinal cord evoked injury potential. J Neurosurg 59:485–492

Small DG, Matthews WB, Small M (1978) The cervical somatosensory evoked potential in the diagnosis of multiple sclerosis. J Neurol Sci 35:211–224

Tsumoto T, Hirose N, Nonaka S (1972) Analysis of somatosensory evoked potentials to lateral popliteal nerve stimulation in man. Electroenceph Clin Neurophysiol 33:379–388

Vas GA, Cracco JB, Cracco RQ (1981) Scalp recorded short latency cortical and subcortical somatosensory evoked potentials to peroneal nerve stimulation. Electroenceph Clin Neurophysiol 52:1–8

Yamada T, Machida M, Kimura J (1982) Far field somatosensory evoked potentials after stimulation of the tibial nerve. Neurol 32:1151–1158

Kapitel 5

Intraoperative somatosensorisch evozierte kortikale Potentiale bei spinalen Operationen

Rückenmarksmonitoring

R. H. BROWN und C. L. NASH, JR.

A. Einführung	154
I. Warum Monitoring?	154
II. Historische Perspektive	155
III. Technische Voraussetzungen der intraoperativen Überwachung	156
1. System	156
2. Patienten	157
IV. Somatosensorisch evozierte kortikale Potentiale	157
B. Methodik	158
I. Stimulus	158
1. Reizarten	158
2. Applikation	159
a) Oberflächenelektroden	159
b) Perkutane Elektroden	159
3. Parameter	159
II. Aufzeichnung	160
1. Elektroden	160
2. Methode	160
a) Differentialverstärkung	161
b) Verstärker	161
III. Anästhesie bei intraoperativem Monitoring	162
1. Anästhesie	162
2. Präoperative Medikation	163
3. Allgemeinnarkose	163
IV. Datenwiedergabe	164
V. Praktische Durchführung	165
1. Präoperative Ableitung	165
2. Elektrodenanlegung am Patienten	165
a) Reizelektroden	165
b) Ableiteelektroden	166
3. Intraoperative Überwachung	168
4. Aufwachtest	170
5. Intraoperative Datenauswertung	171
a) Normalwertedatei	171
b) Anästhesie	173
C. Ergebnisse	174
I. Fall 1	174
II. Fall 2	174
III. Fall 3	177
IV. Fall 4	179

Evozierte Potentiale in der Praxis
Herausgegeben von J. Schramm
© Springer-Verlag Berlin Heidelberg 1985

D. Zusammenfassung 180

Literatur 181

A. Einführung

I. Warum Monitoring?

Einfach ausgedrückt: weil die üblichen Hilfstechniken zur Überwachung des Zentralnervensystems und insbesondere der Rückenmarksfunktion beim anästhesierten Patienten nicht zur Verfügung stehen. Chirurgen suchen schon lange nach einer Möglichkeit, die Wirkungen von Operation und Anästhesie im Bereich des Rückenmarks zu untersuchen (Engler et al. 1978; Grundy 1982; Spielholz et al. 1979). Sind die Verfahren sicher? Sind sie hilfreich oder schaden sie? (Grundy et al. 1982).

Die Entwicklung der intraoperativen Rückenmarksüberwachung wurde in großem Maße von Wirbelsäulenchirurgen angeregt, die korrigierende Geräte zur Verbesserung von Mißbildungen im Bereich der Wirbelsäule benutzten. Das Komitee für Morbidität und Sterblichkeit der Skoliose Forschungsgemeinschaft (Mac Ewen et al. 1975) registrierte bei diesen Operationen ein eher konsistentes Auftreten neurologischer Komplikationen zwischen 0,75 und 1,3%, wobei viele Eingriffe an gesunden jugendlichen Patienten durchgeführt wurden. In der Hälfte der Fälle zeigte sich eine direkte Beteiligung des Rückenmarks.

Die Untersuchung der Skoliose Forschungsgemeinschaft wies darüber hinaus deutlich die Notwendigkeit der frühzeitigen Erkennung einer neurologischen Gefährdung auf. Patienten, deren Wirbelsäulen-Korrekturinstrumente innerhalb von Minuten bis Stunden nach Einsetzung entfernt worden waren, zeigten eine viel bessere und häufig vollständige Erholung. Darüber hinaus gibt es Fälle, in denen Parameter wie veränderter Blutdruck die Rückenmarksfunktion negativ oder positiv beeinflußten (Brodkey et al. 1972; Grundy et al. 1981, 1982). Daher ergeben sich aus einem System, das das Ablesen der Wirkungen physiologischer, pharmakologischer und anatomischer Parameter auf die Rückenmarksfunktion ermöglicht, viele Vorteile (Brodkey et al. 1972; Grundy 1982; Grundy et al. 1980a, b; Maccabee et al. 1983a). Die Auswirkungen auf Behandlung und Forschung sind offensichtlich.

Vor der Beschreibung der gegenwärtigen Aspekte des intraoperativen Monitoring sind noch einige Worte zum Stand der Technik notwendig. Die elektronische Rückenmarksüberwachung befindet sich noch in der Entwicklungsphase. Viele der grundlegenden technologischen Probleme wurden überwunden, und es gibt eine Reihe kommerziell verfügbarer und verwendbarer Systeme, die im Operationssaal ein sinnvolles und verläßliches Signal geben. Hinsichtlich der klinischen Bedeutung dieser Signale bleibt jedoch noch vieles unbekannt. Im allgemeinen warnt ein richtig funktionierendes System den Chirurgen bei einem bedeutenden Funktionsverlust oder gibt an, daß eine Funktion aufrechterhalten wird. Leider gibt es nach wie vor eine ausgedehnte Grauzone, in der veränderte Ableitungsparameter mit leichteren Veränderungen der Rückenmarksfunktion nicht richtig korreliert werden können. Daher können wir bei dem gegenwärtigen Kenntnisstand nicht sagen, daß alle größeren spinalen Operationen mit Hilfe elektronischer Überwachung durchgeführt werden sollten. Die Autoren sind jedoch der Meinung, daß Vauzelles „Aufwach"-Test immer dann angewandt werden sollte, wenn ein größerer spinaler Eingriff durchgeführt wird oder wenn die elektronischen Aufzeichnungen fraglich erscheinen. Eine kontinuierliche Forschung auf dem Gebiet der elektronischen Systeme ist notwendig, um die Techniken zu verfeinern.

Neben den somatosensorischen kortikalen Techniken werden auch andere untersucht. So wird in Japan gegenwärtig die direkte epidurale Ableitung sowohl klinisch als auch experimentell angewandt. Bei dieser Technik werden speziell präparierte Elektroden mit zwei kleinen Platinenden am Ende eines 18-gauge Polyäthylenschlauches zur direkten Stimulation und Aufzeichnung von der Dura benutzt. Die Reizelektrode wird extradural im oberen thorakospinalen Bereich gelegt. Die Aufzeichnungselektrode wird unter Benutzung der Tuohy-Nadel im unteren Lumbalbereich in die Cauda equina eingeschoben bis in Nähe des Conus medullaris. Die Reizparameter dieser Technik sind direkte epidurale Stimulation im oberen thorakospinalen Bereich von 0,3 ms Impulsdauer bei einer Amplitude von 30 bis 120 Volt und einer Reizfrequenz von 30 bis 50 Hz. Die Aufzeichnungsparameter sind direkte Duraableitung am Conus medullaris bei Amplituden von 150 µV, wobei die Endaufzeichnung durch Mittlung von 50 bis 100 Einzelreizantworten erreicht wird.

Eine andere Technik, die gegenwärtig angewandt wird, ist die Aufzeichnung aus Dornfortsätzen. Hierbei wird der Reiz auf das periphere Nervensystem ausgeübt, und die daraus resultierende somatosensorische evozierte spinale Reizantwort wird in der das Rückenmark umgebenden Knochensubstanz aufgezeichnet (Maccabee et al. 1983b). Die Parameter dieser Technik sind: periphere Nervenstimulation unter Verwendung von 200 µs Konstant-Strom-Impulsen bei einer Wiederholungsrate von 10 Hz. Die resultierenden evozierten Reizantworten werden anhand von Kirschner-Draht-Elektroden in den Dornfortsätzen aufgezeichnet. Die erreichte Amplitude bewegt sich zwischen 10 und 20 µV bei 512 gemittelten Reizantworten zur Erreichung der endgültigen Reizantwort. Die Stimulation motorischer Bahnen steht ganz am Anfang (Levy et al. 1984).

II. Historische Perspektive

Die moderne intraoperative Überwachung wurde Ende der 60er und Anfang der 70er Jahre an drei Stellen mit unabhängiger Zielsetzung entwickelt. In den Vereinigten Staaten arbeiteten Forscher wie Perot (1972), Croft et al. (1972) und Brodkey et al. (1972) mit somatosensorisch evozierten kortikalen Potentialen, während in Japan Shimoji et al. (1977) und Tamaki et al. (1981, 1984) mit spino-spinal und somatosensorisch evozierten Potentialmethoden arbeiteten. Zur gleichen Zeit gingen Vauzelle et al. (1973) das Problem direkter an, indem sie die Patienten intraoperativ aufweckten und die periphere Motorik überprüften. Diese Patienten, die meist an einer schweren Form von Skoliose litten, ertrugen dieses Verfahren gut und bewiesen so den Stellenwert einer Überwachungsmöglichkeit von neurologischen Funktionsveränderungen kurz nach einem korrigierenden Eingriff.

Mitte der 70er Jahre verzeichneten Brown u. Nash (1979), Nash et al. (1977) und Nash u. Brown (1979) frühe Erfolge bei der Erzielung verwendbarer Signale im Operationssaal. Sie operierten Patienten mit Skoliose und beschrieben Fälle, bei denen die Monitoring-Ableitungen kurz nach Anwendung von Aufrichtungskräften signifikante Veränderungen anzeigten. Verminderte Wirbelsäulen-Distraktion war verbunden mit verbesserten Ableitungen und einem normalen postoperativen neurologischen Befund. Seitdem folgten zahlreiche Berichte aus anderen Zentren, die die allgemeine Durchführbarkeit und die Grenzen bei der Verwendung von somatosensorisch evozierten kortikalen Potentialen zur intraoperativen Überwachung erkennen ließen (Cusick et al. 1979; Engler et al. 1978; Hahn et al. 1981; Homma u. Tamaki 1984; Jones et al. 1982; Kondo 1977; Macon u. Poletti 1982; Schramm u. Jones 1985; Spielholz et al. 1979; Worth et al. 1982). Darüber hinaus bestand ein großes Interesse an direkteren Systemen mit periduraler Ableitung und Stimulation (Jones et al. 1982; Schramm et al. 1979; Shimoji et al. 1977; Tamaki et al. 1981, 1984). Abschließend bleibt zu sagen, daß weiterhin vermehrte Anstrengungen notwendig sein werden und noch viele Techniken untersucht werden müssen, bevor das oder die optimalen Systeme definiert werden können.

III. Technische Voraussetzungen der intraoperativen Überwachung

Die Aufzeichnung evozierter Reizantwortpotentiale ist mit sehr umfangreichen Voraussetzungen verbunden, die unabhängig von der angewandten Methode oder dem Untersuchungsraum gegeben sein müssen. Es muß eine Apparatur zur Stimulation des peripheren oder des zentralen Nervensystems vorhanden sein, sowie eine Registriereinrichtung für die abgeleiteten Reizantworten und ausreichende Möglichkeit der Signalverstärkung, um die relativ klein-amplitudigen Reizantwortpotentiale aus den physiologischen Hintergrundsaktivitäten hervorzuheben.

Um diese Apparate zu einem wirklich verwendbaren intraoperativen Überwachungssystem werden zu lassen, müssen viele spezifische Grundforderungen erfüllt sein. Dazu gehören:

1. System

a. Die Regulierungsfähigkeit sowohl der Reizamplitude als auch der Impulsdauer.
b. Die Fähigkeit, sowohl die Reiz- als auch die Aufzeichnungselektroden so zu legen, daß sie während langer Eingriffe unverändert bleiben.
c. Ein Qualitätssystem zur Beseitigung des Rauschpegels, verbunden mit den Vorverstärkern.
d. Die Möglichkeit, die Bandbreite der Reizantwort auf den gewünschten Bereich zu begrenzen und einzustellen.
e. Die Möglichkeit, Reizantworten mit Artefakten vor deren Aufnahme in den Speicherinhalt des Averager zu unterdrücken (zur Verhinderung irreversibler Kontamination der laufenden Summen-Reizantworten).
f. Die Möglichkeit, die Dauer der Aufzeichnung zu regulieren.
g. Die Möglichkeit, ohne Schwierigkeiten einen oder mehrere Stimulationsorte während des operativen Eingriffs auszuwählen.
h. Die Möglichkeit, die Größe der Analyseschritte zu regulieren.
i. Die Möglichkeit, on-line-Messungen der Gipfelamplitude und der Latenz der erzielten Reizantworten vorzunehmen.
j. Die Möglichkeit, die Anzahl der Durchgänge der Reizantworten festzusetzen.

k. Die Möglichkeit, die wichtigen Reizantworten permanent aufzuzeichnen.
l. Die Möglichkeit, die Gesamtsystemverstärkung zu kontrollieren.

Die oben genannte Voraussetzung muß während des operativen Eingriffes erfüllt werden, ohne zu einem Eindringen in den sterilen Bereich oder unzulässiger Beeinflussung der Operation zu führen.

m. Standardisierte Reiz- und Registrierorte, Geräte und Parameter müssen benützt werden.
n. Die elektronische Rauschfilterung darf das abgeleitete Potential nicht unzulässig verzerren.
o. Die elektronische Anlage muß ohne Leistungsschwankungen arbeiten, Funktionsstörungen aufdecken und einfach zu bedienen sein. Dies gilt auch für die häufig lange Operationsdauer bei spinalen Eingriffen.
p. Das System muß für die Anwendung am Patienten sicher sein, und angemessene Wartung muß gewährleistet sein. Systeme zum Schutz des Patienten können versagen, wenn die Ausrüstung falsch gehandhabt oder defekt ist. Es sollte zur inneren Registrierung von Systemfehlern fähig sein.

2. Patienten

a. Die physiologischen Parameter (RR, Puls, Atmung, Blutgase) müssen aufmerksam überwacht und sorgfältig aufrechterhalten werden.
b. Es muß eine enge Verbindung zur Anästhesie hergestellt werden, wobei Dosierung und Gabezeit von Medikamenten und Anästhetika besonders beachtet werden müssen.
c. Es müssen für jedes System Normdaten erstellt werden, da augenblicklich noch keine allgemeingültige Datenbasis zur Verfügung steht.
d. Normalwertkontrollen müssen durchgeführt werden. Jeder Patient dient als sein eigener Maßstab, so daß stichhaltige präoperative und vor dem Aufrichten durchgeführte Kontrollen als Vergleichgrößen zur Verfügung stehen. Dies gilt besonders, wenn der Patient präoperativ ein neurologisches Defizit gezeigt hat. Alle Kontrollen müssen außerdem so ausgerichtet sein, daß sie Rechts-Links-Differenzen sowie solche zwischen oberen und unteren Extremitäten berücksichtigen.
e. Das System sollte vielseitig und unterschiedlich verwendbar sein, z. B. zur prä- und postoperativen Diagnostik sowie zur Funktionsüberwachung.

IV. Somatosensorisch evozierte kortikale Potentiale

Bei dieser Methode zur Überwachung der Rückenmarksfunktion wird der elektrische Reiz auf einen peripheren Nerv ausgeübt, und die Ableitung der evozierten Reizantwort erfolgt über der kontralateralen Großhirnrinde (Abb. 5.1). Der entstandene Impuls wird entlang dem Rückenmark hauptsächlich in den Hintersträngen geleitet, von dort in den Hirnstamm und gelangt dann über die Thalamuskerne in den kortikalen Bereich. Diese Bahnen sind allgemein anerkannt, aber viele Fragen sind noch unbeantwortet und viele Besonderheiten ungeklärt. Da das Signal über dem Cortex abgeleitet wird und nur den 5/millionsten Spannungsanteil einer Uhrbat-

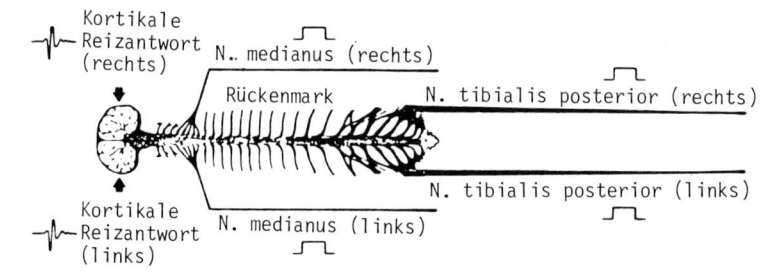

Abb. 5.1. Diagramm der überwachten Bahnen des Zentralnervensystems mit somatosensorisch evozierten corticalen Potentialen (SCEP)

terie hat, ist eine mathematische und elektronische Verstärkung zur Erzielung verwendbarer Signale notwendig.

Die Feinheit und Komplexität dieses Systems verlangen die Berücksichtigung vieler Faktoren. Es kann leicht eine elektrische, physiologische, pharmakologische und/oder mechanische Kontamination auftreten. Alle Anästhetika, die die kortikale Funktion verändern, beeinflussen das Signal. Daher ist die Verwendung von halogenierten Wirkstoffen auszuschließen. Umgekehrt können aufgrund der Empfindlichkeit des Systems zahlreiche unerwünschte Faktoren einfließen. Im folgenden werden die notwendigen Voraussetzungen zur Generierung ausreichend zuverlässiger Ableitungen im Operationssaal angegeben. Ihre Besonderheiten werden unter dem Kapitel *Methodik* diskutiert.

B. Methodik

I. Stimulus

1. Reizarten

Es gibt generell zwei Reizarten, die bei der Überwachung somatosensorisch evozierter kortikaler Potentiale allgemein gebräuchlich sind: konstante Spannung oder konstanter Strom. Konstante Spannung wird gewöhnlich durch Oberflächenelektroden angelegt, während konstanter Strom durch transkutane Nadelelektroden gelegt wird. Konstanter Strom kann sowohl monopolar (die Impulspolarität ist bei jeder Reizung die gleiche) als auch bipolar sein (die Ladung wird zuerst auf die eine, dann auf die andere Elektrode gegeben) und endet im wesentlichen mit einer Null-Nettoladung, die quer über die Elektroden angewandt wird. Bipolarer Strom wird gewöhnlich eher bei chronischen Fällen über Wochen oder Monate eingesetzt, um den Langzeiteffekt der Ionenwanderung und Elektrodenpolarisation herabzusetzen. In den meisten Fällen diagnostischer oder intraoperativer Überwachung können beide Reizarten angewandt werden, da die Reizungsdauer kurz und die Elektrodenpolarisation unproblematisch ist.

2. Applikation

a) Oberflächenelektroden

Bei dieser Applikationsform wird die Haut im allgemeinen erst aufgerauht, um die transkutane Impedanz der Haut zu verringern. Dann werden Elektroden mit einer handelsüblichen isotonischen Kontaktpaste überzogen und über dem gewünschten Bereich befestigt. Danach wird die Spannung langsam bis zur Erreichung des gewünschten Reizes erhöht. Dieses Verfahren wird als nicht-invasiv angesehen, und durch richtiges Aufrauhen der Haut und Benetzung der Elektroden mit einer Kontaktpaste kann ein effektiver Reiz erzielt werden. Da die Elektrodenpaste austrocknen und den Hautwiderstand erhöhen kann, besteht die Möglichkeit, daß die Reizstärke nachläßt. Dies kann bei langdauernden Operationen, bei denen die Überprüfung der Reizeffektivität und die Reapplikation von Elektroden schwierig ist, zu Problemen führen. Neben der gewünschten Reizung des tiefer liegenden Nervs werden durch die Oberflächenreizung in geringerem Maße auch die kutanen Nerven unter den Elektroden gereizt, wodurch ein unangenehmes Gefühl verursacht werden kann. Da die Elektroden selbst an der Oberfläche gelegt werden, besteht auch die Gefahr der Elektrodenlockerung, wodurch es zu Veränderungen der eingestellten Reizparameter kommen kann.

b) Perkutane Elektroden

Die Applikation des Reizes mit konstanter Stromstärke wird durch Legung kleiner transkutaner Nadelelektroden im Abstand von 1 bis 3 cm entlang des Verlaufs des zu stimulierenden Nervs bewirkt. Die Impulsstärke wird dann bis zur Erreichung der erwünschten Reizantwort erhöht. Der einzige Nachteil dieser Technik besteht in der Verwendung von transkutanen Nadelelektroden und muß daher als minimal invasiv angesehen werden. Die Vorteile, die diesen einzigen Nachteil aufwiegen, liegen in den weitgehend konstanten Elektrodenimpedanzen und einer sicheren Plazierung, wodurch eine Elektrodenverschiebung ausgeschaltet wird. Dies führt im Verlauf der meisten Eingriffe zu einer sehr viel konstanteren Stimulusapplikation.

3. Parameter

Ungeachtet der angewandten Technik sind die Reizimpulse normalerweise 0,2 bis 1,0 ms lang. Bei richtiger Einstellung des Reizimpulses ist diese Zeit zur vollständigen Depolarisierung des Nervs ausreichend. Die Reizrepetitionsraten variieren von Untersucher zu Untersucher und bewegen sich zwischen 1 und 20 Hz. Bei somatosensorischen Überwachungssystemen werden die Reizraten normalerweise auf 5 Hz oder weniger festgelegt. Bei kortikaler Registrierung werden die Reizraten gewöhnlich unter 2 Hz gehalten, um zu ermöglichen, daß der somatosensible Cortex vor dem nächsten Reiz in seine Ausgangslage zurückkehrt. Eine wichtige Möglichkeit bei der Verwendung repetitiver Reize ist die Ankoppelung der Reizfrequenz an vorher vorhandene physiologische Rhythmen des Patienten wie Alpha-, Theta- oder EKG-Zyklen. Dies läßt sich sehr leicht mit Hilfe eines Systems vermeiden, mit dem sich ein aperiodischer Reiz erzeugen läßt. Es handelt sich hierbei um einen Reiz mit einem Intervall-Medianwert, der dem gewünschten Interstimulusintervall entspricht, dem aber randomisiert bei jeder Applikation 10 bis 20% Variabilität zuaddiert oder subtrahiert wird.

II. Aufzeichnung

1. Elektroden

Wurden die Reizorte bestimmt, so werden im nächsten Schritt die Aufzeichnungselektroden über den zugeordneten somatosensiblen Cortex gelegt. Auch hier können sowohl Oberflächen- als auch subkutane Nadelelektroden verwendet werden. Die Hautvorbereitung und Applikation der Oberflächenelektroden entspricht dem Verfahren bei Oberflächenreizelektroden, nur daß diese Elektroden gewöhnlich unter Verwendung von Kollodium und einer Wattekugel angebracht werden. Wie bereits bei der Verwendung von Oberflächenreizelektroden festgestellt wurde, haben diese Elektroden den Vorteil, daß sie nicht invasiv sind. Allerdings treffen die in diesem Zusammenhang genannten Probleme auch auf die Oberflächenregistrierelektroden zu. Die Anästhesie stellt eine zusätzliche Lockerungsgefahr für die Elektroden dar. Der Hauptnachteil der Nadelelektroden besteht in ihrer minimalen Invasivität. Sie können jedoch effektiv angewandt werden, indem der Skalp zunächst etwas angehoben und die Nadel von hinten nach vorne über der gewünschten Cortexgegend eingeschoben wird. Danach werden die Elektroden so gebogen, daß sie die Form eines „Angelhakens" erhalten. Die Kabel können leicht nach vorn gelegt und lateral an der Stirn befestigt werden. Dadurch wird eine sehr stabile Elektrodenplazierung erreicht, die den üblichen mechanischen Anästhesievorbereitungen zur Durchführung einer Routineintubation standhält. Darüber hinaus werden die Elektrodenkabel völlig unbehindert an der Stirn des Patienten plaziert, so daß es bei Bauchlage des Patienten aufgrund des Kontaktes der Kabel zwischen Kopfstütze und Haut des Patienten zu keiner Nekrose kommt. Wir erzielten mit dieser Technik eine sehr gute Langzeitstabilität, wobei die gleichen Elektroden notfalls von der präoperativen Überwachung bis zur postoperativen Nachuntersuchung in der Intensivstation am folgenden Tag verwendet worden sind.

2. Methode

Unabhängig von den benutzten Elektroden sind die aufgezeichneten Potentiale über dem Cortex mit 5 bis 20 μV sehr niedrig. Diese liegen bedeutend unter der individuellen EEG-Grundaktivität und merklich unter der elektrischen Hintergrundsaktivität, die von der technischen Ausstattung in modernen Operationssälen ausgeht. Wenn diesbezüglich keine angemessenen Vorkehrungen bei Erfassung des Potentials getroffen werden, kann das Signal-Rausch-Verhältnis (das ist die Stärke des evozierten Potentials versus die Stärke jedes unerwünschten Signals) so niedrig sein, daß sehr viele Durchgänge im Averager notwendig werden, bevor ein genügend „klares" evoziertes Potential erzielt werden kann. Dieses Problem wird am besten durch die Verwendung eines Systems gelöst, das sowohl über eine Elektrodendifferentialverstärkung mit einer hohen Gleichtaktunterdrückung als auch über Vorverstärker, die möglichst nahe am Skalp des Patienten plaziert sind, verfügt.

a) Differentialverstärkung

Die Differentialverstärkung mißt die Potentialdifferenz zwischen der aktiven und indifferenten Elektrode. Daher heben sich die Signale, die gemeinsam an beiden Elektrodenleitungen vorhanden sind, auf und werden im wesentlichen unterdrückt. Dies wird als Gleichtaktunterdrückung bezeichnet, und je höher die Gleichtaktunterdrückung eines Systems ist, um so besser kann es an Ableitungselektroden erscheinendes elektrisches Rauschen der Umgebung unterdrücken. Ein anderer gebräuchlicher Ausdruck für diesen Aufzeichnungstyp ist „Drei-Kabel-Aufzeichnung": eine aktive Zuleitung, eine indifferente Zuleitung und eine Bezugsleitung. Dieses System mißt zunächst die Potentialdifferenz zwischen der aktiven Elektrode und der Bezugselektrode und subtrahiert davon das Potential zwischen der indifferenten Elektrode und der Bezugselektrode. Dann werden wiederum die Signalkomponenten, die beiden Elektroden gemeinsam sind, kompensiert.

b) Verstärker

Die Plazierung der Verstärker nahe der Aufzeichnungsgeräte hat viele klare Vorteile. Erstens bleiben dadurch die Elektrodenkabel kurz, wodurch ihr antennenartiges Auffangen elektrischer Rauschsignale im Operationssaal verringert wird. Diese Verstärkerposition erhöht darüber hinaus die Gleichtaktunterdrückung der Systeme, da lange Kabel nicht immer den gleichen Kontaminationsanteil aufnehmen. Die nahe Plazierung der Vorverstärker bedeutet auch, daß das sehr schwache registrierte Signal keinen langen Weg zum Verstärker hat. Nach Verstärkung des Signals kann es dann über ein langes Kabel zu dem Hauptreglerpult geleitet werden ohne Verlust der Signal-Wiedergabegüte und sehr viel weniger kontaminationsanfällig. Dadurch ist es möglich, das Hauptreglerpult in großer Entfernung vom Operationstisch und weit außerhalb des sterilen Bereiches aufzustellen. Tatsächlich erlaubt diese Technik richtig angewendet, daß das Kabel auf dem Boden des Operationssaales verlegt und alle Tätigkeiten ungehindert ausgeführt werden können, ohne daß der Informationsinhalt beeinflußt wird.

Sobald das Signal das Hauptreglerpult erreicht hat, wird die letzte Spannungsverstärkung durchgeführt (normalerweise mit 20000 bis 50000facher Verstärkung). Das verstärkte evozierte Potential wird dann durch Einstellung der oberen und unteren Grenzfrequenzen gefiltert. Für ein gutes System ist die richtige Einstellung dieser Bandbreite-Filter sehr wichtig. Bei der Applikation des Monitorings mit somatosensorisch evozierten kortikalen Potentialen wird oft der Fehler begangen, die untere Grenzfrequenz zu hoch zu wählen. Ein großer Teil der Grundenergie einer somatosensorisch evozierten kortikalen Reizantwort liegt in den Frequenzbereichen unter 30 Hz. Werden die unteren Grenzfrequenzen nahe diesem Wert gewählt, werden sehr klare und stabile Aufzeichnungen erreicht, aber ein Großteil der Information des tatsächlich evozierten kortikalen Potentials wird ausgeblendet. Die oberen Frequenzwerte bewegen sich normalerweise zwischen 200 bis 1000 Hz.

Die Anzahl der Mittelungsdurchgänge, die ein System zur Generierung einer stabilen reproduzierbaren Aufzeichnung benötigt, hängt in großem Maße von seinem gesamten Signal-Rausch-Verhältnis ab. Monitoring-Systeme mit sehr sicherer Elektrodenlegung, einer hohen Gleichtaktunterdrückung sowie sauberer Vorverstärkung des evozierten Potentials benötigen weniger Durchgänge.

Bei starkem Rauschen oder anderer Artefaktkontamination sind jedoch Hunderte, manchmal Tausende von Mittelungen notwendig, bevor ein stabiles evoziertes Potential erreicht werden kann. Die Bedeutung eines guten Systems mit niedrigem Rauschpegel kann durch folgenden Punkt unterstrichen werden: die durch Mittelung erhältliche Signalverstärkung ist proportional der Quadratwurzel aus der Zahl der Durchgänge. Das heißt, daß für eine 8fache Signal-Rausch-Verbesserung 64 Mittelungen notwendig sind; bei einer Verdoppelung der Signal-Rausch-Verbesserung auf 16 sind 256 Aufzeichnungen notwendig usw. Eine weitere wichtige Überlegung bezüglich der Verschlechterung des Signal-Rausch-Verhältnisses ist ein gut definiertes Verfahren zur Unterdrückung von Artefaktkontaminationen wie z. B. die Verwendung der Elektrokoagulation. Dies kann weitgehend erreicht werden, indem man für das Eingangssignal einen Grenzwert festsetzt, so daß Signale über dieser Grenze unterdrückt werden können, bevor sie in das Mittlungsverfahren eingehen.

Die nächste Überlegung bei der Bestimmung der Ableiteparameter behandelt die Frage, wie lange eine Ableitung nach dem Reiz registriert werden soll. Die wichtige Information bei somatosensorischen kortikalen Monitoring-Ableitungen ist in den ersten 100 ms enthalten. Aufgrund der kortikalen Verarbeitung, die auch in Verbindung mit somatosensorischem kortikalem Monitoring eintritt, können Zusatzinformationen erhalten werden, indem der Analysezeitraum auf einen Bereich von 125 bis 250 ms ausgedehnt wird. Eine weitere Determinante des Analysezeitraums ist der Grad der notwendigen Auflösung. Für somatosensorische kortikale Potentiale ist eine Auflösung von 0,1 ms ausreichend. Dadurch wird dann bestimmt, wie schnell die Eingangsdaten von den Analog-Digitalwandlern des Systems abgetastet werden. Die Notwendigkeit zur sorgfältigen Miteinbeziehung dieser Faktoren kann dadurch unterstrichen werden, daß ein Analysezeitraum von 250 ms mit einer Auflösung von 0,1 ms für jedes eingehende Signal 2500 Analyseschritte benötigt. Je nach Größe des benutzten Systems kann dies eine mehr oder weniger zweckmäßige Zahl sein. Bei einer möglichen späteren Auswertung dieser Daten ist es wichtig, daß die Daten mit einer AD-Wandlungsfrequenz verarbeitet werden, die groß genug ist, um alle Informationen miteinzuschließen, die in das Verstärkersystem in Abhängigkeit von der Regulierung der Filter hineingelangen konnten. Bei einer oberen Grenzfrequenz von 1000 Hz ist eine AD-Wandlungsfrequenz von mindestens 2000 Hz entsprechend dem Doppelten der oberen Filtereinstellung notwendig (siehe auch Kapitel 1).

III. Anästhesie bei intraoperativem Monitoring

1. Anästhesie

Der Anästhesie kommt vor allen anderen Faktoren der intraoperativen Rückenmarksüberwachung vielleicht die größte Bedeutung zu. Die Wirkung von Anästhetika auf kortikale evozierte Potentiale kann groß sein und sich bei dem Patienten in einer Veränderung körpereigener Parameter zeigen. Darum ist es notwendig, daß Chirurg, Anästhesist und Monitoring-Überwacher eng zusammenarbeiten. Eine strenge Verfahrensweise muß festgelegt und befolgt werden, damit Veränderungen der evozierten Potentiale richtig gewertet werden können. Darüber hinaus stellt die

Tatsache, daß die zum spinalen Monitoring entwickelten Anästhesietechniken auch für spinale Operationen allgemein sehr hilfreich sind, einen bedeutenden Beitrag dar. Die Fähigkeit, einen Patienten während oder unmittelbar am Ende einer Operation aufzuwecken, setzt eine gute Technik und aufmerksame Beobachtung seitens des Anästhesisten voraus. Erhöhte Aufmerksamkeit von Chirurg und Anästhesist sind für den Patienten ein deutlicher Gewinn.

2. Präoperative Medikation

Die Prämedikation wird in dem Wissen verabreicht, daß die ersten präoperativen Ableitungen am Morgen der Operation vor Einleitung der Allgemeinnarkose unter dieser Prämedikation erhalten werden. Da viele der verwendeten Mittel die Blut-Hirnschranke durchqueren, können sie die kortikale Funktion unterdrücken und die Ableitungen erheblich beeinflussen. Daher werden im allgemeinen keine Mittel wie Diazepam und Droperidol benutzt. Statt dessen wird Secobarbital in einer Dosierung von 2,0 mg/kg Körpergewicht gegeben. Atropin kann in Standarddosen benutzt werden, und kleine Anteile von Morphinsulfat können notfalls zugegeben werden.

3. Allgemeinnarkose

Nachdem Ableitungen erhalten und das System überprüft worden ist (insbesondere die Plazierung der Reizelektroden), kann die Narkose unter Verwendung von Natriumthiopental eingeleitet werden. Da dieses Mittel das evozierte Potential über einen Zeitraum von 45 Minuten nach Gabe stark beeinflussen kann, sollte möglichst die kleinste Dosierung zur Einleitung verwendet werden. Befindet sich der Patient in ausreichendem Narkosezustand, sollte Succinylcholin als Muskelrelaxans zur Intubation gegeben werden. Dieses Mittel wird wegen seiner relativ kurzen Aktionszeit gewählt, da es notwendig werden kann, die geeignete Plazierung der Reizelektroden bei eventueller Lösung neu zu bestimmen. Nach der Intubation wird der Patient in einer ausgewogenen Lachgas-Narkose gehalten. Das ist notwendig, da halogenierte Mittel selbst in einer Dosierung von 0,5% die evozierten Potentiale ernsthaft beeinträchtigen können. Ein Schmerzmittel wie Morphinsulfat oder Fentanyl wird dazugegeben, indem es in einer Infusion mit physiologischer Kochsalzlösung gemischt und als Dauerinfusion über eine handelsübliche Infusions-Pumpe verabreicht wird. Die mittlere Infusionsrate für Fentanyl beträgt zwischen 1 und 2 µg/kg/Std. Die Infusionsrate für Morphin beträgt 15 bis 25 mg/kg/Std. Dieses Verfahren hat weniger Einfluß auf die Monitoring-Ableitungen und verringert im allgemeinen die Gesamtdosis von Narkotika im Vergleich zu der Bolusgabe. Wenn der Anästhesist beim Patienten und der Narkose stabile Werte erreicht hat, kann mit der Wirbelsäulenmanipulation begonnen werden. Die somit erhaltenen Daten können nicht direkt mit der Normalwert-Datei der nicht narkotisierten Patienten verglichen werden. Sie müssen dagegen mit den normativen Daten nach Narkoseeinleitung verglichen werden (s. Tabelle 5.2).

In manchen Fällen können bei der Beurteilung der Monitoring-Potentiale Probleme entstehen, und der Chirurg möchte einen „Aufwachtest" durchführen. Das bedeutet, daß der Patient soweit aufgeweckt wird, bis er bewußt zuerst die Hände und dann die Füße bewegen kann. Durch die ausgewogene Anästhesietechnik und vor allem die kontinuierliche Infusion von Narkotika wird dieses Verfahren erleichtert, so daß der Patient in ca. 10 Minuten bereit sein sollte. Dennoch kann eine vorsichtige Umkehrung der Muskelentspannung notwendig sein. Auch hierbei verlängern selbst geringe Dosen halogenierter Narkotika nicht nur die Aufwachzeit, sondern beeinträchtigen auch die Fähigkeit des Patienten, die Hände und Füße zu bewegen. Patienten, denen halogenierte Narkotika gegeben wurden, neigen dazu, Rumpf und Körper zu bewegen, bevor sie bewußt Hände und Füße bewegen. Diese sehr unerwünschte Situation muß vermieden werden, insbesondere wenn Dura oder Rückenmark freiliegen. Abschließend sei noch zu dem „Aufwachtest" bemerkt, daß er zwar theoretische Gefahren birgt, andererseits aber nahezu keine Fälle bekannt sind, bei denen es zu Komplikationen kam, mit der Ausnahme, daß der Test nicht akkurat beurteilt wurde und ein neurologisches Defizit möglicherweise nicht erkannt wurde.

Die Auswirkungen der Anästhesie auf die somatosensorisch evozierten kortikalen Potentiale werden später diskutiert und in Tabelle 5.2 zusammengefaßt.

IV. Datenwiedergabe

Nach der Datengewinnung müssen diese so dargestellt sein, daß der Anwender das System sachgemäß bedienen kann. Die gebräuchlichste Form der Datendarstellung ist ein kontinuierlich mit neuen Daten aufgefrischter Bildschirm, der direkt mit dem Averager verbunden ist. Da die Daten immer wieder aufgefrischt werden, ist es möglich, eine Reihe von Cursor-Maßen auf dem Bildschirm zu überlagern, so daß Amplitude und Latenz jedes gewünschten Punktes der Reizantwort abgelesen werden können. Durch Verwendung multipler Cursoren können sowohl Peak-to-Peak-Latenzen (Messungen zwischen den Gipfeln benachbarter Komponenten) und Peak-to-Peak-Amplituden schneller gemessen, sowie direkte Interpeak-Latenzen einiger Wellen gemessen werden. Weiter ist es notwendig, die wichtigeren Ableitungen permanent registrieren zu können. Dies sollte folgendermaßen geschehen: Zuerst wird eine Papierkopie angefertigt, und dann sollte das eigentliche elektronische Bild des evozierten Potentiales permanent gespeichert werden. Dazu stehen viele Methoden zur Verfügung.

Eine weitere anzustrebende Systemeigenschaft ist die Fähigkeit, eine angemessene Zahl von Störfaktoren beseitigen zu können, während das System arbeitet. Zu diesem Zweck sollten Kontrollen durchgeführt werden, bei denen überschaubare Einzelschritte des Monitorings außerhalb des Averagers schnell durchgeführt werden können, um so zu bestimmen, ob das System richtig funktioniert oder nicht. Das würde sowohl eingebaute Prüfschritte und Kalibrierungen als auch einen externen Wechsel der Systemkanäle (Verstärker und Averager) zur gegenseitigen Überprüfung beinhalten. Dadurch wird das System zwar komplexer, aber es kann jedem Beteiligten mehr Sicherheit vermitteln.

Nicht in jedem System sind alle oben genannten Merkmale enthalten. Vorhanden sind eine Reihe verschiedener „black boxes", die je nach Monitoring zu einer funktionierenden Einheit arrangiert werden können. Im wesentlichen jedoch muß jedes System, das im Operationsaal zur Überwachung viel Platz benötigt, nicht nur verläßlich und reproduzierbar arbeiten, sondern es sollte auch so entworfen und konstruiert sein, daß es möglichst wenig mit dem Tätigkeitsfeld von Chirurg und Anästhesist interferiert. Nur die Komponenten, die im sterilen Bereich sein müssen, sollten sich in der Nähe befinden. Alle anderen sollten weit außerhalb des sterilen Feldes plaziert sein. Dies ist nicht nur aus Gründen der Sterilität wünschenswert, sondern auch um der Überfüllung der immer komplexer werdenden Operationssäle entgegenzuwirken.

V. Praktische Durchführung

1. Präoperative Ableitung

Aufgrund der großen Spielbreite der Anästhesiewirkungen auf den einzelnen Patienten, sollten alle zu operierenden Patienten vor Einleitung der Allgemeinnarkose untersucht werden. Im Idealfall sollte dies nach der Prämedikation, aber vor der tatsächlichen Narkoseeinleitung erfolgen. Dies ist sehr leicht zu erreichen, indem man den Patienten ca. 1 bis 1½ Std. vor dem geplanten Eingriff in den Operationssaal bestellt. Auf diese Weise sind bei dem wachen Patienten gute präoperative Kontrollaufzeichnungen möglich, und die Ableitegeräte müssen nur sehr wenig bewegt werden. Die präoperativen Daten können mit denen der Normalwerte-Datei verglichen werden, wenn man davon ausgeht, daß eine präoperative Standardmedikation, z.B. mit 2,0 mg/kg/Körpergewicht Secobarbital durchgeführt wurde. Die Gabe des präoperativen Standardmittels Atropin hat keine Wirkung. Tabelle 5.1 zeigt ein Beispiel, bei dem Normalwerte unseres Systems mit präoperativen Daten von sonst gesunden jugendlichen Patienten mit idiopathischer Skoliose verglichen wurden. Die Reizung erfolgt am N. tibialis post. und N. medianus. So können mögliche Anormalitäten in den Ableitungen des Patienten vor dem operativen Eingriff beurteilt werden. Mögliche Risikopatienten sind damit für den Chirurgen erkennbar. Diese präoperative Untersuchung ist nur möglich, wenn Beruhigungsmittel wie Valium, Droperidol oder andere kortikale Beruhigungsmittel nicht Bestandteil der präoperativen Medikation waren. Ein wichtiger Vorteil präoperativer Ableitungen liegt darin, daß vor Lagerung und steriler Abdeckung des Patienten das System auf seine Funktionstüchtigkeit überprüft werden konnte. Alle eventuellen Probleme der präoperativen Untersuchung können leicht überprüft und gelöst werden, da der Patient noch nicht mit sterilen Tüchern abgedeckt ist.

In den Fällen, in denen eine normale präoperative Kontrolle aufgrund von Alter, Furcht oder anderen mittelbaren Faktoren nicht möglich ist, kann sie immer noch mit Hilfe der Anästhesie durchgeführt werden. In einigen Fällen genügt das Anlegen einer i.v.-Infusion und die Gabe von Morphinsulfat als Zusatz zur normalen präoperativen Medikation, um eine beruhigende Wirkung zu haben und eine normale präoperative Untersuchung zu ermöglichen. Hierbei wird eher Morphin als Fentanyl wegen seiner längeren Wirkung verwendet. Dies soll jedoch nicht die Verwendung anderer Schmerzmittel während der Allgemeinnarkose ausschließen. Die Auswirkungen sind gering und zeigen sich in einem leichten Amplitudenrückgang und minimaler N_1-Latenzverlängerung. Das Verfahren in Kapitel II. C sollte zur Minimierung der Wirkungen auf die Aufzeichnungen angewandt werden.

2. Elektrodenanlegung am Patienten

a) Reizelektroden

Bei der Legung der Reizelektroden, ob distal oder proximal, wird die Kathode (negativ) immer als proximale Elektrode benutzt, wobei sich die distale Elektrode 2 cm entfernt entlang dem Nervenverlauf befindet. Nadelelektroden sollten im rechten Winkel gebogen sein, so daß der Nadelansatz flach gegen die Haut liegt. Ein kleiner Gazetupfer über den Elektroden hilft bei der Fixierung. Da die meisten

Monitoring-Fälle einen arteriellen Zugang benötigen, ist es wichtig, die Elektroden zur Stimulation des N. medianus so zu plazieren, daß der Zugang zur Art. radialis nicht behindert wird. Dazu muß die Pulsader palpiert und dann die Sehne des Musculus flexor carpi radialis und palmaris longus identifiziert werden. Die vorgebogenen 90°-Nadeln werden dann dazwischen proximal der Beugefalte im Abstand von 2,0 cm eingeschoben. Dadurch wird die Pulsader frei gehalten und der Irritationsanteil bei eventueller Beugung des Handgelenkes verringert. Die Elektrodenkabel werden leicht ulnar geführt und die Befestigung wird vorsichtig über den Nadelansatzstücken angebracht. Dabei hält der größte Teil der Befestigungsstreifen die Kabel, damit die Art. radialis für die Anästhesie ohne weitere Bewegung des Streifens frei bleibt.

Nach Plazierung aller Reizelektroden wird im nächsten Schritt die geeignete Reizstärke beim wachen Patienten bestimmt. Bei guter Lage können erkennbare Kontraktionen der distalen Muskulatur mit relativ niedrigen und erträglichen Stromstößen (ca. 5 bis 7 mA) erzielt werden. Die Reizintensität wird durch langsame Erhöhung eingestellt, bis eine leichte motorische Reaktion festzustellen ist. Zur Erkennung der einsetzenden Muskelreaktion ist es hilfreich, die Extremität mit der Hand zu tasten. Der Reiz sollte dann verstärkt werden, bis kein weiterer Kraftzuwachs durch die Muskelkontraktion gefühlt wird. Diese Intensität entspricht der allgemein als supermaximaler Reiz beschriebenen Stärke, da jede weitere Intensivierung dieses Reizes keine größeren evozierten Potentiale liefern wird, sondern sich nur unangenehm auf den Patienten auswirkt.

Wenn die gewünschte Reizantwort nicht ohne Schmerzen erzielt werden kann, müssen die Elektroden neu plaziert werden, da die Nadeln sich dann nicht nahe genug am Nerv befinden. Dies geschieht einfach, indem die Nadeln bis kurz vor dem Austritt aus der Haut zurückgezogen und dann weiter medial oder lateral ausgerichtet werden.

b) Ableiteelektroden

Nach richtiger Plazierung und Sicherung der Reizelektroden werden im nächsten Schritt die Ableiteelektroden über dem korrespondierenden somatosensorischen Cortex plaziert. Wie erwähnt, werden bei Verwendung von Nadeln (Typ: Grass) diese von hinten nach vorne über dem gewünschten Bereich eingeschoben. Die Nadeln sollten anfangs gerade sein, um die Einführung zu erleichtern. Damit das Periost nicht gekratzt wird, wird am Skalp eine Gewebsfalte abgehoben, indem man den Skalp zwischen Daumen und Zeigefinger vorsichtig über der Insertionsfläche zusammendrückt. Wenn alle Ableiteelektroden plaziert sind, werden die Nadelansatzstücke fest gefaßt, die Elektrode gegen die Oberfläche des Schädels gepreßt und das Ansatzstück umgebogen, so daß das Kabel nun nach vorne gerichtet ist. Dabei ergibt sich eine Elektrodenform, die als „Angelhaken" bezeichnet werden könnte. Die Kabel werden ipsilateral an der Stirn befestigt. Dadurch wird weitgehend jeder Bewegungsartefakt, der mit den Ableiteelektroden während des Eingriffes zusammenhängt, verringert. Außerdem werden so die Kabel sicher auf der Stirn gehalten, wenn der Kopf für die Operation gelagert wird. Oberflächenelektroden müssen mit Kollodium befestigt werden, da sie sonst leicht abfallen könnten. Wenn die Drei-Kabel-Aufzeichnung angewandt wird, können gefederte Ohrklemmen als Referenzelektrode benutzt werden. Abbildung 5.2 zeigt eine häufige Skalpmontage zur Pla-

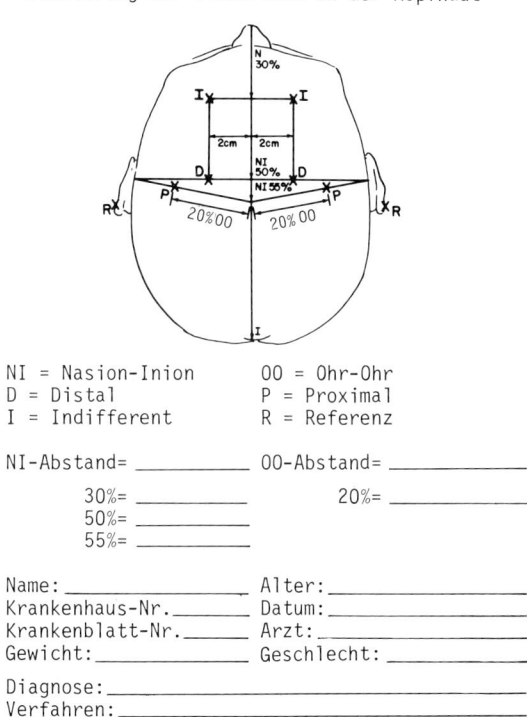

Plazierung der Elektroden an der Kopfhaut

NI = Nasion-Inion   OO = Ohr-Ohr
D = Distal   P = Proximal
I = Indifferent   R = Referenz

NI-Abstand= _____   OO-Abstand= _____
    30%= _____   20%= _____
    50%= _____
    55%= _____

Name: _____   Alter: _____
Krankenhaus-Nr. _____   Datum: _____
Krankenblatt-Nr. _____   Arzt: _____
Gewicht: _____   Geschlecht: _____
Diagnose: _____
Verfahren: _____

Abb. 5.2. Modifiziertes 10/20-System zur Montage der SCEP-Skalpelektroden

zierung von Differenzelektroden bei Registrierung evozierter Potentiale nach N. tibialis- oder Medianus-Reizung. Sie wird je nach peripherem Nerven und den entsprechenden Reizantworten variieren. Es ist zu erkennen, daß die aktive Elektrode bei Reizung des N. tibialis post. (gekennzeichnet mit D für distal) 2 cm entfernt der Mittellinie über dem Fußareal plaziert ist.

Man könnte behaupten, daß der beste Ableitort für den Fuß im wesentlichen die Scheitellinie ist. Dies mag theoretisch tatsächlich zutreffen, aber eine Plazierung leicht neben der Scheitellinie verstärkt im allgemeinen die Unterschiede zwischen den rechts- und linksseitigen somatosensorischen Bahnen. Der Preis für die Hervorhebung möglicher Rechts-Links-Differenzen ist lediglich ein geringer Rückgang der eigentlichen Amplitude der distal evozierten Reizantwort. Darüber hinaus hat sich bei Plazierung dieser aktiven Elektroden erfahrungsgemäß gezeigt, daß es besser ist, weiter hinten als zu sehr vorne zu liegen. Das würde sie vor den Sulcus centralis bringen. Das Umgekehrte gilt für die vorderen indifferenten Elektroden.

Wie aus der Abbildung ersichtlich, wird die Elektrodenplazierung bestimmt, indem der Kopf des Patienten von Nasion zu Inion und von Ohr zu Ohr über dem Vertex gemessen wird. Diese Maße werden dann direkt in Prozente umgerechnet. Diese Aufzeichnungen werden aufbewahrt, und bei allen Nachuntersuchungen eines Patienten wird genau die gleiche Elektrodenanordnung benutzt. Nach Plazierung und korrekter Sicherung aller Reiz- und Aufzeichnungselektroden kann mit der präoperativen Ableitung begonnen werden. Die Elektroden werden mit den betreffenden Reizgeräten und isolierten Vorverstärkern neben dem Kopf des Patienten verbunden. Es folgt eine Ableitungsserie in fester Sequenz: die erste Seite am Bein (distal) und dann die andere, die erste Seite am Arm (proximal) und dann die andere. Damit soll das Zeitintervall zwischen sukzessiven Ableitungen von einer bestimmten Extremität sowohl zur langfristigen Stabilisierung als auch zum Wohl des Patienten verlängert werden. Ein Minimum von zwei gemittelten Reizantworten sollte von jeder Extremität erhalten werden, damit die Reproduzierbarkeit der Ableitung bestimmt werden kann.

Nach zufriedenstellender präoperativer Ableitung wird die Verbindung zwischen den Elektrodenkabeln und deren jeweiligen Reizgeräten und Vorverstärkern unterbrochen; sie werden jedoch mit Ausnahme der Ohrklemmen, die normalerweise zu diesem Zeitpunkt entfernt werden, am Patienten gelassen. Die Ableitekabel werden aufgewickelt und auf den Wangen des Patienten festgeklebt. Die Stimulationskabel werden ebenfalls zusammengerollt und jeweils an Hand oder Fuß befestigt. Dadurch können die Elektroden die Anästhesie nicht behindern, falls eine arterielle Punktion erwünscht wird, und auch der Kopf bleibt für die Einleitung, das Drehen und Lagern des Patienten völlig frei.

3. Intraoperative Überwachung

Nach Intubation und Lagerung des Patienten setzt das Monitoren wieder ein. Da die Elektroden nicht entfernt worden sind, werden die Elektrodenkabel nun schnell aufgewickelt und mit den jeweiligen Stimulatoren oder Verstärker verbunden. Die Ohrklemmen, die inzwischen gereinigt worden sind, um ein zwischenzeitliches Austrocknen zu verhindern, werden wieder mit Gel beschichtet und an den Ohren befestigt. Zu diesem Zeitpunkt wird die Reizintensität an allen Extremitäten auf 20 mA erhöht.

Nach wiederaufgenommenem Monitoring soll durch eine Reihe von Ableitungen sichergestellt werden, daß keine technischen Probleme, wie verschobene Elektroden durch Narkoseeinleitung und Lagerung des Patienten, entstanden sind. Diese Ableitungen sollen jedoch lediglich zeigen, daß reproduzierbare, saubere Potentiale erhalten werden bevor der Patient endgültig abgedeckt wird. Als Kontrollaufzeichnungen haben sie nur einen geringen Wert, da die Physiologie des Patienten sich noch an die Wirkung von Medikation und Allgemeinnarkose anpaßt. Die eigentlichen Kontrollableitungen werden ca. 45 Min. bis 1 Std. nach Einleitung der Narkose gemacht. Man wählt diese Ableitungen, weil sie nahe der Steady-State-Narkose des Patienten und vor bedeutenden chirurgischen Manipulationen liegen. Die einzige Ausnahme bilden die Fälle, in denen die Potentiale unmittelbar nach Narkoseeinleitung sorgfältig analysiert werden, da die Patienten möglicherweise an einer Wirbelsäuleninstabilität leiden und deren Zustand sich durch die Lagerung zur Operation verschlimmert haben könnte. Die Bedeutung stabiler intraoperativer Kontrollaufzeichnungen vor dem eigentlichen chirurgischen Eingriff sollte nicht zu hoch eingestuft werden, da im Verlauf der meisten Operationen noch viele andere Variablen auftreten, die die Reizantworten des einzelnen beeinflussen können und dies auch tun. Während das Monitoring somatosensorisch evozierter kortikaler Potentiale den Vorteil hat, daß das Gehirn vorsortiert und einen Großteil der Information für den Beobachter vorverarbeitet, so hat dies doch seinen Preis. Da das Gehirn einen Großteil der Vorverarbeitung übernimmt, kann jeder Faktor, der Cortex, peripheres oder zentrales Nervensystem beeinflußt, die somatosensorisch evozierte kortikale Reizantwort verändern.

Zu diesen Faktoren zählen arterielle pCO_2-Werte, die bei signifikanten Abweichungen vom Normalzustand die Blut-Hirn-Schranke beeinflussen können. Deutlich niedrige pCO_2-Werte verstärken den Lipidlöslichkeitsfaktor der Blut-Hirn-Schranke so sehr, daß dadurch die Anästhesiewirkungen auf den Cortex gesteigert werden. Diese Tatsache betont wieder die Notwendigkeit, daß die Anästhesie ein integrierter Bestandteil der intraoperativen Überwachung sein muß, da viele Anästhesisten dazu neigen, ihre Patienten aus eben diesen Gründen auf einem niedrigen CO_2-Wert zu halten. Wenn Patienten elektronisch überwacht werden, sollten die CO_2-Werte so normal wie möglich sein.

Ein anderer Faktor, der die evozierten Potentiale stark beeinflussen kann, ist die Abkühlung der Bahnen des zentralen oder peripheren Nervensystems. Wegen der relativ hohen Leitungsgeschwindigkeit des Rückenmarks und der Tatsache, daß eine spinale Abkühlung während Operationen eher lokal als global ist, liegt der Primäreffekt auf das evozierte Potential in einer deutlichen Verringerung seiner Amplitude. Ein wichtiger Grund für diese Abkühlung ist die Verwendung nicht-vorgewärmter Spülflüssigkeiten bei der Freilegung. Dies kann vermieden werden, indem man die Flüssigkeit auf physiologische Temperaturen erwärmt. Zentraler Temperaturverlust kann durch Zudecken der Extremitäten verringert werden. Eine einfache Möglichkeit, die unteren Extremitäten auf angemessener Temperatur zu halten, ist die Verwendung von schenkelhohen Stützstrümpfen vor, während und nach dem Eingriff. Die oberen Extremitäten können mit mehreren Lagen Polsterwatte bedeckt werden.

Wie bereits erwähnt, werden die Narkotika und Muskelrelaxantien – in Verbindung mit der Anästhesietechnik einer ausgewogenen Lachgasnarkose – am besten als Dauerinfusion gegeben. Damit soll der Patient konstant schmerzfrei gehalten werden. Bei Bolusverwendung kann es zu deutlichen Amplitudenschwankungen der evozierten Potentiale kommen. Dadurch können Beurteilungsprobleme entstehen, da während der Anästhesie diese große Narkotikum-Dosis oft gleichzeitig mit einer bedeutenden chirurgischen Manipulation gegeben wird. Unter diesen Umständen ist es sehr schwer zu bestimmen, ob die veränderten Aufzeichnungen auf die Bolus-Gabe eines Narkotikums oder auf die chirurgische Manipulation zurückzuführen sind. Und schließlich können Mittel wie Diazepam oder Droperidol, die bei normaler Anästhesie ein bedeutendes Hilfsmittel sein können, eine verheerende Wirkung auf Patienten haben, die überwacht werden. Dies gilt besonders für Droperidol, da seine Wirkungen sich während 30 Minuten noch nicht maximieren und seine tatsächliche Wirkungszeit 12 Std. betragen kann.

Die andere Variable der Anästhesieparameter, die sich in Monitoring-Ableitungen widerspiegeln kann, ist der Blutdruck. Bei der Untersuchung der Reizantworten während Narkosen in Hypotension kann der Schwankungsgrad der evozierten Potentiale, vor allem während chirurgischer Manipulationen, sehr beunruhigend sein. Falls bei signifikanten Hypotoniewerten starke Variationen auftreten, können diese abflachen, wenn der Patient auf normalen Blutdruck zurückgebracht wird. Folglich werden gegenwärtig alle signifikanten spinalen Operationen bei normalen oder nur leicht hypotonen Blutdruckwerten durchgeführt. Dies läßt sich vielleicht noch mit breiterer Perspektive ausdrücken. Wenn Patienten elektronisch überwacht werden, so liegt die Bedeutung der Anästhesie darin, den Patienten bei normalem Blutdruck, normalen CO_2-Werten und normalem Blutvolumen zu halten. Außer den systemischen und externen Potentialvariationen, die normalerweise mit der intraoperativen Überwachung verbunden sind, verursacht der eigentliche chirurgische Eingriff selbst Schwankungen. Eine der häufigeren Schwankungen, die bei 20% der Fälle unmittelbar nach Aufrichtung mit Harrington-Stäben auftritt, ist ein Aktivitätsanstieg der evozierten Potentiale, verbunden entweder mit einem Anstieg oder Rückgang der Amplitude der Primärantwort. In diesem Fall wird die 15-Minuten-Regel angewandt, die besagt, daß Variationen als transient angesehen werden, wenn sie keine 15 Minuten anhalten. Das bedeutet, daß alle Veränderungen mit einer Rückbildung innerhalb 15 Min. auf Kontrollwerte als transient angesehen werden und kein wesentliches neurologisches Problem darstellen. Es ist nicht klar, was geschieht, aber man ist der Ansicht, daß dieses Zeitlimit ausreicht, damit alle Veränderungen aufgrund von Vasospasmen sich erholen können, und dennoch begrenzt genug ist, damit allen Veränderungen aufgrund deutlicher und anhaltender Ischämie noch sicher begegnet werden kann. Bei Überwachung von somatosensorisch evozierten kortikalen Potentialen zeigen sich wichtige Veränderungen im allgemeinen in erniedrigten Amplituden von mehr als 50% oder erhöhter Latenz von mehr als 3 ms im Vergleich mit den Kontrollwerten.

Eine andere Form chirurgischer Manipulation, die zu Schwankungen bei den Reizantworten führen kann, ist das Einziehen sublaminarer Drähte. Während der eigentlichen Einziehung kann sowohl die Reizantwort als auch das EEG stark vermehrte Hintergrundsaktivität aufzeigen. Daher sollten − nach Vorbereitung der Knochenstrukturen und des Ligamentum flavum zur Einziehung von Drähten − nach Einziehung und Spannung der Drähte 15 Min. lang eine nahezu kontinuierliche Überwachung durchgeführt werden. Falls während der Einziehung die Aufzeichnungen stark abweichen, sollte der Vorgang selbstverständlich abgebrochen und die Ableitungen nach der 15-Minuten-Regel beobachtet werden. Bilden sich während dieser Zeit die Anomalien der Potentiale nicht zurück und können keine technischen Fehler gefunden werden, wird entweder ein Aufwachtest durchgeführt und/oder die Wirbelsäuleninstrumentation wird modifiziert. Dies ist natürlich von der Beurteilung des einzelnen Chirurgen abhängig.

Bei chirurgischen Manipulationen, die direkt am Rückenmark und nicht an der darüberliegenden Knochenstruktur ausgeführt werden, können Schwankungen in den evozierten Potentialen aufgrund der direkteren mechanischen Reizung der Hinterstränge ausgeprägter sein. Während das Vorhandensein eines evozierten Potentials trotz dieser zusätzlichen Beeinträchtigung im allgemeinen nachgewiesen werden kann, sollte die mechanische Manipulation regelmäßig unterbrochen werden, damit während des Eingriffes regelmäßig ungestörte evozierte Potentiale erhalten werden können. Wie bereits erwähnt, kann es bei diesen Eingriffen verstärkt zu spinaler Abkühlung kommen. Daher wird empfohlen, die Spülung mit warmen physiologischen Lösungen durchzuführen, damit die Qualität der evozierten Potentiale erhalten bleibt.

4. Aufwachtest

In den Fällen, in denen die Ableitungen nach Anwendung der 15-Minuten-Regel nicht auf die Ausgangswerte zurückgehen und alle anderen physiologischen und mechanischen Faktoren berücksichtigt worden sind, ist dies nur ein sicherer Hinweis darauf, einen Aufwachtest durchzuführen. Aber selbst wenn der Aufwachtest normal verläuft, bedeutet das noch nicht, daß die beobachteten Veränderungen der evozierten Potentiale nicht real sind. Der Aufwachtest ist zugegebenermaßen nur ein grober Test zur Überprüfung der Motorik und kann möglicherweise das Fehlen postoperativ gefundener neurologischer Defizite nicht kenntlich machen. Er liefert jedoch während des Eingriffes einen weiteren Referenzpunkt für die Schwere potentieller neurologischer Probleme. Andererseits sollten Aufwachtests nicht bei unwesentlichen Veränderungen der evozierten Reizantwort durchgeführt werden, da es gelegentlich notwendig werden kann, Thiopental zu verwenden, um den Patienten wieder in den Anästhesiezustand zurückzuführen. Das führt zu einer langandauernden Beeinträchtigung der evozierten Potentiale.

Bei dem Verdacht einer neurologischen Störung am Ende der Operation können die Nadelelektroden postoperativ plaziert bleiben, indem die Elektroden einfach aufgerollt und genau wie nach der präoperativen Ableitung am Patienten fixiert werden. Der Patient kann dann vom OP-Tisch abgelegt, zur Intensivstation gebracht und normal gepflegt werden, ohne daß die Elektroden das Pflegepersonal stören. In dieser Situation werden die präoperativen Kontrollaufzeichnungen wichtig, weil Monitoring auf der Intensivstation im allgemeinen am Patienten mit minimaler Medikation durchgeführt wird, mit dem Ergebnis, daß die Anästhesie wesentlich reduziert ist. Daher werden die präoperativen Kontrollableitungen – nicht die intraoperativen Ableitungen – bei der Beurteilung der postoperativen Kontrollen als Referenzwerte benutzt. Dabei ist es hilfreich zu wissen, daß die präoperativen Daten und die Daten der Nachuntersuchung mit genau der gleichen Elektrodenplazierung gewonnen werden. Dies ist ein weiterer Grund, warum präoperative Überwachung, am gleichen Tag und kurz vor der Operation ausgeführt, von unschätzbarem Wert sein kann. In den Fällen, in denen postoperativ eine Teilschädigung festgestellt wird, kann deren Verlauf nicht nur mittels wiederholter neurologischer Untersuchungen, sondern auch durch Überwachung der evozierten Potentiale verfolgt werden. Eine anhaltende Verschlechterung der Potentiale kann entscheidend dafür sein, den Patienten zur Reoperation und eventuellen Entfernung der Implantate zu bringen. Andererseits kann die Tatsache, daß die Ableitungen einen deutlichen Trend zur Rückkehr auf Normalwerte andeuten, entscheidend dafür sein, die Beobachtung des betreffenden Patienten fortzuführen und keine Nachoperation durchzuführen. Wenn irgendwelche Zweifel bezüglich des Zustandes des Patienten bestehen, sollten die Elektroden plaziert bleiben.

5. Intraoperative Datenauswertung

a) Normalwertedatei

Tabelle 5.1 enthält die Normalwertedatei, auf die bereits vorher verwiesen wurde. Die aufgelisteten Werte sind Durchschnittswerte von 75 gesunden, freiwilligen Testpersonen ohne bekannte neurologische Störungen. Zur Erstellung dieser Normalwertedatei wurden die meisten Testpersonen zweimal in einem mindestens 2wöchigen Intervall zwischen den einzelnen Untersuchungen untersucht. Die Unterschiede zwischen der ersten und zweiten Untersuchung waren nicht signifikant, so daß davon ausgegangen werden kann, daß die Anwendung der vorher beschriebenen Elektrodenmontage eine in hohem Maße reproduzierbare Technik an den einzelnen Testpersonen über einen Zeitraum hinweg ermöglicht. Diese Datei wird zur präopera-

Tabelle 5.1. Normalwerte ($N = 75$)

Gipfel[a]	Latenz (ms)		Amplitude (µV)	
	MW	SD	MW	SD
N. medianus-Stimulation				
P1	25,2	1,4	0,2	0,4
N1	35,1	3,0	−2,1	1,4
P2	41,7	4,8	0,2	1,1
N2	50,1	6,1	−1,1	1,5
P3	61,9	6,4	2,1	1,5
N. tibialis posterior-Stimulation				
P1	32,5	1,7	0,0	0,3
N1	47,3	3,3	−1,0	0,9
P2	56,5	3,4	0,9	0,6
N2	65,8	3,5	−0,7	0,9
P3	79,9	4,5	1,7	1,1

[a] P_i und N_i beziehen sich auf fortlaufende negative und positive Gipfel (s. Abb. 5.3)

tiven Untersuchung von Patienten benutzt. Tabelle 5.2 enthält präoperative Werte von sonst gesunden Personen, die sich einer spinalen Operation unterziehen. Ihre Prämedikation bestand aus einer Normaldosis von 2 mg/kg Secobarbital, wodurch keine wesentlichen Unterschiede zu den Daten unserer freiwilligen Testpersonen entstanden. Daher kann diese präoperative Ableitung als diagnostische Bewertung vor dem Beginn eines operativen Eingriffes benutzt werden.

Abbildung 5.3 stellt eine sehr typische Reizantwort vom Bein dar. Die Gipfel der Primärantwort dieser Aufzeichnung sind durch Pfeile gekennzeichnet. Die Indexziffern (Tabelle 5.2) geben die Gipfellatenz für diesen Punkt an und drücken in Millisekunden die Zeit aus, die zwischen Reiz und Gipfel liegt. Bezugnehmend auf die Tabellen wird deutlich, daß bei statistischer Zusammenfassung großer Personengruppen die Amplituden − aufgrund individueller Unterschiede zwischen den einzelnen Patienten − bei der Auswertung präoperativer Daten weniger nützlich sind als Gipfellatenzen. Die Peak-to-Peak-Amplituden nur eines Patienten sollten jedoch vernünftige und stabile Parameter während des chirurgischen Eingriffes sein. Daher gilt auch weiterhin die Richtlinie, daß jeder Abfall der Peak-to-Peak-Amplitude von mehr als 50% unter den individuellen Kontrollwert besorgniserregend ist. Demgegenüber sollten bei der Bewertung präoperativer Daten die Gipfellatenzen und weniger die Peak-to-Peak-Amplituden das Hauptkriterium sein. Es wird dabei davon ausgegangen, daß die links- und rechtsseitigen Reizantworten ein hohes Maß an Symmetrie aufweisen. Falls eine deutliche asymmetrische Amplituden- oder Latenzdifferenz festgestellt wird, so ist dies ein sicheres Zeichen für das Vorliegen einer neurologischen Störung. Das bedeutet, daß bei jeder neurologisch intakten Einzelperson die Links-Rechts-Symmetrie, ungeachtet wie die Reizantworten aussehen, erhalten bleiben sollte.

Tabelle 5.2. Intraoperative Werte ($N = 200$)

Gipfel[b]	Parameter[a]	Prä-Op.	Nach Narkose-einleitung	Vor Distraktion	Nach Distraktion	Wund-verschluß
N. medianus-Reizung						
P1	Latenz	24,9 ± 1,6	27,0 ± 1,9	25,9 ± 1,6	26,9 ± 2,6	26,1 ± 1,9
	Amplitude	0,1 ± 0,4	0,2 ± 0,5	0,2 ± 0,4	0,1 ± 0,3	0,1 ± 0,4
N1	Latenz	35,1 ± 3,5	36,6 ± 2,8	35,4 ± 2,4	37,0 ± 3,7	36,0 ± 2,5
	Amplitude	−2,4 ± 2,2	−1,3 ± 1,3	−0,8 ± 0,8	−0,8 ± 0,8	−0,8 ± 0,8
P2	Latenz	42,7 ± 4,9	49,0 ± 4,5	47,2 ± 4,2	49,4 ± 4,9	48,1 ± 4,1
	Amplitude	0,7 ± 1,3	1,4 ± 1,4	1,0 ± 1,0	1,1 ± 1,3	1,0 ± 1,0
N2	Latenz	51,7 ± 5,4	62,5 ± 6,4	59,6 ± 5,2	61,4 ± 6,1	57,8 ± 5,4
	Amplitude	−1,0 ± 1,4	−0,7 ± 0,9	−0,5 ± 1,2	−0,3 ± 0,7	−0,3 ± 0,6
P3	Latenz	64,4 ± 6,5	75,7 ± 8,7	71,9 ± 7,0	74,1 ± 7,5	71,9 ± 7,5
	Amplitude	1,7 ± 1,8	0,9 ± 1,3	0,6 ± 1,2	0,2 ± 0,9	0,4 ± 0,8
N. tibialis posterior-Reizung						
P1	Latenz	32,3 ± 1,2	35,7 ± 1,8	34,3 ± 1,7	35,0 ± 2,1	34,3 ± 2,5
	Amplitude	0,1 ± 0,4	0,1 ± 0,4	0,2 ± 0,4	0,2 ± 1,0	0,1 ± 0,4
N2	Latenz	46,4 ± 2,4	48,4 ± 2,7	48,0 ± 2,7	48,9 ± 2,5	48,0 ± 3,1
	Amplitude	−1,0 ± 0,9	−0,6 ± 1,1	−0,4 ± −0,5	−0,4 ± 0,8	−0,4 ± 0,5
P3	Latenz	56,6 ± 2,9	59,8 ± 3,3	60,0 ± 3,6	61,1 ± 3,2	60,4 ± 4,0
	Amplitude	1,3 ± 1,1	0,7 ± 0,9	0,5 ± 0,6	0,4 ± 1,2	0,5 ± 0,6
N4	Latenz	66,0 ± 3,7	74,8 ± 4,5	73,5 ± 5,5	74,8 ± 4,7	73,8 ± 5,5
	Amplitude	−1,1 ± 1,2	−1,2 ± 1,0	−0,8 ± 0,8	−0,9 ± 1,5	−0,8 ± 0,9
P5	Latenz	80,9 ± 5,3	90,5 ± 5,8	88,1 ± 7,1	89,6 ± 6,7	88,7 ± 7,9
	Amplitude	2,4 ± 1,9	1,4 ± 1,1	0,8 ± 1,0	0,8 ± 1,5	0,9 ± 1,1

[a] Latenz in ms, Amplituden in µV
[b] P_i und N_i beziehen sich jeweils auf fortlaufende negative und positive Gipfel (s. Abb. 5.3)
± bezieht sich auf Mittelwert (MW) und Standardabweichung (SD)

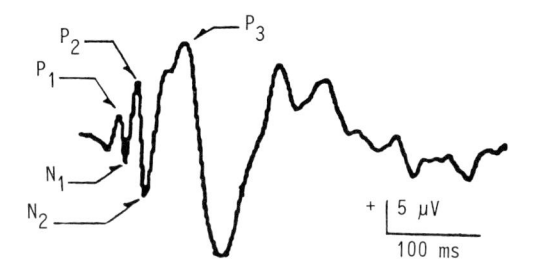

Abb. 5.3. Typische SCEP-Kurvenform mit Kennzeichnung der Primärantwort

b) Anästhesie

Die Auswirkungen der Anästhesie können aus Tabelle 5.2 leicht ersehen werden, indem die präoperativen Daten mit den Daten nach Einleitung der Narkose verglichen werden. Bei näherer Auswertung der Tabelle wird außerdem deutlich, daß trotz Stabilisierung der Werte vor der Wirbelsäulendistraktion (intraoperative Kontrolldaten) diese nicht mit den präoperativen Daten übereinstimmen. Die Werte des

Gipfels N_1 zeigen im allgemeinen eine geringe Latenzverlängerung, Gipfel P_1 zeigt eine etwas stärkere Latenzverlängerung bis zu 3 bis 5 ms und Gipfel N_2 zeigt eine wiederum noch ausgeprägtere Latenzverlängerung von normalerweise mehr als 5 ms. Diese Verschiebungen sind das direkte Ergebnis der Anästhesie auf das Zentralnervensystem. Bei Anwendung der beschriebenen Anästhesietechniken werden diese Veränderungen minimiert und dürften während des Operationsverlaufes nur wenig Schwankungen aufzeigen. Die übrigen Daten von Tabelle 5.2 stützen diese These insofern, als trotz geringfügiger intraoperativer Annäherung an die Ausgangswerte es sich nicht um eine wesentliche Veränderung der Daten handelt, sondern vermutlich um eine allgemeine Angleichung des Patienten an die Wirkungen der Steady-State-Narkose.

C. Ergebnisse

Im folgenden wird die Krankengeschichte von Patienten dargestellt, die intraoperativ überwacht wurden und wesentliche Veränderungen in ihren Ableitungen zeigten. Bis heute sind in unserer Datensammlung keine Patienten enthalten, die intraoperativ gemonitort wurden und postoperativ eine signifikante neurologische Störung aufwiesen, ohne daß die intraoperativen Aufzeichnungen auch wesentliche Veränderungen gezeigt hätten.

I. Fall 1

Fall 1 zeigt kortikale evozierte Potentiale einer sonst gesunden Jugendlichen, die sich einer routinemäßigen Skoliose-Aufrichtung nach Harrington unterzieht. Die Ableitungen der Abb. 5.4 sind von dem linken N. tibialis posterior. Ableitung (a) wurde kurz vor Applikation des Harrington-Stabes gewonnen und zeigt eine normale Rückenmarksleitung. Das Potential in (b) wurde unmittelbar nach Distraktion durch den Harrington-Stab abgeleitet. Diese Ableitung zeigt eine oft gesehene Veränderung der Reizantworten nach Beinreiz unmittelbar nach Harrington-Stab-Implantation – nämlich einen mäßigen Verlust der Auflösung des Primärkomplexes und einen Anstieg der Hintergrundsaktivität. Die Potentiale wurden gemäß unserer 15-Minuten-Regel beobachtet, und da die 15 Minuten nach Aufrichtung erhaltenen Potentiale (Kurve c) einen deutlichen Rückwärtstrend in Richtung Ausgangswerte zeigten, wurde nichts unternommen.

II. Fall 2

J.B. war ein 37jähriger Mann, der im Alter von 9 Jahren spinale Kinderlähmung bekam. Er entwickelte in seinen frühen Jugendjahren eine Skoliose und wurde einer dorsalen in-situ-Fusion ohne Distraktionsinstrument unterzogen. Trotz dieser frühen Versteifung verstärkte sich seine Krümmung, und im Alter von 37 Jahren wurde er mit einer thorakalen Skoliose-Krümmung von 115° und einem kyphotischen Win-

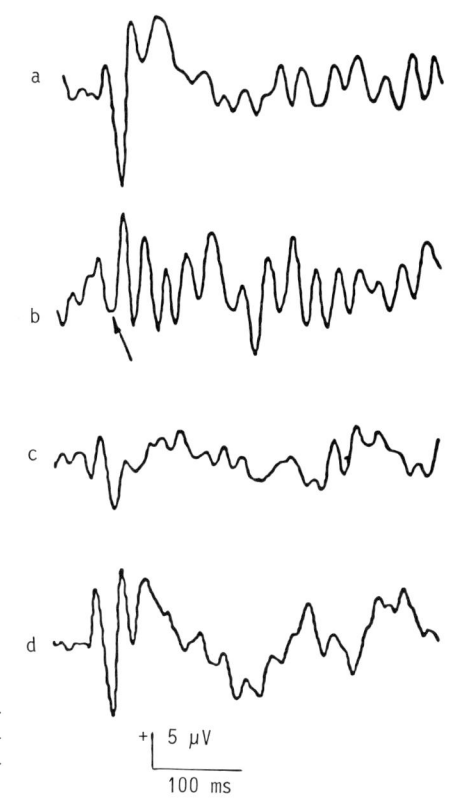

Abb. 5.4. Transiente Veränderungen nach Reizung des N. tibialis posterior. Häufiges Vorkommen unmittelbar nach Harrington-Stab-Aufrichtung

kel von 100° vorstellig. Seine Vitalkapazität betrug 40% der normalen, und er litt zunehmend häufig an schwersten Rückenschmerzen.

Er mußte sich 3 Operationen unterziehen. Die erste bestand aus multiplen hinteren Osteotomien, gefolgt von einer Halo-Zervikal-Traktion. Die zweite bestand aus multiplen vorderen Osteotomien zur weiteren Mobilisierung seiner Wirbelsäule, und die dritte war eine hintere Versteifung mit Distraktionsinstrumentierung, um die Korrektur zu erhalten, die durch die beiden ersten Operationen erzielt worden war. Alle Eingriffe sollten mit Monitoring durchgeführt werden.

Bei der ersten Operation waren seine Monitoring-Ableitungen unverändert und seine postoperative Phase war unauffällig. Nach zwei Wochen Traktion folgte die zweite, vordere Operation. Seine dabei distal, d.h. an den Beinen, evozierten Potentiale sind aus Abb. 5.5 ersichtlich. Die 9:45 Uhr-Aufzeichnung ist die intraoperative Kontrollableitung, die gut mit der intraoperativen Kontrolle und den Ableitungen bei Wundverschluß des ersten Eingriffes übereinstimmten. Die 11:45 Uhr-Ableitung folgte nach der interkostalen Ligatur von T-7 bis einschließlich T-10 und zeigte keine Veränderung durch diesen Eingriff. Die 13:00 Uhr-Ableitung folgte nach Abschluß der Osteotomie der T7–8- und T9–10-Zwischenräume und zeigte ebenfalls keine Veränderungen.

Nach der letzten Osteotomie der T8–9-Zwischenräume zeigte die 13:45 Uhr-Ableitung einen erheblichen Amplitudenrückgang des ersten negativen Gipfels und

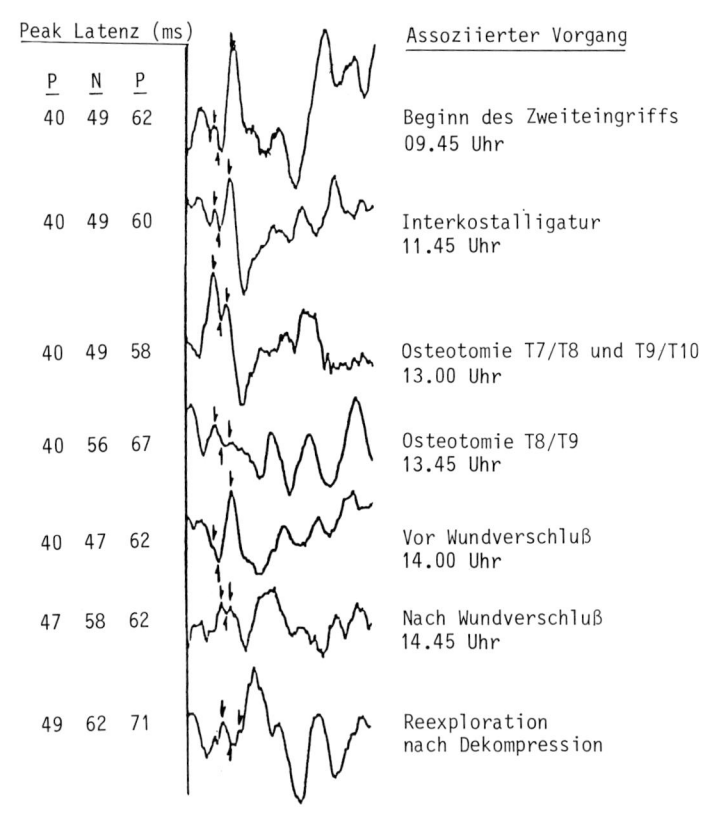

Peak Latenz (ms)			Assoziierter Vorgang
P	N	P	
40	49	62	Beginn des Zweiteingriffs 09.45 Uhr
40	49	60	Interkostalligatur 11.45 Uhr
40	49	58	Osteotomie T7/T8 und T9/T10 13.00 Uhr
40	56	67	Osteotomie T8/T9 13.45 Uhr
40	47	62	Vor Wundverschluß 14.00 Uhr
47	58	62	Nach Wundverschluß 14.45 Uhr
49	62	71	Reexploration nach Dekompression

Abb. 5.5. Intraoperative Reizantwortserie nach N. tibialis posterior-Reizung bei ventralem Wirbelsäuleneingriff, in dessen Verlauf ein neurologisches Defizit auftritt (Fall 2)

einen deutlichen Latenzanstieg der späteren Komponenten. Die Latenz des ersten positiven Gipfels und die relativen Amplituden blieben jedoch erhalten. Da aufgrund der spinalen Kinderlähmung des Patienten die effektive Anwendung des Aufwachtests ausgeschlossen war und nur noch der Wundverschluß durchzuführen war, wurde die Wunde mit angewärmter antibiotischer Lösung ausgespült, abgedeckt und in den nächsten 15 Minuten wurden zusätzliche Ableitungen durchgeführt. Bis um 14:00 Uhr zeigten die Ableitungen (Abb. 5.5), daß ein Primärkomplex mit akzeptablen Amplituden- und Latenzwerten wieder hergestellt war. Aufgrund dieser Ableitungen wurde der Wundverschluß durchgeführt.

Während des Wundverschlusses bis kurz vor dem Zurückbringen des Patienten in sein Bett waren die Ableitungen durchgehend von akzeptabler Qualität. Zu diesem Zeitpunkt (14:45 Uhr) zeigten die Potentiale sowohl einen Rückgang der Amplitude von deutlich mehr als 50% im Vergleich zu den Kontrollwerten als auch einen signifikanten Anstieg der Gipfellatenzen des Primärkomplexes von mehr als 3 ms. Da die letzten Ableitungen während des Wundverschlusses stabil geblieben waren, wurde die Bedeutung dieser letzten Registrierungen erst später im Aufwachraum voll erkannt.

Aufgrund seines bedenklichen Lungenstatus wurde der Patient im Operationssaal nicht extubiert und blieb relaxiert, um die postoperative Beatmung zu erleichtern. Dadurch wurde die Durchführung einer rudimentären neurologischen Untersuchung um mehrerer Stunden verzögert, bei der dann ein profundes neurologisches Defizit kaudal zu T-8 festgestellt wurde. Ein Metrizamid-Myelogramm zeigte einen vollständigen Stop in Höhe T-8. Bei der Reoperation wurde eine Dekompression bei T-8 durchgeführt. Die hierbei erhaltenen ersten Ableitungen zeigten keine reproduzierbaren Reizantworten von der unteren Extremität. Nach Dekompression wurden jedoch reproduzierbare aber verspätete Reizantworten erhalten. Im Verlauf der folgenden Wochen verbesserte sich sein neurologischer Zustand allmählich mit Wiederherstellung der Quadriceps-Funktion. Leider starb der Patient unerwartet 6 Wochen nach der Operation an einer akuten viralen, respiratorischen Insuffizienz.

An diesem Fall lassen sich verschiedene Punkte nicht nur in bezug auf Monitoring, sondern auch auf alle größeren spinalen Operationen wie z.B. die Osteotomie herausarbeiten. So im besonderen, daß in einem sehr späten Stadium Komplikationen auftreten können, im Aufwachraum oder selbst Tage später. Folglich ist der prognostische Wert des Aufwachtestes weitgehend begrenzt. Ebenso können bei solchen destabilisierenden Verfahren wie der Osteotomie signifikante Positionsveränderungen, wie z.B. Reapproximation der Rippen und Umlagerung vom Operationstisch zum Bett, zum Auftreten später Komplikationen beitragen und müssen berücksichtigt werden.

III. Fall 3

F.L. war eine gesunde 40jährige Frau mit unbehandelter Skoliose und progredienten Rückenschmerzen, aber ohne neurologische Defizite.

Sie unterzog sich einer Fusion mit einem einzelnen Harrington-Stab, sublaminarer Verdrahtung und spinalem Monitoring. Ihre präoperativen Ableitungen waren normal. Nach Narkoseeinleitung waren ihre Potentiale gut definiert und stabil, wie Ableitung (A) nach Beinreizung in Abb. 5.6 zeigt. Ihre distal evozierten Potentiale waren während der initialen Aufrichtung, sublaminaren Drahteinziehung und Drahtspannung im wesentlichen unverändert. Nach der letzten Drahtspannung wurde der Harrington-Stab um eine Kerbe zusätzlich auseinandergezogen. Innerhalb von 5 Minuten danach kam es zu einem praktisch vollständigen Verlust des gesamten Primärkomplexes aus beiden unteren Extremitäten (s. Kurve (B), Abb. 5.6). 10 Minuten nach Aufrichtung war noch keine Rückbildungstendenz zu erkennen. Es wurde ein Aufwachtest durchgeführt, bei dem trotz kräftigen Händedrucks keine motorische Funktion der unteren Extremitäten erkennbar war.

Die letzte Kerbe der Aufrichtung wurde geöffnet, aber wie Registrierung (C) der Abb. 5.6 zeigt, zeigte sich keine Tendenz zur Verbesserung. Ein zweiter Aufwachtest wurde durchgeführt ohne eine Verbesserung der Motorik; daher wurde die Distraktion vollständig zurückgenommen, wobei die sublaminaren Drähte in situ gelassen wurden. Kurve (D) der Abb. 5.6 zeigt, daß sich danach die Potentiale verbesserten, mit rascher Rückkehr des Primärkomplexes. Ein dritter Aufwachtest zeigte die Rückkehr der Motorik, wobei die Bewegung der rechten unteren Extre-

F.L. 40J. ♀ HARRINGTON STAB
SEGMENTALE VERDRAHTUNG
STIMULATION N. TIB. POST.

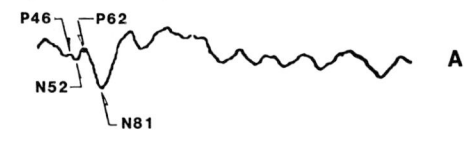

A

NACH NARKOSEEINLEITUNG
VOR DISTRAKTION

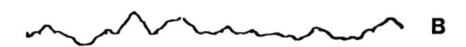

B

NACH DISTRAKTION - BEI AUFWACHTEST
KEINE MOTOR. REAKTION AN UNT. EXTR.

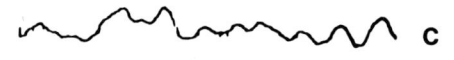

C

KERBE LOCKERER - KEINE MOT. REAKTION
BEI 2. AUFWACHTEST

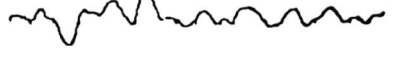

D

DISTRAKTION VÖLLIG AUFGEHOBEN - MOTOR.
REAKTION BEI AUFWACHTEST VORHANDEN.

Abb. 5.6. Intraoperative Ableitungsserie bei ventralem Eingriff, in dessen Verlauf das Monitoring eine Änderung des operativen Vorgehens zwingend notwendig machte (Fall 3)

F.L., w., 40 J. - Nachuntersuchung (Labor)
nach 3 Wochen
D.L.

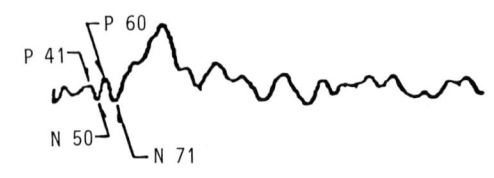

D.R.

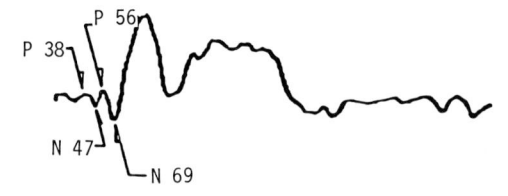

Abb. 5.7. Tibialis posterior-Ableitungen bei Nachuntersuchung nach 3 Wochen eines sich zurückbildenden intraoperativen neurologischen Defizites. *D.L.*, distale Reizung links; *D.R.*, distale Reizung rechts (N. tib. post.) (Fall 3)

mität im Vergleich zur linken sehr viel lebhafter war. Der obere Haken wurde an richtiger Stelle ohne Aufrichtung verankert und die Wunde verschlossen.

Postoperativ zeigte die Patientin inkomplette sensomotorische Ausfälle an beiden unteren Extremitäten, die sich langsam zurückbildeten. Drei Wochen nach der Operation fand sich immer noch ein leichtes sensibles Defizit an der linken unteren Extremität. Die Kontrolluntersuchung zeigte eine deutliche Latenzverzögerung ihrer Ableitungen von der linken gegenüber der rechten unteren Extremität, in Übereinstimmung mit dem oben genannten klinischen Befund. Die Ableitungen der Nachuntersuchung zeigt Abb. 5.7.

IV. Fall 4

E.L., 16 Jahre, männlich, litt an einer C5-Kompressionsfraktur, verursacht durch einen Tauchunfall. Er wurde kurz danach mit einer leichten Tetraparese aber fast intakter Sensibilität und Motorik vorgestellt. Er unterzog sich einer ventralen Corpektomie von C5 und einer Wirbelkörperfusion mit einem Knochendübel aus dem Darmbeinkamm.

Seine präoperativen und intraoperativen Ableitungen vor der Fusion waren im wesentlichen normal, wie aus seinen intraoperativ erhaltenen somatosensorisch evozierten kortikalen Potentialen nach N. medianus- und N. tibialis posterior-Reizung ersichtlich. Kurz nach Implantation des Dübels zeigten die Ableitungen vom N. medianus und N. tibialis posterior eine deutliche Verschlechterung. Da bei der

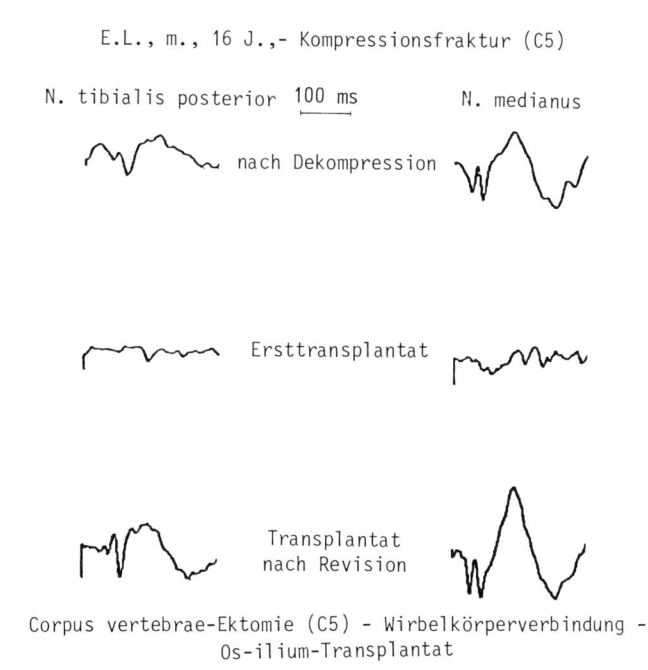

Abb. 5.8. Ableitungen nach proximaler und distaler Reizung bei HWS-Eingriff mit Änderung des operativen Vorgehens aufgrund der Monitoring-Kurven (Fall 4)

Dübelimplantation keine Schwierigkeiten aufgetreten waren, waren die Gründe für diese Änderung nicht ohne weiteres erkennbar. Es wurde kontinuierlich weiter überwacht und die Ableitungen gemäß der 15-Minuten-Regel beobachtet, während eine laterale Röntgenaufnahme der Halswirbelsäule angefertigt wurde. Die nähere Untersuchung dieses Bildes zeigte eine vorher nicht identifizierte Fraktur des hinteren Teils der unteren Endplatte von HWK4. Durch die Dübelimplantation wurde dieses Frakturfragment verschoben und drückte direkt auf das Mark. Das Implantat wurde sofort entfernt bei gleichzeitiger leichter Verbesserung der evozierten Potentiale.

Die Ableitungen verbesserten sich im Laufe der Operation weiterhin, während das lose dorsale Fragment entfernt und das Implantat in der Länge leicht gekürzt wurde. 20 Minuten nach der Dübelentfernung zeigten die Potentiale wieder Kontrollwerte. Das leicht gekürzte Transplantat wurde dann wieder eingesetzt und, wie aus den Ableitungen nach Korrektur ersichtlich, ohne zu Veränderungen zu führen.

Dieser Fall ist ein Beispiel für einen guten intraoperativen Verlauf aus „technischer" Sicht, und der Aufwachtest wäre in einem solchen Fall nicht angezeigt. Dank des Monitorings konnte die vorher nicht identifizierte Komplikation schnell erkannt und die intraoperative Korrektur sofort vorgenommen werden.

D. Zusammenfassung

Das intraoperative Monitoring wird langsam zu einem Bestandteil der Wirbelsäulenchirurgie. Das Konzept ist als lohnendes Ziel anerkannt, befindet sich aber als festetabliertes Verfahren immer noch deutlich in seinen Anfängen. Die Entwicklung des elektrophysiologischen Monitorings ist vergleichbar mit der Entwicklung anderer Hilfstechniken, wie z. B. der Elektroenzephalographie und der Elektrokardiographie, von einem „Das-ist-unmöglich"-Stadium bis hin zu einer „Was-bedeutet-es"-Phase.

Zum jetzigen Zeitpunkt kann − unter der Voraussetzung eines gut funktionierenden Systems und stabiler Verhältnisse von Seiten des Patienten − eine intraoperative Rückenmarkfunktionsüberwachung auf der Grundlage fortlaufender Auswertung der evozierten Potentiale sehr nützlich sein, wenn es darum geht festzustellen, ob eine bedeutende neurologische Komplikation aufgetreten ist oder nicht. Häufig auftretende kleinere und gewöhnlich transiente neurologische Folgen sind jedoch bei unserem gegenwärtigen Kenntnisstand nicht identifizierbar. Diese Veränderungen liegen in einer Grauzone, in der Potentialveränderungen zwar erkannt werden, diese aber nicht signifikant genug sind, um das Eintreten einer wesentlichen neurologischen Komplikation anzuzeigen. Das Ergebnis dieser Unsicherheit ist, daß der Chirurg sich mit der grundsätzlichen, aber im höchsten Maße praktischen Frage konfrontiert sieht, wie er den Veränderungen innerhalb dieser Grauzone entgegentreten soll.

Auf die Beseitigung dieser Grauzone müssen die zukünftigen Entwicklungen des intraoperativen Monitoring ausgerichtet sein. Dies wird sehr wahrscheinlich nicht nur die Verwendung immer komplizierter werdenden Systeme zur Analyse der Reizantworten umfassen, sondern auch die Entwicklung neuer multimodaler Systeme, um die Anwendung optimaler Monitortechniken in jeder gegebenen Situation zu ermöglichen.

Bis es soweit ist, ist es unerläßlich, daß jeder, der ein Monitoring-System anwendet, weiter Zeit und Anstrengung darauf verwendet, es optimal zu nutzen und Normalwerte aufzustellen, mit denen die Ableitungen von infrage kommenden Patienten verglichen werden können.

Und schließlich muß man sich beim gegenwärtigen Stand der Monitoring-Technik die Frage stellen, wann dieses Verfahren angewandt werden sollte. In diesem Kapitel wurden viele Bedingungen beschrieben, die erfüllt werden müssen, damit vernünftige und wertvolle Schlüsse aus den intraoperativen Ableitungen gezogen werden können. Mit zunehmendem Wissen, Erfahrung und vor allem Verstehen der Technik wird sich diese Liste verkürzen, um so mehr Einzelheiten verstanden werden oder sich als falsch herausstellen. Die vielleicht wichtigste Frage ist, ob Monitoring-Ableitungen verläßlich genug werden, um Veränderungen in den geplanten Operationen zwingend erscheinen zu lassen. Es ist selbstverständlich, daß neurophysiologisches Monitoring erst dann angewandt werden sollte, wenn der Chirurg genügend Vertrauen zu dem System hat, um entsprechend den gelieferten Informationen zu handeln.

Literatur

Brodkey JS, Richards EE, Blasingame JP, Nulsen FE (1972) Reversible spinal cord trauma in cats: Additive effects of direct pressure and ischemia. J Neurosurg 37:591–593
Brown RH, Nash CL (1979) Current status of spinal cord monitoring. Spine 4:466–470
Croft TJ, Brodkey JS, Nulsen FE (1972) Reversible spinal cord trauma: A model for electrical monitoring of spinal cord function. J Neurosurg 36:402–406
Cusick JF, Myklebust JB, Larson SJ, Sances A (1979) Spinal cord evaluation by cortical evoked responses. Arch Neurol 36:140–143
Engler GL, Spielholz NI, Bernhard WN, Danziger F, Merkin H, Wolff T (1978) Somatosensory evoked potentials during Harrington instrumentation for scoliosis. J Bone Joint Surg [Am] 60:528–532
Grundy BL (1982) Monitoring of sensory evoked potentials during neurosurgical operations: Methods and applications. Neurosurgery 11:556–572
Grundy BL, Brown RH, Berilla JA (1980a) Fentanyl alters somatosensory cortical evoked potentials. Anesth Analg (Cleve) [Abstr] 59:544–545
Grundy BL, Brown RH, Clifton PC (1980b) Effect of droperidol on somatosensory cortical evoked potentials. Electroencephalogr Clin Neurophysiol [Abstr] 50(3–4):158P–159P
Grundy BL, Nash CL, Brown RH (1981) Arterial pressure manipulation alters spinal cord function during correction of scoliosis. Anesthesiology 54:249–253
Grundy BL, Nash CL, Brown RH (1982) Deliberate hypotension for spinal fusion: Prospective randomized study with evoked potential monitoring. Can Anesth Soc J 29:452–462
Grundy BL, Nelson PB, Doyle E, Procopio PT (1982) Intraoperative loss of somatosensory-evoked potentials predicts loss of spinal cord function. Anesthesiology 57:321–322
Hahn JF, Lesser R, Klem G, Lueders H (1981) Simple technique for monitoring intraoperative spinal cord function. Neurosurgery 9:692–695
Hall JE, Levine CR, Sudhir KG (1978) Intraoperative awakening to monitor spinal cord function during Harrington instrumentation and spine fusion. J Bone Joint Surg 60:533–536
Homma S, Tamaki T (1984) Fundamentals and clinical application of spinal cord monitoring. Saikon Publishing, Tokyo

Jones SJ, Edgar MA, Ransford AO (1982) Sensory nerve conduction in the human spinal cord: Epidural recordings made during scoliosis surgery. J Neurol Neurosurg Psychiatry 45:446–451

Kondo M (1977) Clinical study of somatosensory evoked potentials (SEPs) in orthopaedic surgery. Int Orthop 1:9–15

Levy WJ, McCaffrey M, York DH, Tanzer F (1984) Motor evoked potentials from transcranial stimulation of the motor cortex in humans. Neurosurgery 15:287–302

Lueders H, Gurd A, Hahn J, Andrish J, Weiker G, Klem G (1982) A new technique for intraoperative monitoring of spinal cord function: Multichannel recording of spinal cord and subcortical evoked potentials. Spine 7:110–115

Maccabee PJ, Pinkhasov EI, Cracco RQ (1983a) Short latency somatosensory evoked potentials to median nerve stimulation: Effect of low frequency filter. Electroenceph Clin Neurophysiol 55:34–44

Maccabee PJ, Levine DB, Pinkhaşov EI, Cracco RQ, Tsairis P (1983b) Evoked potentials recorded from scalp and spinous processes during spinal column surgery. Electroenceph Clin Neurophysiol 56:569–582

MacEwen GD, Bunnell WP, Sriram K (1975) Acute neurological complications in the treatment of scoliosis: A report of the scoliosis research society. J Bone Joint Surg 57A:404–408

Macon JB, Poletti CE (1982) Conducted somatosensory evoked potentials during spinal surgery. J Neurosurg 57:349–353

Nash CL Jr, Lorig RA, Schatzinger LA, Brown RH (1977) Spinal cord monitoring during operative treatment of the spine. Clin Orthop 126:100–105

Nash CL Jr, Brown RH (1979) The intraoperative monitoring of spinal cord function: Its growth and current status. Orthop Clin No Amer 10:919–926

Nordwall A, Axelgaard J, Harada Y, Valencia P, McNeal DR, Brown JC (1979) Spinal cord monitoring using evoked potentials recorded from feline vertebral bone. Spine 4:486–494

Perot PL Jr (1972) The clinical use of somatosensory evoked potentials in spinal cord injury. Clin Neurosurg 20:367–381

Schramm J, Hashizume K, Fukushima T, Takahashi H (1979) Experimental spinal cord injury produced by slow, graded compression: Alterations of cortical and spinal evoked potentials. J Neurosurg 50:48–57

Schramm J, Jones SJ (eds) (1985) Spinal cord monitoring. Proceedings of Second International Symposium. Springer, Berlin Heidelberg New York, in print

Shimoji K, Matsuki M, Shimizu H (1977) Wave-form characteristics and spatial distribution of evoked spinal electrogram in man. J Neurosurg 46:304–313

Spielholz NI, Benjamin MV, Engler GL, Ransohoff J (1979) Somatosensory evoked potentials during decompression and stabilization of the spine. Spine 4:500–505

Tamaki T, Tsuji H, Inoue S, Kobayashi H (1981) The prevention of iatrogenic spinal cord injury utilizing the evoked spinal cord potential. Int Orthop 4:313–317

Tamaki T, Noguchi T, Takano H, Tsuji H, Nakagana T, Imai K, Inoue S (1984) Spinal cord monitoring as a clinical utilization of the spinal evoked potential. Clin Orthop 184:58–64

Vauzelle C, Stagnara P, Jouvinroux P (1973) Functional monitoring of spinal cord activity during spinal surgery. Clin Orthop 93:173–178

Worth RM, Markand ON, DeRosa GP, Warren CH (1982) Intraoperative somatosensory evoked response monitoring during spinal cord surgery. Adv Neurol 32:367–374

Kapitel 6

Visuell evozierte Potentiale bei neurologischen Erkrankungen

K. Lowitzsch

A. Technische Voraussetzungen und Untersuchung 184
   I. Reizgeräte 184
      1. Blitzreizung (Helligkeitsreizung) 184
      2. Musterumkehrreizung (Kontrastreizung) 184
         a) Optomechanische Musterumkehr 184
         b) TV-Musterumkehr 185
      3. Andere Systeme 185
   II. Reizparameter 186
   III. Ableite-Parameter 187
   IV. Fehlermöglichkeiten 188
   V. Durchführung der Untersuchung 188
      1. Lagerung, Abschirmung 188
      2. Elektrodenmontage 188
      3. Untersuchungsgang 188

B. Auswertung der Untersuchungs-Ergebnisse 190
   I. Normalwerte 190
      1. Form/Peakfolge 190
      2. Latenzen 191
      3. Amplituden 193
   II. Pathologische Befunde 193
      1. Form 193
      2. Latenz 194
      3. Amplitude 194
   III. Interpretation der Befunde 194

C. Klinische Anwendung 194
   I. Indikationen 194
   II. Ergebnisse bei verschiedenen Krankheitsgruppen 196
      1. Kompression der vorderen Sehbahn 196
      2. Entmarkungskrankheiten 196
         a) Opticusneuritis (ON) 196
         b) Multiple Sklerose (MS) 197
      3. Neurosyphilis 199
      4. Entzündliche Erkrankungen 200
      5. Spastische Spinalerkrankungen 200
      6. Hereditäre Erkrankungen 200
      7. Zerebrovaskuläre Erkrankungen 200
      8. Internistische Systemerkrankungen 201
      9. Krankheiten des Auges 202
         a) Refraktionsstörungen 202
         b) Amblyopie 202

Evozierte Potentiale in der Praxis
Herausgegeben von J. Schramm
© Springer-Verlag Berlin Heidelberg 1985

        c) Trübung der brechenden Medien 203
        d) Retina-Erkrankungen 203
    III. Aussagekraft des VEP 203
D. Kritische Würdigung der Ergebnisse 204
    I. Differentialdiagnostischer Wert 204
    II. Falsch-positive Befunde 205
    III. Grenzen der Methode 207
E. Zukünftige Entwicklung 207
Literatur 207

A. Technische Voraussetzungen und Untersuchung

Durch Entwicklung sog. Kompaktgeräte für die Registrierung evozierter Potentiale ist heute der Laboraufbau relativ einfach geworden, da eine Anpassung verschiedener Einzelgeräte untereinander nicht mehr erforderlich ist. Auch die Größe der Geräte konnte durch Einführung der Mikroprozessorentechnik wesentlich verringert werden. Da die Registriereinheit sowie die Verarbeitungs- und Dokumentationsebene für alle Arten evozierter Potentiale gleich sind, soll im folgenden nur auf die verschiedenen Reizgeräte eingegangen werden (Abb. 6.1).

I. Reizgeräte

1. Blitzreizung (Helligkeitsreizung)

Ein triggerbares EEG-Stroboskop mit einer Xenon-Blitzbirne wird vom Hauptgerät gesteuert, so daß Blitz und Beginn des Averagevorganges zusammenfallen. Zur Vermeidung eines zusätzlichen Schallreizes durch den Klick der Blitzbirne werden Lärmschutzhörer getragen.

2. Musterumkehrreizung (Kontrastreizung)

Der Kontrastwechsel auf der Retina kann durch ein sinusförmig an- und abschwellendes Streifenmuster („Grating", Bodis-Wollner u. Korczyn 1980) oder ein bewegliches Balken- oder Quadratmuster erfolgen. Dabei bleibt die Gesamtillumination konstant, und bei kleiner Mustergröße wird ein rein spatialer Kontrastwechsel erzielt. Der Kontrastwechsel kann durch Mustererscheinen im grauen Feld (On/Off) oder durch Musterumkehr erfolgen (Kriss u. Halliday 1980). Zwei technische Methoden des Musterwechsels stehen sich gegenüber: das Drehspiegel- und das TV-System.

a) Optomechanische Musterumkehr

Ein Schachbrettmuster wird durch einen Projektor über einen kleinen drehbaren Spiegel auf einen halbdurchlässigen Schirm oder eine Milchglasscheibe projiziert.

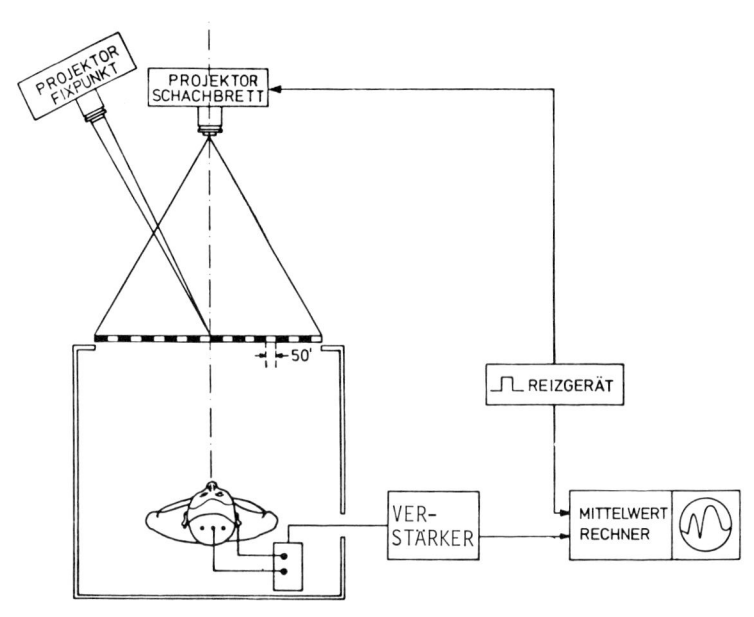

Abb. 6.1. Blockschaltbild der Reiz- und Registrieranordnung. Der Proband sitzt vor einem halbdurchlässigen Schirm im Faraday-Käfig. Das Muster mit einer Quadratgröße von 50' × 50' wird über einen beweglichen Spiegel auf den Schirm projiziert. Ableitung über Verstärker, Triggerung von Reizgerät und Averager synchron

Der auf der Achse eines Motors montierte Spiegel kann durch einen Generator („Pattern-Generator" D 112, Fa. Devices, London) synchron zum Averager hin- und herbewegt werden (Halliday et al. 1972, 1974). Die Spiegelbewegung entspricht genau einer Balken- oder Karobreite ohne wesentliches Überschwingen. Die Wechselzeit bei dem im Handel erhältichen Gerät beträgt etwa 5 ms.

b) TV-Musterumkehr

Der Schachbrett- oder Balkenmusterwechsel wird auf einem TV-Schirm durch einen speziellen Reizgenerator synchron zum Start des Averagers gesteuert. Da der Aufbau eines Halbbildes bei einer TV-Frequenz von 50 Hz 20 ms benötigt, ist der Musterwechsel träger und führt zu etwas längeren Latenzen. Auch gibt es bei Koppelung des Triggers mit dem Bildanfang („locked") fixationsabhängige Latenzunterschiede (Lowitzsch et al. 1981, 1983). Im allgemeinen wird daher die vom Bildaufbau entkoppelte Triggerung („unlocked") bevorzugt, die zu einer etwas längeren Latenz mit größerer Standardabweichung der Mittelwerte im Vergleich zum optomechanischen System führt.

3. Andere Systeme

Die in der klinischen Neurophysiologie heute weniger angewandten Verfahren sollen hier nur aufgeführt werden: Strukturierte und frequenzmodulierte Blitzreizung (Abb. 6.2), Musterumkehr über beschichtete Spiegel (Spekrejse 1966), Polarisa-

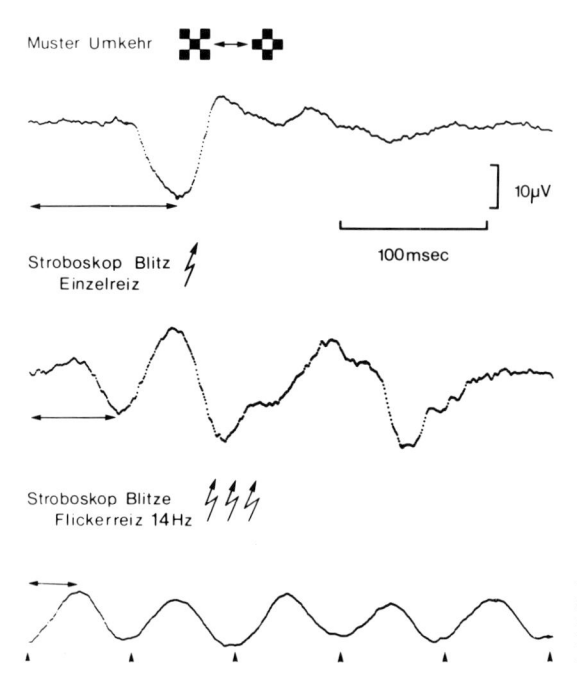

Abb. 6.2. VEP bei verschiedenen Reizen. *Oben:* Musterumkehrreiz. *Mitte:* Blitzreiz. *Unten:* Flickerreiz mit 14 Hz-Blitzserie

tionswechsel (Arden 1973), oszillografische, tachistoskopische, LED-, Laser-Interferometer- und Random-Dot-Reizung (Armington et al. 1971; Evans et al. 1974; Nilsson 1978; Arden et al. 1977; Kusel u. Rassow 1980; Julesz 1971; Julesz et al. 1980).

II. Reizparameter

Die zentrale Verarbeitung des VEP hängt entscheidend von der Reizart ab: Leuchtdichteänderungen durch Einzelblitze oder durch frequente an- und abschwellende Lichtreizung erregen andere neuronale Kanäle (Regan 1972) als der Kontrastwechsel [On/Off-Zentrum-Neuronensysteme (Baumgartner 1978)].

Aber auch der Reizort bestimmt Form, Latenz und Amplitude des VEP: bei zentraler (fovealer) Reizung bewirken aufgrund der kleineren rezeptiven Felder besonders kleine Reizquadrate (2′–15′) die höchsten VEP-Amplituden bei etwas längerer Latenz, während größere Quadrate (50′–100′) und Helligkeitsreize vorwiegend parafoveal bzw. peripher optimale Reizantworten evozieren.

Bei Kontrastreizung läßt sich einerseits der Darbietungsmodus ändern [Musteranfang („Onset"), Musterende („Offset") oder Musterumkehr („Reversal")], andererseits aber die Reizlokalisation (vertikale und horizontale Halbfeldreizung), wodurch es z.B. zu Phaseninversionen einzelner Komponenten kommen kann.

Latenz und Amplitude sind darüber hinaus abhängig von der Umkehrzeit (Trojaborg u. Petersen 1979), der Musterkonfiguration (Spekreijse 1980), der Quadratgröße, sowie dem Kontrast (Spekreijse et al. 1977). Letzterer muß mindestens 30–

40% betragen, um ein konstantes VEP zu erzielen. Auch führt eine Absenkung der Helligkeit, d. h. der retinalen Illumination, zu einer Latenzzunahme und Amplitudenabnahme des VEP.

III. Ableite-Parameter

Latenz, Amplitude und Peak-Konfiguration werden deutlich beeinflußt durch die Bandbreite des Registriersystems, sowie den Ort der Ableitung und die Wahl der Referenz.

Die untere Grenzfrequenz (u. F.) wird durch die Zeitkonstante ZK bestimmt, wobei die Amplitude im Grenzfrequenzbereich um 30% reduziert und die Latenz leicht verkürzt wird. Ein Wert von 0,35–0,5 s entsprechend 0,5–0,3 Hz ist anzustreben, um nicht die niederfrequenten Anteile des VEP zu unterdrücken (Abb. 6.3).

Im oberen Frequenzbereich spielen Überlagerungen durch Hintergrundrauschen, Muskelaktivität und Wechselstrom- sowie Hochfrequenzeinlagerungen eine limitierte Rolle, so daß zur Erzielung eines verwertbaren VEPs eine Reduktion durch Vorsetzen von Filtern erforderlich ist. Filtereinstellungen von 70–100 Hz führen wegen des geringen Anteils hoher Frequenzen im VEP kaum zu einer Reduktion der Amplitude und Verlängerung der Latenz. In unserem Labor werden routinemäßig folgende Einstellungen verwandt: untere Grenzfrequenz mit 0,5 Hz (ZK = 0,3 s), obere Grenzfrequenz mit 70 Hz. Der Ort der Ableitung (horizontale und vertikale Ketten) und die Wahl der Referenz (Mastoid, verbundene Ohren, mittfrontal) haben Einfluß auf Amplitude und Konfiguration des VEP.

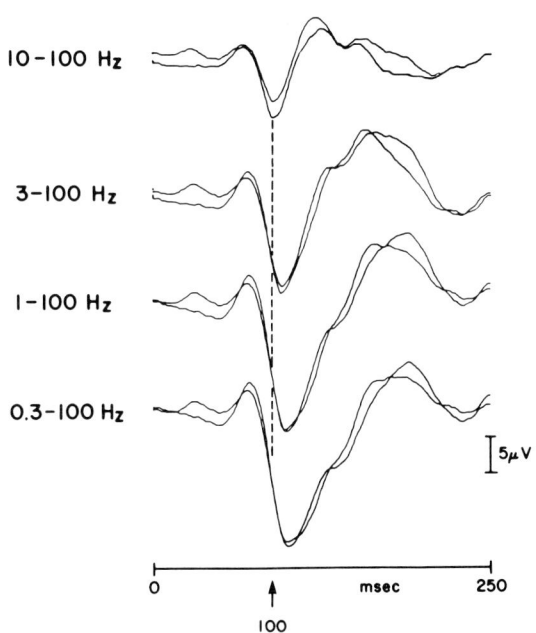

Abb. 6.3. Effekt der Zeitkonstante auf Latenz, Form und Amplitude des Muster-VEP. (Nach Lueders et al. 1980, S 491, Abb. 21)

IV. Fehlermöglichkeiten

Fehlbeurteilungen können durch falsche Zuordnung der einzelnen Peaks entstehen, was bei Formvarianten (z.B. W-Form), in Grenzfällen bei kleiner Amplitude und bei stärkeren Artefakten möglich ist. Auch kann der Verlust von P_2 (P100) eine starke Verzögerung von P_2 vortäuschen, indem P_3 als P_2 identifiziert wird („Pseudo-Delay" n. Halliday 1981). Zusätzlich laterale Ableitungen, Änderungen der Mustergröße sowie Verlaufsuntersuchungen sind in diesen Fällen angezeigt, ehe eine endgültige Beurteilung erfolgt.

Auch apparative Probleme sowohl im Registrier- als auch im Weiterverarbeitungssystem sowie unbemerkte Veränderungen der Reizparameter sind Quellen für Fehlermöglichkeiten, so daß hin und wieder biologische Kontrollen durch Messung des VEP bei laborbekannten Kontrollpersonen durchgeführt werden sollten.

V. Durchführung der Untersuchung

1. Lagerung, Abschirmung

Zur Erhöhung von Vigilanz und Aufmerksamkeit wird eine sitzende Position gewählt, wobei der Kopf durch eine Nackenstütze gehalten wird. Schwierigkeiten treten bei Rollstuhl- und Bett-Patienten auf, da hier die günstigste Position zur Entspannung oft nur schwer zu finden ist. Kleinkinder werden am besten auf dem Schoß der Mutter oder Krankenschwester abgeleitet.

Wegen der oft starken Wechselstromeinflüsse und Störungen aus in der Nähe befindlichen hochvoltierten Apparaturen und Schaltelementen ist oft das Arbeiten in einem Faraday-Käfig erforderlich. Auch ist eine zentrale Erdung aller Geräte von großem Wert.

2. Elektrodenmontage

Die Wahl der Elektrodenart (Klebe-, Pilz-, Nadelelektroden) ist weniger entscheidend als die sorgfältige Montage auf der Kopfhaut nach entsprechender Vorbehandlung zur Erzielung möglichst niedriger (<5 Kiloohm) und vor allem gleichmäßiger Übergangswiderstände (Abb. 6.4). Die Hauptelektrode wird 5 cm oberhalb des Inion genau in der Mittellinie gesetzt (Standardposition), bei lateraler Ableitung symmetrisch in gleicher Höhe in einem Abstand von 7,5–8 cm links und rechts je eine weitere Elektrode. Bei Kindern liegen die Elektroden je nach Schädelgröße 1–3 cm über dem Inion.

Als Referenz werden die über einen Widerstand verbundenen Ohrelektroden oder F gewählt.

Die Widerstandsmessung erfolgt über eine Wechselstrombrücke bei 13–30 Hz. Eine Messung mit Gleichspannung sollte vermieden werden, da diese zu einer Polarisation der Elektroden führt.

3. Untersuchungsgang

Vor der Untersuchung ist ein genauer ophthalmologischer Befund einschl. Bestimmung des Visus, des Gesichtsfeldes und der Pupillomotorik zu erheben, da Ände-

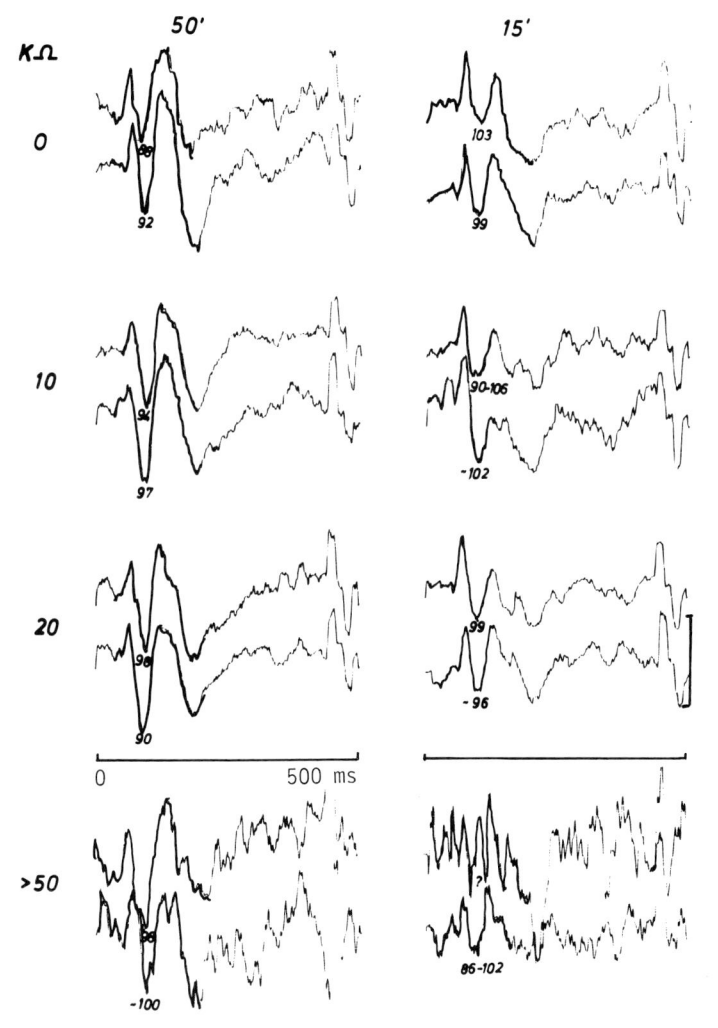

Abb. 6.4. Einfluß des Übergangswiderstandes (in Ω angegeben) auf das VEP bei Musterumkehrreiz mit großen (50', linke Reihe) und kleinen (15', rechte Reihe) Quadraten. Die P_2-Latenzen für das linke Auge *(obere Kurve)* und das rechte Auge *(untere Kurve)* sind jeweils eingetragen. Analysenzeit 500 ms, Eichzacke am Ende jeder Kurve 10 µV. Alle Kurven stammen von einer Normalperson

rungen der retinalen Illumination bei Pupillenstörungen oder Trübungen der brechenden Medien das VEP beeinflussen. Refraktionsanomalien müssen durch Gläser ausgeglichen werden, um eine scharfe retinale Abbildung des Musterwechsels zu erzielen. Nach Anlegen der Elektroden erfolgt zunächst eine Ableitung des Nativ-EEGs zur Beurteilung des Störpegels und der Amplituden. Nach entsprechender Entspannung des Patienten und Erklärung des Reizvorganges werden als Kontrollgang zunächst beide Augen gereizt. Der Patient muß dabei den Fixpunkt in Schirmmitte genau fixieren. Dann wird ein Auge abgedeckt und nacheinander eine monoculare Reizung mit 64–128 Durchgängen durchgeführt. Die Analysenzeit des

Averagers beträgt dabei 300–500 ms, die Anzahl der Adressen 512–1024. Bei Blitz- und Schachbrettmusterreizung wird zur Erzielung eines transienten VEPs eine Reizfolgefrequenz von 1–2 Hz gewählt. Zur Dokumentation erfolgt nach Ausmessung der Latenzen und Amplituden direkt auf dem Schirm eine Aufzeichnung auf einen Schreiber. Die Befunde werden auf einen vorgedruckten Befundbogen eingetragen und dann im Kontext mit Anamnese, neurologischem und ophthalmologischem Befund beurteilt.

B. Auswertung der Untersuchungs-Ergebnisse

Zur Auswertung werden die Konfiguration, die Latenzen der prominenten Gipfel („Peaks"), sowie die Amplitude verwendet. Waren Nomenklatur und Polung des VEP bisher von Labor zu Labor bzw. Land zu Land verschieden, scheint sich in den letzten Jahren eine Vereinheitlichung durchzusetzen: alle nach unten gerichteten Spitzen werden positiv, alle nach oben gerichteten als negativ bezeichnet, wenn die differente Elektrode am differenten Eingang, die indifferente Referenzelektrode am indifferenten Eingang des Differenzverstärkers liegt. Am konventionellen EEG-Gerät entspricht dem differenten Eingang der Eingang A, dem indifferenten Eingang der Eingang B. Die Gipfel werden entweder entsprechend der Ordnung ihres Auftretens mit N_1, N_2, N_3 bzw. P_0, P_1, P_2, P_3 usw. oder entsprechend ihrer Durchschnittslatenz mit $\overline{N 50}$, $\overline{N 75}$ und $\overline{N 140}$ bzw. $\overline{P 40}$, $\overline{P 65}$, $\overline{P 100}$, $\overline{P 180}$ bezeichnet (Halliday 1972a, b; Harding 1974; Lowitzsch 1976; Donchin et al. 1977; Halliday 1982) (Abb. 6.5).

I. Normalwerte

1. Form / Peakfolge

Der konstanteste und prominenteste Gipfel ist P_2 (P100) als erster größter und schärfster positiver Peak. Bei Formvariationen oder starker Störüberlagerung kann

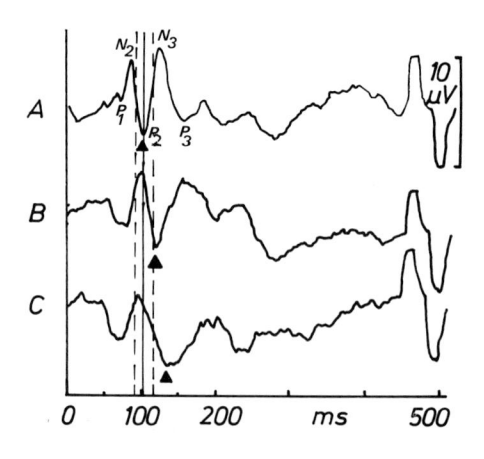

Abb. 6.5. Originalkurven bei Kontrastreizung. *A*, Normalkurve; *B*, leichte; *C*, deutliche Latenzverzögerung von P_2 (▲). Strichlierter Bereich: $\bar{x} \pm 2{,}5\,\text{SD}$ des Normalkollektivs, Eichzacke rechts: $\pm 5\,\mu\text{V}$

die Identifikation jedoch Schwierigkeiten bereiten, so daß dann mehrere Kontrolldurchgänge evtl. unter Änderung der Aufnahmedaten (obere Grenzfrequenz, Durchgangszahl) oder Reizparameter (verschiedene Mustergröße) erfolgen müssen. Immer sollte ein klarer $N_2P_2N_3$-Komplex festgestellt werden, um die P_2-Latenz und die Amplitude dieses Komplexes bestimmen zu können.

2. Latenzen

Die P100-Latenz wird möglichst direkt auf dem Schirm oder mit einem Bildschirm-Kursor ausgemessen. Die Mittelwerte sind abhängig von den Reiz- und Registrierparametern (Tabellen 6.1–6.3, „Normalwerte").

Bei Blitzreizung finden sich Werte zwischen 95 und 125 ms, wobei Standardabweichungen zwischen 2 und 15 ms gefunden wurden. Die Formvariationen sind groß, die Peakidentifikation ist oft schwierig (Abb. 6.6).

Bei Musterumkehrreizung mit Drehspiegelsystem hängt die P_2-Latenz von der Wechselzeit (Halliday et al. 1974; Trojaborg u. Petersen 1979), der Quadratgröße

Tabelle 6.1. Mittelwerte $(\bar{x})$ und Standardabweichungen (SD) der P_2-Latenz in ms für verschiedene Normalkollektive der Literatur bei Blitzreizung. (Nach Lowitzsch)

Autoren	Jahr	Anzahl (n)	Methode	Latenz (P_2) (ms) $\bar{x} \pm 1\,SD$
Ciganek	1961	45	Blitz	94,2 ± 7,1
Kooi et al.	1964/79	248	Blitz	100 − 140
Richey et al.	1971	50	Blitz	118,0
Lowitzsch et al.	1976	30	Blitz	106,3 ± 14,7
Wilson et al.	1980	50	Blitz	114 ± 1,8
Lowitzsch et al.	1980	31	Stroboskop	114,1 ± 8,2
Lowitzsch et al.	1980	31	TV-Blitz	121,4 ± 7,5

Tabelle 6.2. P_2-Latenz (Mittelwert $\bar{x}$, Standardabweichung SD) bei Schachbrettmusterumkehrreizung mit dem Drehspiegelsystem bei Normalkollektiven. (Nach Lowitzsch)

Autoren	Jahr	Anzahl (n)	Methode/ Quadratgröße	P_2-Latenz (ms) $\bar{x} \pm 1\,SD$
Halliday et al.	1973	18	Drehspiegel 50'	103,8 ± 4,3
Asselman et al.	1975	54	Drehspiegel 57'	90,5 ± 4,3
Lowitzsch et al.	1976	30	Drehspiegel 50'	103,8 ± 4,3
Matthews et al.	1977	37	Drehspiegel 28'	100,5 ± 4,4
Celesia et al.	1977	72	Spiegel ? 15'	97,8 ± 6,8
Collins et al.	1978	50	Drehspiegel 12'	99,1 ± 5,5
Shahrokhi et al.	1978	43	Drehspiegel 26'	102,3 ± 5,1
Trojaborg et al.	1979	36	Drehspiegel 60'	93 ± 3,8
Tackmann et al.	1979	41	Drehspiegel 42'	93,3 ± 5,4
Lowitzsch	1982	51	Drehspiegel 50'	95,5 ± 4,8
Lowitzsch	1982	51	Drehspiegel 15'	103,7 ± 6,6

Tabelle 6.3. P_2-Latenzen (Mittelwerte $\bar{x}$, Standardabweichung 1 SD) bei TV-Musterumkehr- und TV-Foveaquadratreizung („unlocked": Trigger vom Bildwechsel entkoppelt; „locked": Trigger mit Bildwechsel gekoppelt). (Nach Lowitzsch)

Autoren	Jahr	n	Methode/ Quadratgröße	P_2-Latenz (ms; $\bar{x} \pm 1\,SD$)
Wilson	1978	50	TV 60'	95,0 ± 1,4
Van Lith et al.	1978	20	TV 40'	93,3 ± 10,04
Kayed et al.	1978	72	TV ?	103,6 ± 4,4
Meienberg et al.	1979	78	TV 60'	94,0 ± 5,7
			15'	104,0 ± 5,7
Lowitzsch et al.	1983	10	TV 50' („unlocked")	116,1 ± 12,1
			(„locked")	124,7 ± 10,5
Hennerici et al.	1977	35	TV 70'	102,5 ± 2,9
			TV-Fovea (45' × 45')	120,0 ± 3,5
Diener et al.	1980	20	TV 60'	107,6 ± 5,4
			TV-Fovea (60' × 60')	124,0 ± 9,5
Oepen et al.	1981	40	TV 45'	98,0 ± 8,3
			TV-Fovea (45' × 45')	128,0 ± 13,1

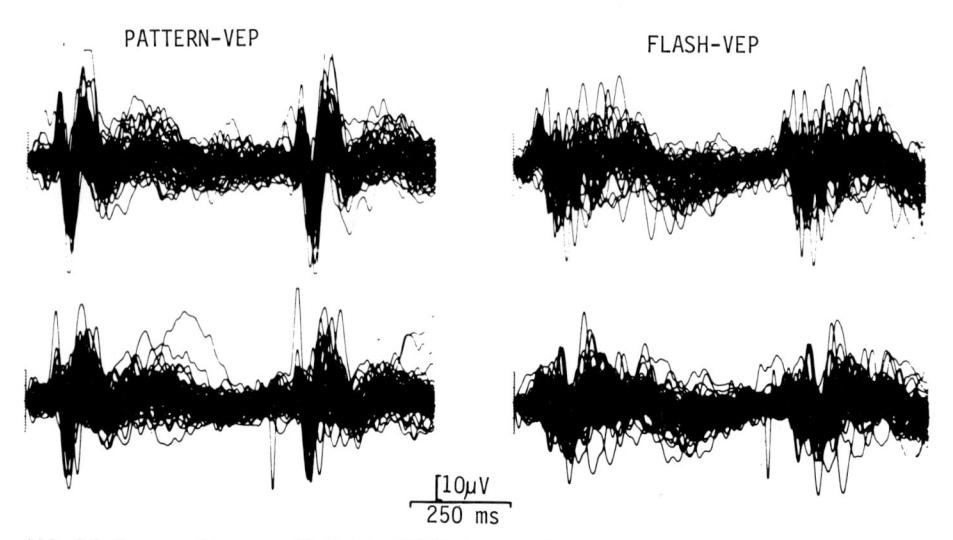

Abb. 6.6. Superposition von 50 Original-VEP-Average-Kurven bei Musterumkehrreizung („Pattern-VEP", *links*) und Blitzreizung („Flash-VEP", *rechts*) mit beiden Augen offen. *Obere Reihe:* Normalpersonen. *Untere Reihe:* MS-Patienten. Es wurden jeweils zwei fortlaufende Antwortpotentiale gemittelt

(Lowitzsch 1982), dem Kontrast (Spekreijse 1966), sowie dem Ort der Reizung [Fovea-Peripherie (Hennerici et al. 1977)] ab. Außerdem finden sich kürzere Latenzen bei Erhöhung der Helligkeit.

Bei Musterumkehrreizung mit TV-Systemen sind die Latenzen und Standardabweichungen länger bzw. größer als bei Drehspiegel-Musterumkehr, da die Bildwechselzeit 20 ms beträgt (Tabelle 6.3) (s. Abschnitt „Normalwerte", Tabellen 6.1 und 6.2).

Darüber hinaus ist bei kleinen TV-Quadraten die Form verschliffen und undeutlich, während bei Drehspiegelreizung eine Akzentuierung von N_2 deutlich wird (Lowitzsch et al. 1983). Außerdem hängt die Latenz bei Mittelfixierung von der Triggerart („unlocked", „locked") ab (Lowitzsch et al. 1983; s. a. Tabelle 6.3, „Normalwerte").

3. Amplituden

Sowohl bei Blitzreizung als auch bei Schachbrettmusterumkehrreizung schwanken die Amplituden intra- und interindividuell erheblich (2–35 µV, Mittelwerte 7–16 µV), so daß erst Seitendifferenzen über 50% als pathologisch zu werten sind. Die Amplituden werden z.T. als Spitze-Spitze für N_2P_2 oder P_2N_3 bestimmt oder lediglich als die größte Amplitude des Hauptkomplexes angegeben.

II. Pathologische Befunde

Ein pathologischer VEP-Befund liegt vor, wenn Form, Latenz und Amplitude im Vergleich zum Normalkollektiv verändert sind oder über die Norm hinausgehende Seitendifferenzen erkennbar werden (Abb. 6.7).

1. Form

Normalerweise bestehen zwar interindividuelle Variationen der Form und und Peak-Konfiguration, intraindividuell ist jedoch eine erstaunliche Übereinstimmung zwischen den monocular ausgelösten VEPs beider Augen zu beobachten. So sind Seitenunterschiede der Form immer verdächtig auf eine einseitige Funktionsstörung

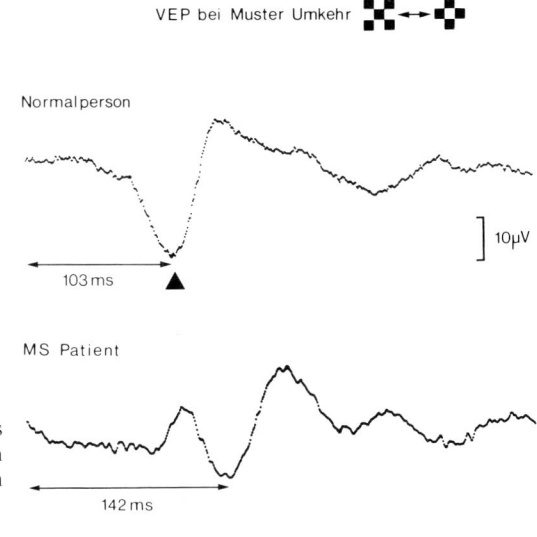

Abb. 6.7. Kurvenbeispiele für normales Kontrast-VEP *(oben)* und pathologisch verzögertes VEP. P_2-Latenz in Zahlen angegeben

des visuellen Systems. Darüber hinaus kann durch Formveränderungen, wie etwa einen P_2-Verlust, eine starke Verzögerung vorgetäuscht werden, da jetzt P_3 als P_2 angesehen wird („Pseudo-Delay" n. Halliday 1981).

2. Latenz

Der Normbereich der P_2-Latenz wird bei einem ausreichend großen, altersentsprechendem laboreigenen Kollektiv von 30–50 Normalpersonen bestimmt, indem die obere Normgrenze mit $\bar{x} + 2{,}5\,\mathrm{SD}$ festgelegt wird (s. a. Halliday 1982).

Die mittlere interoculare Differenz bewegt sich in den Normalkollektiven der Literatur zwischen $1{,}3 \pm 2{,}0$ und $2{,}2 \pm 2{,}2\,\mathrm{ms}$; als Absolutwert werden allgemein 7–8 ms angegeben.

3. Amplitude

Amplitudendifferenzen zwischen linkem und rechtem Auge von mehr als 50% werden als pathologisch eingestuft; Werte unter 5 µV gelten ebenfalls als pathologisch.

III. Interpretation der Befunde

Unerläßliche Voraussetzung zur Interpretation der erhobenen VEP-Befunde ist die Kenntnis des ophthalmologischen Befundes, da z. B. Veränderungen der brechenden Medien und der Pupille zu VEP-Alterationen führen. Oft muß noch zusätzlich ein ERG abgeleitet werden, um bei Amplitudenreduktionen retinale Ursachen auszuschließen. Die VEP-Befunde lassen sich also nicht losgelöst vom neuro-ophthalmologischen Status betrachten, sondern können stets nur synoptisch mit den gesamten Krankheitsdaten zusammen interpretiert werden.

C. Klinische Anwendung

Funktionelle und strukturelle Läsionen des visuellen Systems können zu vorübergehenden oder bleibenden Funktionsstörungen führen, die nicht immer ophthalmologisch manifeste Ausfälle zur Folge haben. Hier kann die Registrierung der kontrast-evozierten visuellen Potentiale die subjektiv angegebenen Störungen objektivieren, ophthalmologische Befunde absichern oder sogar subklinische Ausfälle verifizieren. Darüber hinaus ist das VEP als Screening-Methode etwa bei hereditären Erkrankungen und als Verlaufstest bei verschiedenen Erkrankungen oder auch zur Überprüfung eines Therapieerfolges sehr geeignet.

I. Indikationen

Erkrankungen, die zu einer Mitbeteiligung des visuellen Systems führen können, stellen Indikationen für eine VEP-Untersuchung dar.

Insbesondere sind hier Prozesse zu nennen, die zu einer akuten oder chronischen Kompression eines Opticusnerven, des Chiasma oder auch eines Tractus führen, da Läsionen dieser Art durch Seitendifferenzen in Form, Dauer, Latenz und Amplitude des VEP erkennbar werden. Aber auch ischämische Prozesse dieser Abschnitte der vorderen Sehbahn können das VEP verändern und so mit dieser Untersuchung erfaßt werden.

Hauptindikation stellen jedoch die Entmarkungskrankheiten, und hier besonders die MS, sowie die akute, oft zu Zentralskotom und vorübergehender Erblindung führende Opticusneuritis (ON) dar. Die mehr oder weniger stark ausgeprägte, meist segmental verteilte fokale Demyelinisierung der prägenikulären Sehbahnabschnitte bewirkt eine deutliche Veränderung des VEP mit initialem Amplitudenabfall und oft starker Verzögerung der gesamten Antwort. Diese Veränderungen bleiben zudem als Hinweis auf den bleibenden Überleitungsdefekt bestehen.

Axonale Degenerationen, etwa bei lang anhaltender chronischer Kompression oder bei bestimmten Heredoataxien, haben eine Faserreduktion mit Amplitudenabnahme bei nur mäßiger Leitverzögerung zur Folge.

Erkrankungen des Auges selbst, wie etwa Trübungen der brechenden Medien, Refraktionsstörungen oder retinale Erkrankungen, können ebenfalls das VEP in Amplitude und Latenz verändern und müssen aufgrund des ophthalmologischen und elektroretinografischen Befundes diagnostiziert werden. Nur so gelingt eine Abgrenzung gegen postretinale Funktionsstörungen im visuellen System.

Sollen jedoch Ausfälle im retrogenikulären Sehbahnabschnitt, d.h. in der Gratiolet'schen Sehstrahlung oder im primären und sekundären visuellen Kortex nachgewiesen werden, ist die VEP-Methode nach den bisher vorliegenden Befunden und Erfahrungen weniger geeignet und einer subtilen Gesichtsfeldanalyse vorläufig noch unterlegen.

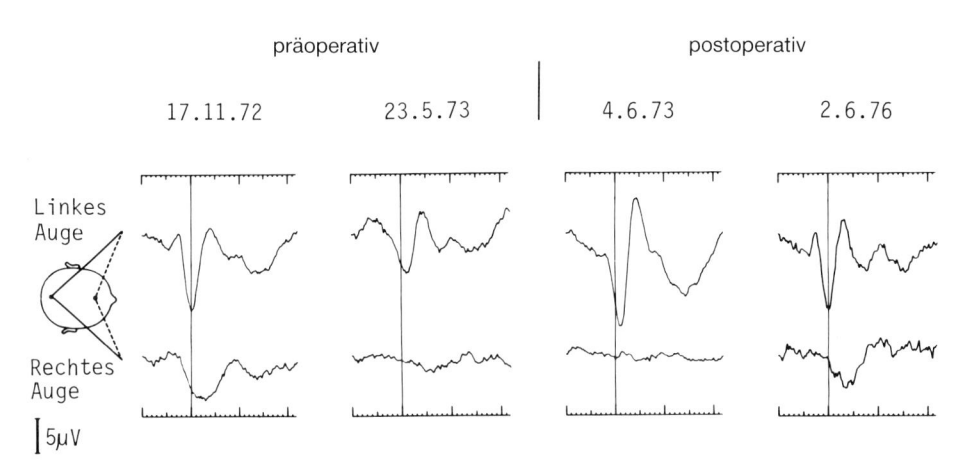

Abb. 6.8. Musterumkehr-VEP bei Kompression der vorderen Sehbahn vor *(links)* und nach *(rechts)* Dekompressions-OP eines Meningioms des rechten vorderen Clinoid-Fortsatzes. *Obere Reihe:* linkes Auge mit geringer vorübergehender Latenzverzögerung (1973). *Untere Reihe:* rechtes Auge mit fast vollständigem VEP-Verlust (1973) und postoperativer Erholung (1976) (n. Halliday 1980). Die 100 ms-Marke ist durch eine Senkrechte gekennzeichnet

II. Ergebnisse bei verschiedenen Krankheitsgruppen

1. Kompression der vorderen Sehbahn

Kompressionen des N. opticus oder des Chiasma opticum können im Frühstadium zu Veränderungen des VEP mit einseitiger Amplitudenreduktion, leichter Dissoziation der Form und geringer Latenzverzögerung führen, noch ehe Visus- oder Gesichtsfeldausfälle auftreten (Halliday et al. 1976) (Abb. 6.8). Auch bei endokriner Orbitopathie wurden VEP-Verzögerungen auch ohne Visusstörung als Hinweis auf die Opticuskompression in der Orbita beobachtet (Wijngaarde u. Van Lith 1979). Wird das Chiasma durch einen Sellatumor oder ein Craniopharyngeom affiziert, kommt es zu meist leichten, aber bilateralen VEP-Veränderungen in Form und Amplitude, die jedoch erst durch Mehrfachableitungen in einer horizontalen Kette und eine seitengetrennte Hemiretinareizung unter genauer Analyse und Zuordnung der einzelnen Peaks zu lokalisieren sind (Halliday et al. 1976; Holder 1978; Gott et al. 1979; Müller-Jensen et al. 1981; Camacho et al. 1982).

2. Entmarkungskrankheiten

a) Opticusneuritis (ON)

Die akute ON führt parallel zum Visusverlust zu einer Reduktion der VEP-Amplitude bis hin zum völligen VEP-Verlust. Außerdem kommt es zu einer deutlichen Latenzverzögerung als Ausdruck der Fortleitungsstörung, die im Gegensatz zur Amplitudenreduktion trotz Erholung des Visus als andauernder Defekt bestehen bleibt (Halliday et al. 1974; Matthews u. Small 1979) (Abb. 6.9).

Während beim Blitz-VEP die Ausfallsquote zwischen 40 und >80% liegt (Richey et al. 1971; Namerow u. Enns 1972; Feinsod et al. 1973), ist das Kontrast-

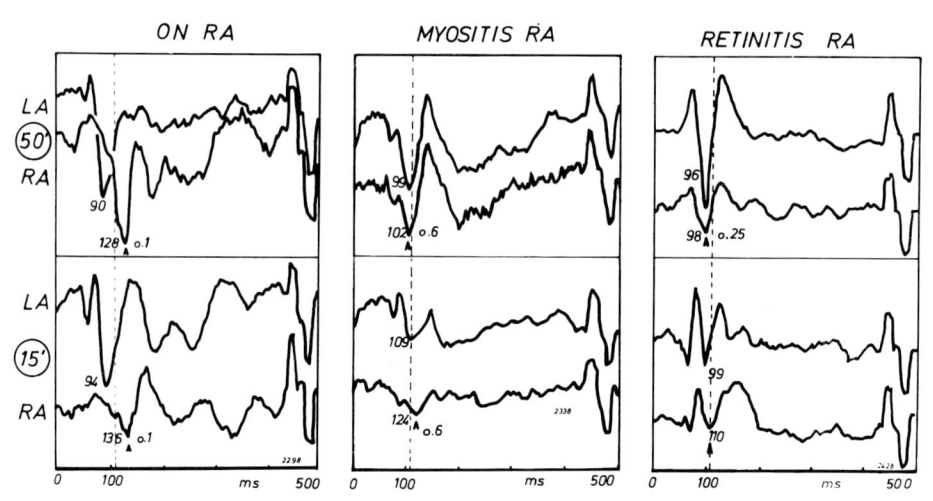

Abb. 6.9. Beispiele von VEP-Veränderungen bei Opticus-Neuritis (ON, *links*), bei Myositis *(Mitte)* und bei Retinitis *(rechts). Obere Reihe:* 50'-, *untere Reihe:* 15'-Schachbrettmusterumkehrreiz. Eingetragene Werte: P_2-Latenzen bzw. aktueller zentraler Visus. Der P_2-Gipfel des pathologischen rechten Auges (RA, jeweils unteres VEP) ist durch ein Dreieck markiert

VEP in fast 95% bei der ON verzögert (Halliday et al. 1972; Milner et al. 1974; Matthews et al. 1977; Shahrokhi et al. 1978; Chiappa 1980).

Wir selbst konnten bei 101 Augen mit anamnestisch und ophthalmologisch eindeutiger ON ebenfalls in einem derartigen Prozentsatz Latenzverzögerungen beobachten, die bei Blitzreizung jedoch nur um 40% lagen (Lowitzsch 1976).

Es gibt demnach auch Augen, die trotz eindeutiger ON normale Latenzen aufweisen. Die Rate derartiger Befunde liegt zwischen 5 und 10% (Shahrokhi et al. 1978; Lowitzsch 1980; Halliday 1980).

Andererseits tritt eine Normalisierung einer Latenzverzögerung bei klinischer Rückbildung nur selten auf, da die zugrundeliegende fokale Demyelinisierung bis auf geringe Zonen im Randbereich bestehen bleibt.

Neben der parallel zum Visus gehenden Amplitudenreduktion und der Latenzverzögerung wird auch die Form des VEP verändert: das Potential wird breiter, plumper, z.T. dissoziiert. Es kommt auch zum Verlust prominenter Peaks wie etwa von N_2, so daß ein „paramaculares" P135 in den Vordergrund rückt und eine $\overline{P\,100}$-Verzögerung vortäuscht („Pseudo"-Delay nach Halliday 1981).

b) Multiple Sklerose (MS)

VEP-Veränderungen bei MS sind häufig festzustellen, da der Opticus und das Chiasma bevorzugte Lokalisationen von Entmarkungsherden sind.

Inzwischen wurden weit über 30 verschiedene MS-Kollektive mit insgesamt mehr als 3000 Patienten untersucht (Lowitzsch 1982). Dabei nimmt die Häufigkeit pathologischer Befunde mit der Sicherheit der Diagnose zu, wie wir an unserer eigenen Gruppe von 500 MS-Patienten zeigen konnten (Tabelle 6.4, Abb. 6.10). Die diagnostischen Kriterien basierten auf dem Verlauf, der Dissemination des Prozesses nach Ort und Zeit und dem charakteristischen Liquorsyndrom (Bauer 1974). Die aus den Literaturkollektiven errechneten kumulativen Mittelwerte der Verzögerungsraten liegen mit 36% für „fragliche" MS, 62% für „wahrscheinliche" MS und 84% für „sichere" MS, sowie für 61% für die Gesamtgruppe etwa in der gleichen Größenordnung (Tabelle 6.4).

Bei Blitzreizung ist die Verzögerungsrate niedriger (Richey et al. 1971; Namerow u. Enns 1972; Feinsod et al. 1973; Lowitzsch 1976) als bei Kontrastreizung durch Musterumkehr. In einer Vergleichsuntersuchung konnten wir bei 127 MS-Patienten in 46% ein pathologisches VEP bei Blitzreizung gegenüber 73% bei Musterumkehrreizung finden. Diese Ausfallsrate läßt sich noch um etwa 15% erhöhen, wenn zusätzlich eine foveale Reizung durch eingeblitzte Quadrate durchgeführt wird

Tabelle 6.4. VEP-Verzögerung bei 500 MS-Patienten in Beziehung zur diagnostischen Einstufung. Die Prozentzahlen in Klammern geben jeweils den Prozentsatz pathologischer VEPs an

	„Fraglich"	„Wahrscheinlich"	„Sicher"	Total
Patienten	114/244	110/147	88/109	312/500
	(47%)	(75%)	(81%)	(62%)
Augen	165/488	178/294	153/217	496/999
	(34%)	(60,5%)	(70,5%)	(49,5%)

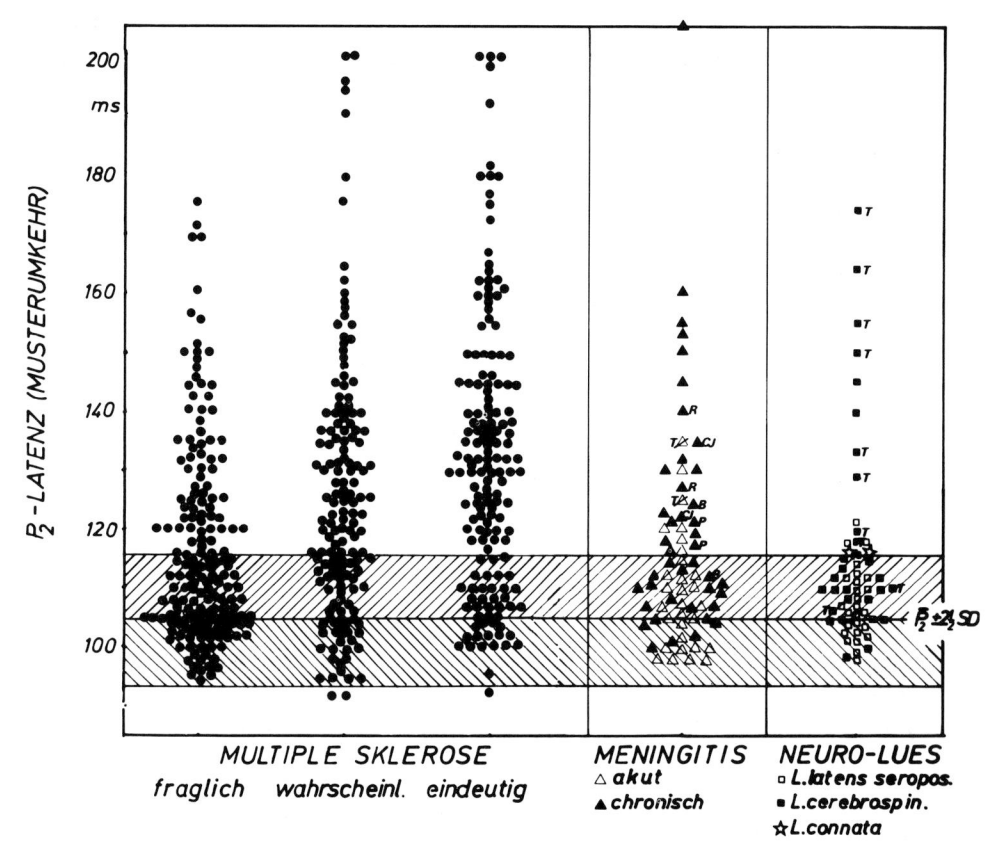

Abb. 6.10. Latenzhistogramm der P$_2$-Latenzen bei verschiedenen MS-Diagnosegruppen *(links)* sowie Meningitis und Neurolues *(rechts)*. Schraffierter Bereich: $\bar{x} \pm 2{,}5$ SD. *B*, Behçet; *CJ*, Jakob-Creutzfeldt; *PR*, Polyradikulitis; $\triangle$ *T*, tbc; ■ *T*, Tabes dorsalis

(Hennerici et al. 1977; Diener u. Scheibler 1980; Oepen et al. 1981). Dabei ist jedoch wegen der oft stark reduzierten Amplitude schon bei Normalpersonen ein reproduzierbares VEP nur in ⅔ der Augen zu erhalten (Oepen et al. 1981).

Die Veränderungen des VEP entsprechen den bei der ON beschriebenen, da in erster Linie demyelinisierende Herde des Opticus und des Chiasma vorliegen. Entmarkungsherde in den retrogenikulären Abschnitten der Sehbahn dagegen führen erst dann zu VEP-Alterationen, wenn Gesichtsfeldausfälle auftreten.

Im Vergleich zu den ophthalmologischen Befunden ist die Ausfallsrate des Kontrast-VEP mit 64% am höchsten, wenn Visus (20%), Farbsinn (34%) und dynamische Perimetrie (27%) herangezogen werden. Die statische Perimetrie (Friedmann) läßt schon häufiger Störungen erkennen (41%), wie wir an 269 Augen von 135 MS-Patienten zeigen konnten (Lowitzsch 1976, 1980). Die jetzt verfügbare computergesteuerte Perimetrie (z.B. Octopus) dürfte diesen Prozentsatz noch erhöhen (Lowitzsch et al. 1983).

Durch Einbeziehung der VEP-Ergebnisse als Marker für eine Opticus- oder Chiasmaaffektion im Rahmen des demyelinisierenden Prozesses kann bei etwa 30%

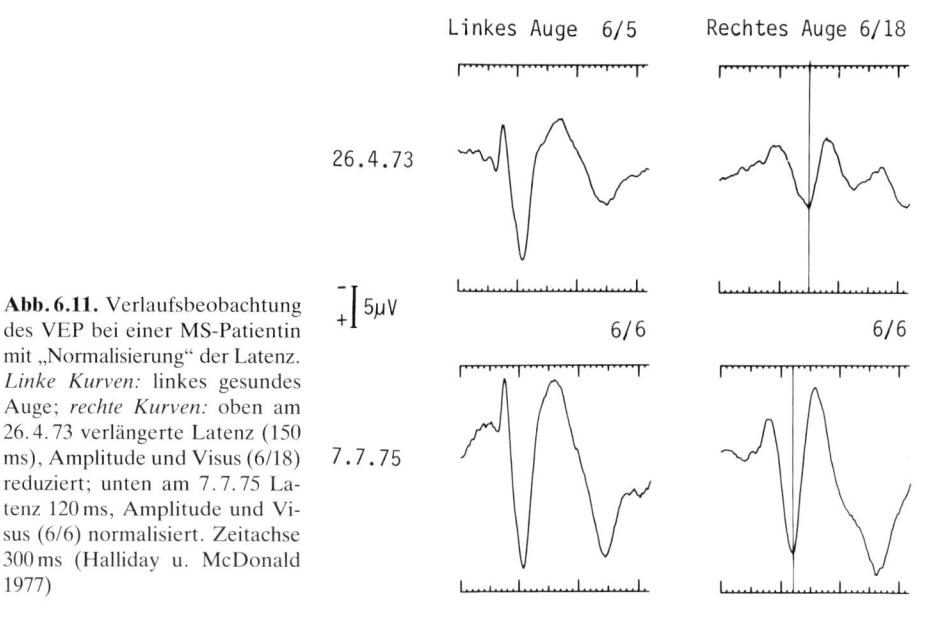

Abb. 6.11. Verlaufsbeobachtung des VEP bei einer MS-Patientin mit „Normalisierung" der Latenz. *Linke Kurven:* linkes gesundes Auge; *rechte Kurven:* oben am 26.4.73 verlängerte Latenz (150 ms), Amplitude und Visus (6/18) reduziert; unten am 7.7.75 Latenz 120 ms, Amplitude und Visus (6/6) normalisiert. Zeitachse 300 ms (Halliday u. McDonald 1977)

der suspekten MS-Fälle eine Reklassifikation vorgenommen werden, wenn zuvor das Kriterium der Dissemination nicht sicher war (Lowitzsch u. Maurer 1982).

Auch in der Verlaufsbeobachtung läßt sich das VEP sinnvoll einsetzen, da einerseits bei einer akuten ON die Entwicklung der Funktionsstörung gut beobachtet und eine klinisch stumme Affektion des Partnerauges erkannt werden kann, andererseits Langzeitbeobachtungen möglich sind. Bei akuter ON sieht man entsprechend dem Visusverlust eine starke Reduktion der Amplitude bis zum Verschwinden des VEP. Mit der Erholung des Visus erholt sich auch das VEP in seiner Amplitude wieder, bleibt aber in seiner Latenz als Ausdruck des Leitungsdefektes für immer verzögert. Nur ganz selten normalisiert sich das VEP wieder (Lowitzsch u. Welkoborski 1982) (Abb. 6.11).

Für den einzelnen MS-Patienten liegt der Wert der VEP-Untersuchung also nicht so sehr in einer Ergänzung schon bekannter ophthalmologischer Befunde, sondern in der Entdeckung klinisch latenter Opticusherde. So kann eine Dissemination des Prozesses nachgewiesen und dadurch die Klassifikation verbessert werden, wodurch sich dann oft eingreifendere diagnostische Maßnahmen wie eine Myelographie oder Angiographie vermeiden lassen und besonders in Frühfällen eher z.B. eine immunsuppressive Therapie eingeleitet werden kann.

3. Neurosyphilis

Neben der Lues latens seropositiva, die meist als Zufallsbefund entdeckt wird und keine neuroophthalmologischen oder neurologischen Störungen verursacht, sind bei sekundärer und tertiärer Lues häufiger Opticusaffektionen zu finden (Walsh 1964; Smith u. Israel 1971). VEP-Veränderungen sind nach unseren eigenen Beobachtungen an 70 Lues-Patienten in über 50% der Augen von Neuro-Lues-Kranken verzögert (Lowitzsch u. Westhoff 1980; Lowitzsch 1982) (Abb. 6.10). Sowohl bei frühluischer Meningitis als auch bei Lues cerebrospinalis und den metaluischen Formen finden sich dabei Verzögerungen der P_2-Latenz, wobei auch hier das VEP in der Aufdeckung leichter oder latenter Opticusaffektionen der üblichen ophthalmologischen Untersuchung überlegen ist.

4. Entzündliche Erkrankungen

Aus unseren Beobachtungen an über 100 Patienten mit entzündlichen Erkrankungen des ZNS und seiner Hüllen kommt es vorwiegend bei chronischen Verläufen zu einer Opticusbeteiligung, so daß etwa 75% der Augen dieser Patienten VEP-Veränderungen aufweisen (Lowitzsch 1981). Eine akute Meningitis führt dagegen selten zu Latenzverzögerungen (Abb. 6.10).

5. Spastische Spinalerkrankungen

Diese Erkrankungsgruppe spielt in der Differentialdiagnose der MS eine bedeutende Rolle. Unter diese Gruppe fallen u. a. die spastische Spinalparalyse, die spinale Form der Bulbärparalyse, sowie die chronische progrediente Myelopathie. Ein geringerer Prozentsatz dieser Patienten offenbart sich nach Jahren als MS, wobei der autoptische Anteil an MS deutlich höher liegt (Marshall 1955). VEP-Veränderungen als Beweis einer supraspinalen ZNS-Affektion und damit Dissemination des Krankheitsprozesses zeigen je nach Kollektiv 25–90% der Patienten (Halliday et al. 1974; Asselman et al. 1975; Bynke et al. 1977; Paty et al. 1979; Blumhardt et al. 1982). Sind ophthalmologische Ursachen der VEP-Verzögerung ausgeschlossen und liegen asymmetrische Befunde vor, so erhärtet sich der Verdacht auf eine Encephalomyelitis disseminata. Bei symmetrischem pathologischem VEP-Befund ist hingegen eher an eine Systemerkrankung (s. C. II. 6) zu denken. Möglicherweise gibt es aber auch eine spastische Spinalparalyse mit Opticusaffektion.

6. Hereditäre Erkrankungen

Opticusatrophien bei Heredodegenerationen des ZNS sind differentialdiagnostisch von großer Bedeutung. Die Friedreich'sche Ataxie führt zu einer Opticusmitbeteiligung mit geringer Visusstörung, die oft subjektiv nicht bemerkt wird. Das VEP zeigt dagegen in etwa 60% eine Latenzverzögerung, die meist symmetrisch ist und mit einer Amplitudenreduktion verbunden ist (Carroll et al. 1980; Livingstone et al. 1981a, b; Wenzel et al. 1982).

Bei heredospastischen und heredoataktischen Krankheitsbildern sind Opticusbeteiligungen erst mit Hilfe des VEP zu erfassen: die Rate liegt im Durchschnitt bei 35% (Pedersen u. Trojaborg 1981; Livingstone et al. 1981a, b).

Hereditäre Opticusatrophien, insbesondere aber die Leber'sche Atrophie, zeigen entsprechend dem Visusschwund eine Amplitudenreduktion und Latenzverzögerung des VEP als Hinweis auf die axonale Degeneration mit zentralem Myelinverlust (Harding u. Crews 1982; Carroll u. Mastaglia 1979; Livingstone et al. 1980).

7. Zerebrovaskuläre Erkrankungen

Erst wenn einseitige zerebrale Gefäßprozesse zu Gesichtsfeldeinschränkungen führen, lassen sich Form- und Amplitudenveränderungen des VEP erkennen (Ooster-

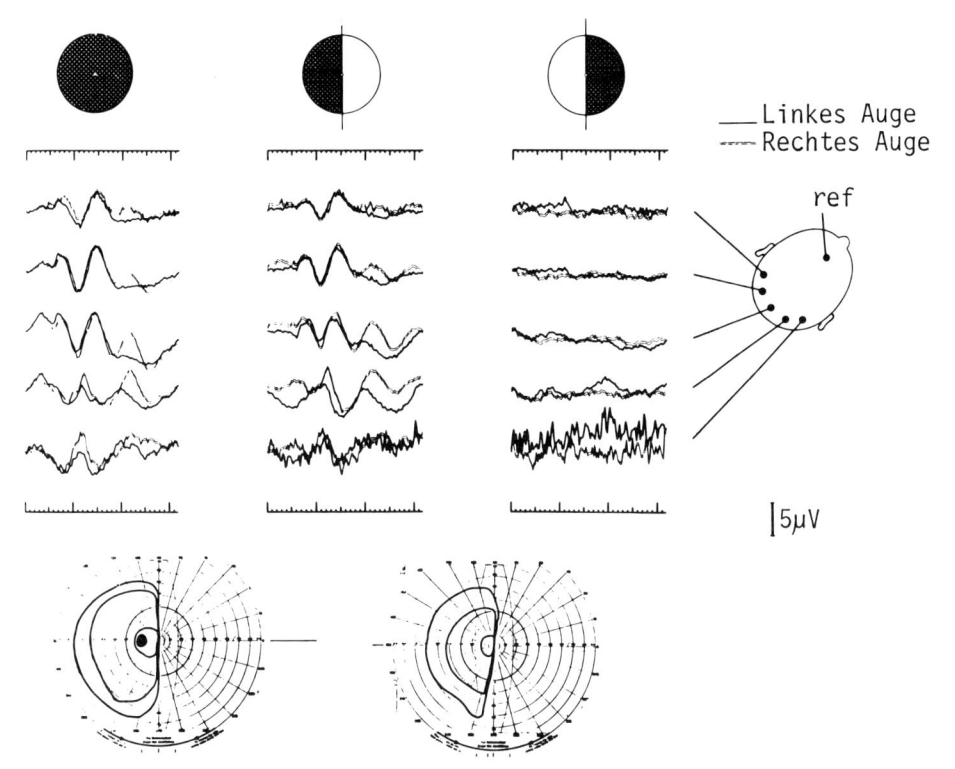

Abb. 6.12. VEP-Veränderungen bei Hemiretinareizung und Registrierung über eine horizontale Kette von occipitalen Ableiteelektroden bei einem 50jährigen Patienten mit vaskulär bedingter homonymer Hemianopsie nach rechts. *Linke Reihe:* Ganzfeldreizung (●); *mittlere Reihe:* Halbfeldreizung links = Hemiretinareizung rechts (◐); *rechte Reihe:* Halbfeldreizung rechts = Hemiretinareizung links (◑). VEP des linken (———) und des rechten Auges (═══) jeweils direkt übereinandergezeichnet. Zeitachse 300 ms. *Unterer Bildabschnitt:* Gesichtsfeldkarten des linken *(links)* und des rechten Auges *(rechts)*. (Nach Halliday)

huis et al. 1969; Feinsod et al. 1975; Streletz et al. 1981b) (Abb. 6.12). Bei Patienten ohne nachweisbare Gesichtsfeldausfälle finden sich lediglich Amplitudendifferenzen bei latero-occipitaler Ableitung (Thorwirth et al. 1980) (Abb. 6.13). Es muß jedoch an die erhebliche Amplitudenvariation erinnert werden. Diffuse cerebrale Gefäßprozesse lassen hingegen keine signifikanten VEP-Veränderungen erkennen und stellen keine Indikation zur VEP-Untersuchung dar.

8. Internistische Systemerkrankungen

Als Beispiel für eine Opticusaffektion bei Systemerkrankungen soll hier die funikuläre Myelose bei B12-Mangel angeführt werden, die in einigen Fällen zu einer leichten symmetrischen VEP-Verzögerung als Hinweis auf die Mitbeteiligung des Opticus führt (Troncoso et al. 1979; Krumholz et al. 1981; Lowitzsch, eigene Beobachtungen).

Auch die Sarkoidose betrifft häufiger den Opitucs sowie die Uvea, was an VEP-Veränderungen erkennbar wird (Streletz et al. 1981a).

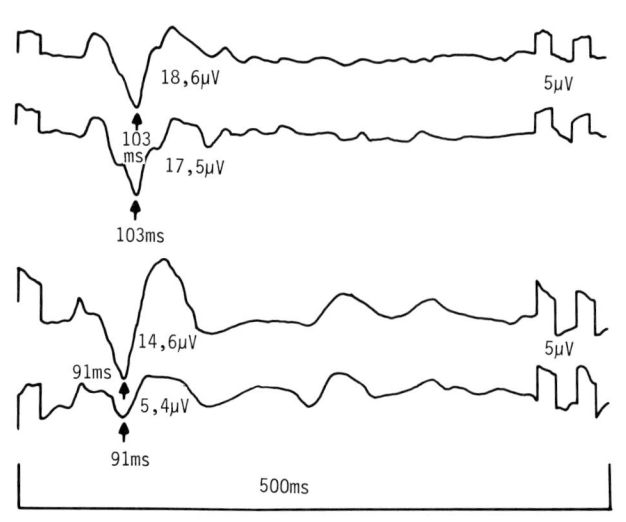

Abb. 6.13. Zentraler Gefäßprozeß (intermittierende zerebrale Ischämie, 41jähriger Patient; *untere Kurven*) im Vergleich zum Normalbefund *(oben)*. (Nach Thorwirth et al. 1980.) *LA*, jeweils obere, *RA*, jeweils untere Kurve

Dagegen sieht man bei der chronischen Niereninsuffizienz im Stadium der Hämodialyse mit urämischer Polyneuropathie und Enzephalopathie nur geringe VEP-Verzögerungen (Rossini et al. 1982). Vor und nach Hämodialyse konnten wir keine signifikanten Veränderungen beobachten (Lowitzsch et al. 1981).

9. Krankheiten des Auges

VEP-Veränderungen können auch durch Erkrankungen der brechenden Medien und der Retina hervorgerufen werden, so daß in jedem Falle eine ophthalmologische Untersuchung durchgeführt werden muß.

a) Refraktionsstörungen

Bei unscharfer Abbildung des Schachbrettmusters auf der Retina nimmt die Amplitude des Kontrast-VEP ab und die Latenz zu. Umgekehrt läßt sich durch Versetzen von Linsen mit verschiedener Brechkraft über die Beobachtung der VEP-Amplitude der Visus bestimmen, insbesondere wenn zusätzlich die Mustergröße verändert wird (Harter u. White 1968, 1970).

b) Amblyopie

Schielamblyopien führen durch die Herabsetzung der retinalen Abbildungsschärfe und des Auflösungsvermögens zu VEP-Veränderungen mit Amplitudenabnahme und Latenzzunahme insbesondere bei Reizung mit kleineren Quadratgrößen von 10'-30'. Entsprechend der Reduktion des Visus steht die Amplitudenminderung gegenüber der Latenzzunahme ganz im Vordergrund, wodurch ein wichtiges Unterscheidungskriterium im Vergleich zu den demyelinisierenden Erkrankungen gegeben ist.

c) Trübung der brechenden Medien

Die retinale Illumination bestimmt in hohem Maße die Kontrastwahrnehmung. Bei Trübungen in den brechenden Medien nimmt diese ab, die Sättigungsschwelle wird unterschritten, und das VEP wird in seiner Amplitude reduziert und in seiner Latenz mäßig verzögert (Halliday et al. 1982).

d) Retina-Erkrankungen

Retinale Störungen wie Retinitis, Retinopathia diabetica, Maculadegeneration u.a. führen klinisch zu einer Visusreduktion. Das VEP ist je nach dem Ausmaß der Erkrankung sowohl bei Blitz- als auch bei Kontrastreizung in seiner Amplitude stark reduziert bis zum völligen Verschwinden. Die Latenz bleibt meist im Normalbereich, eine Vereinfachung und Verplumpung der Form tritt meist hinzu (Babel et al. 1977). Aber auch entzündliche Affektionen (Uveïtis) sowie Papillenveränderungen im Sinne einer Drusenpapille beeinflussen das VEP in ähnlicher Weise (Lowitzsch u. Neuhann 1982). Seit den Untersuchungen von Cappin u. Nissim (1975) ist bekannt, daß auch das Glaukom VEP-Veränderungen hervorruft, wenn Gesichtsfeldausfälle eingetreten sind.

III. Aussagekraft des VEP

Die Aussagekraft des VEP wird bestimmt durch die Reiz- und Registrierbedingungen einerseits und die Wahl des Kontrollkollektivs und der Normgrenzen andererseits.

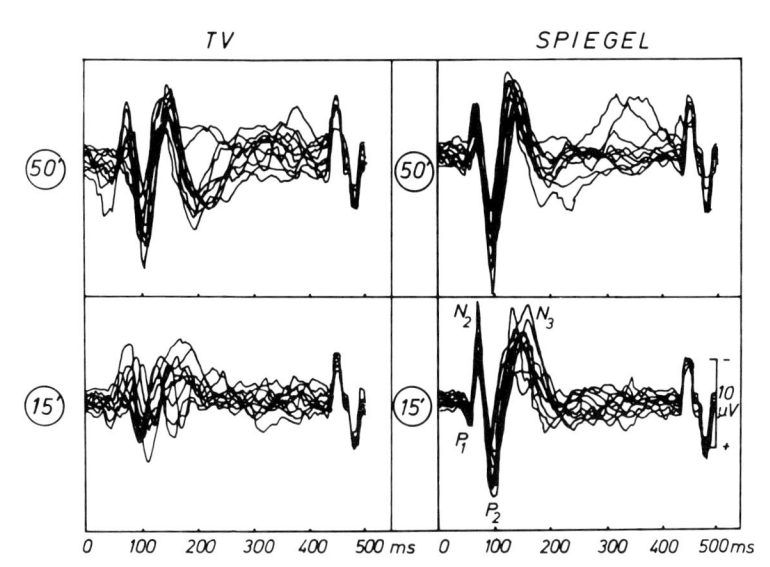

Abb. 6.14. Musterumkehr-VEP bei TV- und Drehspiegelreizung mit großen *(obere Reihe)* und kleinen *(untere Reihe)* Quadraten. Superposition jeweils von 10 Normalkurven. Die Latenzstreuung ist bei TV-Reizung *(links)* deutlich größer als bei Drehspiegelreizung *(rechts)*. Insbesondere bei kleineren Musterquadraten von 15′ Kantenlänge *(untere Bildhälften)* wird die große Varianz bei TV-Reizung gegenüber der Verstärkung der Gipfel P_1 und N_2 im Vergleich zur 50′-Quadratreizung sehr deutlich

Bei Blitzreizung wird lediglich eine globale Helligkeitsantwort erzielt, die kaum Aussagen über die Funktion des zentralen Sehens und der Fortleitungsbedingungen im zentralen Anteil des Opticus zuläßt. Die Kontrastreizung mit Schachbrettmusterumkehr hängt in ihrer Aussageschärfe wiederum von der Helligkeit, dem Kontrast, der Mustergröße der retinalen Abbildung und Illumination und der Kooperation des Patienten ab.

So variiert der Mittelwert der größten positiven VEP-Zacke in Abhängigkeit von der Reizart; die Größe der Streuung hängt dabei einerseits von der Kollektivgröße, andererseits vom Reizsystem ab. Bei TV-Systemen ist die Standardabweichung bis doppelt so groß wie bei optomechanischer Musterumkehr mit dem D112 (s. A.I.1.a), wodurch die Trennschärfe reduziert wird (Abb. 6.14).

Der Nutzen der Methode liegt in der Objektivierung von Leitungsstörungen in den prägenikulären Abschnitten des visuellen Systems sowie der Abgrenzung dieser Störungen gegen retinale und andere Erkrankungen des Auges. Unerläßlich dabei is aber die Kenntnis des ophthalmologischen Befundes und fakultativ des Elektroretinogramms.

D. Kritische Würdigung der Ergebnisse

Die Einführung des Kontrast-VEP in die klinisch-neurophysiologische Diagnostik im Jahre 1972 hat in den vergangenen 10 Jahren erhebliche Fortschritte in der Beurteilung von Affektionen des visuellen Systems bei neurologischen und internistischen Krankheitsbildern gebracht. So ist die Diagnostik und Verlaufsbeobachtung einer ON, insbesondere im Rahmen demyelinisierender Erkrankungen wie der MS durch das VEP, heute zu einer üblichen Routineuntersuchung bereits in vielen neurologischen Kliniken geworden. Aber auch andere Krankheitsgruppen wie etwa raumfordernde Prozesse mit Kompression der vorderen Sehbahnabschnitte, Stoffwechselkrankheiten und entzündliche ZNS-Affektionen stellen wichtige Indikationen für die VEP-Untersuchung dar.

I. Differentialdiagnostischer Wert

Je ausgedehnter die Indikationsliste wird, desto schwieriger wird oft die differentialdiagnostische Einordnung der Befunde. So lassen sich nicht immer hereditäre Systemerkrankungen wie die spastische Spinalparalyse, die Friedreich' Ataxie oder die verschiedenen olivopontinen Heredoataxien mit letzter Sicherheit gegen eine MS abgrenzen, da mäßige Latenzverzögerungen und Amplitudenreduktionen des VEP bei nur geringer Seitenasymmetrie bei beiden Krankheitsgruppen zu beobachten sind. Starke Seitendifferenzen, die bei Verlaufsbeobachtungen wechseln können, sprechen dagegen eher für eine MS, da der N. opticus durch den disseminierten Befall meistens unregelmäßig affiziert wird (Abb. 6.15). Lassen sich ophthalmologische Ausfälle mit Visus- und Gesichtsfeldstörungen auch nur an einem Auge nachweisen, ist immer eine MS wahrscheinlich. Ist der ophthalmologische Befund dagegen normal und zeigt das VEP nur eine leichte, grenzwertige oder eben patho-

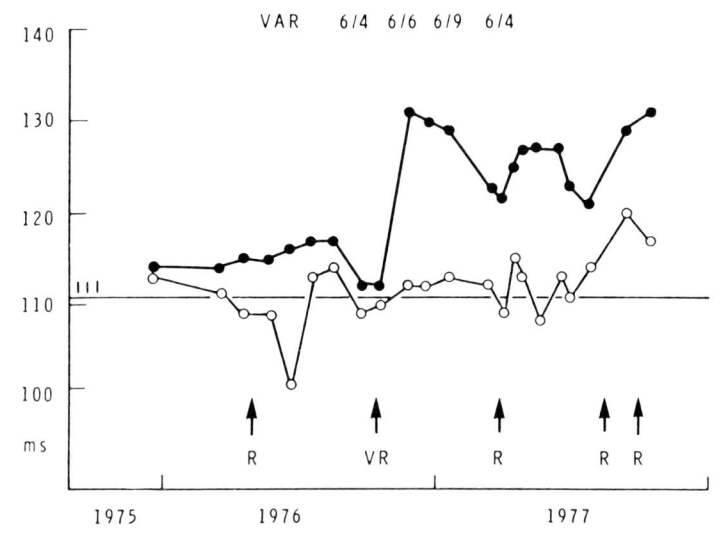

Abb. 6.15. Verlaufsbeobachtung der P_2 (P100)-Latenz des VEP bei Schachbrettmusterumkehrreizung des linken (○) und des rechten Auges (●). *VAR,* Visus des rechten Auges; *R,* Schub. Die P_2-Latenz des rechten Auges bleibt nach einem ON-Schub (VR) mit sprunghafter Zunahme der Latenz weiterhin auch bei Erholung des Visus auf 6/4 verzögert. Dagegen schwankt die P_2-Latenz des „gesunden" linken Auges zunächst um den Mittelwert von 111 ms, um am Ende des Jahres 1977 auch zuzunehmen, wahrscheinlich als Ausdruck einer subklinischen Opticusaffektion auch links. (Nach Halliday)

logische Veränderung, ist am ehesten eine Systemdegeneration im Sinne einer hereditären oder speichernden Erkrankung oder auch einer funikulären Myelose anzunehmen.

Kompressionen des Opticus oder des Chiasma führen ebenfalls nur zu mäßigen Latenzverzögerungen, verändern aber meist die Form erheblich und sind so differentialdiagnostisch gegen die ON-bedingten Latenzverzögerungen abzugrenzen.

Retinale Erkrankungen bewirken dagegen fast immer eine Amplitudenreduktion des VEP und können durch die zusätzlich durchgeführte Elektroretinographie (ERG) abgegrenzt werden.

Aber auch andere ophthalmologische Störungen wie Trübung der brechenden Medien, Beeinträchtigungen der retinalen Abbildung durch Pupillen- oder Refraktionsanomalien beeinflussen das VEP, so daß immer eine ausführliche ophthalmologische Untersuchung für die Differentialdiagnostik unerläßlich ist.

Geringe Seitendifferenzen des VEP in seiner Form und Latenz sind immer verdächtig auf einseitige leichte Opticusaffektionen, da im Normalfall eine gute Übereinstimmung des VEP in Form und Latenz zwischen rechtem und linkem Auge eines Individuums besteht (Abb. 6.16).

II. Falsch-positive Befunde

Falsch-positive Befunde entstehen ferner durch Abweichungen in der Reiz- und Registrierkette, wobei insbesondere eine apparativ bedingte Absenkung von Hellig-

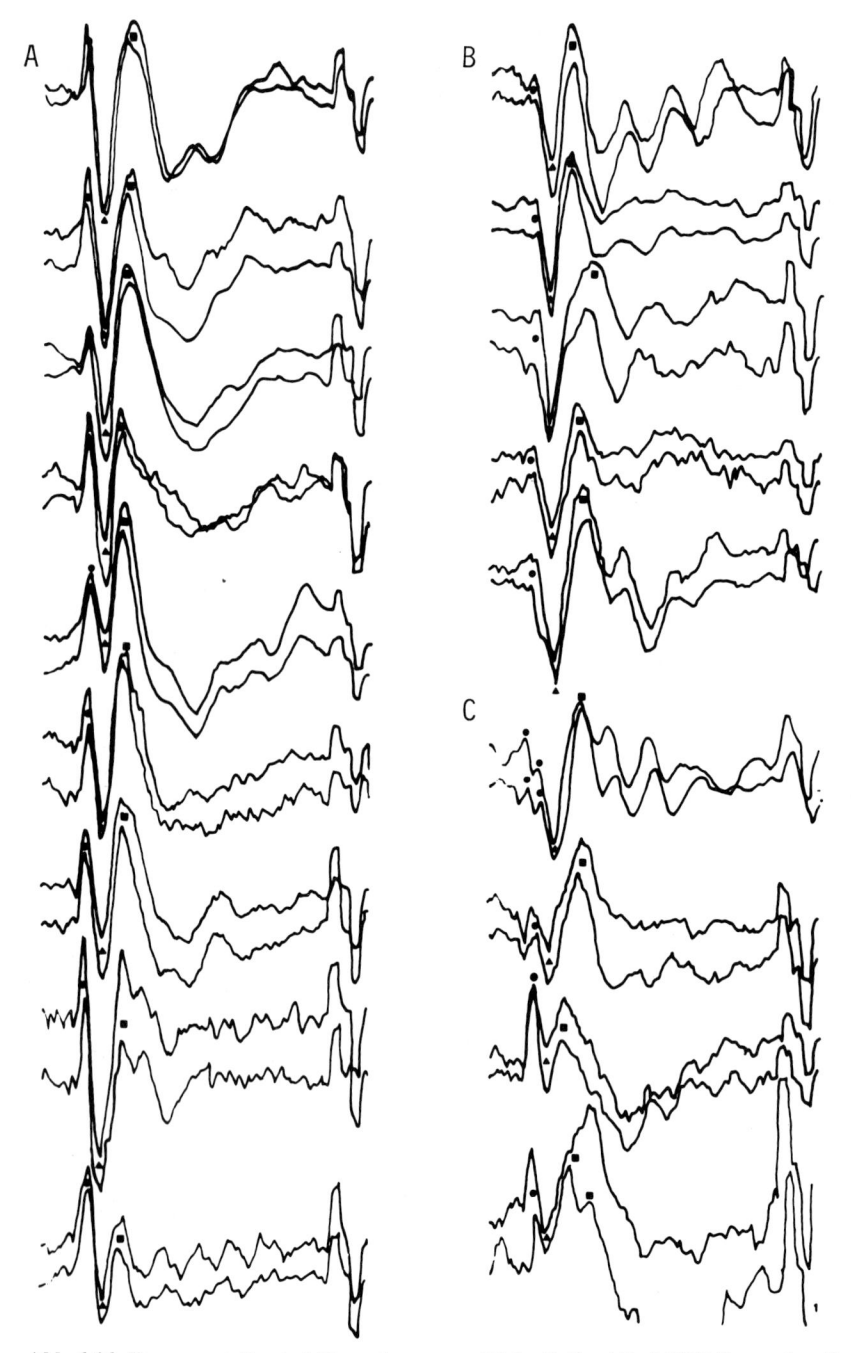

Abb. 6.16. Kurvenvariation bei Normalpersonen. Linke Reihe *(A):* 9 VEP-Paare, jeweils das VEP des linken *(oben)* und des rechten *(unten)* Auges übereinandergezeichnet. In *(B)* kaum erkennbarer Gipfel N_2, in *(C)* Spaltung von N_2; sonst wie *(A)*. ●, N_2; ▲, P_2; ■, N_3. Die gute intraindividuelle Übereinstimmung der Kurven zwischen linkem und rechtem Auge auch bei Formvariationen wird deutlich

keit und Kontrast zu pseudopathologischen Befunden führt. Auch mangelnde Kooperation von seiten des Patienten, Verspannungen der Muskulatur bei schwerer Spastik, Refraktionsstörungen ohne Brillenausgleich, Absenkungen der retinalen Illumination, führen neben nicht bekannten Erkrankungen des Auges und der Retina selbst zu falsch-positiven Ergebnissen und damit zu Fehlinterpretationen.

Darüber hinaus geben Formvarianten oder Peak-Suppressionen, etwa als P_2-Verlust bei fovealem Ausfall, Gelegenheit zu Fehlinterpretationen, wenn nur die Latenz beachtet wird.

III. Grenzen der Methode

Stellt die Blitzreizung lediglich eine Globalreizung dar, so ist auch die Musterumkehr-Kontrastreizung eine Reizung mehr oder weniger größerer Netzhautareale, so daß eine selektive Reizung umschriebener fovealer oder parafovealer Retinabezirke bisher noch nicht möglich ist. Der Versuch, über geblitzte Einzelquadrate selektiv die Fovea zu reizen, hat bisher keine befriedigenden Ergebnisse gebracht, da nur bei ⅔ der normalen Augen ein erkennbares VEP zu erzielen ist (Oepen et al. 1981).

Die Hemiretinareizung bringt wegen der peakabhängigen unterschiedlichen Phaseninversion auch bei Ableitung mit horizontaler Kette größere Interpretationsprobleme, so daß im pathologischen Fall eine eindeutige lokalisatorische Aussage über Hemisphärenprozesse nicht immer möglich ist.

Andere Einschränkungen der Methode sind durch apparative Grenzen der Reproduzierbarkeit von Reiz- und Registrierbedingungen sowie durch die, wenn auch geringe, inter- und intraindividuelle Varianz von Form und Latenz gegeben.

E. Zukünftige Entwicklung

Neben einer Verfeinerung der Reiztechnik mit Variation der Mustergröße und des Kontrastes ist der Einsatz mehrkanaliger simultaner Registrieranordnungen anzustreben, um zunächst an Normalpersonen genügend reproduzierbare Daten zu sammeln. Nur so ist die Topodiagnostik durch das VEP auszubauen. Aber auch die Analyse früherer Komponenten des VEP wird neue Einblicke in die zentrale Verarbeitung visueller Reize bringen.

Darüber hinaus ist eine Standardisierung der Reiz- und Registrierbedingungen sowie der Peak-Nomenklatur und der Normgrenzen nach den Richtlinien des Komitees für den Standard von EP-Ableitungen (1982/83) anzustreben (s. Halliday 1982).

Literatur

Arden GB (1973) The visual evoked response in ophthalmology. Proc R Soc Med 66: 1037–1043
Arden GB, Faulkner DJ, Mair C (1977) A versatile television pattern generator for visual evoked potentials. In: Desmedt JE (ed) Visual evoked potentials in man: New development. Clarendon Press, Oxford, pp 90–109

Armington JC, Corwin TR, Marsetta R (1971) Simultaneously recorded retinal and cortical responses to pattern stimuli. J Opt Soc Amer 61:1514–1521

Asselmann P, Chadwick DW, Marsden CD (1975) Visual evoked responses in the diagnosis and management of patients suspected of multiple sclerosis. Brain 98:261–282

Babel J, Stangos N, Korol S, Spiritus M (1977) Ocular electrophysiology. Thieme, Stuttgart

Bauer JH (1974) Communication to: Judgement of the validity of a clinical MS-diagnosis. The International Symposium on Multiple Sclerosis, Göteborg 1974. Acta Neurol Scand [Suppl] 58: 71–74

Baumgartner G (1978) Physiologie des zentralen Nervensystems. In: Gauer, Kramer, Jung (Hrsg) Sehen, Sinnesphysiologie III. Urban & Schwarzenberg, München, S 263–356

Blumhardt LD, Barrett G, Halliday AM (1982) The pattern visual evoked potential in the clinical assessment of undiagnosed spinal cord disease. In: Courjon J, Maugière F, Revol M (eds) Clinical application of evoked potentials in neurology. Raven Press, New York, pp 463–471

Bodis-Wollner I, Korczyn AD (1980) Dissociated sensory loss and visual evoked potentials in a patient with pernicious anemia. Mt Sinai J Med 47:579

Bynke H, Olsson J, Rosen I (1977) Diagnostic value of visual evoked response, clinical eye examination and CSF analysis in chronic myelopathy. Acta Neurol Scand 26:55–69

Camacho LM, Wenzel W, Aschoff JC (1982) The pattern-reversal visual evoked potential in the clinical study of lesions of the optic chiasm and visual pathway. In: Courjon J, Maugière F, Revol M (eds) Clinical application of evoked potentials in neurology. Raven Press, New York, pp 49–59

Cappin J, Nissim S (1975) Visual evoked responses in the detection of field defects in glaucoma. Arch Ophthalmol NY 93:9–18

Carroll WM, Mastaglia SL (1979) Leber's optic neuropathy. A clinical and visual evoked potential study of affected asymptomatic members of a six generation family. Brain 102:559–580

Carroll WM, Kriss A, Baraitser M, Barret G, Halliday AM (1980) The incidence and nature of visual pathway involvement in Friedreich's ataxia. A clinical and visual evoked potential study of 22 patients. Brain 103:413–434

Celesia GG, Daly RF (1977) Effects of aging on visual evoked responses. Arch Neurol 34:403–407

Chiappa KH (1980) Pattern shift visual, brainstem auditory and short latency somatosensory evoked potentials in multiple sclerosis. Neurology 30:110

Ciganek L (1961) Die elektroencephalographische Lichtreizantwort der menschlichen Hirnrinde. Thesis Slovenskej Akademie Vied, Bratislava

Collins DWK, Black JL, Mastaglia FL (1978) Pattern-reversal visual evoked potential: Method of analysis and results in MS. Neurol Sci 36:83–95

Diener H-Ch, Scheibler H (1980) Follow-up studies of visual potentials in multiple sclerosis evoked by checkerboard and foveal stimulation. Electroenceph Clin Neurophysiol 49:490

Donchin E, Callaway E, Copper R, Desmedt JE, Goff WR, Hillyard SA, Sutton S (1977) Publication criteria for studies of evoked potentials (EP) in man. In: Desmedt JE (ed) Attention voluntary contraction and event-related cerebral potentials. Prog Clin Neurophysiol 1:1–11

Evans BT, Binnie CD, Lloyd DSL (1974) A simple visual pattern stimulator. Electroenceph Clin Neurophysiol 37:403–406

Feinsod M, Abramsky O, Auerbach E (1973) Electrophysiological examinations of the visual system in multiple sclerosis. J Neurol Sci 20:161–175

Feinsod M, Hoyt WF, Wilson WB, Spire JP (1975) Electrophysiological parameters in the evaluation of occipital apoplexy. Eur Neurol 13:452–460

Gott PS, Weiss MH, Apuzzo M, Van Der Meulen JP (1979) Checkerboard visual evoked response in evaluation and management of pituitary tumors. Neurosurgery 5:553–558

Halliday AM (1972a) Discussion on component analysis and topology. Trace 6:39–46

Halliday AM (1972b) Evoked responses in organic and functional sensory loss. In: Fessard A, Lelord G (eds) Activités evoquées et leur conditionement chez l'Homme normal et en pathologie mentale. INSERM, Paris, pp 189–212

Halliday AM (1980) Evoked brain potentials: how far have we come since 1875? In: Barber C (ed) Evoked potentials. MTP Press, Lancaster (England), pp 3–18

Halliday AM (1981) Visual evoked potentials in demyelinating disease. In: Waxman SG, Ritchies JM (eds) Basic and clinical electrophysiology. Raven Press, New York, pp 201–215

Halliday AM (1982) Committee on standards of clinical practice of EEG and EMG (IFSECN). Report to the president. Appendix I F: Standards of clinical practice for the recording of evoked potentials (EP). (In press)

Halliday AM, McDonald WI, Mushin J (1972) Delayed visual evoked responses in optic neuritis. Lancet I: 982–985

Halliday AM, McDonald WI, Mushin J (1974) Delayed visual evoked responses in progressive spastic paraparesis. Electroenceph Clin Neurophysiol 37:328

Halliday AM, McDonald WI, Mushin J (1974) The value of the pattern-evoked response in the diagnosis of multiple sclerosis. Electroenceph Clin Neurophysiol 36:551–553

Halliday AM, Halliday E, Kriss A, McDonald WI, Mushin J (1976) The pattern-evoked potential in compression of the anterior visual pathways. Brain 99:357–374

Halliday AM, Barrett G, Carroll WM, Kriss A (1982) Problems in defining the normal limits of the visual evoked potential. In: Courjon J, Maugière F, Revol M (eds) Clinical application of evoked potentials in neurology. Raven Press, New York, pp 1–9

Harding GFA (1974) The visual evoked response. Adv Ophthal 28:2–28

Harding GFA, Crews SJ (1982) The visual evoked potential in hereditary optic atrophy. In: Courjon J, Maugière F, Revol M (eds) Clinical application of evoked potentials in neurology. Raven Press, New York, pp 21–30

Harter MR, White CT (1968) Effects of contour sharpness and check-size on visual evoked potentials. Vision Res 8:701–711

Harter MR, White CT (1970) Evoked cortical responses to checker-board patterns: Effect of check-size as a function of visual acuity. Electroenceph Clin Neurophysiol 28:48–54

Hennerici M, Wenzel D, Freund H-J (1977) The comparison of small-size rectangle and checker-board stimulation for the evaluation of delayed visual evoked responses in patients suspected of multiple sclerosis. Brain 100:119–136

Holder GE (1978) The effects of chiasmal compression on the pattern visual evoked potential. Electroenceph Clin Neurophysiol 45:278–280

Julesz B (1971) Foundations of cyclopean perception. University of Chicago Press, Chicago (Ill)

Julesz B, Kropfl W, Petrig B (1980) Large evoked potentials to dynamic random-dot correlograms and stereograms permit quick determination of stereopsis. Proc nat Acad Sci (Wash) 77: 2348–2351

Kayed K, Røsjø Ø, Kass B (1978) Practical application of patterned visual evoked responses in multiple sclerosis. Acta Neurol Scand 57:317–324

Kooi KA, Bagchi BK (1964a) Visual response in man: normative data. Ann NY Acad Sci 112: 254–269

Kooi KA, Bagchi BK (1964b) Observations in early components of the visual evoked response and occipital rhythms. Electroenceph Clin Neurophysiol 17:638–643

Kooi KA, Marshall RE (1979) Visual evoked potentials in central disorders of the visual system. Harper & Row Publ, Hagerstown

Kriss A, Halliday AM (1980) A comparison of occipital potentials evoked by pattern onset, offset and reversal by movement. In: Barber C (ed) Evoked potentials. MTP Press Lim, Lancaster (England), pp 205–212

Krumholz A, Weiss HD, Goldstein PJ, Harris KC (1981) Evoked responses in vitamin B_{12} deficiency. Ann Neurol 9:407–409

Kusel R, Rassow B (1980) Frequency analysis of steady-state VECP. Ver Dtsch Ophthalmol Ges 77:1–4

Livingstone IR, Mastaglia FL, Howe JW, Asherne GB (1980) Leber's optic neuropathy: clinical and visual evoked response studies in asymptomatic and symptomatic members of a 4-generation family. Brit J Ophthalmol 64:751–757

Livingstone IR, Mastaglia FL, Edis R, Howe JW (1981a) Pattern visual evoked responses in hereditary spastic paraplegia. J Neurol Neurosurg Psychiatry 44:176–178

Livingstone IR, Mastaglia FL, Edis R, Howe J (1981b) Visual involvement in Friedreich's ataxia and hereditary spastic ataxia. A clinical and visual evoked response study. Arch Neurol 38:75–79

Lowitzsch K (1976) Studien zur diagnostischen Absicherung der Multiplen Sklerose. Erfassung und Lokalisation von Demyelinisationsherden aufgrund des Vergleiches klinischer, ophthalmologischer und neurophysiologischer Untersuchungsbefunde bei 135 Patienten. Habilitationsschrift Mainz

Lowitzsch K (1980) Pattern evoked visual potentials in 251 MS patients in relation to ophthalmological findings and diagnostic classification. In: Bauer HJ, Poser S, Ritter G (eds) Progress in multiple sclerosis. Springer, Heidelberg, pp 571–577

Lowitzsch K (1981) Visuell evozierte Potentiale (VEP) in der Diagnostik entzündlicher Erkrankungen des ZNS. In: Berlit P, Gänshirt H (Hrsg) 11. Intern Symposium z Koord d Neurol Wiss 1981, Heidelberg. (1984) Perimed Verl, S 269–275

Lowitzsch K (1982) Augenmuskelmyositis und Optikus. Ges für Neurologie, Jahrestagung 14.–16.10.1982, Hamburg. S 604–607

Lowitzsch K (1982) Visuell evozierte Potentiale (VEP) bei der Multiplen Sklerose. Akt Neurol 9: 170–174

Lowitzsch K, Kuhnt U, Sakmann CH, Maurer K, Hopf H-C, Schott D, Thäter K (1976) Visual pattern evoked responses and blink reflexes in assessment of MS diagnosis. A clinical study of 135 MS-patients. J Neurol 213: 17–32

Lowitzsch K, Bauer H (1980) Half-field evoked responses (VER): phase inversion in relation to recording techniques. Electroenceph Clin Neurophysiol 50: 136–137

Lowitzsch K, Westhoff M (1980) Opticusaffektionen bei Neurolues – Diagnose durch das visuell evozierte Potential (VEP). Z EEG-EMG 11: 77–80

Lowitzsch K, Göhring U, Hecking E, Köhler H (1981) Refractory period, sensory conduction velocity and visual evoked potentials before and after haemodialysis. J Neurol Neurosurg Psychiatry 44: 121–128

Lowitzsch K, Rudolph HD, Trincker E, Müller E (1980) Flash and pattern reversal evoked visual responses in retrobulbarneuritis and controls: a comparison of conventional and TV stimulation techniques. In: Lechner H, Aranibar A (eds) Proceedings of the 2nd European Congress of EEG and Clinical Neurophysiology. Excerpta Medica, Amsterdam Oxford Princeton, pp 451–463

Lowitzsch K, Maurer K (1982) Pattern reversal visual evoked potentials in reclassification of 472 MS-patients. In: Courjon J, Maugière F, Revol M (eds) Clinical application of evoked potentials in neurology. Raven Press, NewYork, pp 487–491

Lowitzsch K, Welkoborski H-J (1982) "Normalization" of pattern-reversal VEP after ON in MS-patients. The Second International Evoked Potentials Symposium, Cleveland, Ohio, 18.–20.10.1982

Lowitzsch K, Neuhann Th (1982) Musterumkehr-VEP in der Diagnostik von Drusen- und Stauungspapille. Fortschr Ophthalmol 79: 1–3

Lowitzsch K, Flickinger U, Kempkes K, Mandery G (1983) Musterumkehr-VEP bei TV- und Drehspiegelreizung: ein methodischer Vergleich. Z EEG-EMG 14: 43–66

Lowitzsch K, Scherer A, Welkoborski H-J (1983) Unveröffentlichte Ergebnisse

Marshall J (1955) Spastic paraplegia of middle age. A clinicopathological study. Lancet 1: 643–646

Matthews WB, Small DG (1979) Serial recording of visual and somatosensory evoked potentials in multiple sclerosis. J Neurol Sci 40: 11–21

Matthews WB, Small DG, Pountnex E (1977) The pattern evoked visual potential in the diagnosis of multiple sclerosis. J Neurol Neurosurg Psychiatry 40: 1009–1014

Meienberg O, Kutak L, Smolenski C, Ludin HP (1979) Pattern reversal evoked cortical responses in normals. A study of different methods of stimulation and potential reproducibility. J Neurol 22: 81–93

Müller-Jensen A, Zschocke S, Dannheim F (1981) VER analysis of the chiasmal syndrome. J Neurol 225: 33–40

Namerow NS, Enns N (1972) Visual evoked responses in patients with multiple sclerosis. J Neurol Neurosurg Psychiatry 35: 269–275

Nilsson BY (1978) Visual evoked responses in MS: Comparison of two methods for pattern reversal. J Neurol Neurosurg Psychiatry 41: 499–504

Oepen G, Brauner C, Doerr M, Thoden U (1981) Visual evoked potentials (VEP) elicited by checkerboard versus foveal stimulation in multiple sclerosis. Arch Psychiatr Nervenkr 229: 305–313

Oosterhuis HJGH, Ponsen L, Jonkman EJ, Magnus O (1969) The average visual response in patients with cerebrovascular diseases. Electroenceph Clin Neurophysiol 27: 23–34

Paty DW, Blume WT, Brown WF, Jaatoul N, Kertesz A, McInnis W (1979) Chronic progressive myelopathy: investigation with CSF electrophoresis, evoked potentials and CT scan. Ann Neurol 6: 419–424

Pedersen L, Trojaborg W (1981) Visual, auditory and somatosensory pathway involvement in hereditary cerebellar ataxia, Friedreich's ataxia and familial spastic. Electroenceph Clin Neurophysiol 52:283–297

Regan D (1972) Evoked potentials in psychology, sensory physiology and clinical medicine. Chapman and Hall, London

Richey ET, Kooi KA, Tourtelotte WW (1971) Visually evoked responses in multiple sclerosis. J Neurol Neurosurg Psychiatry 34:275–280

Rossini PM, Marchiono L, Gambi D, Albertazzi A, DiPaolo B (1982) Transient and steady state visual evoked potentials by checkerboard reversal pattern in renal diseases. In: Courjon J, Maugière F, Revol M (eds) Clinical application of evoked potentials in neurology. Raven Press, New York, pp 125–130

Shahrokhi F, Chiappa KH, Young RR (1978) Pattern shift visual evoked responses: two hundred patients with optic neuritis and/or multiple sclerosis. Arch Neurol 35:65–71

Smith JL, Israel CW (1971) Optic atrophy and neurosyphilis. Ann Rev Med 22:103–118

Spekreijse H (1966) Analysis of EEG responses in man evoked by sine wave modulated light. Thesis, University of Amsterdam, p 163

Spekreijse H (1980) Pattern evoked potentials: principles methodology and phenomenology. In: Carber C (ed) Evoked potentials, MTP Press, Lancaster, pp 55–74

Spekreijse H, Estevéz O, Reits D (1977) Visual evoked potentials and the physiological analysis of visual processes in man. In: Desmedt JE (ed) Visual evoked potentials in man: new developments. Clarendon Press, Oxford, pp 16–89

Streletz LJ, Chambers RA, Sung Ho Bae, Israel HL (1981a) Visual evoked potentials in sarcoidosis. Neurology 31:1545–1549

Streletz LJ, Sung Ho Bae, Roeshman RM, Schatz NJ, Savino PJ (1981b) Visual evoked potentials in occipital lobe lesions. Arch Neurol 38:80–85

Tackmann W, Strenge H, Barth R, Sojka-Raytscheff A (1979) Diagnostic validity for different components of pattern shift visual evoked potentials in multiple sclerosis. Europ Neurol 18:243–248

Thorwirth V, Volles E, Lossi Ch (1980) Visuell evozierte Potentiale bei zerebralem Gefäßprozeß. Schweiz Arch Neurol Neurochirur Psychiatrie 127:89–97

Trojaborg W, Petersen E (1979) Visual and somatosensory evoked cortical potentials in multiple sclerosis. J Neurol Neurosurg Psychiatry 42:323

Troncoso J, Mancall EL, Schatz NJ (1979) Visual evoked responses in pernicious anemia. Arch Neurol 36:168–169

Van Lith GHM, Van Marl GW, Van Dok-Mak GTM (1978) Variation in latency times of visually evoked cortical potentials. Br J Ophth 62:220

Walsh FB (1964) Syphilis of the optic nerve. Trans Am Acad Ophthal Oto-Lar 60:39–42

Wenzel D, Brandl U, Harms D (1982) Visuell evozierte Potentiale bei komplizierter Migräne im Kindesalter. Z EEG-EMG 12:222

Wijngaarde R, Van Lith GHM (1979) Pattern eps in endocrine orbitopathy. Doc Ophthal 48:327–332

Wilson B (1978) Visual-evoked response differentiation of ischemic optic neuritis from the optic neuritis of MS. Am J Ophthalmol 86:530–535

Wilson WSB, Keyesr RB (1980) Comparison of the pattern and diffuse light visuel evoked responses in definite multiple sclerosis. Arch Neurol 37:30–34

Kapitel 7

Akustisch evozierte Potentiale in der audiologischen und neurologischen Diagnostik

K. MAURER

A. Einführung	214
B. Nahfeld (Elektrocochleographie – ECochG)	216
I. Einleitung	216
II. Technische Voraussetzungen	216
III. Durchführung der Untersuchung	216
1. Lagerung des Patienten	216
2. Elektrodenbefestigung	216
3. Separationsverfahren	217
IV. Auswertung der Untersuchungsergebnisse	218
1. Normalwerte	218
2. Befundung (Normalhörende)	219
V. Klinische Anwendung	219
1. Hörschwellenbestimmung	219
2. Schalleitungsschwerhörigkeit und recruitierender Innenohrschaden	221
VI. Kritische Würdigung der Ergebnisse	221
C. Fernfeld (Frühe akustisch evozierte Potentiale – FAEP)	221
I. Einleitung	221
II. Technische Voraussetzungen	222
III. Reizcharakteristika	222
1. Klick-Reize und Ton-Pips	222
2. Frequenzspezifität	222
IV. Elektroakustische Wandler	223
V. Kalibrierung von Kurzzeitreizen	223
VI. Ableiteparameter	224
VII. Physiologische Faktoren	224
VIII. Technische Faktoren	224
1. Reizintensität und Vertäubung	224
2. Reizrate	225
3. Monaurale-binaurale Beschallung	225
4. Ipsi-contralaterale Ableitung	225
5. Polarität des Reizes	226
6. Filter	227
IX. Medikamente	227
X. Fehlermöglichkeiten	228
XI. Durchführung der Untersuchung	229
Elektrodenbefestigung	230
XII. Auswertung und Befundung der Untersuchungsergebnisse	230
XIII. Pathologische Werte	230

Evozierte Potentiale in der Praxis
Herausgegeben von J. Schramm
© Springer-Verlag Berlin Heidelberg 1985

XIV. Klinische Anwendung 231
XV. Ergebnisse 232
    1. Audiologische Anwendung der FAEP 232
    2. Oto-neurologische Anwendung der FAEP 235
    3. Neurologische Anwendung 237
        a) Traumatische Schädigungen des ZNS 237
        b) Raumfordernde Prozesse 237
        c) Entzündliche Erkrankungen 238
        d) Gefäßbedingte ZNS-Erkrankungen 238
        e) Spinocerebelläre Systemerkrankungen 240
        f) Muskelerkrankungen 240
        g) Stoffwechselstörungen 240
        h) Demyelinisierende Erkrankungen − Multiple Sklerose 241
XVI. Aussagekraft der FAEP 242
XVII. Kritische Würdigung der Ergebnisse 244
XVIII. Differentialdiagnostischer Wert der AEP 244
XIX. Falsch-positive Befunde 245
XX. Grenzen der Methode 245
XXI. Zukünftige Entwicklung 246
Literatur 246

Für Ulrike und Viola, ihre Geduld und Nachsicht

A. Einführung

Seit der Erstbeschreibung der corticalen akustisch evozierten Potentiale (AEP) beim Menschen durch Loomis et al. (1938) und P. Davis (1939) wurden eine Vielzahl von Wellen kurzer, mittlerer und später Latenz gefunden. Zur Zeit kennt man ca. 20 Komponenten, die sich nach akustischer Anregung durch elektronische Verfahren aus dem EEG gewinnen lassen. Die bekanntesten Wellen sind postsynaptischen Ursprungs und werden entsprechend ihrer Latenz in frühe, mittlere und späte AEP eingeteilt (Abb. 7.1). In der präsynaptischen Region mit den Haarzellen und ihren Hilfsstrukturen entstehen die Potentiale der Elektrocochleographie, also die Mikrophonpotentiale (CM = cochlear microphonics) und das Summationspotential (SP = summating potential). Neben dieser Einteilung in prä- und postsynaptische Aktivität gibt es noch Wellen mit Gleichspannungsanteil. Es sind dies die Contingent Negative Variation (CNV) und die Perstimulatorische Negative Gleichspannung (PNG). Bei der Frequenzfolgeantwort (FFA) schließlich wird die Frequenz eines Tones (<1000 Hz) mit einer charakteristischen Zeitverschiebung im Hirnstamm nachvollzogen. Tabelle 7.1 zeigt ein Ordnungsschema mit den derzeit bekanntesten Wellen.

    Das vorliegende Buch trägt den Titel „Evozierte Potentiale in der Praxis". Die Gesamtkonzeption des Werkes zielt somit auf die Beschreibung von evozierten Potentialen, die bei den derzeit zur Verfügung stehenden technischen Mitteln in Klinik und Praxis vorrangig Verwendung finden. Unter diesem Aspekt sind lediglich das Summenaktionspotential (AP) der ECochG und die frühen akustisch evozierten Potentiale (FAEP) klinisch relevant, da sie sich sowohl zur objektiven Hörschwellenbestimmung als auch zur Topodiagnostik eignen.

Akustisch evozierte Potentiale in der audiologischen und neurologischen Diagnostik   215

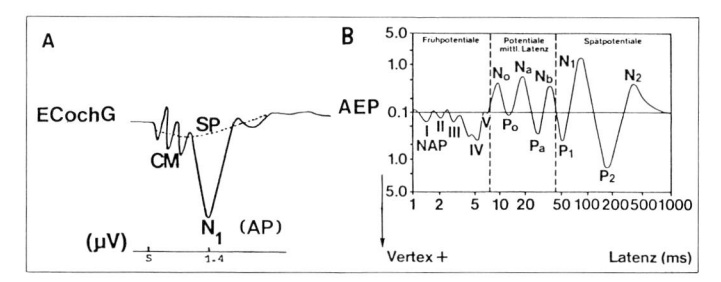

Abb. 7.1. A Schematisierte Darstellung der Potentiale der ECochG. *SP*, Summationspotential; *CM*, Mikrophonpotentiale; N_1 *(AP)*, Summenaktionspotential. **B** Doppeltlogarithmische Auftragung der postsynaptischen akustisch evozierten Potentiale (AEP). (Aus Picton et al. 1974)

Tabelle 7.1. Auflistung der Wellen der ECochG (Nahfeld), der akustisch evozierten Potentiale und der Wellen mit Gleichspannungsanteil

Elektrocochleographie (ECochG)			
Nahfeld (präsynaptisch)	Abkürzung (Latenz)	Nahfeld (postsynaptisch)	Abkürzung (Latenz)
Mikrophonpotentiale Summationspotential	CM SP	Summenaktionspotential	AP (1–2 ms)

Akustisch evozierte Potentiale (AEP)			
Fernfeld (postsynaptisch)			
Frühe akustisch evozierte Potentiale Wellen I–VII	FAEP (1–10 ms)	Wellen mit Gleichstromspannungsanteil	
Mittlere akustisch evozierte Potentiale Wellen N_0, P_0, N_a, P_a, N_b	MAEP (10–50 ms)	Contingent Negative Variation	CNV
		Verarbeitungspotential	P_{300}
Späte akustisch evozierte Potentiale Wellen P_1, N_1, P_2, N_2	SAEP (50–300 ms)	Perstimulatorische Negative Gleichspannung	PNG

Frequenzfolgeantwort (FFA)

Wegen der unmittelbaren Nähe der Ableiteelektrode zum Entstehungsort der Innenohrpotentiale (CM und SP) und des Aktionspotentials des Hörnerven (AP) – die transtympanale Elektrode liegt am Promontorium der Schnecke – werden die Wellen der ECochG auch als „Nahfeld-Wellen" bezeichnet. Die Wellen, die sich bipolar am Vertex und in Ohrnähe abgreifen lassen, werden dementsprechend als „Fernfeld-Wellen" definiert, da der Abgriff relativ weit entfernt von der Wellengenerierung stattfindet. Die nachfolgenden Artikel gliedern sich in Abschnitte über Wellen, die im Nahfeld, und über Wellen, die im Fernfeld entstehen.

B. Nahfeld (Elektrocochleographie – ECochG)

I. Einleitung

Die drei bekanntesten Wellenkomplexe der ECochG sind die präsynaptischen Mikrophonpotentiale (cochlear microphonics = CM), das Summationspotential (summating potential = SP) und das postsynaptische Summenaktionspotential (action potential = AP; Abb. 7.1).

Über Einzelheiten der CM und der SP wird auf Hoke (1979) und Maurer et al. (1982b) verwiesen. Das AP, auch unter der Abkürzung N_1 bekannt, ist identisch mit der Welle I der FAEP. Wegen der relativ hohen Amplitude eignet sich das AP zur Hörschwellenbestimmung.

II. Technische Voraussetzungen

Was Geräte, Reiz- und Ableiteparameter anbelangt, kann auf das entsprechende Kapitel über die FAEP verwiesen werden. Lediglich die Elektrodenmontage bedarf einer gesonderten Beschreibung. Bei richtiger Plazierung der Elektrode am Promontorium ist die ECochG eine der exaktesten Methoden der Elektrischen Reaktions-Audiometrie (ERA).

III. Durchführung der Untersuchung

1. Lagerung des Patienten

Die ECochG-Untersuchung läßt sich nur am liegenden Patienten durchführen. Da das Plazieren der transtympanalen Nadelelektrode Schmerzen verursacht, ist beim Erwachsenen eine lokale Anästhesie und bei Kindern oft eine Vollnarkose nötig. Das aufwendige Vorgehen erfordert die Anwesenheit eines Anästhesisten und für das Vorschieben der Nadelelektrode zum Promontorium einen HNO-Arzt.

2. Elektrodenbefestigung

Bei der ECochG kennt man zwei Ableitetechniken: a) das extratympanale Vorgehen und b) das transtympanale Vorgehen.

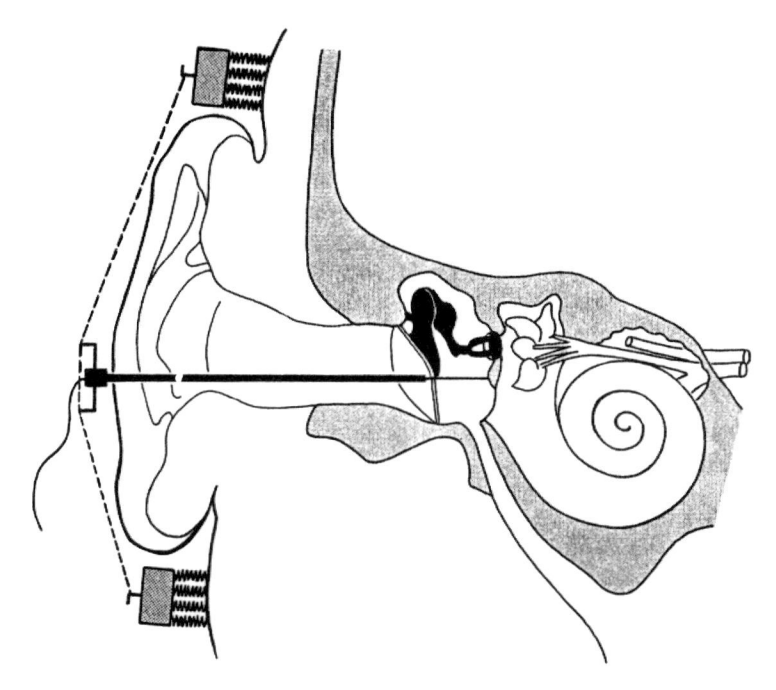

Abb. 7.2. Vorgehen beim Plazieren der ECochG-Nadelelektrode. (Aus Eggermont 1976)

Bei der extratympanalen Technik wird das AP im äußeren Gehörgang abgegriffen. Die verschiedenen Methoden wurden von Yoshie et al. (1967), Montandon et al. (1975) und von Salomon u. Elberling (1971) beschrieben.

Die am häufigsten eingesetzte transtympanale Technik erbringt die besten Resultate und ist der Gehörgangsableitung überlegen. Die ECochG-Nadel wird durch den Gehörgang und das Trommelfell hindurch am Promontorium der Schnecke plaziert (Abb. 7.2). Bei sachkundiger Durchführung gibt es keine otologischen Komplikationen (Crowley et al. 1975); eine Inzision des Trommelfells vor der Nadelpenetration ist ratsam, da bei alleiniger Elektrodenpenetration minimale Rupturen entstehen können.

3. Separationsverfahren

Da bei Klick-Stimulation die drei Anteile des ECochG-Komplexes — Summationspotentiale (SP), Mikrophonpotentiale (CM) und das Aktionspotential (AP) — simultan entstehen, verwendet man Eliminationsverfahren, um das diagnostisch bedeutsame Potential, nämlich das AP, deutlich abzuheben (Aran 1971a).

Mikrophonpotentiale lassen sich durch alternierende Reizphase eliminieren, da die Potentiale den Vorzeichenwechsel nachvollziehen und sich beim Mittlungsprozeß aufheben.

Den SP-Anteil wird man in den meisten Fällen bei der Darstellung des AP in Kauf nehmen, da eine sichere Trennung ohne Beeinflussung des AP technisch aufwendig ist.

IV. Auswertung der Untersuchungsergebnisse

1. Normalwerte

Normwerte für die Latenzen der Welle N_1 sind identisch mit denen der Welle I der FAEP und sind in Tabelle 7.2 wiedergegeben. Wichtiger als Absolutwerte sind Kennlinien. Latenzen und Amplituden werden dabei in Abhängigkeit von der Reizintensität graphisch aufgetragen (Abb. 7.3a). Diese Darstellung erlaubt einen Einblick in das Dynamikverhalten der Cochlea.

Tabelle 7.2a–c. Normwerte der Wellen I–V bei Lautstärken zwischen 10 und 90 dBHL. **a** Absolutlatenzen (ms) u. 1 SD. **b** Amplituden (Nanovolt) u. 1 SD. **c** Zwischenwellenzeiten (ms) u. 1 SD

a

dB	$\bar{x}/s$	I	II	III	IV	V	IV/V
10	$\bar{x}$			5,80		7,70	
	s			0,48		0,45	
20	$\bar{x}$			5,20	6,65	7,25	
	s			0,40	0,47	0,40	
30	$\bar{x}$	2,60	3,60	4,65	5,90	6,70	
	s	0,30	0,35	0,37	0,30	0,28	
40	$\bar{x}$	2,15	3,20	4,30	5,45	6,30	6,00
	s	0,25	0,30	0,28	0,35	0,30	0,34
50	$\bar{x}$	1,80	3,00	4,04	5,24	6,00	5,85
	s	0,17	0,20	0,25	0,23	0,30	0,32
60	$\bar{x}$	1,70	2,90	3,93	5,15	5,80	5,60
	s	0,13	0,15	0,21	0,25	0,23	0,30
70	$\bar{x}$	1,60	2,73	3,83	5,03	5,70	5,30
	s	0,12	0,19	0,20	0,21	0,22	0,25
80	$\bar{x}$	1,50	2,65	3,73	4,97	5,60	5,20
	s	0,13	0,18	0,19	0,17	0,19	0,20
90	$\bar{x}$	1,40	2,57	3,63	4,90	5,50	5,12
	s	0,10	0,14	0,16	0,15	0,18	0,18

b

dB	$\bar{x}/s$	90	80	70	60	50	40	30	20	10
I	$\bar{x}$	290	270	220						
	s	70	80	50						
II	$\bar{x}$	210	190	180						
	s	80	100	70						
III	$\bar{x}$	290	280	250						
	s	90	100	70						
IV	$\bar{x}$	350	340	280						
	s	100	90	80						
V	$\bar{x}$	390	370	300	270	260	235	220	200	150
	s	80	90	90	70	80	70	85	90	80
IV/V	$\bar{x}$	450	430	430						
	s	70	90	80						

Tabelle 7.2c

Lautstärke	Welle	MW	SD	Welle	MW	SD
60 dB	I– II	1,22	0,15	I–IV	3,58	0,14
	I–III	2,25	0,13	I– V	4,10	0,16
	I–IV	3,47	0,16	I–IV/V	3,80	0,15
	I– V	4,10	0,12			
	I–IV/V	3,92	0,14			
70 dB	I– II	1,17	0,16			
	I–III	2,27	0,15			
	I–IV	3,47	0,17			
	I– V	4,10	0,15			
	I–IV/V	3,74	0,16			
80 dB	I– II	1,21	0,14			
	I–III	2,29	0,17			
	I–IV	3,53	0,15			
	I– V	4,10	0,16			
	I–IV/V	3,76	0,18			
90 dB	I– II	1,25	0,12			
	I–III	2,31	0,13			

2. Befundung (Normalhörende)

Abbildung 7.3a zeigt die Amplituden- und Latenzkennlinien bei einem jugendlichen Normalhörenden. Die Kennlinien zeigen in einem Bereich zwischen 50–70 dB einen Knick. Die Amplitudenkennlinien lassen dabei einen unteren Anteil (L-Part = lower part) und einen oberen Anteil (H-Part = high part) erkennen.

V. Klinische Anwendung

Die ECochG findet ihre Anwendung in der Kinder- und Erwachsenenaudiologie. Die Methode erlaubt eine exakte objektive Angabe der individuellen Hörschwelle, allerdings in einem unspezifischen Frequenzbereich zwischen 1000 und 4000 Hz, da Kurzzeitreize im Gegensatz zu Sinustönen keine frequenzspezifische Stimulation zulassen.

1. Hörschwellenbestimmung

Die Objektivierung der individuellen Hörschwelle ist der wichtigste Anwendungsbereich der ECochG. Dies gelingt mit der Welle N_1, da sich dieses Potential bis zum Beginn der auditiven Wahrnehmung nachweisen läßt (Aran 1971a, b).

Der klinische Nutzen liegt somit in der Objektivierung einer Schwellenerhöhung, das heißt einer Hörstörung. Trägt man zusätzlich die Kennlinien auf, gelingt die

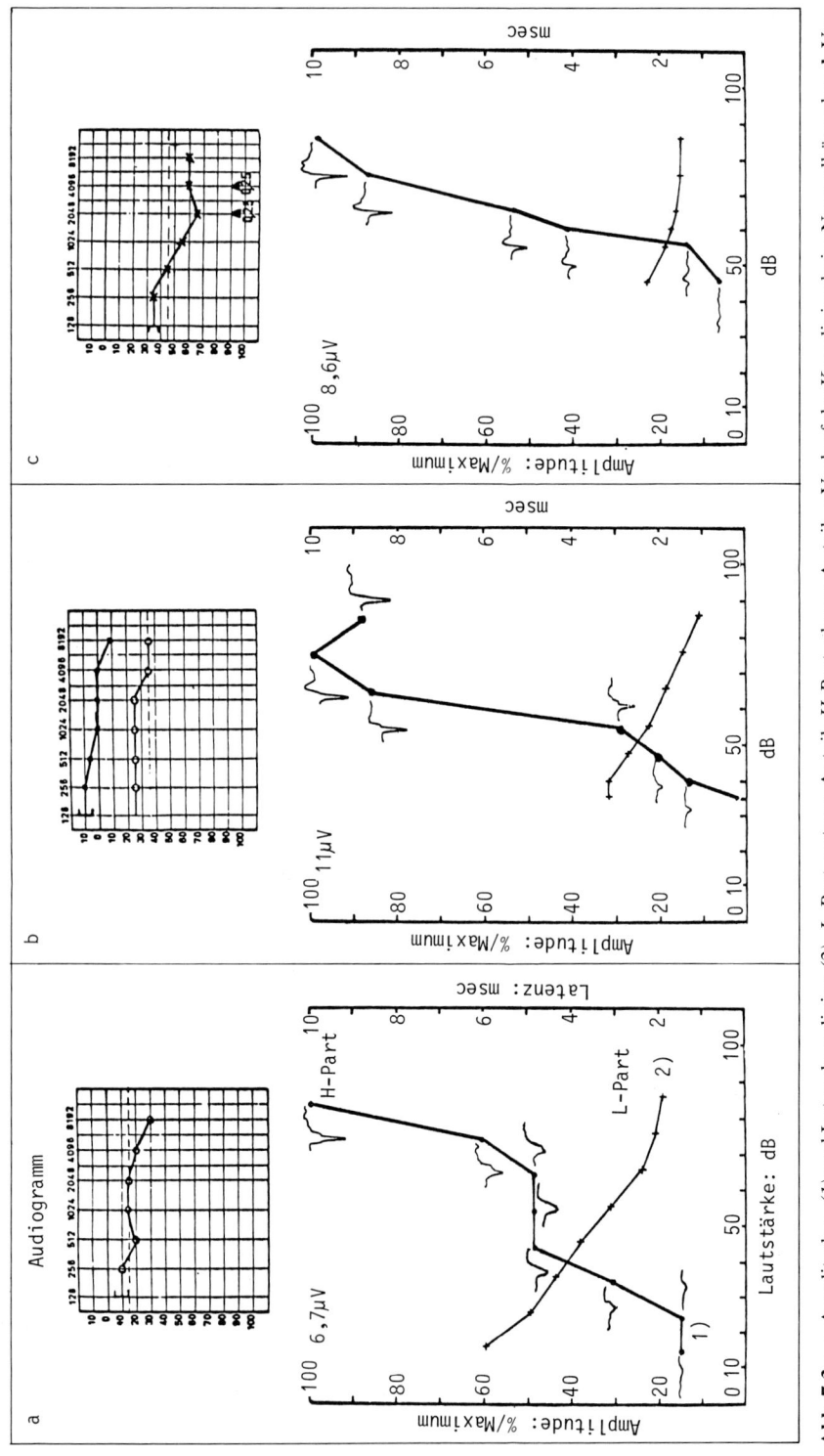

Abb. 7.3a–c. Amplituden- (*1*) und Latenzkennlinien (*2*). *L-Part*, unterer Anteil; *H-Part*, oberer Anteil. **a** Verlauf der Kennlinien beim Normalhörenden. **b** Verlauf der Kennlinien bei einer Innenohrschwerhörigkeit mit Recruitment. **c** Verlauf der Kennlinien bei Schalleitungsschwerhörigkeit. (Aus Aran 1971b)

Differenzierung zwischen einer Schalleitungs- und Innenohrschwerhörigkeit, wobei Innenohrschwerhörigkeit mit und ohne Recruitment differenziert werden können.

2. Schalleitungsschwerhörigkeit und recruitierender Innenohrschaden

Bei der Schalleitungsschwerhörigkeit zeigt der Kennlinienverlauf eine der Schalleitungskomponente entsprechende Latenzverschiebung (Abb. 7.3b), wobei bei hohen Intensitäten (bis 100 dB) ein normales Potentialbild auftreten kann.

Der recruitierende Innenohrschaden ist charakterisiert durch das Fehlen des flachen Verlaufs der Kennlinien (L-Part). Bei Erreichen der Schwelle zeigt die Kennlinie ein steiles Verhalten mit sich normalisierenden Latenzen und Amplituden (Abb. 7.3c).

VI. Kritische Würdigung der Ergebnisse

Die ECochG ist eine der exaktesten Methoden zur Bestimmung der Hörschwelle. Vorteilhaft ist die hohe Amplitude der Welle N_1 und die Nachweisbarkeit dieses Potentials bis in den Bereich der psycho-akustischen Schwelle. Die Schwellenbestimmung, die unabhängig von der aktiven Mitarbeit des Patienten gelingt, ist somit der Hauptindikationsbereich der Untersuchung.

Die ursprüngliche Annahme, spezielle Hörstörungen würden mit Änderungen der Konfiguration des ECochG-Komplexes korrelieren (Aran 1971b), hat sich nicht bewahrheitet. Lediglich das Recruitment läßt sich durch den steilen Verlauf der Kennlinien aufzeigen.

Da die Welle V der FAEP ebenfalls die Hörschwelle erreicht, wird die ECochG zusammenfassend nur noch bei audiologischen Problemfällen eingesetzt, bei denen die Darstellung der Welle vom Hörnerven in der Fernfeldtechnik nicht mehr gelingt. Es soll allerdings nicht verschwiegen werden, daß die Welle V der FAEP, die ja im Mittelhirn entsteht, nur indirekt die Funktion der Einheit Cochlea/N. acusticus wiederspiegelt, während die Welle N_1 als Summenaktionspotential des Hörnerven die Funktion des rezeptiven Bereiches genauer erfaßt. Im neurologischen Bereich findet die ECochG keine Anwendung.

C. Fernfeld (Frühe akustisch evozierte Potentiale — FAEP)

I. Einleitung

Zu den Potentialen, die im Fernfeld abgegriffen werden, gehören alle Wellen, bei denen die Elektroden in Ohrnähe und am Schädel angebracht sind. Die invasive Trommelfellperforation unterbleibt. Die am meisten benützten Ableitepunkte sind dabei der Vertex und das Mastoid bzw. Ohrläppchen (Sohmer et al. 1974).

Nur die FAEP besitzen derzeit in der Neurootologie und Audiologie eine klinische Relevanz. Sie begründet sich in der audiologischen Anwendung zur Abschätzung des Hörvermögens und in der neurologischen zur Lokalisationsdiagnostik bei Prozessen in der hinteren Schädelgrube.

II. Technische Voraussetzungen

Kernstücke sind dabei rauscharme Verstärker, Filter, Nachverstärker, Analog-Digitalwandler, Computer, Stimulusgeneratoren, Schallwandler und Dokumentationsmöglichkeiten (z. B. XY-Plotter).

III. Reizcharakteristika

Bei der akustischen Stimulation unterscheidet man zwischen dem elektrischen Reiz, der vom Stimulusgenerator abgegeben wird und der akustischen Reizform, die nach elektromechanischer Umwandlung z. B. im Kopfhörer resultiert. Während man die späten Wellen (SAEP) am besten mit Tönen definierter Frequenz auslöst, wobei eine frequenzspezifische Schwellenbestimmung bei kooperativen Erwachsenen gelingt, werden die FAEP meist mit Kurzzeitreizen (Dauer <1ms) mit ausreichendem On-Effekt evoziert, deren Dauer allerdings zu kurz ist, um frequenzspezifische Antworten zu erhalten.

1. Klick-Reize und Ton-Pips

Ein Klick ist elektrisch gesehen ein Rechteckimpuls mit einem Plateau einstellbarer Dauer. Bei ca. 150–250 µs entsteht durch eine günstige Überlagerung des Anstiegs und Abfalls der akustischen Reizform ein gaussförmiger Impulsablauf, der dem von Gabor (1947) beschriebenen „logon" sehr nahe kommt (Davis 1976).

Ein Ton-Pip ist elektrisch gesehen ein sinusförmiger Ablauf. Dem Klick entspricht eine Sinushalbwelle mit veränderbarem Anstieg und Abfall (Abb. 7.4). Obwohl der elektrische Ablauf eines Klick- und Pip-Reizes unterschiedlich ist, bleibt das akustische Resultat weitgehend identisch, da der elektroakustische Wandler auf Kurzzeitreize (<1ms) wegen der Trägheit des Systems fast gleichartig reagiert. Dementsprechend unterscheiden sich FAEP nach Pip- und Klick-Reizen nicht wesentlich. Bei der Verwendung von programmierten Reizen wird auf Schäfer et al. (1980) und Maurer et al. (1982b) verwiesen.

2. Frequenzspezifität

Je kürzer ein Reiz ist, desto unspezifischer verhält er sich bezüglich seiner Frequenz. Eine Frequenzselektivität ist somit mit Kurzzeitreizen (Klick, Ton-Pip) nicht bzw. nur unvollständig zu erreichen. Dies ändert sich erst ab einer Dauer eines Sinusreizes von ca. 50 ms, eine Reizform, die für die ECochG und die FAEP aber nicht praktikabel ist.

Das Dilemma der Frequenzunspezifität von Kurzzeitreizen läßt sich nur durch Verdecken nicht gewünschter Frequenzanteile mit steilen Hoch- und Tiefpaßfiltern erreichen. Diese Methode ist in der ECochG bekannt und erstmals von Teas et al. (1962), Elberling (1974) und Eggermont u. Odenthal (1974) beschrieben worden.

Auch bei Maskierung mit steilen Hoch- und Tiefpaßfiltern läßt sich die Schwierigkeit nicht umgehen, daß bei überschwelligen Kurzzeitreizen aus mechanischen Gründen immer zuerst der basale Anteil der Basilarmembran in Schwingung ver-

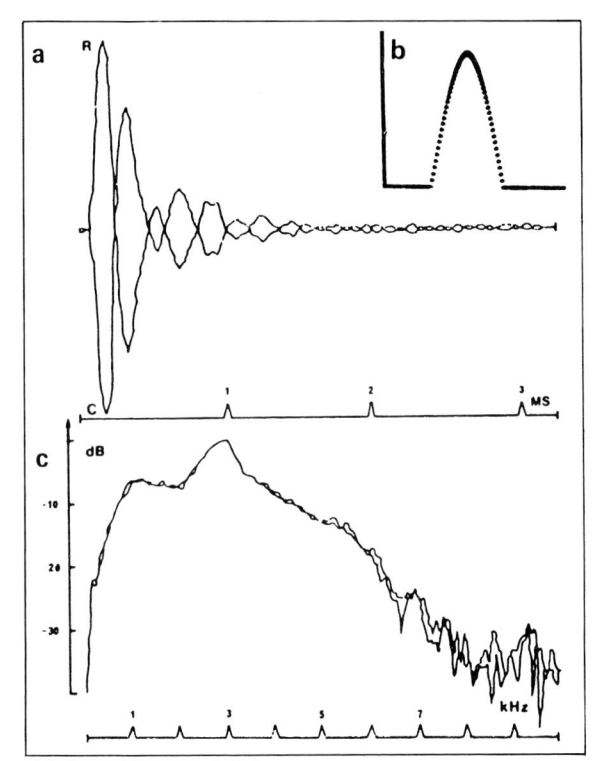

Abb. 7.4a–c. Reizdarstellung. **a** Elektrischer Reizablauf, Sinushalbwelle, Dauer 250 µs. **b** Akustischer Reizablauf. *R*, rarefaction (Sog); *C*, condensation (Druck). **c** Leistungsdichtespektrum des Reizes von Teil B der Abb. (Aus Maurer 1983)

setzt wird. Ob überhaupt eine partielle Stimulation definierter Anteile der Basilarmembran realisierbar ist, muß derzeit dahingestellt bleiben.

IV. Elektroakustische Wandler

Schallwandler verwandeln elektrische Energie in Schallenergie. Meistens handelt es sich um elektro-magnetische Systeme. Daneben gibt es aber auch elektrostatische und piezoelektrische Hörer. Für die Praxis wichtig sind außerdem kleine Ohrhörer, die vor allem beim intraoperativen Monitoring (z. B. bei Operationen im Kleinhirnbrückenwinkel) Anwendung finden.

V. Kalibrierung von Kurzzeitreizen

Auch hier soll nur das in der Praxis realisierbare Vorgehen beschrieben werden. Da Klicks und Pips bei gleichbleibender Spannung an den Kopfhörern um ca. 30% in der Intensität leiser sind als Sinustöne (Roederer 1977), werden Kalibrierungen am besten auf der Basis psychoakustischer Vergleichuntersuchungen durchgeführt. Bei dem jeweiligen Kurzzeitreiz wird die psychoakustische Schwelle an 10 normalhörenden Jugendlichen bestimmt und als 0 dBHL (hearing loss) definiert. Die gewünschten intensiveren Lautstärken lassen sich dann am dB-Teiler einstellen. Da die für einen bestimmten Reiz und für einen bestimmten Kopfhörer ermittelte Schwelle nur für das getestete Modell zutrifft, muß der Kalibrierungsvorgang beim Verwenden andersartiger Kopfhörerfabrikate wiederholt werden.

Für das verdeckende Rauschen entfällt die Kalibration meist, da bei Langzeitreizen die am Gerät angegebene Lautstärke verwendet werden kann. Die Intensität des Rauschens sollte dabei um ca. 20–30 dB unter der des Hauptreizes liegen, da der Reiz nach Überleitung (Luft- und Knochenleitung) mit verminderter Lautstärke am Gegenohr ankommt.

VI. Ableiteparameter

Unter dieses Kapitel fallen Faktoren, die krankheitsunabhängig die Wellen verändern können. Neben technischen Faktoren gibt es physiologische, wie z. B. die Körpertemperatur, das Alter und das Geschlecht. Zu den pharmakologischen Faktoren zählt die Beeinflußbarkeit der Wellen durch Medikamente (Stockard et al. 1978).

VII. Physiologische Faktoren

Körpertemperatur und Latenzen der FAEP hängen eng miteinander zusammen (Stockard et al. 1978). Mit Abnahme der Körpertemperatur erfahren die Latenzen eine Zunahme. Dieser Zusammenhang ist klinisch bedeutsam bei Unterkühlungen, wie sie z. B. bei Intoxikationen auftreten.

Die Cochlea und der Hirnstamm sind bei der Geburt noch nicht voll ausgereift. Dementsprechend sind die Latenzen in den ersten Lebensjahren verzögert und die Amplituden reduziert (Abb. 7.5). Bei neuropädiatrischen und audiologischen Fragestellungen ist die Kenntnis der Normwerte für verschiedene Altersstufen eine Grundvoraussetzung für die Auswertung. Wir haben deshalb Latenzen der FAEP in halbjährigen Abständen bis zum 3. Lebensjahr ermittelt. Man kann davon ausgehen, daß in einem Alter zwischen 2,5 und 3,5 Jahren Erwachsenenwerte erreicht werden (Hecox u. Galambos 1974; Maurer u Rochel 1982).

Geschlechtsbedingte Veränderungen sahen wir bei unseren Normalpersonen nicht. Es soll aber nicht verschwiegen werden, daß bei jüngeren Frauen und Kindern oft überhöhte Amplitudenwerte beobachtet werden, was mit einer besseren Volumenleitung zusammenhängen mag.

VIII. Technische Faktoren

1. Reizintensität und Vertäubung

Während Welle V sich schon in Schwellennähe ableiten läßt, erscheinen die Wellen I bis III bei ca. 30–40 dBHL. Bei 50 dB gelingt meist die Darstellung der gesamten Potentialkette. Man muß allerdings ca. 70 bis 80 dB aufwenden, um die Wellen mit einer Reproduzierbarkeit auszulösen, die für topologische Fragestellungen ausreicht. Vor allem bei einseitigen Hörstörungen muß das contralaterale Ohr mit breit-

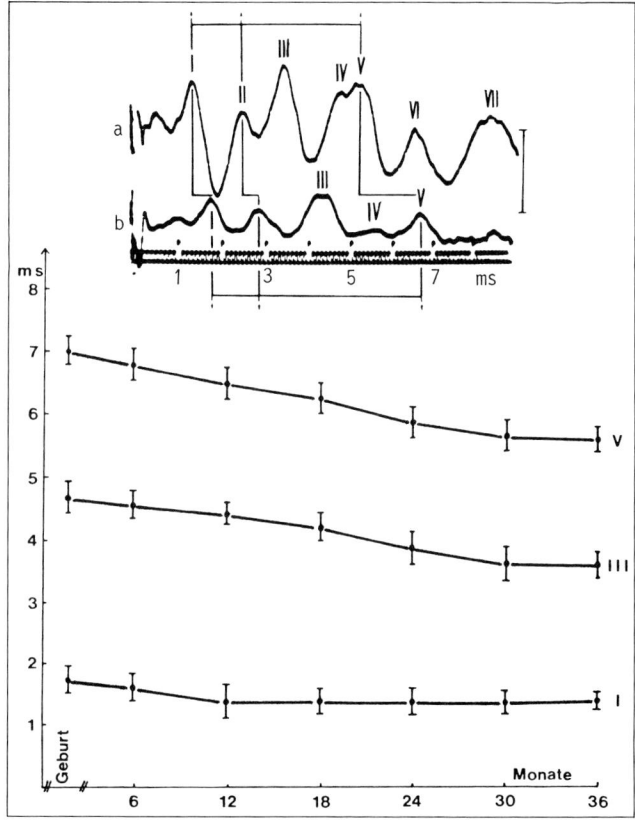

Abb. 7.5. Latenzkennlinien der FAEP ermittelt am Tag der Geburt und in halbjährigem Abstand bis zum 3. Lebensjahr. *a* Erwachsenenkurve (zum Vergleich); *b* FAEP beim Neugeborenen. Eichung 200 nV

randigem Rauschen vertäubt werden. Eine Lautstärke von 50 dB ist dabei ausreichend.

2. Reizrate

Gängige Reizfolgen liegen bei einer Frequenz um 10/s. Diese Reizrate stellt einen Kompromiß dar zwischen Dauer der Untersuchung und Beeinträchtigung der Wellen I–V durch das Phänomen der Erholungszeit nach einem Reiz (Refraktärzeit).

3. Monaurale-binaurale Beschallung

Die FAEP sollten ausschließlich nach monauraler Beschallung abgeleitet werden, da nur dieser Reizmodus die Seitenzuordnung einer Läsion und auch eine übersichtliche Topodiagnostik im Hirnstamm erlaubt.

4. Ipsi-contralaterale Ableitung

Bei ipsilateraler Beschallung und contralateraler Ableitung sieht man eine Amplitudenminderung bzw. Nichtableitbarkeit der Welle I bei verzögerten Latenzen, vor allem der Wellen I–III. Aufgrund von ipsi- und contralateralen Welleninterkorrelationen ist der Rückschluß erlaubt, daß die ipsilateral abgeleiteten Wellen I–V in der auf der Reizseite gelegenen Hirnstammhälfte entstehen (Thornton 1978). Zu ähnlichen Ergebnissen kamen auch Maurer u. Mika (1983) aufgrund tierexperimenteller Untersuchungen.

5. Polarität des Reizes

Auf die Bedeutung der Polarität des Reizes (Sog- oder Druckimpulse) bei neurologischen Erkrankungen haben erstmals Ornitz u. Walter (1975) und später Maurer et al. (1980a, 1981) hingewiesen.

Sog bedeutet eine Membranelongation des elektro-mechanischen Wandlers primär nach innen und Druck nach außen. Im äußeren Gehörgang resultiert bei Sog eine initiale Verdünnung (rarefaction) und bei Druck eine initiale Verdichtung (condensation). Das Trommelfell vollzieht die Kopfhörermembranbewegungen nach. Wider Erwarten sind nun die Wellen I–V nach Sog- bzw. Druckreizen nicht identisch. Dieser Sachverhalt war lange Zeit unbekannt, da bei der ECochG die alternierende Reizweise zur Eliminierung der CM üblich ist.

Das typische FAEP-Muster besteht aus 6–7 Wellen. Während Wellen I–III eine stabile Konfiguration aufweisen, zeigen IV und V zum Teil erhebliche Variationen. In Abb. 7.6 sind die 6 Hauptgruppen wiedergegeben, wobei die Charakteristika der einzelnen Gruppen in der Legende erläutert werden.

Klar definierte Wellen IV und V überwiegen nach Sogreizen, während Druckreize die Tendenz zeigen, Variationen von IV und V hervorzurufen (eine Welle IV auf der V oder eine Welle V auf der IV). Bei den Latenzen ergeben sich kürzere Werte nach Sog.

Bei Patienten können vor allem dann, wenn Hörstörungen vorliegen, die unterschiedlichen Antworten nach Sog- und Druckreizen erheblich zunehmen. Es gibt sogar Fälle, bei denen sich je nach Reizmodus eine unterschiedliche topologische Zuordnung ergibt (Abb. 7.7).

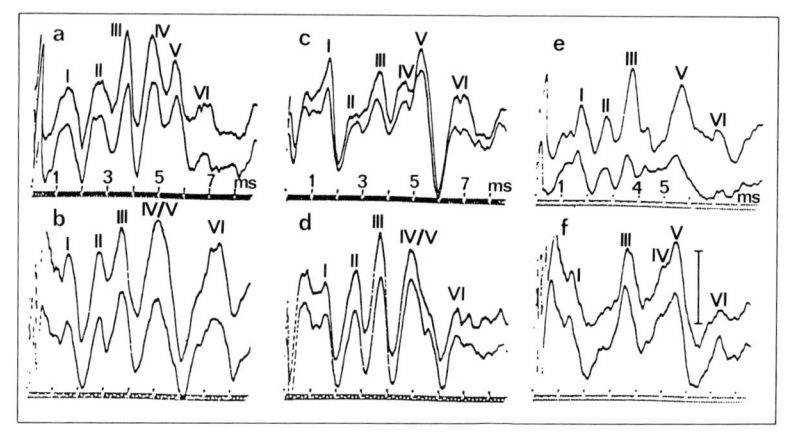

Abb. 7.6 a–f. Variationen (Normvarianten) der Wellen IV und V der FAEP. **a** Getrennte Wellen IV und V. **b** Singulärer IV/V-Komplex. **c** Welle IV auf der V. **d** Welle V auf der IV. **e** Fehlende Welle IV. **f** Fehlende Welle II. Eichung 200 nV

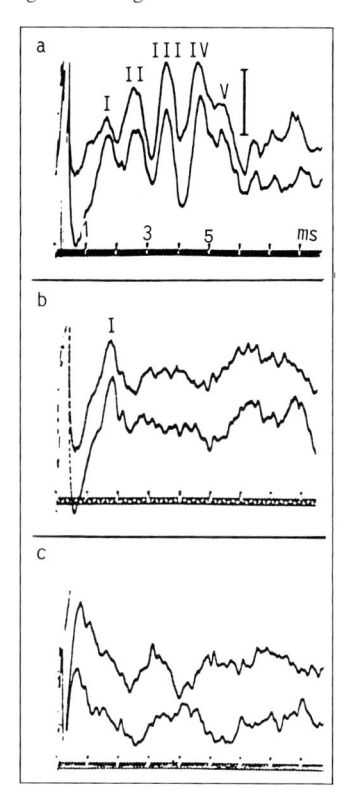

Abb. 7.7a–c. Abhängigkeit der FAEP-Befunde von der Reizpolarität am Beispiel eines Akustikusneurinoms. **a** Gesunde Seite (Sog-Reize). **b** Tumorseite (Sog-Reize). **c** Tumorseite (Druckreize). Keine erkennbare Welle I. Eichung 200 nV

Die differenten Antworten nach Sog- und Druckreizen sind von diagnostischer Bedeutung, da bei alternierender Reizweise und bei Vorliegen von Phasenverschiebungen beim Mittlungsprozeß Wellen entstehen können, die nicht in neuronalen Strukturen entstehen, sondern im Computer. Solange die Ursache der unterschiedlichen Antworten nach Sog- und Druckreizen noch nicht bekannt ist, sollte monopolar gereizt werden und beide Kurvenbilder sowohl für audiologische als auch für neurologische Fragestellungen getrennt ausgewertet werden. Ausnahmen sind hochamplitudige Kopfhörerartefakte, die sich durch die alternierende Reizweise vermindern lassen (Abb. 7.8).

6. Filter

Hoch- und Tiefpaßfilter schränken das Biosignal auf den gewünschten Frequenzbereich ein. Während bei den späten akustisch evozierten Potentialen das EEG-Grundsignal erhalten bleibt, sind bei den FAEP untere Begrenzungen bis zu 300 Hz möglich.

IX. Medikamente

Die FAEP sind im Gegensatz zu den Wellen später Latenz pharmakologischen Einflüssen gegenüber sehr stabil. Lediglich beim Alkohol, bei ototoxischen Substanzen

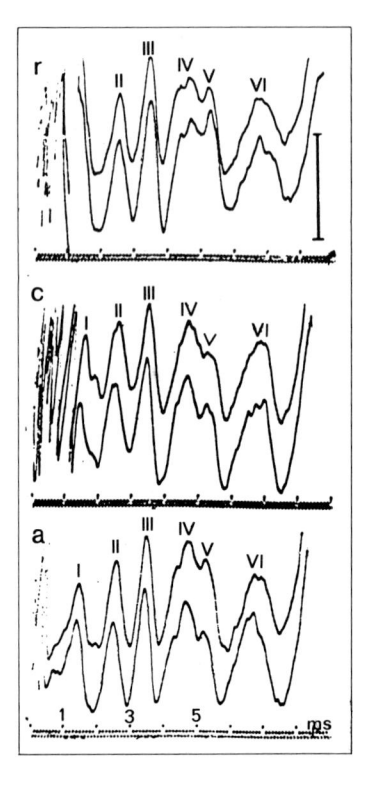

Abb. 7.8. Abhängigkeit der Reizartefakte von der Reizpolarität. *r,* rarefaction (Sog); *c,* condensation (Druck); *a,* alternating (Sog und Druck im Wechsel)

und bei einigen Antiarrhythmika (z.B. Mexetil) ist bekannt, daß sie die Wellen I–V verändern. Weitere Substanzen ohne Einfluß auf die FAEP sind gängige Psychopharmaka wie z.B. Tranquilizer, Chloraldurat, Promethazin und Paraldehyd. Dieser Vorteil kann vor allem bei Kindern ausgenützt werden. Unruhige Probanden können mit den o.g. Substanzen sediert werden, ohne daß Veränderungen der Wellen auftreten.

X. Fehlermöglichkeiten

Fehlerhafte AEP-Kurven können wegen der Kleinamplitudigkeit und Störanfälligkeit der Wellen leicht entstehen. Bei Schwierigkeiten, die Wellen reproduzierbar darzustellen, sollte man unter anderem auch den Kopfhörer testen. Kopfhörer haben nur eine bedingte Lebensdauer und sind gegenüber mechanischen Erschütterungen anfällig. Man prüft am besten das akustische Verhalten mit einem Mikrophon (ein künstliches Ohr wird in den seltensten Fällen zur Verfügung stehen), zunächst beim Ersteinsatz und dann in regelmäßigen Abständen ca. alle 4 Wochen. Der akustische Ablauf zeigt dabei ein gaussförmiges Verhalten (Abb. 7.4) mit initial steiler Flanke. Ein defekter Kopfhörer vermag oft keine Wellen mehr zu generieren, da kein ausreichender On-Effekt mehr zustande kommt. Da die beiden Hälften eines Kopfhörers in ihrem akustischen Verhalten nicht immer identisch sind, empfiehlt es sich, den Kopfhörer beim Reizwechsel zum anderen Ohr zu drehen. Damit wird gewährleistet, daß immer die gleiche Kopfhörerhälfte, deren akustische Eigenschaften bekannt sind, zur Auslösung der AEP verwendet wird. Die andere Hälfte kann mit dem verdeckenden Rauschen belegt werden.

XI. Durchführung der Untersuchung

Die Untersuchung findet wie bei der ECochG grundsätzlich am liegenden Patienten bzw. Probanden statt; nur in dieser Position ist vor allem die Nackenmuskulatur entspannt und verhindert das Auftreten hochamplitudiger Muskelpotentiale. Eine Sedierung ist normalerweise nicht nötig. Nützlich ist eine kurze Instruktion des Patienten über Sinn und Ablauf der Untersuchung. Wichtig ist dabei die Anweisung, daß die Zähne nicht aufeinander gebissen werden, die Schultern locker herunterhängen und während der Reizdarbietung nicht geschluckt wird.

Zu jeder FAEP-Untersuchung gehört eine Inspektion des Ohres zum Ausschluß von Cerumen. Eine audiologische Untersuchung vor einer FAEP-Ableitung ist zwar hilfreich, aber keine „conditio sine qua non", da die Untersuchung objektiv ist und die Miteinbeziehung des audiologischen Befundes noch bei der Befundung erfolgen kann. Bei Kleinkindern entfällt der subjektive Hörtest ohnehin mangels Kooperation, ohne daß die Methode dabei an Aussage verliert.

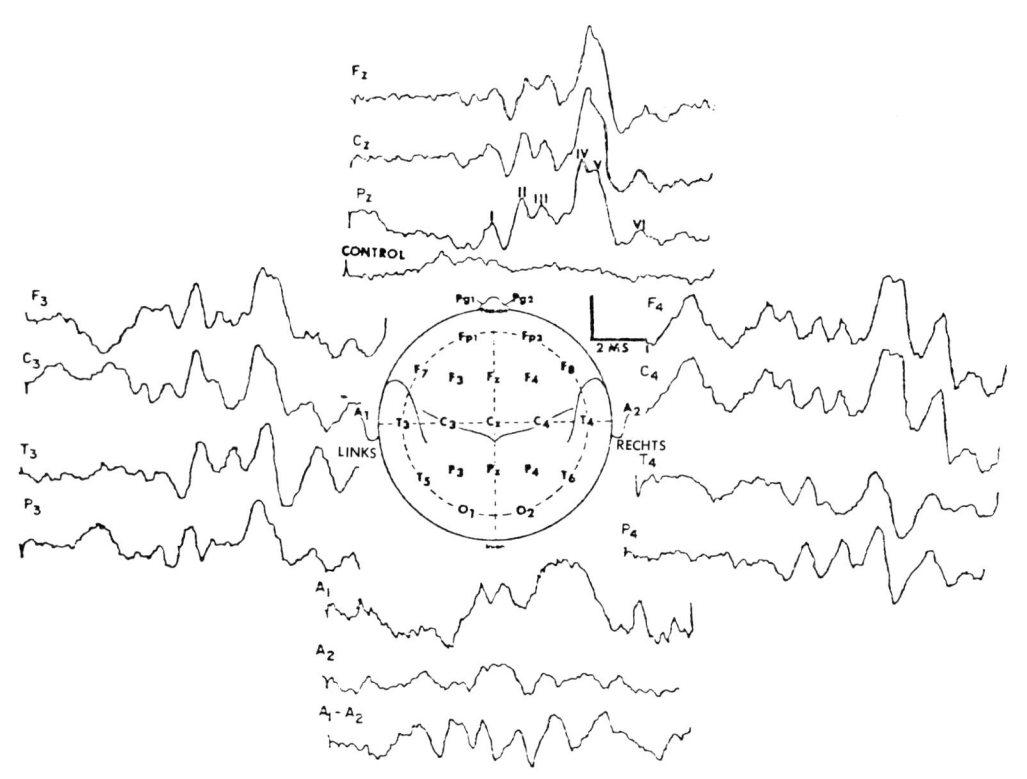

Abb. 7.9. FAEP-Befunde in Abhängigkeit vom Ableiteort. Die Ableitepunkte entsprechen dem 10-20-System. (Aus Martin et al. 1977)

Elektrodenbefestigung

Wir benützen die vom EEG her bekannten Oberflächenelektroden, die am Vertex (Cz) und am Mastoid (A_1, A_2) angebracht werden (Jasper 1980). Bei einer Differenzableitung liegt der Bezugspunkt (Erdung) am sinnvollsten an der Stirn. Der Einfluß der Elektrodenplazierung auf die Wellenform der FAEP entgeht aus Abb. 7.9.

Die Montage ist eine der wichtigsten vorbereitenden Tätigkeiten und sollte vom Ablauf her standardisiert sein. Wir befestigen am Kopf mit einem EEG-Gummiband und an haarfreien Stellen mit Kleberingen. Es gibt auch eine Kombination von Elektrodenpaste und Befestigungsmaterial, die eine ausreichende Konstanz der Elektrodenlage gewährleistet. Vor allem die Anwendung eines Abrasivums (Brasivil) senkt die Haut-Elektrodenwiderstände auf Werte unter 1000 Ohm.

XII. Auswertung und Befundung der Untersuchungsergebnisse

Zur Auswertung gelangen Latenzen und Amplituden der Wellen I–V, wobei auch die vertex-negativen Täler und die Potentialdauer Berücksichtigung finden sollten (Abb. 7.10). Mit einem Computer können die Flächen und vor allem die Flächenschwerpunkte unter den Kurven berechnet werden. Der Aussagewert dieses Vorgehens wird von uns derzeit geprüft.

Tabelle 7.2 enthält Absolutwerte von Latenzen und Amplituden und deren Standardabweichungen für die wichtigsten Lautstärken. Die sinnvolle Verwendung des FAEP-Befundes durch den Kliniker wird durch Anwendung eines Anmelde- und Befundformulares erleichtert.

XIII. Pathologische Werte

Verzögerte Latenzen liegen dann vor, wenn der Mittelwert plus 2,5-fache Standardabweichung überschritten wird. Für die Amplituden wird derzeit dasselbe Vorgehen angestrebt. Da dieser Parameter aber erheblich größere Streuungen aufweist, wird man intraindividuelle Vergleichsmessungen vorziehen. Wichtig ist die Kenntnis von sogenannten „Normvarianten" (Abb. 7.6). Die Wellen I–III sind fast immer einheitlich, die Wellen IV und V hingegen unterliegen erheblichen Schwankungen, ein

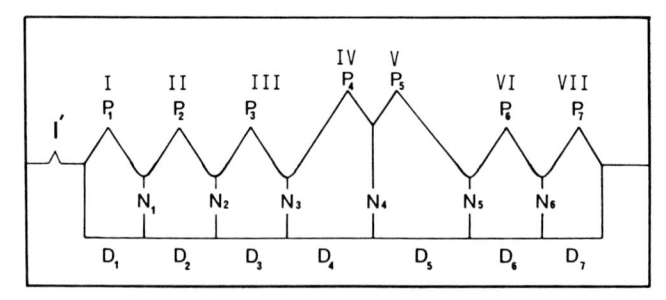

Abb. 7.10. Vorgehen bei der Auswertung; die vertex-positiven Gipfel werden mit P, die vertex-negativen Täler mit N und die Potentialdauer mit D bezeichnet. (Aus Maurer et al. 1982b)

Phänomen, das schon von Chiappa et al. (1979) und Maurer et al. (1982b) beschrieben wurde.

XIV. Klinische Anwendung

Mit den FAEP gelingt eine Funktionsanalyse der Hörbahn der Cochlea bis in den Bereich des Mittelhirns. Die Welle I entsteht als Summenaktionspotential am

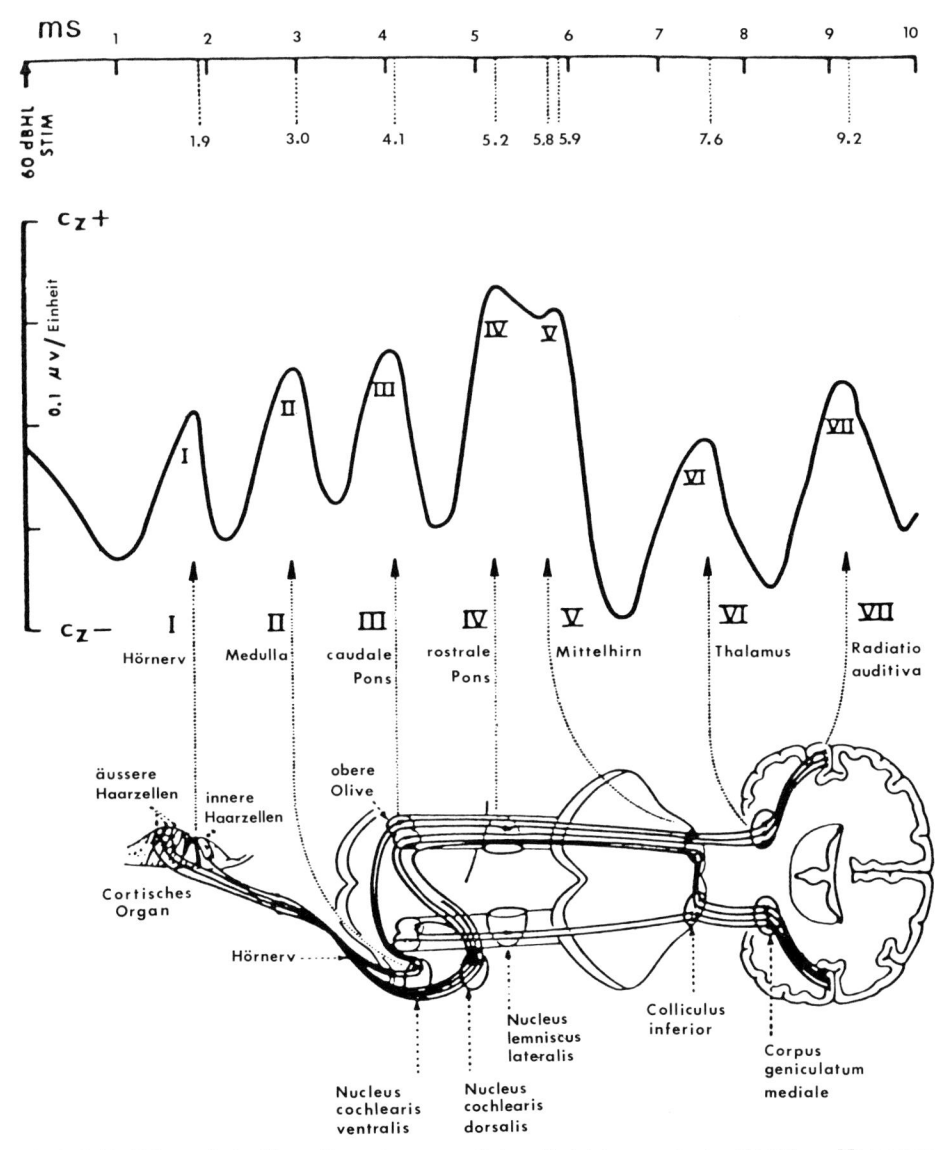

Abb. 7.11. Schematische Darstellung der vermutlichen Entstehungsorte der FAEP am Hörnerven und im Hirnstamm. (Aus Stockard et al. 1977)

Anfangsteil des Hörnerven (Abb. 7.11); durch saltatorische Erregungsleitung entlang des N. acusticus durchläuft es den inneren Gehörgang und den Kleinhirnbrückenwinkel. Im dorso-lateralen Anteil der Medulla tritt der Hörnerv in den Hirnstamm ein. Die Hirnstammpotentiale (Wellen II–V) entstehen wahrscheinlich durch Aufaddieren von Spannungsschwankungen, die beim Eintreffen, Verarbeiten und Weiterleiten der Impulswelle in den Kerngebieten der Hörbahn auftreten. Trotz aller Unklarheiten und Meinungsverschiedenheiten wird man für die klinische Praxis folgende Zuordnung der Wellen I–V treffen können, wobei die tierexperimentelle Absicherung bereits durch Buchwald u. Huang (1975), Achor u. Starr (1980a, b) und Maurer u. Mika (1983) erfolgte:

Welle I	Cochlea/N. acusticus
Welle II	Medulla
Welle III	caudale Pons
Welle IV	rostrale Pons
Welle V	Mittelhirn

Betrachtet man den Hirnstamm im Querschnitt mit dem Verlauf der Hörbahn im dorso-lateralen Anteil, gelingt somit eine Aussage über die Funktion des hinteren und seitlichen Hirnstamms. Wellen I und II entstehen mit Sicherheit auf der Seite, auf der stimuliert und abgeleitet wird. Für die Wellen III–V nimmt man ebenfalls eine homolaterale Generierung an (Thornton 1978; Maurer u. Mika 1983).

Der nun folgende klinische Teil gliedert sich in zwei Hauptanwendungsbereiche der FAEP: a) den audiologischen und b) den topologisch-neurologischen.

Dieser zweidimensionale diagnostische Ansatz (mit der ECochG gelingt nur eine Hörschwellenbestimmung) ergibt sich durch die Nachweisbarkeit der Welle V bis in den Bereich der individuellen Hörschwelle und durch die Auslösbarkeit von topodiagnostisch relevanten Wellen im Hirnstamm.

XV. Ergebnisse

1. Audiologische Anwendung der FAEP

Nur die Welle V vom Mittelhirn läßt sich bis zur individuellen Hörschwelle nachweisen. Neben dem Schwellenwert ist aber das Auftragen von Kennlinien der Latenzen und Amplituden von Bedeutung, da dieses Vorgehen, wie bei der ECochG, eine Aussage über das Dynamikverhalten der rezeptiven auditiven Funktion zuläßt. So kann z. B. zwischen einer Schalleitungsschwerhörigkeit und einer Innenohrschwerhörigkeit mit und ohne Recruitment auch mit der Welle V der FAEP differenziert werden (Abb. 7.12).

Bei der Schalleitungsschwerhörigkeit korreliert die FAEP-Veränderung mit dem Ausmaß der Schalleitungskomponente (Abb. 7.13). Aus der Beziehung zwischen Schalleitungskomponente und Latenzverzögerung läßt sich sogar nach hörverbessernden Eingriffen der Schalleitungsgewinn objektivieren.

Störungen der Innenohrfunktion bewirken eine Abnahme der Identifizierbarkeit der Wellen, da die Anzahl der recruitierbaren Aktionspotentiale vermindert ist. Eine objektive Schwellenbestimmung gelingt nur, solange es noch zur Produktion

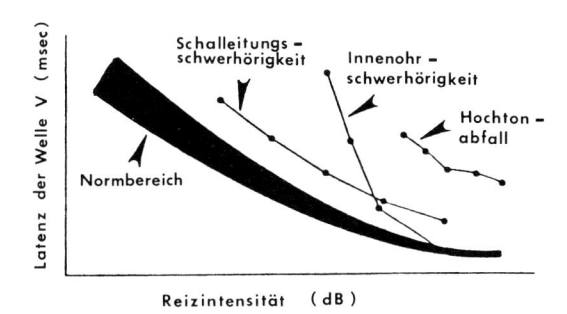

Abb. 7.12. Schematische Darstellung der Latenzkennlinien der Welle V in Abhängigkeit von der Reizintensität

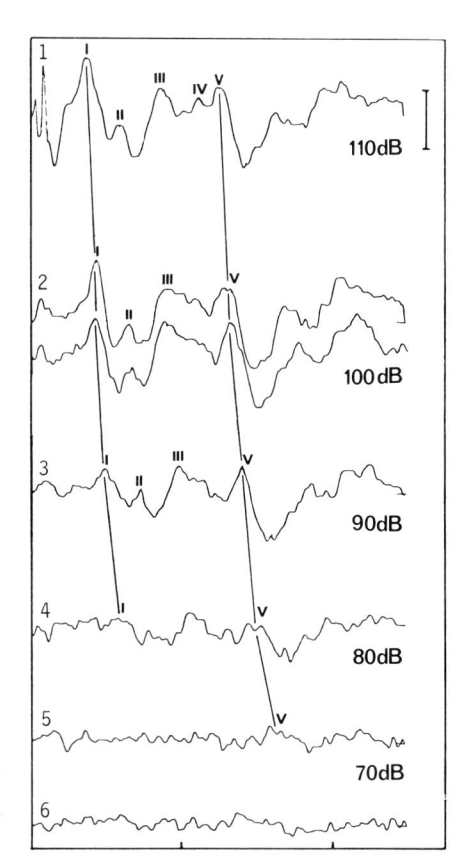

Abb. 7.13. FAEP bei einer Schalleitungsschwerhörigkeit bedingt durch eine Gehörgangsatresie; Schwellenwert 70 dB. Eichung 200 nV. (Aus Maurer et al. 1982b)

einer identifizierbaren Welle V kommt. Abbildung 7.14 zeigt das diagnostische Vorgehen am Beispiel einer Innenohrschwerhörigkeit mit Recruitment.

Da eine Differenzierung zwischen Hochtonabfall, pancochleärer Hörstörung, Senken, cochleo-apikalen Hörstörungen und muldenförmigen Ausfällen nicht gelingt, erübrigt sich eine Beschreibung dieser differenzierten Hörstörungen; oft lassen sie sich tonaudiometrisch besser erfassen.

Beim Hörsturz sind die Wellenveränderungen uneinheitlich und unterliegen entsprechend dem Verlauf starken Veränderungen. Oft sieht man bei Verlaufskon-

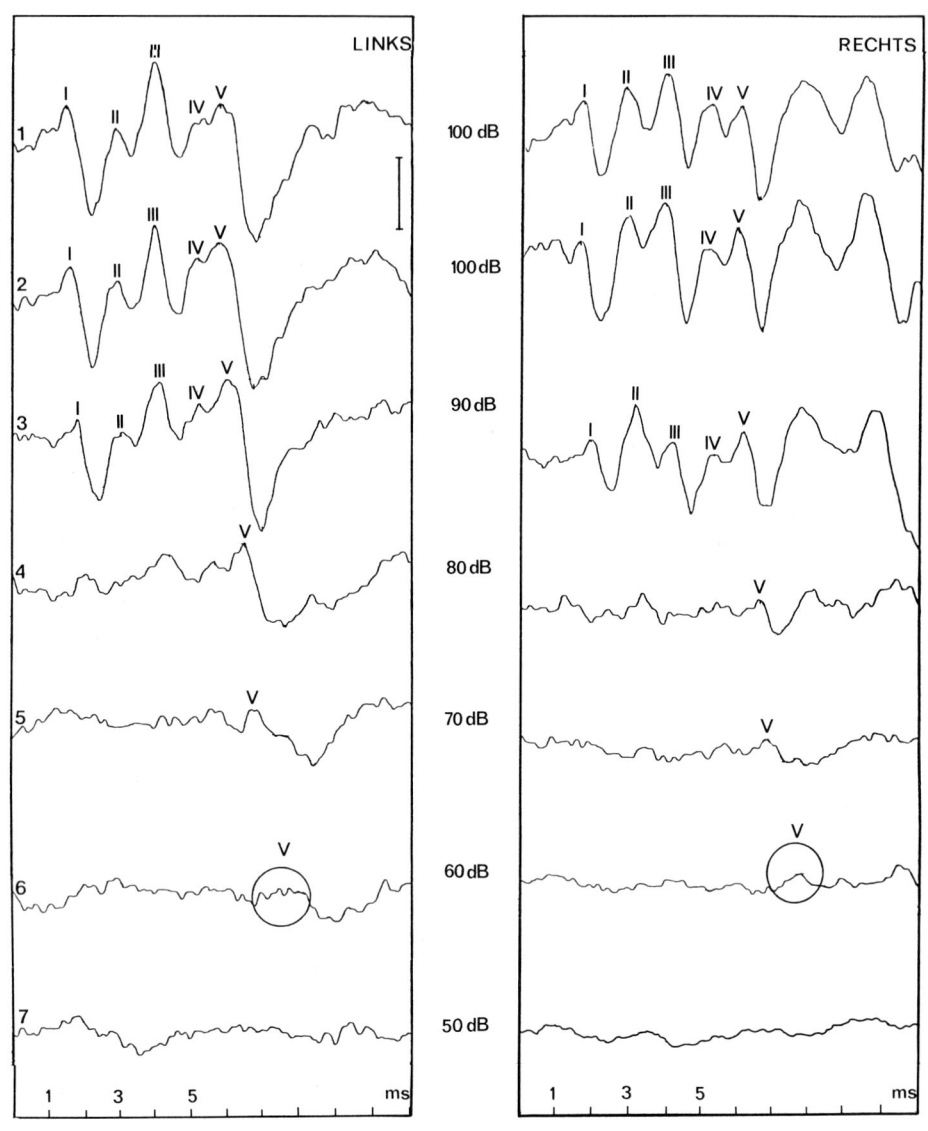

Abb. 7.14. FAEP bei einer Innenohrschwerhörigkeit mit Recruitment; Schwellenwert beidseits 60 dB

trollen eine Normalisierungstendenz, was zur Verifizierung der Diagnose und zur Therapiekontrolle herangezogen werden kann.

Beim M. Meniere sind die Kennlinienverläufe der Latenzen und Amplituden am aufschlußreichsten. Wegen des Recruitments sieht man im überschwelligen Bereich oft normale Wellen. Die normalen überschwelligen Latenzen und Amplituden stehen in krassem Gegensatz zu den verlängerten I–II- bzw. I–V-Leitzeiten beim Akustikusneurinom (AN) und ermöglichen eine zuverlässige Differentialdiagnostik zwischen AN und M. Meniere.

2. Oto-neurologische Anwendung der FAEP

Es handelt sich hier um Krankheitsbilder, die gleichermaßen für den HNO-Arzt und den Neurologen von Interesse sind. Die wichtigste Erkrankung ist der Kleinhirnbrückenwinkel-Tumor und in diesem Rahmen speziell das Akustikusneurinom (Maurer et al. 1979a, b; 1982a).

54 Patienten wurden von uns mit den FAEP untersucht (Maurer 1982). 37 mit einem einseitigen, 4 mit einem bilateralen und 3 Patienten mit einem andersartigen Prozeß am Hörnerven. Bei 10 Patienten bestand der Verdacht auf das Vorliegen eines Akustikusneurinoms. Alle Patienten hatten auf der Neurinomseite verzögerte und/oder amplitudengeminderte FAEP. Die Wellen vom Rezeptor (I) und aus dem Hirnstamm (II–V) zeigten dabei Veränderungen, die eine Zuordnung zu Gruppen mit bestimmten Potentialmerkmalen zuließen (Abb. 7.15 u. 7.16).

In allen Fällen, in welchen die Cochlea noch eine elektrische Erregbarkeit aufwies (Gruppe B und C) war eine Differenzierung zwischen einer cochleären und retrocochleären Hörstörung möglich. Dies war bei 73% der Neurinompatienten der Fall; bei 27%, und zwar bei Fehlen der Welle I, ergab sich lediglich eine richtig-positive Aussage ohne die Möglichkeit einer topischen Zuordnung. Das Wellenmuster der Gruppe F erlaubte eine indirekte Aussage über die Größe des Tumors.

Die FAEP erlauben eine Frühdiagnose allerdings nur dann, wenn Initialsymptome wie Hörminderung, Tinitus und Schwindel otologisch und audiologisch weiter abge-

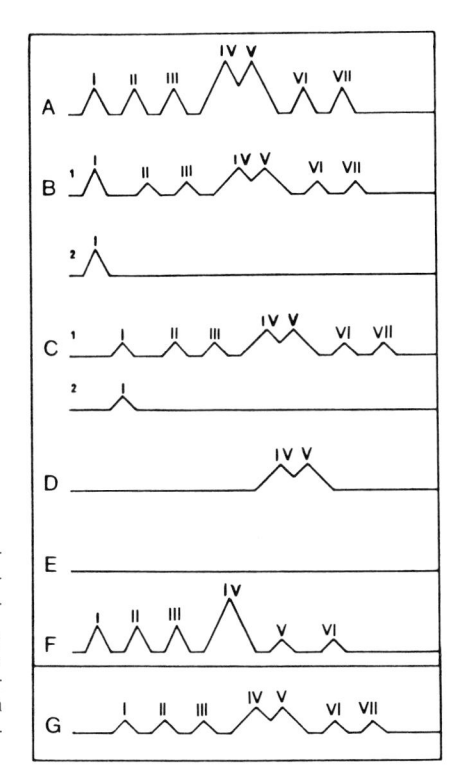

Abb. 7.15. Graphoelemente der bislang beim Akustikusneurinom beobachteten Wellenveränderungen. *A*, normale Wellen; *B*, normale Welle I, Veränderungen ab II; *C,* beeinträchtigte Welle I; *D,* Wellen I–III nicht ableitbar; *E,* keine Wellen; *F,* Potentiale der Gegenseite bei gesteigertem Hirndruck; *G,* Wellen bei Hörstörungen, die ursächlich nicht mit dem Akustikusneurinom zusammenhängen. (Aus Maurer 1982)

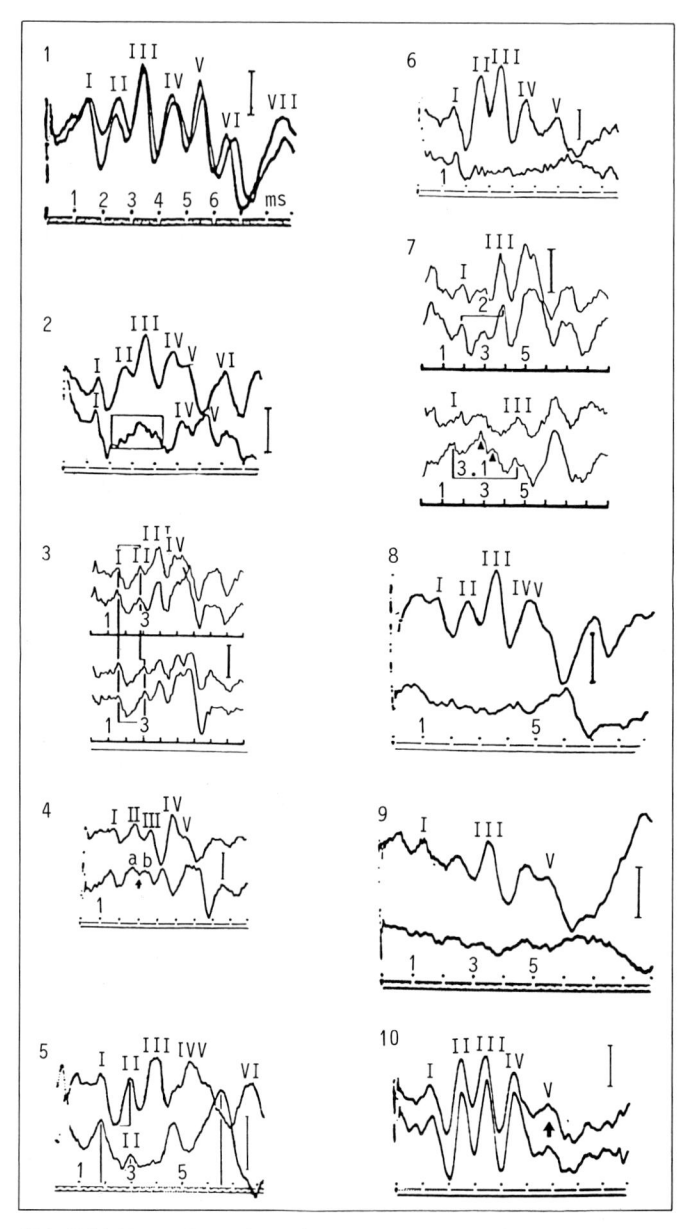

Abb. 7.16. Wellenformationen beim Akustikusneurinom. *1,* FAEP einer Normalperson; *2,* Wellen der Gruppe B mit desynchronisierter Welle II; *3,* Gruppe B mit verlängerter I–II Leitzeit (unterer Teil der Abb.); *4,* Gruppe B mit Doppelgipfel (a und b) der Welle II; *5,* Gruppe B mit Amplitudenreduktion der Welle II; *6,* Gruppe B mit Abbruch der Potentialkette nach Welle I; *7,* Gruppe C (unterer Teil der Abb.) mit dechronisierten Wellen I, II und III; *8,* Gruppe D mit verzögerter Welle IV und V; *9,* Gruppe E, keinerlei Wellen erkennbar; *10,* Gruppe F, Potentiale der Gegenseite mit verzögerter und amplitudenreduzierter Welle V; Amplitudenangabe jeweils 200 nV

klärt werden. Zu den gängigen Untersuchungsmethoden gehören dabei die Tonaudiometrie, kalorische Vestibularisprüfung und Röntgenaufnahmen nach Stenvers. Fällt einer dieser Tests pathologisch aus, ist eine Ableitung der FAEP indiziert. Ergibt sich dabei kein Hinweis für eine retrocochleäre Schädigung, werden, sofern der klinische Befund dies zuläßt, zunächst FAEP-Kontrollen in regelmäßigen Abständen durchgeführt. Sprechen die FAEP-Veränderungen für eine retrocochleäre Störung, ist eine weiterführende neuroradiologische Diagnostik angezeigt. Beim kleinen intracranaliculär gelegenen Neurinom ist die Computertomographie mit Luftfüllung die Suchmethode der Wahl.

Es ist abzuwarten, ob sich die Zeitspanne zwischen dem Auftreten von Erstsymptomen und der endgültigen neuropathologischen Verifizierung, die beim vorliegenden Krankengut immerhin durchschnittlich noch 4,9 Jahre betrug, soweit verkürzt, daß der Tumor unter noch weitgehender Schonung des N. facialis und eventueller Erhaltung des Hörvermögens operativ entfernt werden kann.

3. Neurologische Anwendung

Gemeint sind Krankheitsbilder, die entweder primär im Hirnstamm entstehen oder im Rahmen einer generalisierten Hirnerkrankung eine Mitbeteiligung des Hirnstamms bewirken. Die wichtigsten Erkrankungen, bei denen bislang Veränderungen der FAEP beobachtet wurden, werden im folgenden dargestellt.

a) Traumatische Schädigungen des ZNS

Bei traumatischen Schädigungen treten vor allem bei Hirnstammkontusionen Veränderungen der FAEP auf (Greenberg et al. 1976; Rowe u. Carlson 1980; Tsubokawa et al. 1980). Van Nechel et al. (1982) erwähnten einen Fall mit einer Hirnstammkontusion, wobei verlängerte Leitzeiten im Hirnstamm auftraten.

b) Raumfordernde Prozesse

Die Wellen II–V der FAEP sind bei fast allen Hirnstammtumoren verändert (Stockard u. Rossiter 1977; Stockard u. Sharbrough 1979; Hashimoto et al. 1980; Maurer u. Rochel 1982). Bei supratentoriellen Hirntumoren sind die Wellen normal, sofern keine intracranielle Drucksteigerung vorliegt. Bei Hirndrucksteigerung mit Herniation der Vierhügelplatte im Tentoriumschlitz ist die Antwort vom Mittelhirn verändert.

Hirnstammtumoren treten bevorzugt im Kindesalter auf. Oft werden die Symptome erst spät erkannt; dies gilt vor allem für zentralbedingte Hörstörungen bei Neugeborenen und sehr jungen Kindern, bei denen die subjektiven audiometrischen Methoden und die cortical evozierten Potentiale nur eine begrenzte Aussage besitzen. Von uns wurden 23 Kinder mit Tumoren in der hinteren Schädelgrube untersucht (Maurer u. Rochel 1982).

Bei dem Fall der Abb. 7.17 handelt es sich um eine Raumforderung auf der Mittellinie mit paramedianer Ausbreitung beidseits. Es kam zu einer vollständigen Liquorblockade mit Erweiterung der Seitenventrikel, des vorderen Abschnitts des 3. Ventrikels und als Ausdruck der Drucksteigerung im infratentoriellen Bereich zu einer Kompression der infratentoriellen Liquorräume.

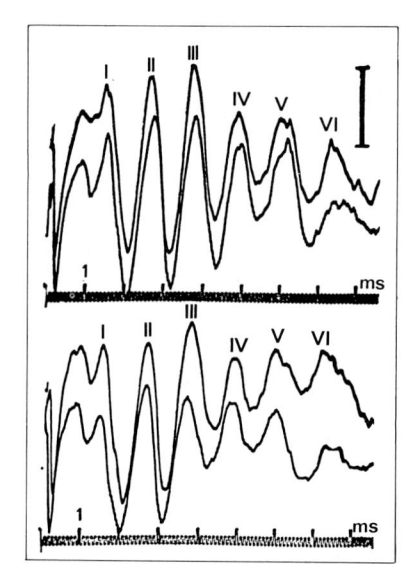

Abb. 7.17. Raumfordernder Prozeß mit Hirnstammbefall. *Oberer Teil,* linkes Ohr; *unterer Teil,* rechtes Ohr. Kalibrierung 200 nV. Die FAEP wurden durch Sogreize ausgelöst

Bei dem 6jährigen Kind sah man bei normalen Wellen I–III eine Amplitudenreduktion von IV und eine zusätzliche Verzögerung von V als Ausdruck einer druckbedingten Schädigung pontomesencephaler Strukturen.

c) Entzündliche Erkrankungen

Bei Meningitiden sind ein- oder beidseitige Hörstörungen ein bekanntes Symptom (Swartz u. Dodge 1965). Von Kotagal et al. (1981) sind Kinder mit bakteriellen Meningitiden mit der FAEP-Methode untersucht worden. Meist fanden sie eine Mitbeteiligung des peripheren akustischen Systems. Da der Hörnerv im Kleinhirnbrückenwinkel von Liquor umgeben ist, gibt es auch Fälle, bei denen der Hörnerv durch Toxine geschädigt wird und seine Leitfähigkeit einbüßt. Abbildung 7.18 zeigt FAEP bei dem seltenen Krankheitsbild einer Candida-Meningitis. Die normale Welle I sprach für eine unversehrte Funktion der Einheit Cochlea/Anfangsteil des N. acusticus. Vom Kurvenbild her war es zunächst nicht möglich, zwischen einem Prozeß im inneren Gehörgang (z.B. Akustikusneurinom) oder in der caudalen Medulla zu differenzieren, da beide Krankheitsbilder bei unversehrter Welle I entweder einen Abbruch der Potentialkette danach oder erhebliche Veränderungen ab Potential II aufweisen können. Der weitere FAEP-Verlauf zeigte dann allerdings einen Doppelgipfel der Welle II als Hinweis einer wohl durch den toxischen Einfluß bedingten unterschiedlichen Impulsfortleitung am Hörnerven.

Bei viraler Meningitis bzw. Meningoencephalitis sahen wir erstmals Veränderungen auch der Komponenten aus dem Hirnstamm, so daß die FAEP-Methode die klinisch bekannte zentrale Mitbeteiligung aufzudecken vermochte (Maurer 1983).

d) Gefäßbedingte ZNS-Erkrankungen

Aus der komplexen vaskulären Versorgung des Hirnstamms resultiert eine Vielzahl von Hirnstammsyndromen (Tabelle 7.3). Starr u. Hamilton (1976) beschrieben erst-

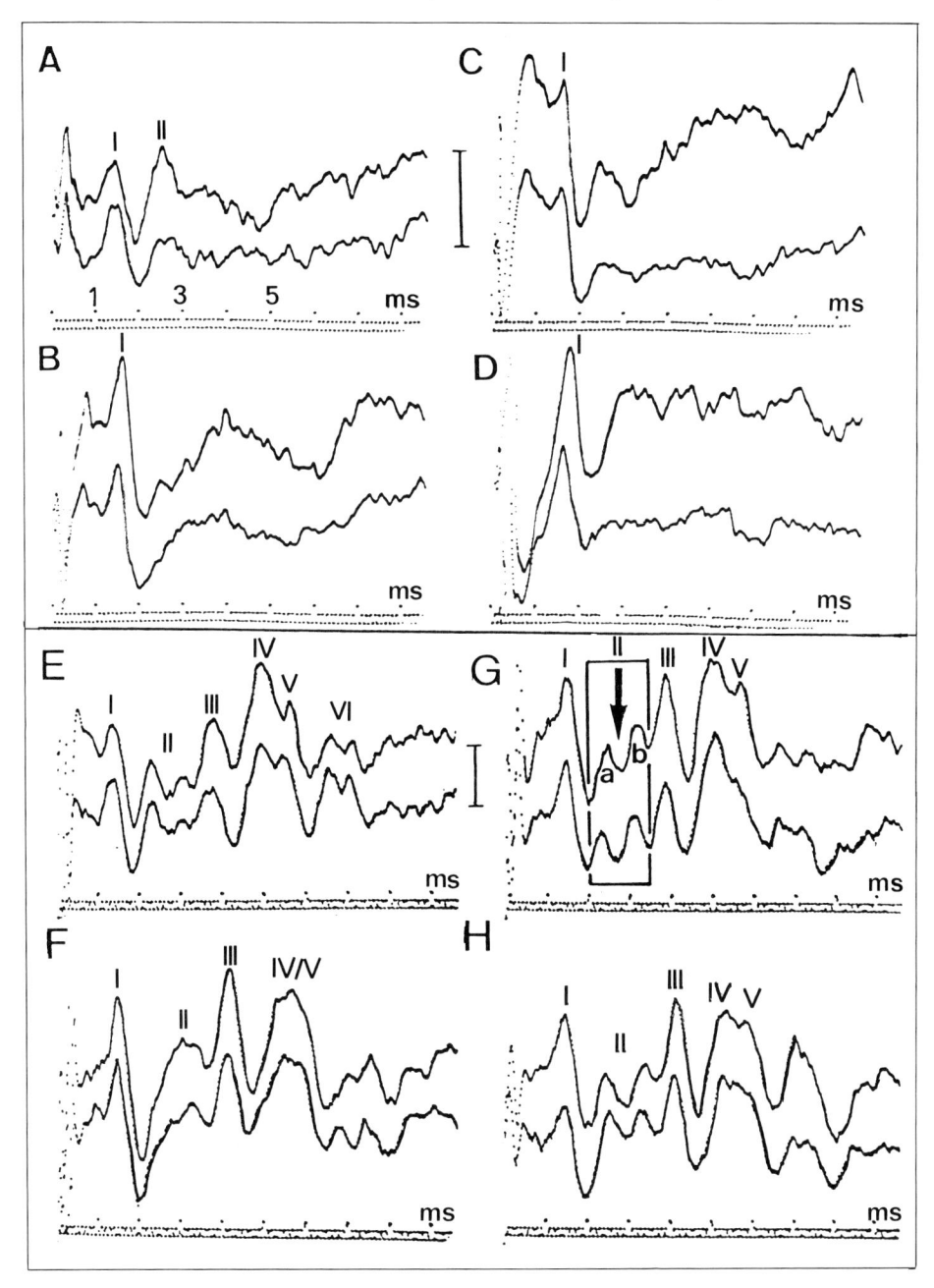

Abb. 7.18. FAEP bei einer Candida-Meningitis. *A–D*, Erstuntersuchung; *A u. C*, Sogreiz; *B u. D*, Druckreize; *E–H*, Verlaufskontrolle; *E u. G*, Sogreize; *F u. H*, Druckreize. Doppelgipfel mit Pfeil markiert. (Aus Maurer 1983)

Tabelle 7.3. Gefäßbedingte Hirnstamm-Syndrome

Bezeichnung	Lokalisation
Millard-Gubler	Caudale Brückenhaube
Brissaud-Syndrom	Caudale Brückenhaube
Foville-Syndrom	Caudale Brückenhaube
Wallenberg-Syndrom	Dorsolaterale Oblongata
Céstan-Chenais-Syndrom	Laterale Oblongata
Avellis-Syndrom	Laterale Oblongata
Schmidt-Syndrom	Laterale Oblongata
Tapia-Syndrom	Laterale Oblongata
Vernet-Syndrom	Laterale Oblongata
Jackson-Syndrom	Untere Oblongata

mals einen Patienten mit Hirnstamminfarkt. 1976 fanden Thornton u. Hawkes Wellenveränderungen bei der vertebro-basilären Insuffizienz. Das „locked in"-Syndrom wurde erstmals von Chiappa et al. (1977) erwähnt. Die umfassendste Beschreibung von FAEP-Veränderungen bei der vertebro-basilären Insuffizienz erfolgte von Maurer et al. (1979c). In dieser Arbeit wurde das Wallenberg-Syndrom und später das Millard-Gubler-Syndrom beschrieben (Maurer et al. 1980a). Angaben über Wellenveränderungen bei cerebraler Anoxie und beim apallischen Syndrom finden sich bei Starr (1976), Goldie et al. (1979), Ebner et al. (1980) und Uziel et al. (1982).

e) Spinocerebelläre Systemerkrankungen

Eine ausführliche Beschreibung über FAEP-Veränderungen bei Friedreich-Ataxie, Charcot-Marie-Tooth-Syndrom und olivo-ponto-cerebellärer Atrophie findet sich bei Satya-Murti u. Cacace (1982). Durch ähnliche Befunde von Maurer (1983) konnte in den meisten Fällen ein Hirnstammbefall nachgewiesen werden. Abbildung 7.19 zeigt Wellenveränderungen bei der Friedreich-Ataxie.

f) Muskelerkrankungen

Bei der Dystrophie myotonica Curshmann-Steinert, einem generalisierten Prozeß, stehen Muskel-Symptome ganz im Vordergrund. Daß auch der auditive Rezeptor und Hirnstammstrukturen beteiligt sind, konnten wir in 2 Fällen nachweisen (Maurer 1983), bei denen Wellenveränderungen im ponto-mesencephalen Bereich auftraten.

g) Stoffwechselstörungen

Gemeint sind hier die angeborenen Entmarkungskrankheiten, wie die metachromatische Leukodystrophie und die Pelizaeus-Merzbach-Krankheit, deren FAEP-Veränderungen ausführlich von Markland et al. (1982) beschrieben wurden. Weitere Befunde wurden von Maurer et al. (1982b) erhoben. Beim M. Wilson ist es uns bislang in einem Fall gelungen, veränderte Hirnstammkomponenten nachzuweisen (Maurer 1983).

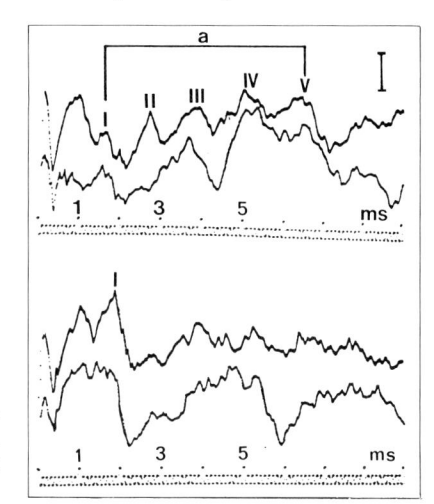

Akustisch evozierte Potentiale in der audiologischen und neurologischen Diagnostik 241

Abb. 7.19. FAEP bei einer Friedreich-Ataxie. *Oberer Teil:* Ableitung linkes Ohr; I–V Leitzeit 4,9 ms. *Unterer Teil:* Ableitung rechtes Ohr; nur Welle I reproduzierbar erkennbar. (Aus Maurer 1983)

h) Demyelinisierende Erkrankungen – Multiple Sklerose

Die Bedeutung der FAEP bei der MS begründet sich in der Exaktheit, mit der eine Hörbahnschädigung vom Rezeptor (Cochlea/N. acusticus) bis zum Mittelhirn topisch zugeordnet werden kann. Da zu einem weitaus größeren Prozentsatz Wellenveränderungen auftreten, als sich aufgrund klinischer Daten ermitteln lassen, eignen sich die FAEP zum Auffinden klinisch „stummer" Herde.

Starr u. Achor (1975) und Robinson u. Rudge (1975) waren die ersten, die systematisch die FAEP bei der MS untersuchten. Weitere Beschreibungen erfolgten dann von Zöllner et al. (1976), Thornton u. Hawkes (1976) und Stephens u. Thornton (1976). An einem großen Kollektiv wurde die MS 1977 von Robinson u. Rudge, von Stockard et al. und von Chiappa et al. untersucht. Von Maurer et al. wurde 1980 ein Kollektiv von 47 MS-Patienten analysiert, wobei die Klassifikation entsprechend den Kriterien von Bauer (1974) erfolgte. Neuere Arbeiten sind von Bergamasco (1980), Chiappa et al. (1980), Deltenre et al. (1982), Geraud et al. (1982), Kjaer (1982), Maurer u. Lowitzsch (1982). 1982 wurde die Validität aller AEP-Wellen bei der MS beschrieben (Maurer u. Hopf 1982).

α) Veränderungen der Welle I bei der MS. Um diese Fragestellung zu untersuchen, sind erstmals von Hopf u. Maurer (1983) 71 Patienten mit einer „sicheren" und „wahrscheinlichen" MS untersucht worden. Bei 8 Patienten sahen wir nach Ausschluß einer andersartigen otologischen Erkrankung einen Zusammenhang zwischen MS und Alteration des Summenaktionspotentials des Hörnerven (Welle I). Abbildung 7.20 zeigt ein Beispiel, wobei nach einem MS-Schub eine vollständige Normalisierung der Wellen auftrat.

β) Wellen II–V. Für den Hirnstamm mit seinen Wellen II–V zeigt Abb. 7.21 exemplarisch ein Beispiel. Die Patientin hatte eine „wahrscheinliche" Form einer MS. Die Wellen IV und V waren bei der Erstuntersuchung beidseits verzögert bei zunächst normalen Wellen I–III. Bei einer Verlaufskontrolle ca. 1 Jahr später zeigten die

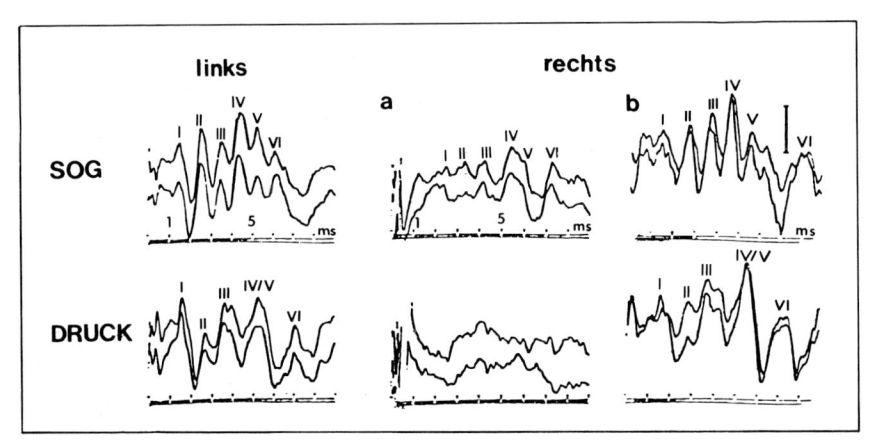

Abb. 7.20. Veränderungen der Welle I bei der MS. *Linkes Ohr:* Normalbefund. *Rechtes Ohr:* Hinweis für Dissemination am Hörnerven. *a* Erstableitung, nur in der Sogphase Wellen erkennbar; *b* Kontrollableitung ca. ½ Jahr später, alle Wellen im Normbereich. Eichung 200 nV. (Aus Maurer u. Hopf 1982)

Wellen auf der linken Seite eine weiter nach caudal reichende Dissemination an mit Beteiligung der Wellen II und III. Das Beispiel zeigt, daß die FAEP mit dem aktuellen Disseminationsausmaß korrelieren und sich sowohl bei Remissionen als auch bei Schüben entsprechend der klinischen Symptomatik verändern. Sie sind somit unter anderem auch einsetzbar zur Therapiekontrolle bei Gabe z. B. von cortisonhaltigen Präparaten oder Methotrexat.

Beim Auftreten einer FAEP-Veränderung stellt sich die Frage, ob die Wellenabnormität im Sinne eines zusätzlichen Herdes zu deuten ist, oder ob lediglich der Ort der Schädigung angegeben wird, der sich ohnehin auch neurologisch nachweisen läßt. Da die FAEP vorwiegend ipsilateral entstehen (Thornton 1978; Maurer et al. 1980b), die Pyramidenbahn aber unterhalb der Cochleariskerne zur Gegenseite kreuzt, gibt es Fälle, bei denen die FAEP eine Dissemination im ZNS anzeigen, die zusätzlich zu der neurologisch bekannten vorliegt. Eine unilaterale FAEP-Abnormität und eine einseitige zentrale Parese, beide ipsilateral zum Reiz, lassen sich z. B. nicht durch einen singulären MS-Herd erklären. Bei bilateralen FAEP-Veränderungen wird die Beurteilung zunehmend komplizierter und es bedarf einer sorgfältigen Berücksichtigung von Nachbarschaftssymptomen, um die Frage eines zusätzlichen MS-Herdes zu beantworten.

XVI. Aussagekraft der FAEP

Von den ca. 20 Wellen, die sich nach akustischer Reizung auslösen lassen, sind derzeit nur das Summenaktionspotential (AP) der ECochG und die Wellen I–V der FAEP klinisch relevant. Die Bedeutung dieser Wellen begründet sich in der verläßlichen Kenntnis über ihren Entstehungsort. Die Welle N_1 der ECochG und die Welle I der FAEP sind identisch, so daß sich hier die Methoden der Nah- und Fernfeldtechnik überschneiden.

Akustisch evozierte Potentiale in der audiologischen und neurologischen Diagnostik   243

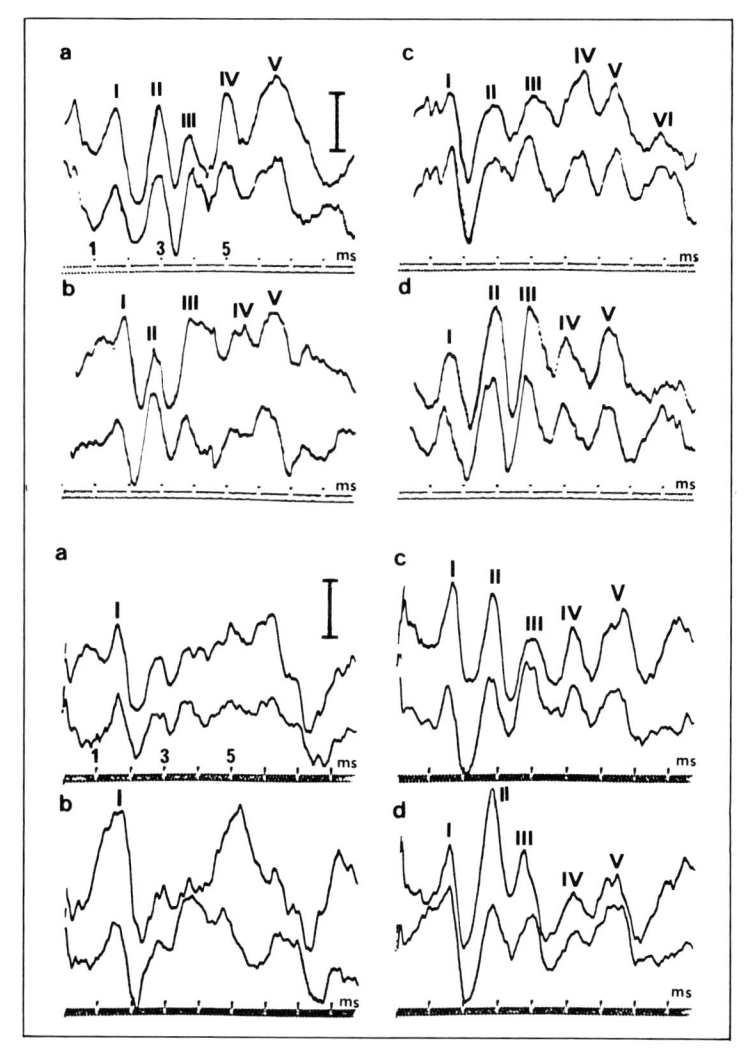

Abb. 7.21. FAEP-Verlauf einer MS-Patientin. *Oberer Teil:* Erstableitung mit Verzögerung der Welle IV und V. *a* Sog links und *c* Sog rechts. *b* Druck links und *d* Druck rechts. *Unterer Teil:* Kontrollableitung ca. ½ Jahr später; bei Reiz links, Ausbreitung des Prozesses nach distal. Gleicher Ableitemodus wie im oberen Teil der Abbildung. Eichung 200 nV. (Aus Maurer u. Hopf 1982)

Gilt es, das Hörvermögen exakt anzugeben, z. B. zur Hörgeräteanpassung, ist bei einer komplizierten Hörstörung mit niedrigamplitudigem cochleärem Output die ECochG sicher die Methode der Wahl, da diese invasive cochleanahe Technik einen Amplitudenzuwachs der Welle I erbringt. Ansonsten sind die FAEP der ECochG überlegen, da neben der Schwellenbestimmung mit der Welle V zusätzlich eine Topodiagnostik am Hörnerven und im Hirnstamm gelingt.

Der topodiagnostische Ansatz der FAEP wird durch die Tatsache unterstrichen, daß in der hinteren Schädelgrube andere Untersuchungsmethoden an Aussagekraft einbüßen können. Eine Luftfüllung nach Sortland ist invasiv und es bedarf einer vorausgehenden Screening-Methode, welche diejenigen Patienten erfaßt, die für eine invasive neuroradiologische Untersuchung in Frage kommen.

Bei Durchblutungsstörungen im vertebro-basilären Bereich wird eine angiographische Untersuchung mit einem Kontrastmittel wegen des erhöhten Risikos von Zwischenfällen nur bei strenger Indikation durchgeführt. Auch hier ist ein Test wertvoll, der neben den klinischen Zeichen auf das Vorliegen einer Durchblutungsstörung im hinteren Kreislauf hinweist.

Bei der MS schließlich, bei der ca. 30% der diagnostischen Aussage vom Grad der Dissemination abhängt, ist jeder Test wertvoll, der einen weiteren Herd anzeigt, da die neurologische Untersuchung die klinisch „stummen" Läsionen nicht erfaßt.

Noch wenig erforscht sind Auswirkungen von zentralnervös dämpfenden Medikamenten auf die Funktion rezeptiver Strukturen (Cochlea) und den Hirnstamm. Während man bislang bei den Rindenpotentialen auf Faktoren wie Aufmerksamkeit, Medikamenteneinnahme, Habituation und Adaptation Rücksicht nehmen mußte, entfallen diese schwer zu überprüfenden Details bei der ECochG und bei den FAEP, was beide Methoden zu einer der exaktesten klinischen Untersuchungsverfahren der neurophysiologischen Diagnostik macht.

XVII. Kritische Würdigung der Ergebnisse

Seit Einführung der AEP zunächst in die audiologische, später in die neurologische Diagnostik, ist es gelungen, das auditive System sowohl quantitativ als auch topodiagnostisch mit einer Exaktheit zu erfassen, die die subjektiven audiometrischen Tests und auch die aufwendigste otologische Untersuchung bei weitem übertrifft. Als Beispiel sei nur das Akustikusneurinom genannt, das durch die Leitverzögerung zwischen den Wellen I und II oft vor Auftreten einer klinischen Symptomatik diagnostisch erfaßt werden kann.

An dieser Stelle ist es angezeigt, auf die späten akustisch evozierten Potentiale (SAEP) hinzuweisen, die durch Stimulation mit Tönen eine frequenzselektive Schwellenbestimmung in einem Bereich zwischen 1000 und 4000 Hz zulassen. Aber Faktoren wie unterschiedliche Reproduzierbarkeit, Adaptation und Habituation haben dazu beigetragen, daß diese Wellen später von der ECochG und den FAEP verdrängt wurden.

XVIII. Differentialdiagnostischer Wert der AEP

Der differentialdiagnostische Wert der FAEP liegt in der Möglichkeit begründet, den Ort einer Schädigung anzugeben. Dadurch werden die klinisch-differentialdiagnostischen Erwägungen entscheidend beeinflußt. Das Symptom Schwindel z.B. paßt bei einer Leitverzögerung zwischen den Wellen I und II viel eher zu einem Kleinhirnbrückenwinkel-Tumor als zu einer multiplen Sklerose.

Höhepunkt der differentialdiagnostischen Aussage ist zweifelsohne die sichere Differenzierungsmöglichkeit zwischen einer cochleären und retrocochleären Hörstörung, wie sie bei den FAEP in all den Fällen gelingt, in welchen ein ausreichendes

Hörvermögen noch vorhanden ist, um eine Welle I zu erzeugen. Damit läßt sich eine diagnostische Lücke füllen, die die überschwelligen subjektiven Testmethoden hinterlassen. Im retrocochleären Bereich gelingt dann zusätzlich noch die Zuordnung einer Läsion zu medullären, pontinen und mesencephalen Strukturen.

XIX. Falsch-positive Befunde

Falsch-positive Befunde sind Resultate, die irrtümlich auf eine Läsion hinweisen, also falsch-pathologische Ergebnisse. Falsch-positive Befunde entstehen dann, wenn die Faktoren von Kapitel VIII nicht beachtet werden. Eine Welle V z.B. beim Kleinkind mit einer Latenz von 7,5 ms, die noch als normal zu betrachten ist, wird man beim Erwachsenen als pathologisch einstufen. Häufig entstehen falsch-positive Befunde dann, wenn vor dem AEP-Test keine Otoskopie durchgeführt wird. Cerumen obturans kann bedingt durch die Schalleitungsschwerhörigkeit zu einem Verschwinden aller Wellen führen.

Die Anzahl falsch-positiver Befunde wird beliebig groß, wenn apparative Fehler auftreten. Es ist deshalb unumgänglich, in regelmäßigen Abständen sowohl die Reiz- als auch die Ableiteparameter einem Test zu unterziehen. Falsch-positive Befunde entstehen z.B. dann, wenn ein Kopfhörer, dessen Hälften nicht identische akustische Eigenschaften aufweisen, beim Beschallen des gegenüberliegenden Ohres nicht gedreht wird. Es empfiehlt sich deshalb, einen konstanten Ablauf einzuhalten, das heißt, eine Kopfhörerhälfte wird zum Vertäuben und die andere zur Klick- oder Pip-Reizung verwendet.

XX. Grenzen der Methode

Je kürzer ein Schallereignis ist, desto unspezifischer ist sein Frequenzgehalt (Gabor 1947); auf die Klick- und Pip-Reizung übertragen heißt dies, daß das Gehör nicht für eine definierte Frequenz getestet werden kann. Diese Einschränkung einer frequenzunspezifischen Stimulation wird sich mit Kurzzeitreizen nie umgehen lassen. Wird der Klick mit steilen Hoch- und Tiefpaßfiltern in seinem breiten Frequenzverhalten eingegrenzt, resultiert eine annähernde Frequenzselektivität für den durch die Filter bestimmten Bereich. Wird überschwellig gereizt, wird trotz Frequenzselektivität wiederum primär der basale Anteil der Cochlea erregt, da die Wanderwelle ihren Ursprung am ovalen Fenster nimmt. Auf die gesamte Strecke der Basilarmembran übertragen bedeutet dies, daß eine Stimulation eines eng umschriebenen Areals der Basilarmembran mit den derzeit zur Verfügung stehenden Mitteln nicht realisierbar ist, das heißt, eine cochleäre Topodiagnostik wird schwer gelingen.

Die Methode ist an eine ausreichende cochleäre Funktion gebunden, das heißt, an ein Summenaktionspotential, das entsprechend der saltatorischen Erregungsleitung durch den inneren Gehörgang und den Kleinhirnbrückenwinkel weitergeleitet wird, um dann im Hirnstamm die Wellen II–V zu generieren.

Die FAEP erlauben lediglich eine Funktionsanalyse der Cochlea, des Hörnerven und der Hirnstammstrukturen wie Medulla, Pons und Mittelhirn. Eine Artdiagnose wird in keinem Fall in Aussicht gestellt. Obwohl supratentorielle Wellen entstehen

(Wellen VI und VII), sind deren Entstehungsorte noch nicht für klinische Fragestellungen befriedigend geklärt.

XXI. Zukünftige Entwicklung

Sowohl die Methode der ECochG als auch die FAEP sind soweit ausgereift, daß sie beim derzeitigen Stand sowohl audiologische als auch topologische Fragestellungen befriedigend zu lösen vermögen.

Trotzdem soll nicht verschwiegen werden, daß seit Einführung der monopolaren Stimulationsweise zum Teil erhebliche Schwierigkeiten bei der Befundung aufgetreten sind. Für welche Höhe im Hirnstamm entscheidet man sich, wenn nach Sogreizen eine pontine und nach Druckreizen eine mesencephale Läsion festgestellt wird? Noch gravierender sind die Unterschiede bei otologischen Erkrankungen. Oder wie verhält man sich, wenn beim Normalhörenden grundlos in einer Phase völlig normale Wellen auftreten, während die andere Phase kaum reproduzierbare Komponenten erkennen läßt?

Diese Problematik ist erst richtig erkannt worden, als man den bei der ECochG üblichen alternierenden Reizmodus verlassen hatte und sich ausschließlich der monophasischen Stimulation zuwendete (Maurer et al. 1980a, 1981).

Eine Lösung ist nicht in Sicht, solange die Ursache der unterschiedlichen Antworten nach Sog- und Druckreizen, die in der Innenohrmechanik zu suchen ist, noch nicht bekannt ist. Am sinnvollsten wird man deshalb beide Phasen getrennt auswerten und in der Beurteilung auf die unterschiedlichen Antworten nach Sog und Druck eingehen.

Elektrodynamische Kopfhörer sind derzeit die am häufigsten verwendeten elektro-akustischen Wandler. Wir haben erstmals elektrostatische Hörer verwendet und ein besseres Impulsverhalten feststellen können (Schäfer et al. 1980). Läßt sich das Lautstärkeproblem lösen – die elektrostatischen Hörer erreichen Intensitäten von ca. 60 dBHL –, ist an einen routinemäßigen Einsatz dieser Hörer zu denken.

Bislang sind hauptsächlich die Gipfellatenzen und die Spitze- zu Tal-Amplituden ausgewertet worden. Dieses Vorgehen ist einfach durchführbar, dürfte aber in Zukunft durch die Berechnung der Flächenschwerpunkte abgelöst werden (Anthony et al. 1979). Damit wird vor allem eine sichere Separierung der Wellen IV und V erreicht, die oft zu einem schwer identifizierbaren Komplex verschmelzen.

Lassen sich die obengenannten Probleme annähernd lösen, ist damit zu rechnen, daß sich eine Untersuchungsmethode herauskristallisiert, die unabhängig von der Arbeitsgruppe und somit apparativen Ausstattung vergleichbare Wellen und klinisch brauchbare Resultate bietet.

Literatur

Achor LJ, Starr A (1980a) Auditory brain stem responses in the cat. I. Intracranial and extracranial recordings. Electroenceph Clin Neurophysiol 48:154–173

Achor LJ, Starr A (1980b) Auditory brain stem responses in the cat. II. Effects of lesions. Electroenceph Clin Neurophysiol 48:174–190

Aran JM (1971a) L'Électro-Cochléogramme. I. Principe et Technique. Compagnie Française d'Audiologie, Paris, p 51
Aran JM (1971b) L'Électro-Cochléogramme. II. Resultats. Compagnie Française d'Audiologie, Paris, p 55
Bauer HJ (1974) Assessment of the validity of a clinical MS-diagnosis. In: Bergmann L (ed) Condensed summary of the discussions at the International MS-Symposium in Göteborg 1972. Act Neurol Scand [Suppl 58] 50:13
Bergamasco B, Lacquaniti F, Benna P, Gilli M, Troni W (1980) Brainstem auditory evoked potentials and blink reflex in quiescent multiple sclerosis. In: Barber C (ed) Evoked potentials. Proceedings of an International Evoked Potentials Symposium held in Nottingham 1978. MTP Press, Lancaster, pp 587–591
Buchwald SJ, Huang CM (1975) Origins of the far-field acoustic response in the cat. Science 189: 382–384
Chiappa KH, Norwood AE, Young RR (1977) Brain stem auditory evoked responses in clinical neurology, utility and clinico-pathological correlations. Presented at the 20th Annual Meeting of the American Academy of Neurology, Atlanta, Georgia, 28th April
Chiappa KH, Gladstone KJ, Young RR (1979) Brain stem auditory evoked responses; studies of waveform variations in 50 normal human subjects. Arch Neurol 36:81–87
Chiappa KH, Harrison JL, Brooks EB, Young RR (1980) Brainstem auditory evoked responses in 200 patients with multiple sclerosis. Ann Neurol 7:135–143
Crowley DE, Davis H, Beagley HA (1975) Survey of the clinical use of electrocochleography. Ann Otol Rhinol Laryngol 84:1–11
Davis PA (1939) Effects of acoustic stimuli in the waking human brain. J Neurophysiol 2:454–499
Davis H (1976) Principles of electric response audiometry. Ann Otol Rhinol Laryngol [Suppl] 85: 1–96
Deltenre P, Van Nechel C, Vercruysse A, Strul S, Capon A, Ketelaer P (1982) Results of a prospective study on the value of combined visual, somatosensory, brainstem auditory evoked potentials and blink reflex measurements for disclosing subclinical lesions in suspected multiple sclerosis. In: Courjon J, Mauguière F, Revol M (eds) Clinical applications of evoked potentials in neurology. Raven Press, New York, pp 473–479
Ebner A, Scherg M, Dietl H (1980) Das akustisch evozierte Hirnstammpotential in der klinisch neurologischen Anwendung. EEG-EMG 11:205–210
Eggermont JJ (1976) Electrocochleography. In: Keidel WD, Neff WD (eds) Auditory system, vol V/3 (Handbook of sensory physiology). Springer, Berlin Heidelberg New York, pp 625–705
Eggermont JJ, Odenthal DW (1974) Frequency selective masking in electrocochleography. Rev Laryngol (Bordeaux) 95:489–496
Elberling C (1974) Action potentials along the cochlear partition recorded from the ear canal in man. Scand Audiol 3:13–19
Gabor D (1947) Acoustical quanta and the theory of hearing. Nature 153:591–594
Geraud G, Coll J, Arne-Bes MC, Arbus L, Lacomme Y, Bes A (1982) Brainstem auditory evoked potentials in multiple sclerosis: influence of body temperature increase. In: Courjon J, Mauguière F, Revol M (eds) Clin Appl Evok Pot in Neurol. Raven Press, New York, pp 501–505
Goldie WD, Chiappa KH, Young RR (1979) Brainstem auditory evoked responses and short latency somatosensory evoked responses in the evaluation of deeply comatose patients. Act Neurol Scand [Suppl 73] 60:71
Greenberg RP, Martin DJ, Becker DP, Miller JD (1976) Evaluation of brain function in severe human head trauma with multimodality evoked potentials. J Neurosurg 47:150–163
Hashimoto I, Ishiyama Y, Totsuka G, Mizutani H (1980) Monotoring brainstem function during posterior fossa surgery with brainstem auditory evoked potentials. In: Barber C (ed) Evoked potentials. MTP Press, Lancaster, pp 377–390
Hecox K, Galambos R (1974) Brain stem auditory evoked responses in human infants and adults. Arch Otolaryngol 99:30–33
Hoke M (1979) Grundlagen und diagnostische Möglichkeiten der ERA (Electric Response Audiometry). Akt Neurol 6:53–70
Hopf HC, Maurer K (1983) Wave I of early auditory evoked potentials in multiple sclerosis. Electroenceph Clin Neurophysiol 56:31–37

Jasper HH (1980) Das 10-20-Elektrodensystem der Internationalen Föderation. EEG-Labor 2:143–149

Kjaer M (1982) The value of a multimodal evoked potential approach in the diagnosis of multiple sclerosis. In: Courjon J, Mauguière F, Revol M (eds) Clin Appl Evok Pot in Neurol. Raven Press, New York, pp 507–512

Kotagal S, Rosenberg C, Rudd D, Dunkle LM, Horenstein S (1981) Auditory evoked potentials in bacterial meningitis. Arch Neurol 38:693–695

Loomis AL, Harvey N, Hobart GA (1938) Distribution of disturbance patterns in the human EEG with special reference to sleep. J Neurophysiol 1:413–430

Markland ON, DeMyer WE, Worth RM, Warren C (1982) Multimodality evoked responses in leukodystrophies. In: Courjon J, Mauguière F, Revol M (eds) Clin Appl Evok Pot in Neurol. Raven Press, New York, pp 409–416

Martin ME, Ernest MS, Moore J (1977) Scalp distribution of early (0 to 10 msec) auditory evoked responses. Arch Otolaryngol 103:326–328

Maurer K (1982) Wellenveränderungen der frühen akustisch evozierten Potentiale (FAEP) beim Akustikusneurinom (AN). Laryng Rhinol Otol 61:505–509

Maurer K (1983) Akustisch evozierte Potentiale. In: Lowitzsch K, Maurer K, Hopf HC (eds) Evozierte Potentiale in der klinischen Diagnostik. Thieme, Stuttgart New York, S 178–284

Maurer K, Lowitzsch K (1982) Brainstem auditory evoked potentials (BAEP) in reclassification of 143 MS patients. In: Courjon J, Mauguière F, Revol M (eds) Clin Appl Evok Pot in Neurol. Raven Press, New York, pp 481–486

Maurer K, Hopf HC (1982) Akustisch evozierte Potentiale bei der Multiplen Sklerose. Akt Neurol 9:191–197

Maurer K, Rochel M (1982) Brainstem auditory evoked potentials (BAEP) in childhood—normative data and diagnostic usefullness in children with neoplastic lesions in the brainstem. In: Rothenberger A (ed) Event-related potentials in children, developments in neurology. Elsevier, Amsterdam, pp 89–98

Maurer K, Mika H (1983) Early auditory evoked potentials (EAEPs) in the rabbit. Normative data and effects of lesions in the cerebellopontine angle. Electroenceph Clin Neurophysiol 55:586–593

Maurer K, Leitner H, Schäfer E, Hopf HC (1979a) Frühe akustisch evozierte Potentiale, ausgelöst durch einen sinusförmigen Reiz. Dtsch Med Wochenschr 104:546–550

Maurer K, Leitner H, Schäfer E, Abdel Aziz MY (1979b) Frühe akustisch evozierte Potentiale (FAEP). Eine geeignete Screeningmethode zur Früherfassung des Akustikusneurinoms. Akt Neurol 6:71–80

Maurer K, Marneros A, Schäfer E, Leitner H (1979c) Early auditory evoked potentials (EAEP) in vertebral basilar insufficiency. Arch Psychiat Nervenkr 227:367–476

Maurer K, Schäfer E, Leitner H (1980a) The effect of varying stimulus polarity (rarefaction vs condensation) on early auditory evoked potentials (EAEPs). Electroenceph Clin Neurophysiol 50:332–334

Maurer K, Schäfer E, Hopf HC, Leitner H (1980b) The location by early auditory evoked potentials (EAEP) of acoustic nerve and brainstem demyelination in multiple sclerosis (MS). J Neurol 223:43–58

Maurer K, Leitner H, Schäfer E (1980c) Neurological applications of early evoked potentials (EAEP) in acoustic nerve and brainstem disorders. Scand Audiol [Suppl] 11:119–133

Maurer K, Schäfer E, Leitner H (1981) Frühe akustisch evozierte Potentiale (FAEP) in Abhängigkeit von Sog und Druck. Laryng Rhinol Otol 60:484–487

Maurer K, Strümpel D, Wende S (1982a) Acoustic tumour detection with early auditory evoked potentials (EAEP) and neuroradiological methods. J Neurol 227:177–185

Maurer K, Leitner H, Schäfer E (1982b) Akustisch evozierte Potentiale. Enke, Stuttgart

Montaudon PB, Shepard NT, Marr EM, Peak WT, Kiang NYS (1975) Auditory nerve potentials from ear canals of patients with otologic problems. Ann Otol Rhinol Laryngol 84:164–174

Ornitz EM, Walter DO (1975) The effect of sound pressure waveform on human brainstem auditory evoked responses. Brain Res 92:490–498

Picton TW, Hillyard SA, Krausz HI, Galambos R (1974) Human auditory evoked potentials. I. Evaluation of components. Electroenceph Clin Neurophysiol 36:179–190

Robinson K, Rudge P (1975) Auditory evoked responses in multiple sclerosis. Lancet:1164–1166

Robinson K, Rudge P (1977) Abnormalities of the auditory evoked potentials in patients with multiple sclerosis. Brain 100:19–40

Roederer JG (1977) Physikalische und psychoakustische Grundlagen der Musik. Springer, Berlin Heidelberg New York

Rowe MJ, Carlson C (1980) Brainstem auditory evoked potentials in postconcussion dissziness. Arch Neurol 37:679–683

Salomon G, Elberling C (1971) Cochlear nerve potentials recorded from the ear canal in man. Acta Otolaryng (Stockh) 71:319–325

Satya-Murti S, Cacace AC (1982) Auditory evoked potentials in disorders of primary sensory ganglion. In: Courjon J, Mauguière F, Revol M (eds) Clinical applications of evoked potentials in neurology. Raven Press, New York, pp 219–225

Schäfer E, Maurer K, Leitner H (1980) Programmierbarer Audiostimulator und elektroakustische Wandler. Audiologische Akustik 19:194–202

Sohmer H, Feinmesser M, Szabo G (1974) Sources of electrocochleographie responses as studied in patients with brain damage. Electroenceph Clin Neurophysiol 37:663–669

Starr A (1976) Auditory brainstem responses in brain death. Brain 99:543–554

Starr A, Achor LJ (1975) Auditory brainstem responses in neurological disease. Arch Neurol 32:761–768

Starr A, Hamilton AE (1976) Correlation between confirmed sites of neurological lesions and abnormalities of farfield auditory brainstem responses. Electroenceph Clin Neurophysiol 41:595–608

Stephens SDG, Thornton ARD (1976) Subjective and electrophysiologic tests in brainstem lesions. Arch Otolaryng 102:608–613

Stockard JJ, Rossiter VS (1977) Clinical and pathologic correlates of brainstem auditory response abnormalities. Neurology 27:316–325

Stockard JJ, Stockard JE, Sharbrough FW (1977) Detection and localization of occult lesions with brainstem auditory responses. Mayo Clin Proc 52:761–769

Stockard JJ, Stockard JE, Sharbrough FW (1978) Nonpathological factors influencing brainstem auditory evoked potentials. Am J EEG Technol 18:177–187

Stockard JJ, Sharbrough FW (1979) Brainstem auditory response patterns associated with cerebellopontine angle lesions. Electroenceph Clin Neurophysiol 46:15–19

Swartz MN, Dodge PR (1965) Bacterial meningitis: A review of selected aspects: General clinical features, special problems, complications and clinicopathological correlations. New Engl J Med 272:954–962

Teas DC, Eldredge DH, Davis H (1962) Cochlear responses to acoustic transients: An interpretation of whole nerve action potentials. J Acoust Soc Amer 34:1438–1489

Thornton ARD (1978) Review of developments in evoked brainstem responses. Read at the Symposium "Modells of the Auditory System and Related Signal Processing Techniques", Münster, pp 11–14

Thornton ARD, Hawkes CH (1976) Neurological applications of surface-recorded electrocochleography. J Neurol Neurosurg Psychiat 39:586–592

Tsubokawa T, Nishimoto H, Yamamoto T, Kitamura M, Katayama Y, Moriyasu N (1980) Assessment of brainstem damage by the auditory brainstem response in acute severe head injury. J Neurol Neurosurg Psychiat 43:1005–1011

Uziel A, Benezech J, Monstrey Y, Lorenzo S, Duboin MP, Roquefeuil B (1982) Clinical applications of brainstem auditory evoked potentials in comatose patients. In: Courjon J, Mauguière F, Revol M (eds) Clinical applications of evoked potentials in neurology. Raven Press, New York, pp 195–202

Van Nechel C, Deltenre P, Strul S, Capon A (1982) Value of simultaneous recording of brainstem auditory evoked potentials, blink reflex and short-latency somatosensory evoked potentials for the assessment of brainstem function in clinical neurology. In: Courjon J, Mauguière F, Revol M (eds) Clin Appl Evok Pot in Neurol. Raven Press, New York, pp 207–210

Yoshie N, Oharshi T, Suzuki T (1967) Non-surgical recording of auditory nerve action potentials in man. Laryngoscope 77:76–85

Zöllner C, Stange G, Marquetand D (1976) Topodiagnostische ERA-Befunde einer Patientin mit Hirnstamm-MS. Laryng Rhinol 55:755–760

Sachverzeichnis

Kursiv gesetzte Seitenzahlen verweisen auf Abbildungen bzw. Tabellen

Ableiteorte, AEP   230
  SEP   40
  spinale   145
Ableitungstechnik, AEP   222
  allgemein   24, 28
  SEP   37, 134
  VEP   187
Abtastfrequenz   15
AD-Wandler   14, 15
AD-Wandlungsfrequenz   15, 103, 162
AEP s. FAEP
  Beeinflussung   224
  differentialdiagnostischer Wert   244
  falsch positive Befunde   245
  Fehlermöglichkeiten   228
  Reiztechnik   224
afferente Bahn, Leitungszeit   101
  spin. SEP   145
Aggravation, SEP   113, 126
Aktionspotential   4, 34, 144
Akustikusneurinom, Differentialdiagnose   234, 238
akustisch evozierte Potentiale, Einteilung   214
akustische Bahn   3
akustische Hirnstammpotentiale   10
akustische Reizung   20, 222
Alkohol, Axone   37
alternierende Reizung, AEP   226
Alzheimer'sche Erkrankung   80
Amplituden, Beeinflussung   5,
  VEP, Varianz   193
Amplitudenabnahme, VEP   187, 199, 202, 203
Amplitudenkennlinie, AEP   220
Amplitudenmessung, SEP   104
Amplitudenminderung, intraoperativ   175
  Ursachen   36
Analog-Digitalwandler s. AD-Wandler   162
Analyseschritt   15, 16
Analysezeit, Monitoring   162
  SEP   42, 136
  VEP   189
Anästhesie, Monitoring   162

Anästhetika   158
  Beeinflussung, intraoperative   169
  SEP-Beeinflussung   168
Anormale SEP, Kriterien   53, 105, 142
  VEP, Kriterien   193
Antiarrhythmika   228
apallisches Syndrom   81
Area striata   3
Artefaktbekämpfung   24
Artefakte   24
  Ekg   5
  externe   6
  Monitoring   162, 166
  myogene   5, 19
  reizsynchrone   20
  VEP   187
Artefaktunterdrückung, Sedierung   38
Auflösungsvermögen, Averager   15
Aufwachtest   155, 163, 170, 176, 177
axonale Degeneration, VEP   195
Axondegeneration   37

BAEP   14, 221
  s. FAEP   21
  Reiztechnik   20
band pass   13
Bandbreite   13, 14
  FAEP   227
  Monitoring   161
  SEP   103
  subcorticale SEP   134, 144
  VEP   187
Bandscheibenvorfall   106, 107
  cervikal   99, 106, 109
  Läsionshöhe   111
Barbiturat   52, 163, 165, 171
Basilarmembran   222
Beinnervenreizung, Kleinkinder-SEP   143
Bereitschaftspotential   13
Blinkreflex   65
Blitzreizung   19, 186
  Aussagekraft   203
  Reizartefakt   184
  Varianz   191

blockierte Ableitung, Beurteilung 26
Bluthirnschranke 163, 169
Brustmarkläsion 102
Bulbärparalyse 200

Capsula interna-Läsion, SEP 78
Carpaltunnel-Syndrom 55
Cauda aequina-Läsion 113, 147
 Neurographie 58
Caudapotentiale 101
cerebrale Hemiplegie 140
cervikale Myelopathie 108, *110*
 Befunde 68, 70
 Differentialdiagnose 65, 70
 Neuropathologie 122
cervicale SEP 7
 cervikale Myelopathie 108
 Charcot-Marie-Erkrankung 115
 Friedreich'sche Ataxie 115
 heredit. spastische Paraplegie 116
 MS 123, 125
 Reizfrequenz 19
 Wurzelläsion 102
cervikaler Bandscheibenvorfall 99, 106
Charcot-Marie-Tooth-Erkrankung 37, 56, 115, 240
Chiasmabefall, MS 198
Chiasmakompression 195, 196
Chloralhydrat 38, 52, 134, 228
Chlorpromazin 52
Chorea Huntington 81
CNV 214
cochleäre Hörstörung 235, 244
Cochlearis-Kern 3
Commissura anterior 2
constant-current *s.* Konstant-Strom 134
Corpus callosum-Defekt 78
Corpus geniculatum laterale 3
 mediale 3
Craniopharyngeom 196

Datenwiedergabe 164
degenerative ZNS-Erkrankung 80, 140
 SEP-Kinder 139
Demyelinisierung 36, 122, 124, 195
 Leitgeschwindigkeit 36
 spinale Leitung 147
 VEP 198
Dendriten-Entwicklung, VEP 139
Dermatomreizung, Einsatzmöglichkeit 39
 Elektroden 103
 Halsmarkläsion 101
 Höhenlokalisation 69
 MS 66
 Myelodysplasie 118
 Normalwerte *88*
 Radikulopathie 106

Technik 18, 37
 Wurzelläsion 99
Diazepam 38, 163, 165, 169
Differentialverstärker 12, 13, 161
Digitalisierung 15
Droperidol 163, 165, 169
Drusenpapille 203
Dying-Back-Process 146
Dystrophia myotonica Curschmann-Steinert 240

ECochG, klinische Anwendung 219
 Potentialanteile 215
 Untersuchungstechnik 216
EEG 74, 160, 189
 cerebrale Hemiplegie 140
 Hirntod 82
 Reizkoppelung 159
 Reye-Syndrom 141
 spontane Aktivität 5
EEG-Frequenzen 14
EEG-Monitoring 170
Eichung 21
elektroakustischer Wandler 222
Elektrocochleographie *s.* ECochG 216
Elektrodenanlegung, FAEP 230
 Monitoring 159, 160, 165, 166, 167
 SEP 103
 kurzer Latenz 41, 136
 VEP 188
Elektrodenimpedanz 12, 18, 22, 25, 159
 VEP, Einfluß 189
Elektrodenpolarisation 158
Elektrodenpotential 12
Elektronystagmographie 65
endokrine Orbitopathie 196
entzündliche ZNS-Erkrankungen 200
epidurale Ableitung 41
 Monitoring 155
 Stimulation 156
Epilepsie, genuine, VEP, SEP 80
 Refraktärzeit, SEP 84
 SEP 140
 symptomatische 79
ERA 216
Erb'sches Potential 8, 35
 beim Kind 138
 Bezugsgröße 5
 funikuläre Myelose 116
 spinale Leitungszeit 101
 spinaler Tumor 119
 Wurzelläsion 107
Erdungsschleifen 6
Erregungsleitung 4
Etagendiagnostik 17, 34, 55
evoziertes Potential, Auswertung 25
 Beeinflussung 5, 163, 224

Sachverzeichnis

Beeinflussung, Monitoring 158, 165, 169
  Varianz 5, 168
  intraoperativ 170
Extra-intracranieller Bypass 78
exzitatorisches postsynapt. Potential 4

F-Welle 56, 101, 106, 147
FAEP, Akustikusneurinom 227
  Anwendungsmöglichkeit 43, 243
  audiologische Anwendung 232
  Auswertekriterien 230
  Beeinflussung 227
  Befundung 230
  Einflüsse 5
  Einteilung 215
  Fehlermöglichkeit 245
  Generatoren 231
  Normalisierung 234
  Normalwerte *218*
  Reiztechnik 222
  Therapiekontrolle 234, 242
  Topodiagnostik 242
  Topologie 225
  Untersuchungstechnik 229
  Verlaufsbeobachtung MS 241
Far-field-Potentiale 7, 41, 46
  Grenzfrequenzen 14
  Hirnstammdiagnostik 75
  Plexusläsion 58
  Thalamuserkrankung 77
Far-field-Technik 8
  s. Fernfeldtechnik
Faraday'scher Käfig 23, 185, 188
Faserklassen 4, 145
Fehlermöglichkeit, AEP 245
Fentanyl 163, 165
Fernfeldtechnik, AEP 216, 221
  SEP 41, 46, 134
Filter 14
  FAEP 227
Fingerreizung 49, 52
Fixation, VEP 24
Flankensteilheit 13
Flash-VEP, *s.* Blitzreizung 192
foveale Reizung 186, 207
Frequenzfolgeantwort 214
Friedreich'sche Ataxie 114, 125
  FAEP 240
  VEP 200
Frühgeborene, SEP 139
funiculäre Myelose 116, *123,* 205
  VEP 201

Generatoren, FAEP 231
Generatoren spinale SEP 143, 144, 147
Geschlechtsunterschiede, VEP 5
Gesichtsfeldausfall 196, 198, 201, 203

Gipfeldissoziation, SEP 105
Gipfelverlust, VEP 197
Glaukom 203
Gleichtaktunterdrückung 13, 25, 27, 103, 160, 161
Grating 184
Grenzfrequenz 13, 14, 162
  technische Bedingungen 9
Guillain-Barré-Syndrom 56, 61, 147
Gyrus postcentralis 2, 40

Haarzellen 3
Haldol 52
halogenierte Narkosegase 158, 163, 164
Halsmark-Überleitungszeit 136
Halsmarkläsion 101, 125
Harrington-Stab 170, 174, 177
Hautnervenreizung 134
Hautstimulation, Afferenzen 35
Hauttemperatur 5, 51
Hautwiderstand 18
Hemiretinareizung 196, 201, 207
hereditäre cerebelläre Ataxie 81
  Neuropathie 56
  Opticusatrophie 200
  spastische Paraplegie 115
Heredoataxien, VEP 200, 204
Hinterstränge 2, 44, 170
Hippel-Lindau-Erkrankung 75
Hirndrucksteigerung, FAEP 237
Hirninfarkt 78, 202
Hirnstamm, akustische Bahn 3
Hirnstammdiagnostik, SEP 75
Hirnstammerkrankungen, FAEP 237
  SEP 75
Hirnstammläsion, vasculäre, SEP 118
Hirntoddiagnostik 82
Hirntumoren, FAEP 237
Hochpaßfilter 14
Höhenlokalisation, Hirnstamm, AEP 232
  Myelodysplasie 118
  spinaler Tumor 119
  spinales Trauma 112, 114
homonyme Hemianopsie 201
Hörschwelle, individuelle 219
Hörschwellenbestimmung 216, 219
Hörstörung, Meningitis 238
  zentrale 237
Hörstrahlung 3
Hörsturz 233
Hypnose, SEP 51
Hypotension, Monitoring 169
hysterische Paraplegie 72, 113

Imipramin 52
Impedanzmessung 12
inhibitorisches postsynapt. Potential 4

Innenohrpotentiale, Einteilung 216
Interneuronaktivität 4
Interpeaklatenz s. Zwischengipfellatenz 164
intracanaliculäres Neurinom 237
intraoperative Ableitung 5
  s. a. Monitoring 154
  AEP 223
  Reiztechnik 39, 134
  Technik 154, 158
  Kontrollableitung 168, 173
  Potentialveränderung 175, 177, 180
  Bedeutung 170
  SEP *175, 176*
Ischämie, vordere Sehbahn 195
ischämische Hirnstammerkrankung 238, 244
  Prozesse, VEP 200

Jackson-Anfälle, SEP 79

Kalibrierung, AEP 223
Kinder, VEP, Elektrodenanlage 188
Kleinhirnbrückenwinkeltumor 235
  FAEP 235
  SEP 79
Kleinkinder, SEP 138
  spinale SEP 144
Klick-Reiz 222
Kollaterale, rekurrierende 4
Koma, Prognose, SEP 141
  zentrale Leitungszeit 82
Kompressionsfraktur 179
Konstant-Strom-Stimulation 18, 155, 158
Kontrastreizung 186, 190, 204
Kontrollableitungen, postoperative 171
  präoperative 171
Kopfhörer, Defekte 228
  Verhalten 246
Körpergröße, SEP 48, 52
Körperlänge 5
Körpertemperatur 224
Kurvenauswertung 25
Kurvenform, Beurteilung, allgemeine 26
kutane Reizung s. Dermatomreizung 18

Läsionshöhe 126
  spinaler Tumor 119
Läsionslokalisation 99
Läsionsniveau, Brustmarkläsion 102
  Myelodysplasie 118
  Technik Dermatomreizung 104
  vaskuläre Myelopathie 118
Läsionsort, multipel 65
  spinale Pot. 113
Läsionstopographie 17
late components 6
Latenz, SEP, Auswertung 104
  Narkose 173

VEP, Beeinflussung 186
Latenzanstieg, intraoperativ 174, 176
Latenzen, FAEP, Normalwerte *218*
  SEP, Normalwerte *86, 172*
  VEP, Normalwerte *191*
Latenzkennlinie, FAEP 225
  Welle V 233
Latenzmessung, allgemein 26
Leber'sche Atrophie 200
Leitgeschwindigkeit, anormale 143
  Demyelinisierung 36
  Genauigkeit 46
  Grundlage 4
  periphere 101
  segmentäre 145
  spinale 48, 145, *146*
    intraoperative 169
  MS 64
  Reifung 145
Leitungszeit, zentrale, Koma 82
  spinale 101
  zentrale 101
Lemniscale Bahnen, Reifung 145
Lemniscus lateralis 3
Lemniscus medialis 2, 45, 75, 136
Lendenmarkläsion 102
Leukodystrophie 81, 240
Locked Trigger 185, 192
Lues s. Tabes dorsalis 73
  VEP *198*, 199
lumbale Ableitungspunkte 144
LWK-Fraktur, SEP *113,*

M-Welle 101
M. Meniere 234
M. Pick 80
M. Wilson 240
Maculadegeneration 203
MAEP, Einteilung 215
mechanische Reizung 51
Medianus-SEP *41*
  intraoperative Normalwerte *173*
  MS 122
  Normalwerte *172*
  Normalwerttabelle *86*
  Varianz 50, 139
Medulla oblongata-Läsionen 240
Membranpotential 4, 35
Meningitis, FAEP 238
  VEP *198, 200*
Metastase, epidurale 120
Methotrexat 234
Mikrophonpotentiale 216
monaurale Beschallung 225
Monitoring s. intraoperative Ableitung
  15-Minuten-Regel 170, 174, 180
  Ableitetechnik 155

Anästhesie 162
Beeinträchtigung 158, 162
gegenwärtiger Stand 180
Hypotension 169
Literaturübersicht 155
Methodik 159
Narkoseeffekte 163, 165, 169
Potentialbeeinflussung 169
präoperative Ableitung 165
Medikamente 163
Reizarten 158
Reizfrequenz 155, 159
Voraussetzungen 156
monosegmentales Schädigungsmuster 105
Morphin 163, 165
motorische Schwellenstärke 103
MS 61, 122
cervikale Myelopathie 108
Differentialdiagnose 111, 200
VEP-Amplitudenminderung 202
FAEP 241
Nervenstimulation 122
Segmentstimulation 124
SEP *124*
SEP-Veränderungen 122
typische Befunde, SEP 61
VEP *192*, 197
Differentialdiagnose 204
VEP-Latenzerhöhung 202
VEP-Verlauf *199*
Multiple Sklerose s. MS 122
Muskelrelaxans 163, 169
Musterumkehrreizung 19
Technik 184
Myelinisierung 145
Myelitis, transverse 111
Myelodysplasie 117, 146
Myelographie 67, 106, *109*, 118, 126, 177, 199
Myelomeningocele 146
Myelopathie 200
akute, transverse 111
ascendierende 118
vaskuläre 118
Wurzelläsion 107
myogene Artefakte 229
Potentiale 6
Myoklonus 79, 83, 140
Myositis, VEP 196

Nacken-SEP s. cervikale SEP
Nadelelektroden 158
NAP, Plexusläsion 107
Wurzelläsion 58
Narkose, Monitoring 163
Narkosewirkung, Latenz und Amplitude *173*

Nervenstammreizung 16
Monitoring 159
Technik 18, 39
Nervenverletzung, SEP 83
Neugeborene, FAEP 225
Hörstörung 237
SEP 139
neurale Muskelatrophie s. Charcot-Marie 56
neurodegenerative Erkrankung, spinale SEP 146
Neuroleptanalgesie 5
Neuroleptika 52
Neurolipidose 81
Neuropathie, periphere 18
NLG, Bestimmungsmethode 136
Carpaltunnel-Syndrom 55
Charcot-Marie-Erkrankung 115
Friedreich'sche Ataxie 115
Halsmarkläsion 101
Kindesalter 52
kombinierte Anwendung 57
periphere 35
Non-cephale Referenz 7, 46, 134, 143
Nonne-Marie-Erkrankung 81
Normalisierung, FAEP 241
SEP, MS 123
VEP, Opticusneuritis 197
Nucleus cochlearis 3
Nucleus cuneatus 2, 44
Nucleus dorsalis 145
Nucleus gracilis 2
Nyquist-Kriterium 15, 161

Olivenkern 3
olivo-ponto-cerebelläre Atrophie 240
On-effect, FAEP 228
Opticuskompression 195, 196
Opticusneuritis 195, 196
Verlauf, VEP 205
Ösophagus-Elektrode 41

Paraldehyd 228
Pattern reversal s. Musterumkehr 19
Pattern-VEP s. Musterumkehrreizung 192
PCO_2 169
Pelizaeus-Merzbach-Krankheit 240
Perimetrie 198
perinatale Asphyxie 140
Plexus brachialis Läsion 57
Plexus brachialis-Potential 7, 8, 135
Plexusläsion 102, 107
Radikulopathie 106
Polyneuropathie 56
urämische 202
Polyradikulitis, VEP 198
postoperatives neurologisches Defizit 177, 179

postsynaptische Aktivität 145
postsynaptisches Potential, spinale SEP 144
Potentialverlust, VEP 196
Primärantwort 6, 10, 51
   Monitoring 170
Primärkomplex 5
   intraoperative Veränderung 176
   Reye-Syndrom 141
   SEP 39, 43, 53, 74
Prognose spinaler Prozesse 126
prognostische Zeichen, SEP, Asphyxie 140
   SEP, spinale Läsion 114, 126
   SEP, Koma 140
prognostischer Wert, SEP 148
   SEP, Koma 82
Promethazin 228
Pseudo-delay 188, 194, 197
psychogener Querschnitt 72, 113
psychoakustische Schwelle 223

Quadratgröße 186, 193
   Amplitudenabnahme 202
Querschnitt, elektrosensibler 100
Querschnittbefund, SEP experimentell 113, 146
Querschnittsmuster 69
   cervikale Myelopathie 108
   MS 125
   Myelopathie 111
   SEP 105, *120*
   spinaler Tumor 121
   spinales Trauma 112
   Tabes dorsalis 117
Querschnittsniveau, Myelopathie 111

Radikulopathien 106
Ranvier'sche Schnürringe 4
Rarefaction s. Sogreiz 223
raumfordernde spinale Prozesse 147
Rauschen 6
   verdeckendes bei AEP 224
Rechts-Links-Differenz 39, 104
   Amplitude 99
   Auswertung 53
   Beurteilung 26
   intraoperativ 172
   MS 61, 63, 125
   VEP 193, 205
Recruitment 221, 232, 234
Refraktärperiode 35
Refraktärzeit, AEP 225
   atrophische Erkrankung 80
   cerebrale 84
   MS 65
   TIA 78
Refraktionsstörungen 189, 195, 202, 207
Reifung ZNS, SEP 133

Reizartefakt 19, 184
Reizfrequenz, BAEP 21
   Monitoring 155
   SEP 19
   VEP 19
Reizorte, SEP 16
Reizstärke, Monitoring 168
   SEP 18
Reiztechnik, FAEP 222
   Monitoring 166
   SEP 16, 39, 134
   VEP 186
Reizung, aperiodische 159
   bilaterale 16
   foveale 20
Reproduzierbarkeit, SEP 10
retinale Erkrankungen 195, 203, 205
   Illumination 184, 187, 203, 207
Reye-Syndrom 140
Rezeptorpotential 4
Rohypnol 52
Rückenmark, Caudalverlagerung 146
Rückenmarksläsion, corticale SEP 114
   inkomplett, distale SEP 121
   inkomplette, Prognose 114
Rückenmarksreifung, Untersuchungsmethode 145
Rückenmarkstrauma 74, 112

SAEP 244
Sarcoidose 201
Scalenus-Syndrom 58
Schachbrettmuster *s.* Musterumkehr 19
Schädigungsmuster *18,* 105
   cervikale Myelopathie 108
   disseminiertes 64, 66
   Halbseitenbild *110*
   MS 125
   spinaler Tumor 119
Schalleitungsschwerhörigkeit 221, 232
Schielamblyopie 202
Schlaf, EP-Beeinflussung 5
Schmerzreizung, SEP 83
Schwellenbestimmung, FAEP 232
Sedativa 25, 52, 101
Sedierung 6, 134
Segment-SEP 60
segmentale SEP, Bandscheibenvorfall 106
   Stimulation 100
   MS 124
   spinale SEP 61
Sehrinde 3
Sehstrahlung 3
Sekundärantwort 6, 10, 45
Sellatumor 196
   VEP-Verlauf 195
sensible Bahn, Reizschema 17

Sachverzeichnis

Schwelle 39
Schwellenstärke 18, 24
Dermatomreiz 103
sensibler Cortex 2
sensorische Bahn 2
SEP, Ableitetechnik, allgemeine 37
  Amplitudenerhöhung 79
  Anormalität, Kriterien 105, 136
  Auswertekriterien 53, 104, 105, 142
  Auswertung, Kurvenform 104
  Bandbreite 103
  Beeinflussung 50, 136, 140, 143
    intraoperativ 169
  cerebrale Erkrankungen 74
  cervikale Myelopathie 70
    s. subcorticale SEP 100
  Dermatomreizung 99
  Elektrodenanlegung 103
  Epilepsie 79
  Fingerreizung 138
  Halbseitenmuster 124
  Hirninfarkte 78
  homolaterale Anteile 45
  Kinder 133
    Aussagefähigkeit 141
  Körpergröße 49
  künftige Entwicklung 84, 126
  kurzer Latenz 135
    Beinnervenreizung 143
  längerer Latenz, Varianz 135
  mechanische Reizung 138
  MS 61, 122, 125
  Nervenstammreizung 100
  Normalisierung 121
    Trauma 113, 114
  Normalwerte, Monitoring *173*
  Normalwerttabellen *86, 88*
  Prozesse hintere Schädelgrube 138
  Reifung ZNS 133
  Reizparameter 39
  Reiztechnik 134
  Rückenmarkstrauma 74
  Schädigungsmuster 100
    generalisiertes 116, 117
    spinale Erkrankung 67
  segmentale Ableitetechnik 104
  Skalpverteilung *137*
  spinale Tumoren 67
  Spinalis anterior-Syndrom 72
  subcorticale 100
    beim Kind *137*
  Therapiekontrolle 82
  typische Befunde 68
  Untersuchungstechnik 98, 103, 134, 141
  Varianz 43, 140
  Veränderung, diffuse 105
  Verlaufsbeobachtung 113, 121, 147

MS 83
  Myoklonus 83
  Nervenverletzung 83
Separationsverfahren, ECochG 217
short-latency-potentials 6
Signalmittelung, schematische Darstellung 16
Signalrauschverhältnis 162
Skoliose 177
Skolioseoperation 143, 155, 174
Sogreiz und Druckreiz 226
  MS 243
somatomotorische Potentiale 5
somatosensorischer Cortex 10, 143
somatotopische Gliederung 2
sonomotorische Potentiale 5
spastische Paraparese, Differentialdiagnose 71
  dominante, VEP 116
  MS 65
  progrediente, Differentialdiagnose 108, 118
spastische Spinalparalyse 115, 200, 204
spinale Erkrankung, SEP-Anwendung 126
  Generatoren 8
  Leitgeschwindigkeit 141
    degenerative Erkrankung 147
    Diabetiker 146
    funikuläre Myelose 116
    MS 64, 123
    Tabes 73, 117
  Muskelatrophie 37
  Potentiale 7
    Grenzfrequenz 14
    spinales Trauma 113
  Raumforderung, Differentialdiagnose 111
  SEP, Ableitetechnik 40
    Brustmarkläsion 102
    Cauda equina-Läsion 147
    Elektrodenanlegung 23
    Generatoren 144, 147
    Hautableitung 141
    beim Kind *142*
    Kleinkinder 145
    Läsionsort spinal 69
    Myelopathie 111
    Radikulopathie 111
    spinaler Tumor 119
    Untersuchungstechnik 144
    Wurzelläsion 60
  Tumoren 67, 118, 121
Spinalis anterior-Syndrom 72, 118
Steady-State-Narkose 163, 168, 174
Stimulation, s. Reiztechnik 15
Stimulus-Artefakte 6
Stroboskop-Artefakte 6
subcorticale Potentiale 7

Generatoren 45, 135
Schlaf 5
Tibialisstimulation 48
subcorticale SEP *135*
   Amplituden 48
   bei Kindern 136
   Friedreich'sche Ataxie 115
   Wurzelläsion 107
subklinische Läsion, Nachweis 126
sublaminäre Drähte 170, 177
Sulcus ulnaris-Syndrom 56
Summationspotential 216
Summenaktionspotential 4, 11, 241
synaptische Aktivität, cervikale SEP 136
   Facilitation 54
Syringomyelie 73

Tabes dorsalis 73, 117, 198
Thalamuserkrankungen, SEP 77
Thalamuskerne, spezifische 3
Tibialis-SEP, intraoperative Normalwerte *173*
   Normalwerte 87
Ton-Pip-Reiz 222
topologische Zuordnung, FAEP 226
Tractus opticus 3
Tranquilizer 228
transiente VEP 190
Transit-time to cortex 46, 63
transtympanale Elektrode 216
travelling waves 8
Trigeminus, SEP 50
   nach Koagulation 83
Trigeminusneuralgie 76
Trigeminusstimulation 39
   Hirnstammerkrankung 75
Triorthokresylphosphatvergiftung 37

Überleitungszeit 100
   Bestimmungsmethode 136
   cervikale 63
   cervikale Myelopathie 108
   Halsmarke 136
   MS 125
   Myelopathie 111
   Normalwerte 87
   Radikulopathie 106
   Rückenmarkläsion 114
   spinale 46
   Wurzelläsion 107
Ulnarisparese 59
untere Grenzfrequenz, VEP 187
Untersuchungsplanung, Halsmarkläsion 101
Untersuchungstechnik, ECochG 216
   FAEP 222
   SEP 98, 103, 141
   SEP, AEP, VEP 21

VEP 186
Urämie 37
Uveitis 203

Varianz, allgemein 26
   evoziertes Potential 5
   FAEP 226, 230
   SEP *17,* 43, 135
   VEP 188, *206*
vasculäre Hirnstammläsion 118
   Myelopathie 118
VEP, Analysezeit 20
   Aussagekraft 203
   Beeinflussung 189
   biologische Kontrolle 188
   Elektrodenimpedanz 189
   falsch pathologische Befunde 206
   Friedreich'sche Ataxie 115
   hereditäre Erkrankungen 200
   methodische Grenzen 207
   MS 195, 197
      Differentialdiagnose 200
   Nomenklatur 190
   Normalisierung 197, 199
   pathologischer Befund 193
   Potentialverlust 196
   Rechts-Links-Differenz 205
   Reifung 139
   Reizfrequenz 20
   Reizgeräte 184
   retrogenikuläre Sehbahn 195
   spastische Paraparese 116
   Untersuchungstechnik 186
   Verlauf 199, 205
   Wert für Differentialdiagnose 204
verdeckendes Rauschen 224, 229
Verlaufsbeobachtung, VEP 204
Verstärker 12
Verstärkerbandbreite s. Bandbreite 15
Verstärkereigenschaften 9, 13, 161
Verstärkungsfaktor 13
Vertäubung 224, 229
Vierhügelregion 3
Vigilanz, SEP-Beeinflussung 51
visuelle Bahn 3
   Stimulation, Variable 19
volumengeleitetes Potential 146
Volumenleitung 4, 45, 144
Vorderseitenstrang 2
Vorverstärker, Monitoring 160
Vorverstärkerplazierung 161

Wallenberg-Syndrom 75, 240
Waller'sche Degeneration 58, 107
Wurzelausriß 107
Wurzelkompression 106
Wurzelläsion 58, 60, 99, *117,* 147

Sachverzeichnis

Abgrenzung Plexusläsion 102
Befunde 68
Erb'sches Potential, Cauda Potential 102
Plexusläsion 106

Zehn-zwanzig-System 134, 141, 167
Erklärung 23

Zeitkonstante, VEP 187
zentrale Leitungszeit 100
Zervikal s. cervikal
Zwischengipfellatenz 54, 136
Auswertung 25
cervikale Myelopathie 70
FAEP 218
Normalwerte, SEP 88